중급자를 위한
댄스스포츠-라틴댄스

중급자를 위한
댄스스포츠—라틴댄스

초판발행 2016년 2월 20일

지 은 이 양은심
펴 낸 이 최종숙
펴 낸 곳 글누림출판사

진   행 이태곤
디 자 인 안혜진
편   집 이홍주 권분옥 홍혜정 고나희 홍성권
마 케 팅 박태훈 안현진

주   소 서울시 서초구 동광로 46길 6-6(반포4동 577-25) 문창빌딩 2층(06589)
전   화 02-3409-2055(대표), 2058(영업)
팩   스 02-3409-2059
전자메일 nurim3888@hanmail.net
홈페이지 www.geulnurim.com
등록번호 제303-2005-000038호(2005. 10. 5)

정가 24,000원
ISBN 978-89-6327-337-2 13690

출력·인쇄 성환 C&P **제책·**동신제책

＊이 저서는 2014학년도 한국체육대학교 특성화역량개발 과제 지원을 받아 수행된 저서임

중급자를 위한

댄스스포츠

라틴 댄스

Dancesport Latin

양은심

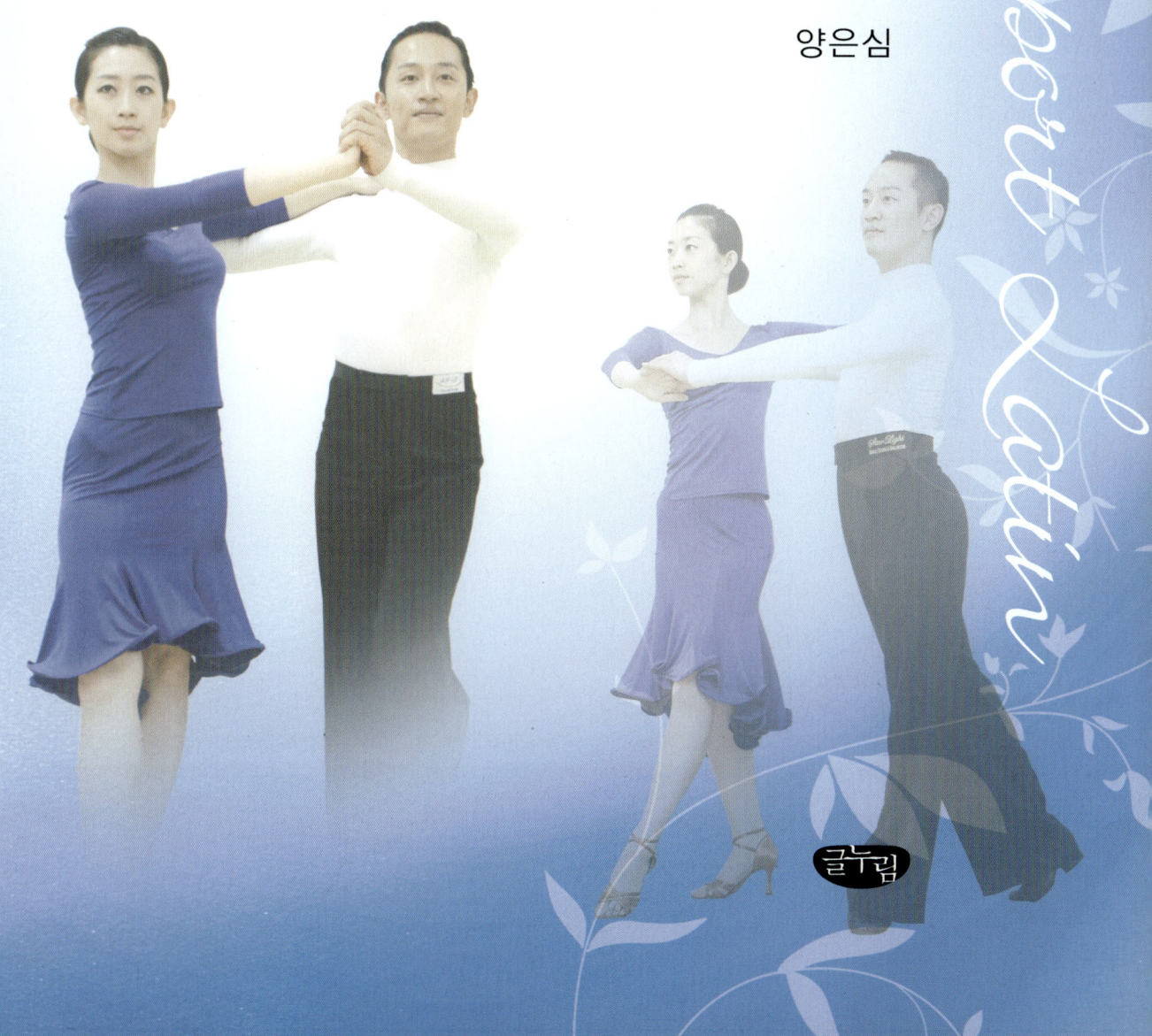

글누림

이 책을 펴내면서

　최근 우리 사회는 국민의 소득수준이 높아지면서 여가 시간이 크게 증대하게 되었습니다. 이와 함께 여가 활동이 다양해지는 상황을 맞으면서 많은 문화적 변화를 실감하는 현실에서 생활체육이 여가문화의 핵심으로 부상하고 있습니다. '댄스스포츠(Dancesport)'는 사회적인 관심이 날로 높아지는 생활체육의 중심에서 열정과 풍부한 예술적 감성을 마음껏 발휘하는 여가문화의 하나로 자리 잡기에 이르렀습니다.

　'댄스스포츠'는 남녀노소 누구나가 쉽게 즐길 수 있는 생활체육 문화로서 생활의 스트레스를 해소할 수 있을 뿐만 아니라 역동적인 동작 속에 담긴 유연한 예술적 아름다움을 드러내는 매력을 가지고 있습니다. 이런 매력은 그 어떤 스포츠보다도 뛰어난 예술성과 우아함을 겸비한 신체운동이라는 사실에서 비롯됩니다. 댄스스포츠는 건강을 증진시키고 체력을 향상시켜주는 혜택만 있는 게 아닙니다. 댄스스포츠는 지금 펼쳐지고 있는 글로벌 시대에 필요한 국제적 매너와 사교성을 함양하는데 가장 적합한 생활스포츠이기도 합니다.

　앞으로 댄스스포츠가 생활체육으로 더욱 활성화되어 개인들의 여가 선용은 물론, 우리 사회의 화합을 다지고 삶의 질을 높이는 선진 생활문화로 우뚝 서기를 바라는 마음에서 본서를 발간하게 되었습니다.

　이 책은 국내/국제 댄스스포츠 교사자격증(국제댄스교사협회: IDTA, 영국황실무도교사협회: ISTD)을 준비하는 수험생, 아마추어 및 프로 선수를 양성하는 엘리트 댄스스포츠 지도자들에게 실질적인 도움이 될 수 있도록 댄스스포츠 동작 이미지를 곁들어 이해하기 쉽게 설명하는 데 많은 노력을 기울였습니다. 특히, 책의 이론 부분은 국제댄스교사협회(IDTA: international Dance Teacher's Association)에서 발간한 라틴댄싱 지침서에 기반을 두었음을 밝혀 둡니다. 또한 본서는 국제 댄스스포츠 교사자격증을 준비하는 수험생들을 위해서 각 동작의 핵심사항과 주의사항을 알기 쉽게 정리함으로써 자격검정을 대비하는 데에도 실질적인 도움이 될 수 있게 만들었습니다.

끝으로 본서를 집필하기까지 참으로 선하고 아름다운 인연이 많이 있습니다. 일일이 거명하기 어려울 정도이지만, 그 중에서도 특히 댄스스포츠의 이론과 실기를 지도해주신 한국댄스스포츠교사협회 김종문 회장님의 격려와 엄화순 사무총장님의 배려에 깊이 감사드립니다. 또한 어려운 출판 환경속에서도 흔쾌히 책의 출간을 맡아주신 도서출판 글누림의 이대현 사장님과 편집진에게도 감사의 마음을 전합니다.

아무쪼록 본서가 생활체육을 선도하며 삶을 풍요롭게 만드는 댄스스포츠의 활성화에 기여하고, 나아가 엘리트 체육의 한 분야로서 확고하게 뿌리내릴 수 있기를 소망하면서 미력하나마 씨앗의 역할을 다하기를 바랍니다.

2016년 2월 연구실에서 저자.

목차 *Contents*

Part 1 룸바(Rumba)

Part 2 차차차(Cha Cha Cha)

Part 3 삼바(Samba)

Part 4 파소도블레(Paso Doble)

Part 5 자이브(Jive)

Dance Sport/Latin

댄스스포츠란?

댄스스포츠의 이해

1) 댄스스포츠의 종류

댄스스포츠는 크게 라틴 아메리칸 댄스와 스탠다드 댄스 두 종류로 나뉜다.

라틴 아메리칸 댄스 (Latin American Dance)	스탠다드 댄스 (Standard Dance)
• **룸바**(Rumba) • **차차차**(Cha Cha Cha) • **삼바**(Samba) • **파소도블레**(Paso Doble) • **자이브**(Jive)	• **왈츠**(Waltz) • **탱고**(Tango) • **퀵스텝**(Quickstep) • **폭스트롯트**(Foxtrot) • **비에니즈 왈츠**(Viennese Waltz)
*일명 '라틴 댄스', 이하 '라틴 댄스'로 표기함.	*일명 '모던 댄스', 이하 '모던 댄스'로 표기함

2) 라틴 댄스와 모던 댄스의 특징 및 차이점

▶ 라틴 댄스

라틴 댄스는 룸바, 삼바, 차차차, 파소도블레, 자이브 등 모두 다섯 가지의 댄스 종목으로 구성되어 있다. 룸바, 차차차, 자이브는 파트너와의 홀드 방법과 춤의 진행 방향이 자유롭고, 삼바와 파소도블레는 홀드 방법이 자유롭지만 진행은 LOD(Line of Dance) 방향으로 일정하게 돈다. 홀드 방법은 클로즈드 포지션(Closed Position)과 오픈 포지션(Open Position) 등이 있는데 자유로운 방법을 택하고 있어서 일명 '프리 댄스(Free Dance)'라고 부르기도 한다. 댄스 복장은 남성과 여성 모두 자유롭다.

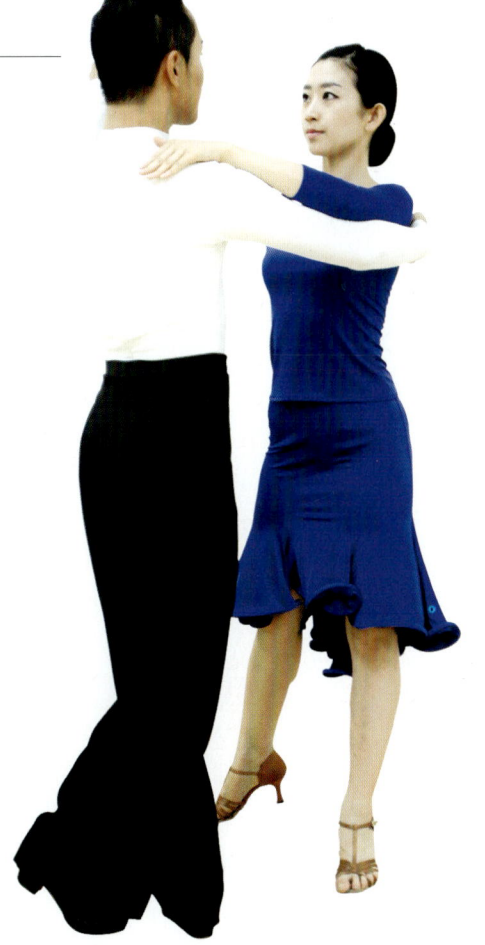

▶ 모던 댄스

모던 댄스는 왈츠, 퀵스텝, 탱고, 폭스트롯트, 비에니즈 왈츠 등 모두 다섯 종목으로 구성되어 있다. 모던 댄스 5종목 모두 일정한 진행 방향(LOD)에 따라 춤을 추어야 한다는 공통점을 가지고 있다. 그리고 모던 댄스는 컨택트 홀드(Contact Hold, 남녀가 춤을 추기 위해 몸의 일부를 접촉하는 기본 자세)를 취해야 하는 룰(Rule)이 정해져 있어서 '룰 댄스(Rule Dance)'라고도 한다. 댄스 복장은 대체적으로 격식을 갖추어야하는데, 남성은 연미복과 나비 넥타이를 착용한 정장을 갖추어야 하며, 여성은 우아한 드레스를 입는 것이 기본 예절이다.

3) 기본 매너

댄스스포츠는 남녀가 함께 추는 커플 댄스로서 상호작용을 통해 율동의 아름다움을 만끽하는 운동이다. 또한 댄스스포츠는 춤을 추는 동안 상대의 신체를 가까이 하고 적당한 스킨십을 나누는 친교 활동이다. 이런 이유에서 많은 사람들이 댄스스포츠를 좋아하고 함께 즐기는 것이다.

그러나 댄스스포츠에서 가장 중요한 것은 상대방에게 불쾌감을 주지 않는 매너를 견고하게 지키는 마음가짐이다. 먼저, 남성은 소매 없는 셔츠를 착용하는 일이 없도록 해야 한다. 많은 에너지를 소모하면서 땀이 흘러내리거나 땀으로 축축해진 피부를 만져야 하는 상황은 생각만 해도 결코 유쾌하지 않다. 청결을 위해 남성은 여벌의 셔츠를 준비하여 땀을 많이 흘렸을 때 갈아입도록 한다. 그리고 손과 팔에 땀이 잘 나는 사람은 춤추기 전에 손을 씻고 손수건을 준비하는 것이 좋다. 또 손수건을 지닐 경우 남성은 오른손, 여성은 왼손에 쥐는 것이 에티켓이다. 에티켓은 춤추는 장소가

어떤 곳이든지 서로를 위해 좋은 시간을 갖기 위해서 필요한 것이므로 꼭 기억해두고 실천해야 한다.

　큰 반지나 시계, 브로치나 늘어진 목걸이 같은 액세서리는 댄스 동작에서 파트너의 옷에 걸리거나 상처를 입힐 수 있으므로 착용하지 않는 게 좋다. 특히 여성은 긴 머리를 단정하게 묶어서 위로 올리거나 하나로 묶어야 한다. 머리를 단정하게 손질하지 않으면 회전 동작을 할 때 긴 머리가 휘날리면서 파트너의 얼굴에 충격을 주거나 상처를 입힐 위험이 있기 때문이다. 또한 댄스를 시작하기 전에는 양치질을 하거나 구강청정제를 사용하여 파트너에게 불쾌한 냄새(마늘, 알콜, 담배 등)를 풍기지 않도록 해야 한다.

❶ 한 사람과 계속 춤을 추는 것은 좋지 않으며, 되도록 초보자를 많이 잡아주고 친절하게 대하면서 좋은 매너를 익히도록 이끌어 준다.

❷ 불가피한 경우가 아니라면 다른 이의 춤 신청을 거절하지 않도록 한다. 만일 춤 신청을 거절하게 되는 경우 다른 사람과 같은 곡으로 춤을 출 수 없다.

❸ 상대방의 춤 신청을 거절하고 싶을 때는 가볍게 목례를 하여 거절의 의사를 분명하게 밝힌다. 말이나 손으로 표현하지 않는다.

❹ 거절을 당한 남성 파트너는 여성의 심리적 부담을 덜어주기 위해 반드시 그 자리를 벗어나야 한다.

❺ 플로어(floor)에서는 다른 커플과 부딪히거나 춤을 방해하는 일이 없도록 노력해야 한다.

❻ 상급자는 초보자의 수준에 맞추어야 하고, 파트너의 춤 동작이 틀리더라도 무시하거나 비난해서는 안된다.

❼ 플로어에서는 상대방이 원하지 않는 경우 절대 가르치지 않는다.

❽ 항상 미소를 지으며 품위를 지켜 유쾌한 분위기를 유지하도록 노력한다.

❾ 춤을 추는 상황에서 고개를 숙이는 행동으로 오해받는 일이 없도록 한다.

❿ 클로즈드 홀드를 할 경우 손이 밑으로 내려가지 않도록 한다.

⓫ 춤을 추는 동안 큰 소리로 말하거나 거친 대화는 삼가도록 한다.

⓬ 파트너의 발을 밟거나 다른 커플과 부딪치면, 먼저 '실례'의 뜻을 전한다.

4) 준비물

① 연습복

춤을 출 때 복장은 활동하기에 편안해야 하며, 가능하면 신축성 있는 소재를 택하는 것이 좋다. 연습할 때 전후, 좌우로 움직이기 편하고 발을 충분히 벌릴 수 있는 신축성 있는 옷이 연습복으로 적당하다. 연습복이나 경기용 의상을 입을 때 가장 중요하게 고려해야 할 사항은 편리함과 안전성이다. 복장을 어떻게 갖추느냐에 따라 춤 자체를 더욱 편하게 즐길 수 있기 때문이다.

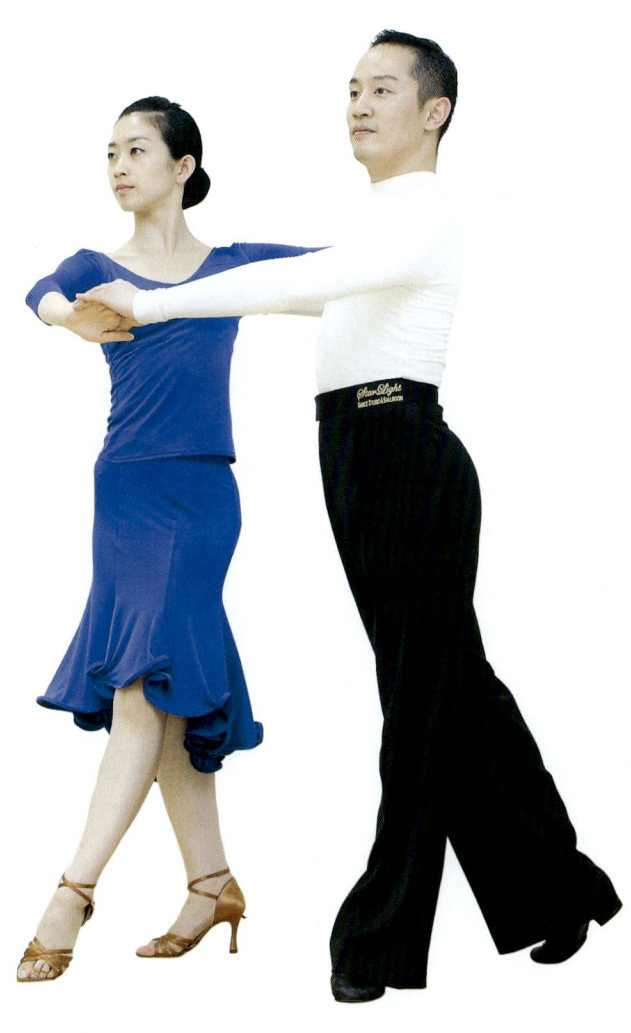

② 댄스 슈즈(Dance Shoes)

댄스스포츠와 같은 춤을 출 때에는 운동화처럼 바닥이 고무나 스펀지로 된 신발들을 신어서는 안 된다. 이러한 신발들은 턴(Turn)이나 스핀(Spin) 동작 시 바닥 표면과의 마찰 때문에 발목이나 무릎에 부상을 입을 수 있기 때문이다.

따라서, 안전을 위해서라도 댄스 슈즈를 필수적으로 지참해야 한다는 것이다. 공식적인 자리가 아니더라도 댄스 슈즈를 착용해야 한다는 점을 기억해두자.

　댄스 전용 슈즈는 모던 댄스와 라틴 댄스를 구분하여 신도록 한다. 모던 댄스의 남성화는 라틴화의 굽보다 낮고, 여성화는 신발 앞과 옆이 막혀 있어야 한다. 라틴 댄스의 남성화는 가죽천이나 세무로 되어 있고 모던화보다는 굽이 약간 높다. 여성화는 신발 앞과 옆이 개방되어 있으며, 굽의 높이를 자유롭게 선택해서 착용할 수 있다. 이렇게 댄스 전용 슈즈를 착용하는 이유는 춤을 오래 지속하는 데 발에 부담을 주지 않기 때문이며, 댄스 슈즈가 댄스 실력에도 영향을 미치기 때문이다.

라틴화

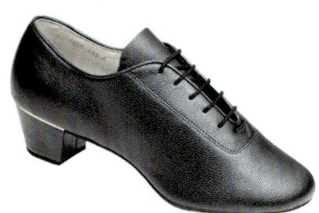

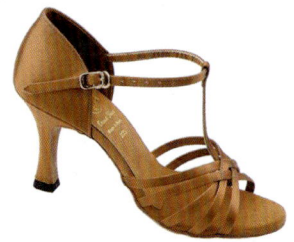

남성 라틴 슈즈　　　　　　　　여성 라틴 슈즈

모던 슈즈

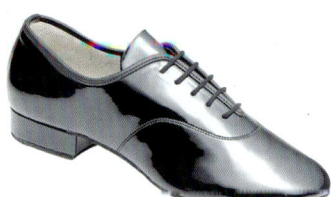

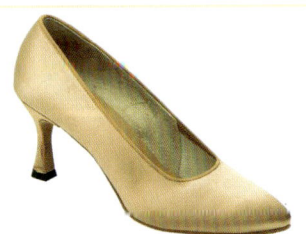

남성 모던 슈즈　　　　　　　　여성 모던 슈즈

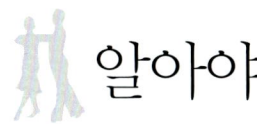 알아야 할 필수 지식

1) 댄스스포츠 음악

댄스스포츠에 입문한 지 얼마 되지 않은 초보자는 음악을 선택할 때 너무 어려운 음악보다는 쉽고 느린 음악을 선택하는 것이 좋다. 어느 정도 춤 실력이 향상되고 나면 어려운 음악도 수준에 맞게 선택해서 충분히 소화할 수 있다. 하지만 초보자가 너무 어려운 음악을 선택하게 되면 춤에 맞는 리듬이나 곡을 해석하는 것도 벅차서 싫증을 내거나, 연습 상황에서 어려움에 직면할 수 있다.

댄스스포츠에서는 각 종목의 박자, 타이밍, 소절, 악센트나 기본용어 등을 반드시 알아야 한다. 댄스스포츠에서 선택하는 댄스 음악(Dance music)은 넓은 의미에서 모든 종류의 춤을 추기 위해 선택된 음악을 말한다.

라틴 댄스 종목	박 자	템 포	카운트	엑센트
룸바(Rumba)	4/4	1분에 27소절	2, 3, 4, 1	4 카운트
차차차(Cha Cha Cha)	4/4	1분에 30소절	2, 3, 4&1	1 카운트
삼바(Samba)	2/4	1분에 50소절	1 a 2	2 카운트
파소도블레(Paso Doble)	2/4	1분에 62소절	1, 2, 3, 4 5, 6, 7, 8	모든 스텝
자이브(Jive)	4/4	1분에 44소절	1, 2, 3a4, 3a4	2, 4 카운트

2) 홀드(Hold)와 자세(Pose)

댄스스포츠는 남녀가 커플로 추는 춤으로 파트너의 손이나 팔을 잡고 춤을 추는데 이를 '홀드'라고 한다. 홀드 자세를 바르게 하지 않으면 서로가 춤을 추는 데 방해가 되기 때문에 바른 홀드와 자세를 취하는 것은 매우 중요하다.

　바른 홀드와 바른 자세는 양발을 모으고 편하게 선 상태에서 시작된다. 그런 다음, 횡격막을 끌어 올리고 척추는 똑바로 세우며 어깨는 내린 상태에서 턱을 약간 당겨준다. 상체와 다리 부분은 적당한 긴장을 유지하며, 체중이 있는 발의 볼(Ball) 쪽으로 중심을 유지한다. 체중이 얹힌 발은 다리를 쭉 뻗고, 체중이 없는 발은 옆이나 뒤로 가볍게 놓는다. 골반으로 옆이나 뒤로 이동해 나가기 때문에 발의 뒤축에 체중이 실리는 느낌을 받는다. 가장 올바른 자세는 발꿈치 위에 허리, 허리 위로 어깨와 머리가 일직선으로 이어진 상태이다.

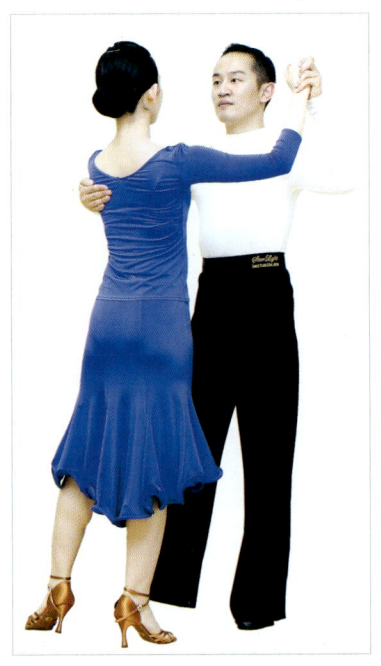

3) 얼라이먼트(Alignment)

　얼라이먼트란 '피겨(Figure: 동작)가 진행하는 방향'을 가리킨다.

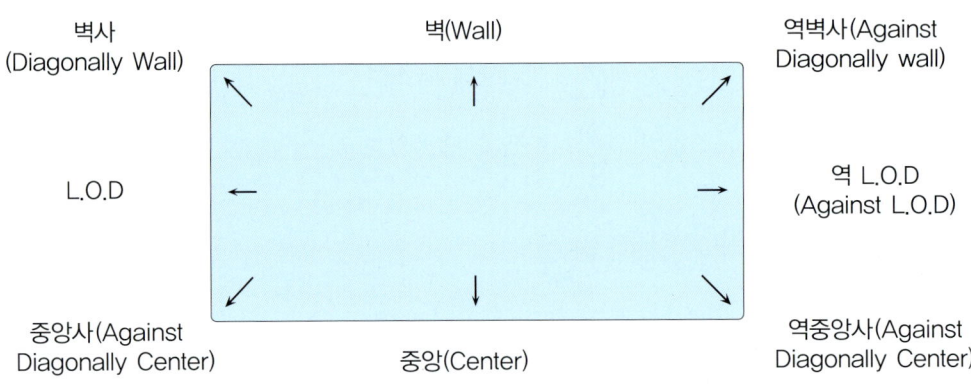

4) 회전량(Amount of turn)

회전량이란 "여러 스텝 사이에서 발생하는 발 또는 몸(상체)의 회전 분량"을 뜻하며, 일반적으로 회전량은 발의 위치를 기준으로 45° 단위로 구분한다.

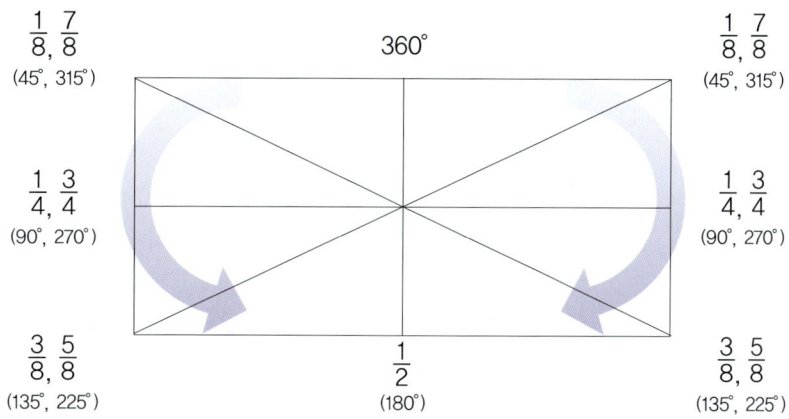

Tip 발의 회전량과 몸의 회전량이 일치하지 않는 이유는 무엇일까?
라틴 댄스에서는 두발이 모아졌을 때를 제외하고는 두 발이 평행이 되는 경우는 결코 없으며, 두 발이 모아지는 경우를 제외하고 발끝이 항상 바깥쪽(Outwards)을 향하기 때문이다.

5) L.O.D(Line Of Dance)

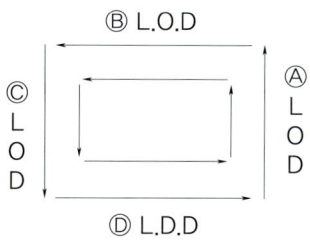

L.O.D(Line of Dance)란 '춤의 진행 방향'을 뜻한다. 즉, 시계 바늘이 움직이는 반대 방향으로 움직이는 춤의 방향을 말한다.

Tip **L.O.D로 춤을 추어야 하는 종목은 어떤 것이 있을까요?**
모던 댄스 5종목과 라틴 댄스 중에서 삼바와 파소도블레 종목은 반드시 L.O.D 방향으로 춤을 추어야 한다.

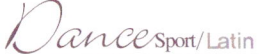

6) 풋 웍(Foot Work)

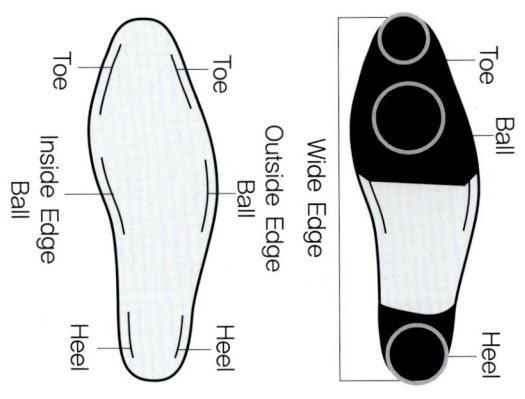

풋 웍이란 '스텝을 진행할 때 발이 바닥에 닿은 상태'를 말한다. 뒤꿈치를 힐(H: Heel), 앞부분을 볼(B: Ball), 발가락을 토(T: Toe), 발바닥을 플랫(F: Flat), 발바닥 전체를 홀풋(WF: Whole Foot), 안쪽 가장자리는 인사이드 엣지(IE: Inside Edge), 바깥쪽 가장자리는 아웃사이드 엣지(OE: Outside Edge)라고 한다.

Tip **많이 사용되는 풋 웍의 순서는 무엇일까요?**

라틴 댄스 종목에서 룸바(Rumba)와 차차차(Cha Cha Cha)는 볼 플랫(Ball Flat)이 주로 많이 사용되며, 삼바(Samba)는 볼 플랫(Ball Flat)→토(Toe)가 주로 많이 사용되며, 파소도블레(Paso Doble)는 볼(Ball)→힐 플랫(Heel flat)→토(Toe)→플랫(Flat)이 주로 사용된다.

참고로, 모던 댄스에서는 힐 토(Heel Toe)→토(Toe)→토 힐(Toe Heel)을 주로 많이 사용한다.

7) 기본 걸음(Walk)

라틴 댄스의 기본 걸음에는 일곱 가지의 종류가 있다.

■ 기본자세　　　**■ 포워드 웍**(Forward Walk)　　　**■ 백워드 웍**(Backward Walk)

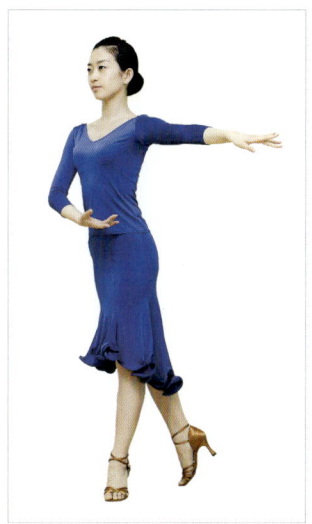　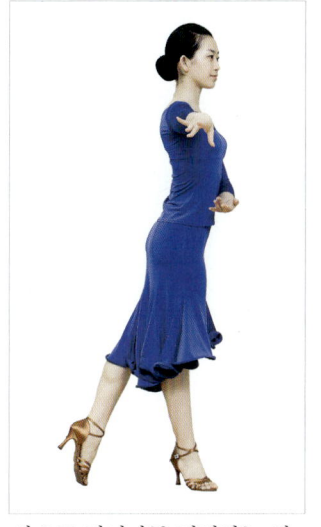　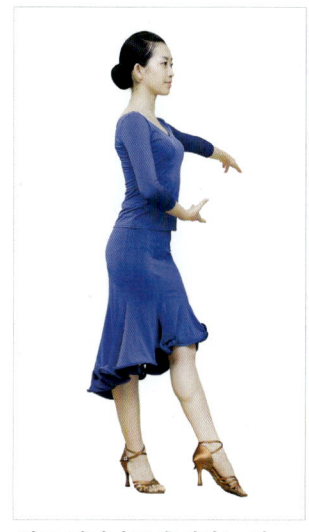

　　　　　　　앞으로 걸어가듯 전진하는 것　　　뒤로 걸어가듯 후진하는 것

■ 첵드 포워드 웍(Checked Forward Walk)

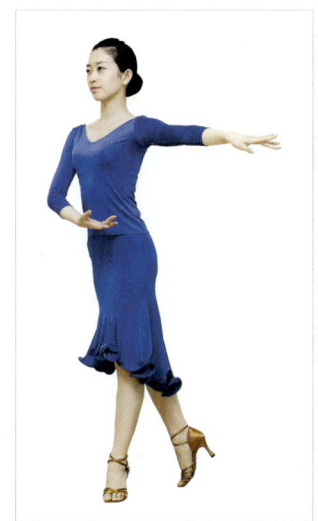　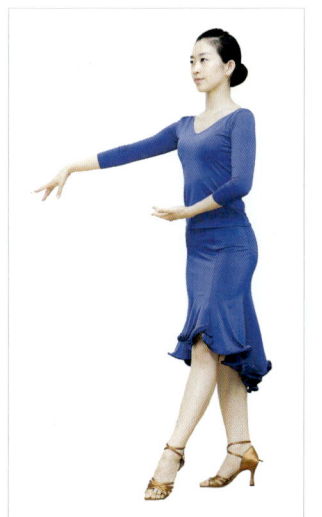　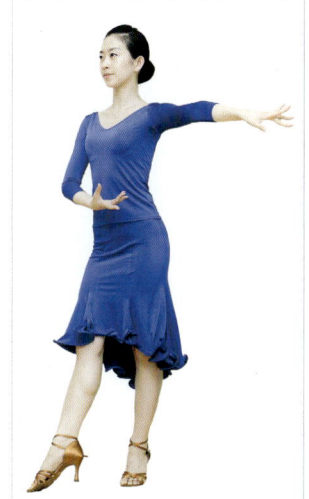

앞으로 전진하는 행위를 저지하는 것

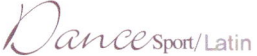

■ 포워드 웍 터닝(Forward Walk Turning)

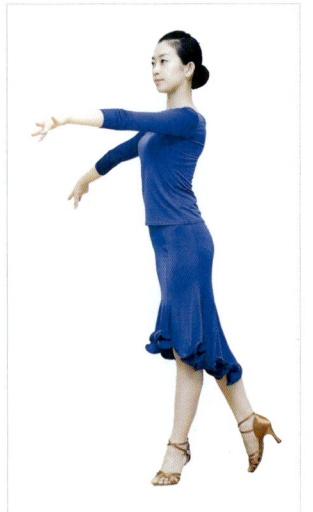 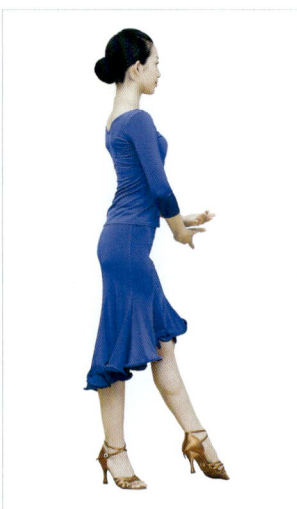 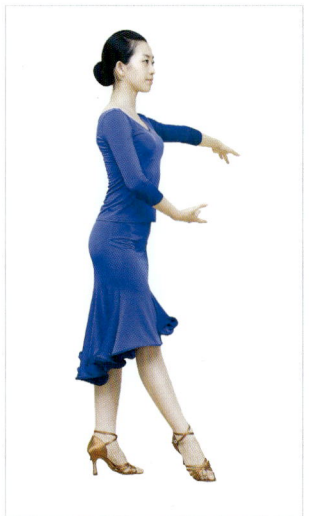

앞으로 똑바로 전진을 하여 힙과 바디 액션에 지장을 초래하지 않도록 하면서 점진적으로 회전하는 것.

■ 딜레이드 웍(Delayed Walk)

■ 라틴 크로스(Latin Cross)

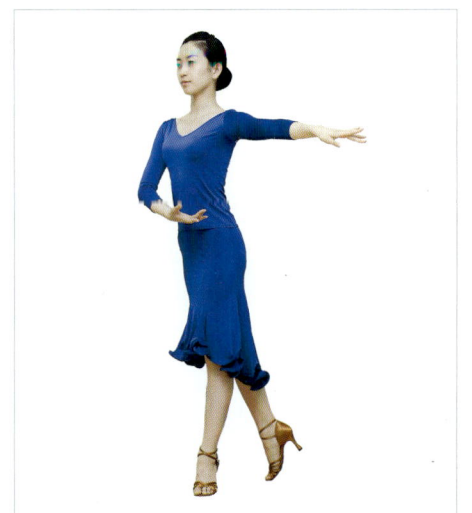 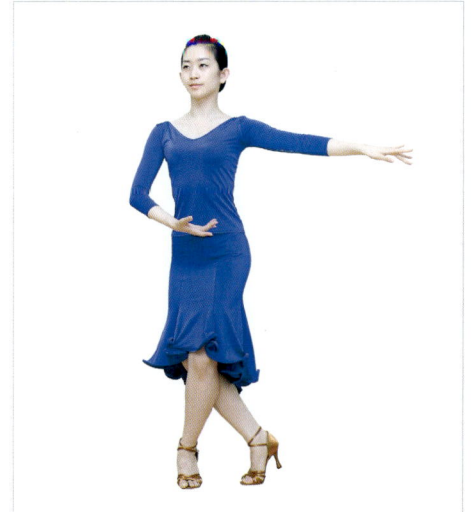

웍을 할 때 먼저 발을 체중 없이 원하는 위치에 옮겨놓고, 그 다음에 체중을 천천히 옮기는 것.

한쪽 다리를 다른 쪽의 다리 앞이나 또는 뒤로 가로질러서 놓는 것.

8) 기본 자세(Basic Position)

■ **클로스 페이싱 포지션**
(Close Facing Position)

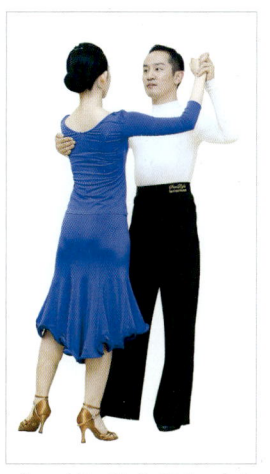

파트너를 향해 몸을 가볍게 접촉하여 정상적으로 잡는다.

■ **클로즈드 페이싱 포지션**
(Closed Facing Position)

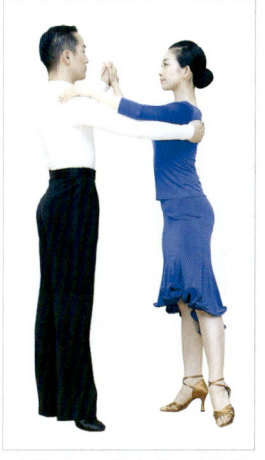

남성의 오른손은 여성의 견갑골 아래에 놓는다. 오픈 포지션보다 가깝게 30cm 정도의 간격을 둔다. 비교적 많이 사용되는 라틴 댄스의 기본 포지션 중 하나이다.

■ **오픈 페이싱 포지션**
(Open Facing Position)

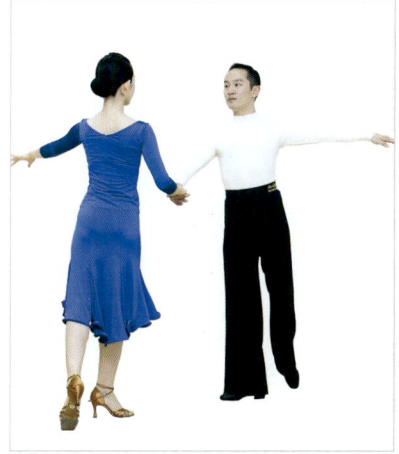

파트너를 향하여 떨어져 선 위치에서 남자 왼손, 여자 오른손을 잡는다. 또는 남자 오른손, 여자 오른손을 잡거나 더블 홀드와 잡지 않는 경우도 있다.

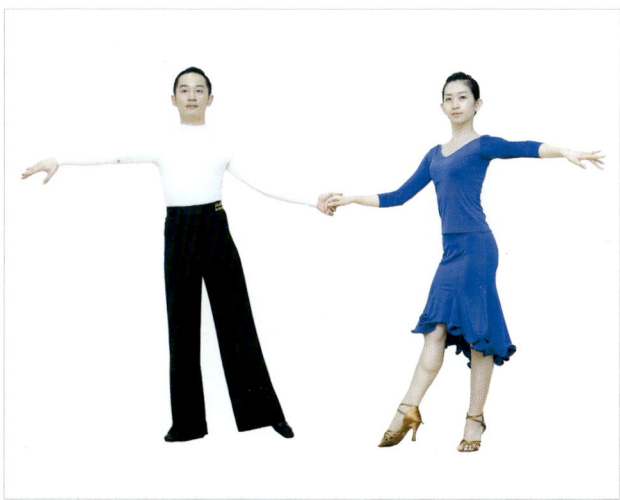

■ **팬 포지션**
(Fan Position)

몸의 중심선을 마주보게 한다. 남자의 왼손과 여성의 오른손을 잡고 몸을 뗀다. 위에서 보면 남녀가 직각이 되어 떨어지지 않을 정도로 팔을 벌린다.

■ 프롬나드 포지션
(Promenade Position-PP)

■ 카운터 프롬나드 포지션
(Counter Promenade Position-CPP)

■ 폴어웨이 포지션
(Fallaway Position)

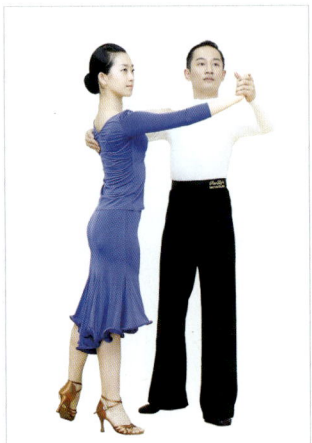

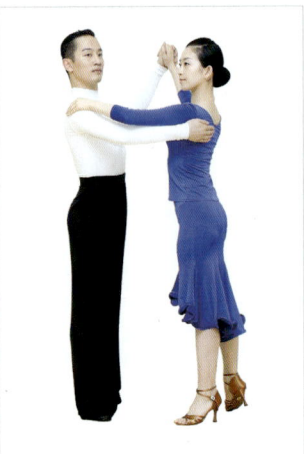

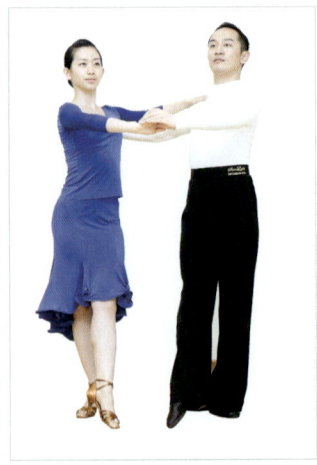

여자가 남자의 오른쪽에 V자 형태로 선 위치를 말한다.

여자가 남자의 왼쪽에 V자 형태로 선 위치를 말한다.

남녀가 PP상태에서 뒤로 움직이는 위치를 말한다.

■ 첵 프롬 피피
(Check From Promenade Position)

■ 첵 프롬 씨피피
(Check From Counter Promenade Position)

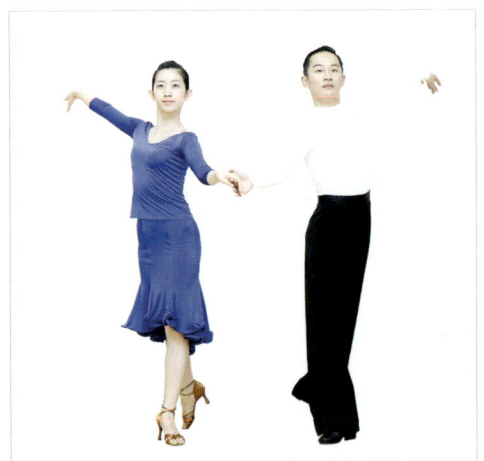

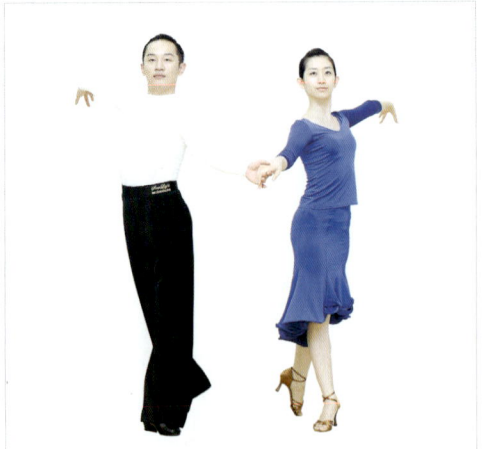

여자가 남자의 오른쪽에 서서 같은 쪽을 향한 위치를 말한다.

여자가 남자의 왼쪽에 서서 같은 쪽을 향한 위치를 말한다.

9) 팔 동작

춤을 추는 동안 팔 동작을 완전히 익히고 나면, 춤을 아름답고 멋있게 추고 싶다는 마음이 절로 생겨날 것이다. 그러나 라틴 댄스에서는 춤추는 동안 팔의 동작이 딱히 정해져 있지 않다. 자유롭게 움직여도 좋은 팔 동작을 두고 초보자들은 난감해 한다. 그리고 초보자들은 팔을 어떻게 처리해야 좋을지 모르겠다고 고민한다.

이런 어려움을 감안해서 초보자들의 팔 동작이 아름답게 보이도록 만드는 포인트를 소개한다.

어떻게 해야 아름답고 우아한 팔 동작을 연출할 수 있을까? 팔 동작이 자연스럽게 되면 춤추기가 한결 쉬워질 뿐만 아니라 개성이 풍부한 표현도 가능해질 것이다. 그렇게 되면 댄스도 더욱 즐거워질 것이다.

라틴 댄스에서는 팔 동작을 어떻게 하는가에 따라 댄스의 이미지가 크게 달라진다. 댄스를 하면서 누구나, 반드시, 한 번쯤은 고민하는 것이 바로 팔 동작인 셈이다. 팔 동작에 관해서는 따로 정해진 규칙이 없다. 기본적으로 자유롭게 춤을 표현하며 팔을 사용하는 것이 좋다.

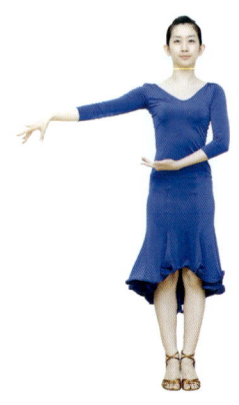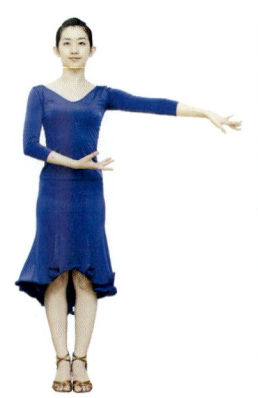

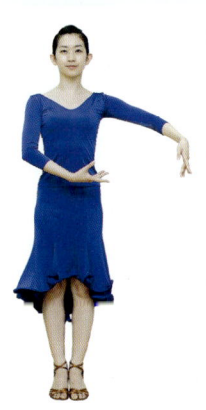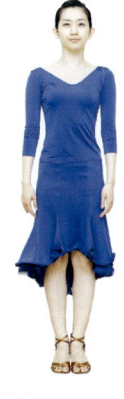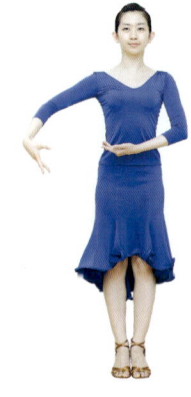

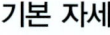

기본 자세

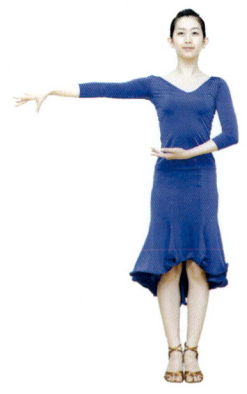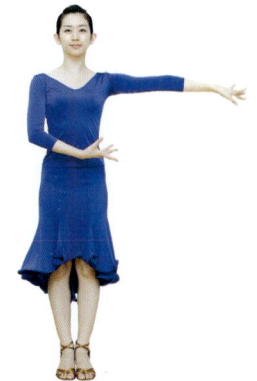

1. 먼저 배골을 축으로 삼고 똑바로 선다.

2. 어깨부터 팔을 부드럽게 움직이도록 몸을 유연하게 풀어주고 마음을 안정시키면서 복근과 배근에 힘을 주고 등을 의식한다.

3. 팔을 활짝 편 상태나 접은 상태에서 어깨 부위에서부터 태극 문양의 '누운 S자 (∽)'를 부드럽게 따라가며 둥근 원을 만드는 이미지를 연상한다.

4. 팔을 어깨 부위와 평행이 되게 펼친다. 이때 펼친 팔은 어깨 뒤로 가지 않도록 유의하고, 한쪽 손끝이 옆구리 안쪽으로 끌어올 때 반대편의 팔과 손은 원을 그리면서 바깥으로 원을 그리며 부드럽게 돌아나간다. 음배골 주변부터 천천히 원을 그리듯이 팔을 벌리고 팔꿈치를 펴가면서 힘을 빼고 손목에서 손끝까지를 부드럽게 펴준다. 이때 손가락은 몸통에서 가능하면 멀리 둔다는 느낌으로 펼친다.

   이때 팔과 손의 동작은 자기 옆구리 약간 위쪽에 무엇인가 만지고 싶은 물건이 있다는 상상을 하며 그 물건을 손가락 끝으로 가볍게 터치만 하고 지나가는 이미지를 그리면서 손끝을 내밀면 아름다운 팔의 라인이 만들어진다.

10) 용어 및 약어 해설

■ 용어(ABC순)

• Amalgamation(아말가메이션): 여러 가지의 피겨를 합리적으로 접속하는 연결법을 말한다.

• Amount of Turn(어마운트 오브 턴): 회전량을 의미하며, 360°를 1회전으로 하여 4분의 1회전(90°), 8분의 3회전(135°), 2분의 1회전(180°) 등으로 표현한다.

• Chasse(샤세): 샤세는 3보로 구성되는데, 제1보에 열고, 제2보에 닫고, 제3보에 다시 여는 스텝을 말한다. 리듬은 Q/Q/S이다.

• Check(첵): 앞으로 전진하는 행위를 저지하는 것임. 즉, 전진했던 발을 정지시켜 다른 발에 체중을 옮긴 뒤에 진행하는 방향을 바꾸는 것을 말한다.

• Close(클로스): 남녀가 상체를 밀착한 상태. 클로스 포지션(Close Position)의 줄임말이다.

• Closed(클로즈드): 남녀가 마주 보고 잡은 상태이다. 클로우즈드 포지션(Closed Position)의 줄임말이다.

• Closed Finish(클로즈드 피니쉬): 양발을 모은 상태로 춤 동작을 마무리하는 발 동작을 뜻한다.

• Counter(카운터): 반대 방향. Counter Promenade Position(약칭:CPP) 남자 쪽 상체와 여자 오른쪽 상체를 접촉하고 반대쪽 상체를 V자로 벌린 위치이다.

• Fall away(폴 어웨이): 남녀가 P.P 상태에서 후진하는 동작이다.

• Fan(팬): 부채처럼 펼쳐진 모양을 뜻하며, 룸바와 차차차의 도형의 명칭이다.

• Figure(피겨): 여러 개의 스텝(발동작)과 손놀림을 일정하게 조합하여 만든 춤의 단위를 말한다.

• Foot Work(풋 웍): 스텝을 진행할 때 발이 바닥에 닿은 상태를 뜻함. Heel, Ball, Toe, Flat 등을 사용하여 표시한다.

• Hockey Stick(하키 스틱): 하키용 스틱 모양을 말하는 것으로, 룸바와 차차차의 도형 명칭이다.

- Open Finish(오픈 피니쉬): 발을 붙이지 않고 벌린(Open) 상태로 끝내는 모습이다.

- Open(오픈): 남녀가 일정 간격 떨어져서 마주 서있는 상태로서, Open Position이라고 한다.

- Outside Partner(아웃사이드 파트너): 파트너의 바깥으로 전진 스텝을 실시하는 것을 말하며, 'OP'로 약칭하여 사용하는 경우도 있다. 단순히 아웃사이드 파트너라고 할 때에는 파트너의 우측 바깥으로 오른발을 스텝하는 것을 말하며, 파트너 좌측 바깥을 스텝할 때에는 좌측 아웃사이드 파트너라고 하는 것이 보통이다.

- Pointing(포인팅): 몸과 발의 움직이는 방향이 다를 때, 발이 가리키는 방향을 말한다.

- Position(포지션): 남녀가 홀드하고 서 있는 위치를 뜻한다.

- Quarter(쿼터): 4분의 1.

- Routine(루틴): 주로 시범이나 경기대회 또는 메달 테스트 등의 목적으로 많은 피겨를 합리적으로 연결하여 조합한 것이다.

- Shadow(쉐도우): 남녀가 같은 발에 체중을 두고 같은 방향을 향하여 선 위치이다.

- Spin(스핀): 제1보를 전진하여 강하게 회전하고, 제2보를 옆으로 벌려 또 회전을 하는 것을 말한다. 스핀은 회전이 빠르기 때문에 스웨이를 사용하지 않는다.

- Throwaway(쓰로어웨이): 본래 '내던지다'의 뜻으로서, 자이브의 폴어웨이, 쓰로어웨이 동작이 대표적이다.

- Walk(웍): 보행하는 동작(스텝)을 뜻한다. 댄스 종목에 따라 웍 방법이 각각 다르므로 확실히 파악해 두도록 한다.

■ 약어

- **Align**: Alignment(얼라이먼트)-피겨가 진행하는 방향을 지시하는 것이다.
- **BOF**: Ball of Foot(볼 오브 풋)-발의 '볼' 부분을 뜻한다.
- **CBM**: Contrary Body Movement(콘트러리 바디 무브먼트)-보통 '씨비엠'이라 부르며, 회전하는 것을 돕기 위해, 나아가는 발의 반대쪽 몸이 먼저 움직이는 것을 말한다.
- **CPP**: Counter Promenade Position(카운터 프롬나드 포지션)-커플이 마주선 상태에서 허리선은 붙이고 남자는 오른쪽으로 그리고 여자는 왼쪽으로 각각 1/8씩 턴이 된 상태로서, V자 형태를 이룬다.
- **Diag**: Diagonally(다이아그날리)-비스듬히 나아가는 방향을 의미한다.
- **DC**: Diagonally Center(다이아그날리 센터)-보통 '디씨'라 부르며, LOD를 기준으로 해서 마루의 중앙쪽으로 비스듬히, 즉 1/8 왼쪽으로 꺾어진 방향이다.
- **DW**: Diagonally Wall(다이아그날리 월)-보통 '디더블유'라 부르며, LOD를 기준으로 하여 벽쪽으로 비스듬히, 즉 1/8 오른쪽으로 꺾인 방향이다.
- **F**: Foot(풋)- '발'을 의미한다.
- **Fig**: Figure(피겨)-일정한 스텝이 모여서 하나의 형태를 이루는 동작이다.
- **Fwk**: Foot Work(풋 웍)-스텝을 할 때 사용되는 발의 일부분을 지칭하는 것을 뜻한다. 예를 들면, 토(Toe), 볼(Ball), 힐(Heel)
- **H**: Heel(힐)-발의 뒤꿈치
- **I/E**: Inside Edge(인사이드 에지)-발의 안쪽 부분을 뜻한다.
- **L**: Left(레프트)-왼쪽
- **LOD**: Line of Dance(라인 오브 댄스)- '엘오디'라 부르며, 시계바늘의 반대 방향을 따라 움직이는 춤의 방향선을 말한다.
- **Net**: Netural(내추럴)-정방향을 뜻한다.
- **O/E**: Outside Edge(아웃사이드 에지)-발의 바깥쪽 부분을 뜻한다.
- **OP**: Outside Partner(아웃사이드 파트너)-상대의 오른편 바깥쪽으로 나아가는 것이다.

- **PO**: Partner Outside(파트너 아웃사이드)–상대를 바깥쪽으로 안내하는 것이다.
- **Pos**: Position(포지션)–자세를 갖추고 선 위치를 의미한다.
- **PP**: Promenade Position(프롬나드 포지션)–커플이 마주선 상태에서 허리선은 붙이고 남자는 왼쪽으로 그리고 여자는 오른쪽으로 각각 1/8씩 턴이 된 상태로서, V자 형태를 이룬다.
- **Prog**: Progressive(프로그레시브)–점차적으로 진행이 되는 것을 말한다.
- **Prom**: Promeade (프롬나드)–PP 상태에서 진행되는 것을 말한다.
- **R**: Right(라이트)–오른쪽
- **Rev**: Reverse(리버스)–내추럴의 반대 방향. 즉, DC를 향하는 것을 의미한다.
- **St**: Straight(스트레이트)–일직선으로 뻗어준다.
- **T**: Toe(토)–발의 끝부분. 즉 발가락 부분을 의미한다.

Dance Sport/Latin

룸바
Rumba

룸바는 16세기경 아프리카 노예들로부터 시작된 춤이다. 이 춤은 매우 환상적인 리듬과 동작을 가졌고, 특히 여성 댄서의 동작이 아주 돋보여 여성스러움을 표현할 수 있게 하는 춤이다. 리듬이 독특하므로 먼저 템포에 적응하는 것이 우선이다. 힙 동작을 마스터하면 보다 룸바다운 동작을 어필할 수 있다.

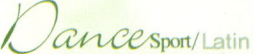

■ Rumba Routine

1. 베이직 무브먼트(Basic Movement) 1소절
2. 내추럴 탑(Natural Top) 1소절
3. 클로즈 힙 트위스트(Close Hip Twist) 2소절
4. 알레마나(Alemana) 2소절
5. 스파이럴(Spiral) 2소절
6. 컬(Curl) 2소절
7. 오버턴 하키스틱(Over turn Hockey Stick) 2소절
8. 첵 프롬 오픈 씨피피(Check from Open CPP) 1소절
9. 첵 프롬 오픈 피피(Check from Open PP) 1소절
10. 언더암 턴 투 레프트(Underarm Turn to Left) 1소절
11. 내추럴 탑(Natural Top) 1소절
12. 클로즈 힙 트위스트(Close Hip Twist) 2소절
13. 리버스 탑(Reverse Top) 3소절
14. 베이직 무브먼트(Basic Movement) 1소절
15. 팬(Fan) 1소절
16. 로프 스피닝(Rope Spinning) 4소절
17. 오프닝 아웃(Opening Out) 2소절
18. 스파이럴(Spiral) 1소절
19. 팔러웨이 또는 아이다(Fallaway or aida) 1소절
20. 큐반 락(Cuban Rocks) 1소절
21. 스팟 턴 투 레프트(Spot Turn to Left) 1소절

1. 베이직 무브먼트(Basic Movement) 1소절

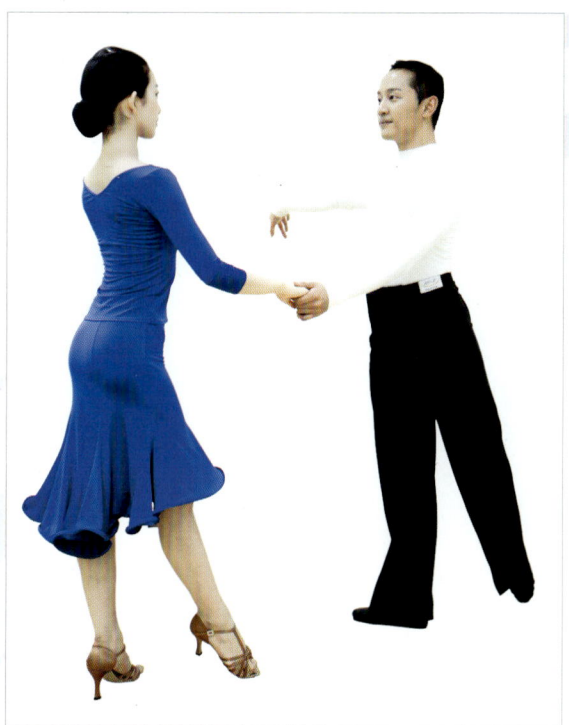

준비자세

오픈 포지션 상태에서 바른 자세로
선다.
남자의 왼손이 밑으로 하고 여자의
오른손을 위에 얹는다.

▶Check Point
잡은 손이 너무 높지 않도록 한다.

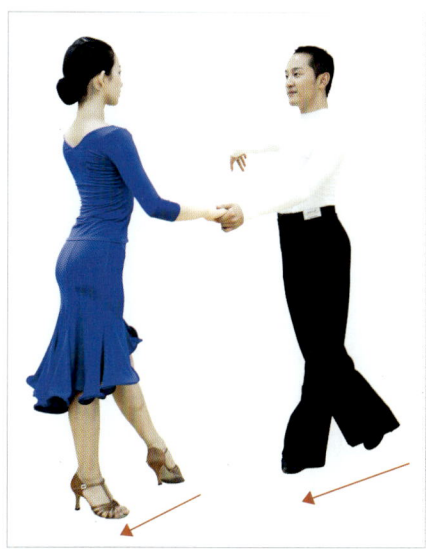

스텝1 카운트 2
남자 : 왼발을 앞으로 내민다.
여자 : 오른발을 뒤로 뺀다.

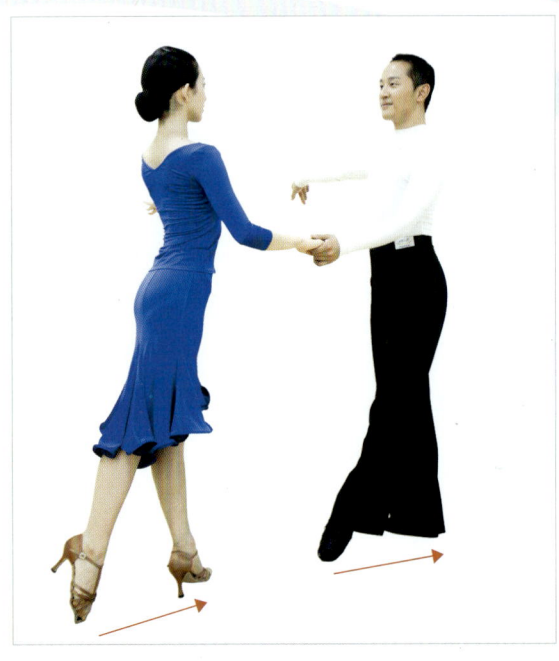

스텝2 카운트 3
남자: 오른발을 제자리에 두고 체중을 이동한다.
여자: 왼발을 제자리에 두고 체중을 이동한다.

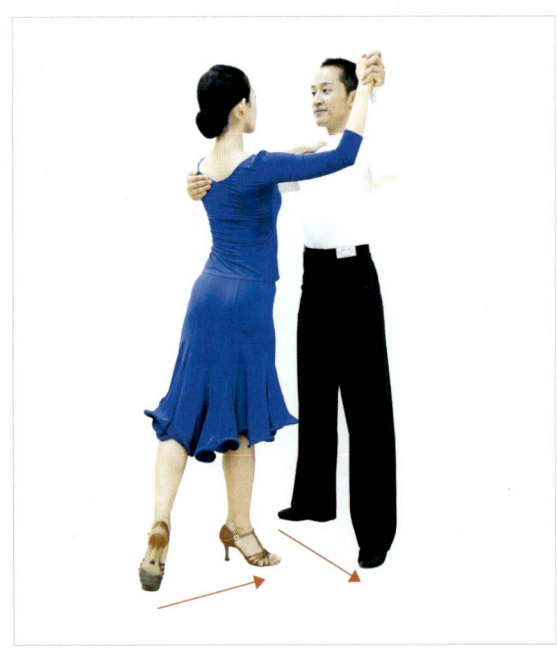

스텝3 카운트 4&1
남자: 왼발을 옆으로 놓으면서 오른쪽으로
　　　1/8(45°) 턴하며 상대와 홀드한다.
여자: 오른발을 앞으로 내밀면서 오른쪽으
　　　로 1/8(45°) 턴하며 상대와 홀드한다.

▶Check Point
　4&1 카운터에 남자는 왼손, 여자는 오
른손을 들며 손바닥을 마주댄다.

2. 내추럴 탑(Natural Top) 1소절

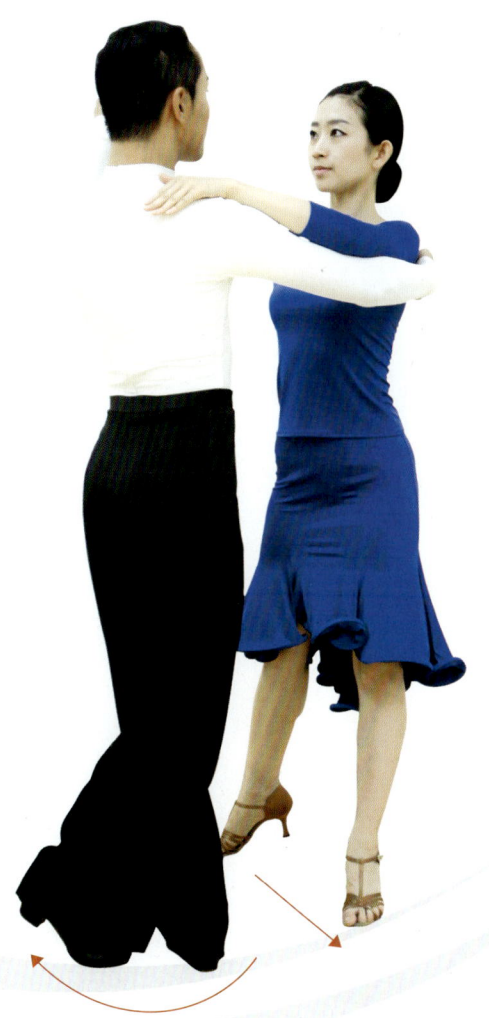

스텝1 카운트 2

남자: 오른발을 뒤로 라틴 크로스 하며 오른쪽으로 1/4(90°) 턴한다.

여자: 왼발을 내밀어 오른쪽으로 1/4(90°) 턴하면서 비스듬히 틀어준다.

▶Check Point

　남자는 라틴 크로스를 할 때 풋웍 토-힐-토(T-H-T)로 하며, 여자는 1보~3보까지 볼 플렛(B flat)이다.

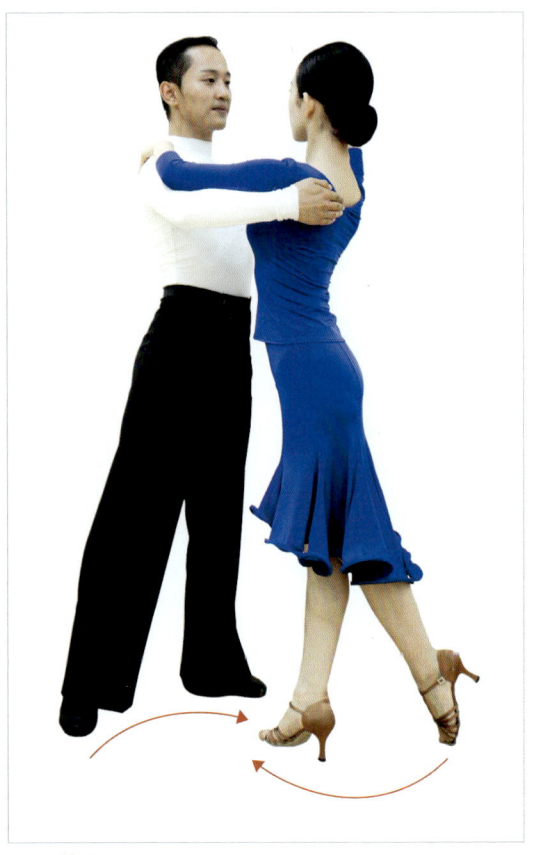

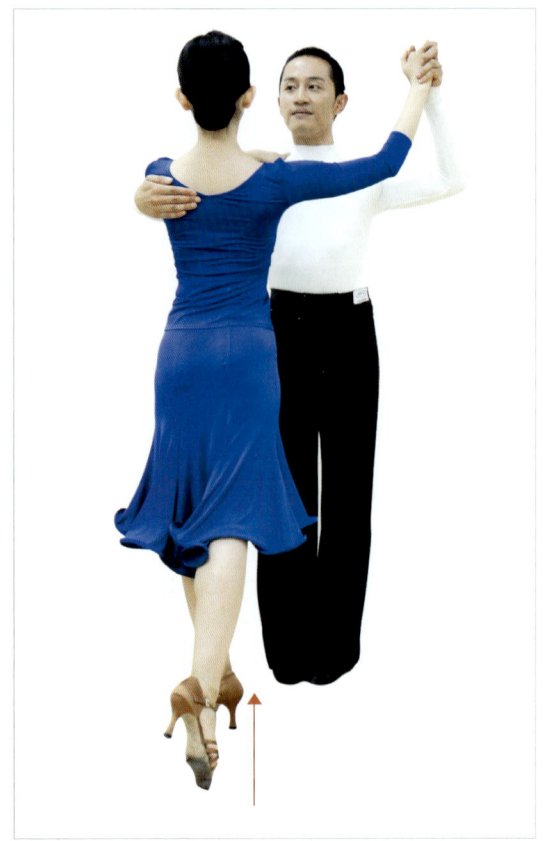

스텝2 카운트 3

남자 : 오른발에 체중을 놓는 동시에 오른쪽으로
　　　1/4(90°) 턴하며 왼발을 옆으로 내밀어 꼬임을 풀
　　　어준다.

여자 : 오른발을 앞으로 내밀면서 오른쪽으로1/4(90°)
　　　턴한다.

▶Check Point
　　남자의 풋웍은 볼플렛(B flat)이다.

스텝3 카운트 4&1

남자 : 오른발을 왼발 옆에 모으면서 오른
　　　쪽으로 3/8(135°) 턴한다.

여자 : 왼발을 앞으로 내밀면서 오른쪽으로
　　　3/8(135°) 턴한다.

▶Check Point
　　여자는 남자의 몸 오른쪽 바깥으로 빠
　　져서 선다.

3. 클로즈 힙 트위스트(Close Hip Twist) 2소절

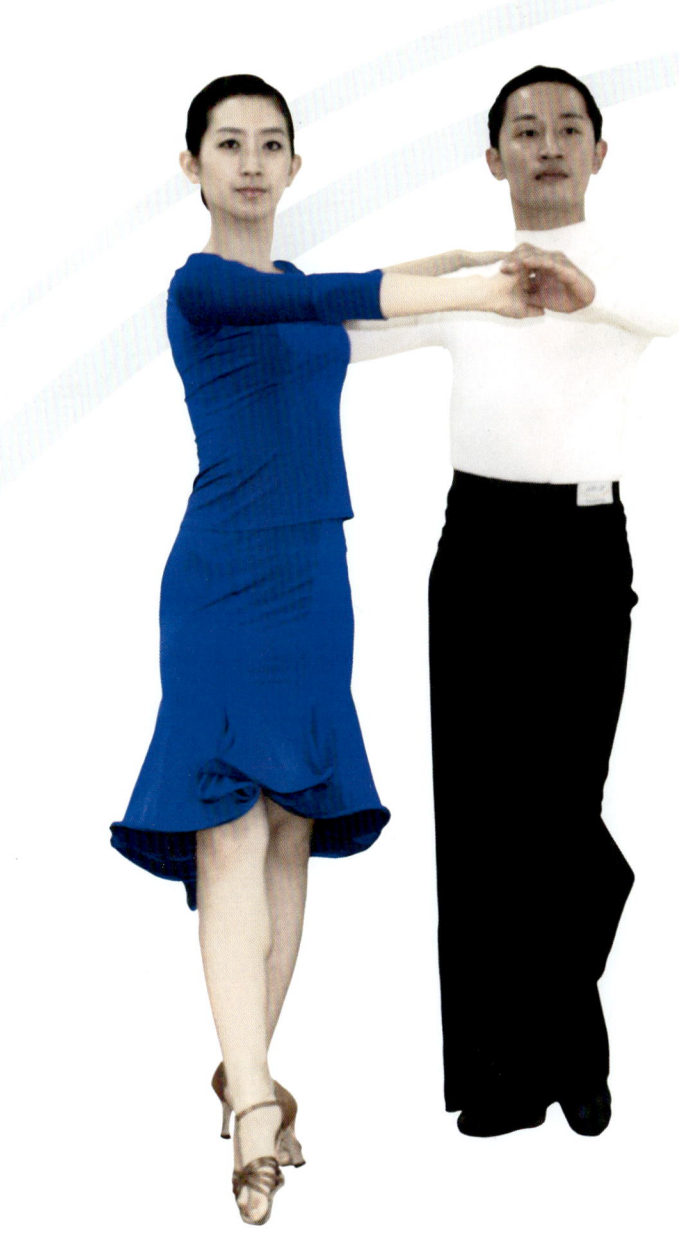

준비자세 &

남자: 오른발에 완전히 체중을 실어준다.

여자: 왼발 중심을 그대로 두어 오른쪽으로 1/2(180°) 턴한다.

▶Check Point

홀드 자세가 틀어지지 않도록 주의한다.

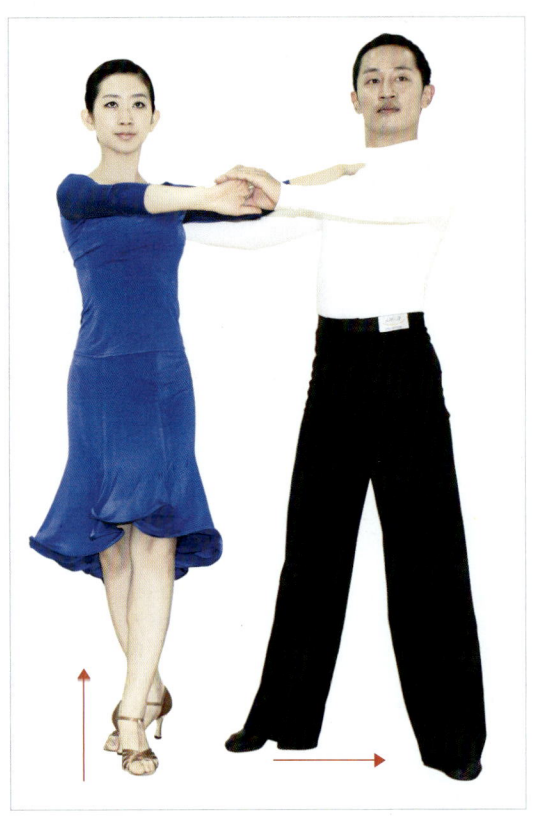

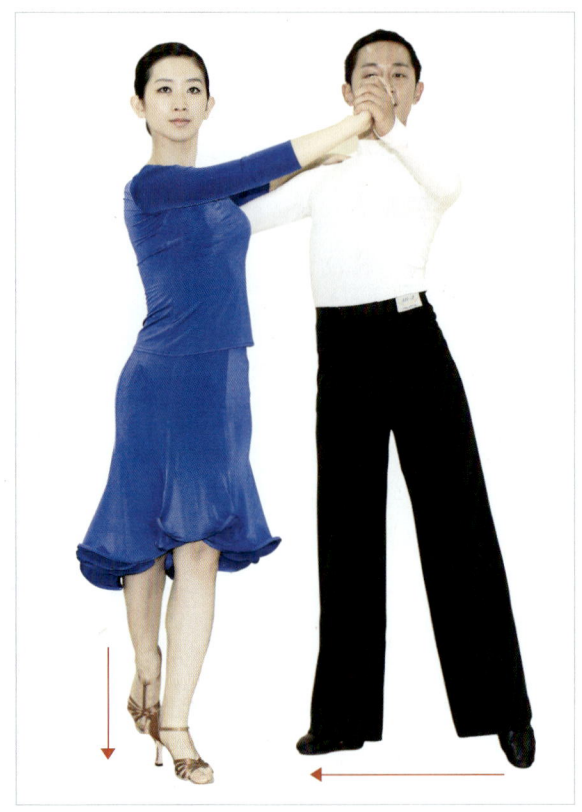

스텝1 카운트 2

남자: 왼발을 옆으로 내민다.

여자: 오른발을 뒤로 뺀다.

▶Check Point

남자의 왼발을 옆으로 내밀 때 보폭이 너무 크지 않
게 한다.

스텝2 카운트 3

남자: 오른발을 제자리에 두고 체중을 이동한다.

여자: 왼발을 제자리에 두고 체중을 이동한다.

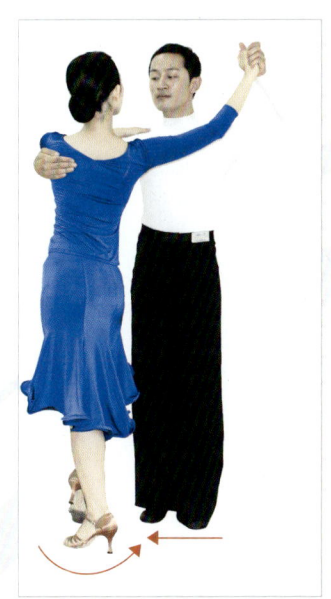 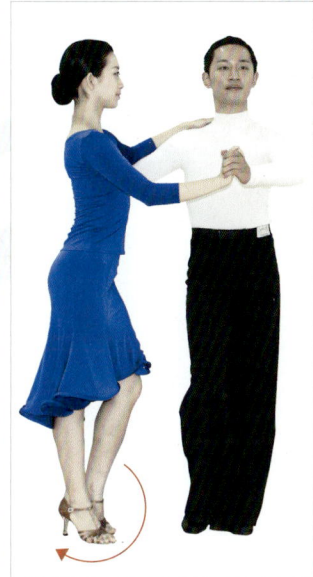

스텝3 4&1

남자: 왼발을 오른발 옆에 모은다.

여자: 왼쪽으로 1/2(180˚) 턴하고 오른발을
앞으로 찍어놓은 후 체중을 이동시
킨다.

▶Check Point

여자 오른발 풋웍은 토 플랫(T flat)이다.

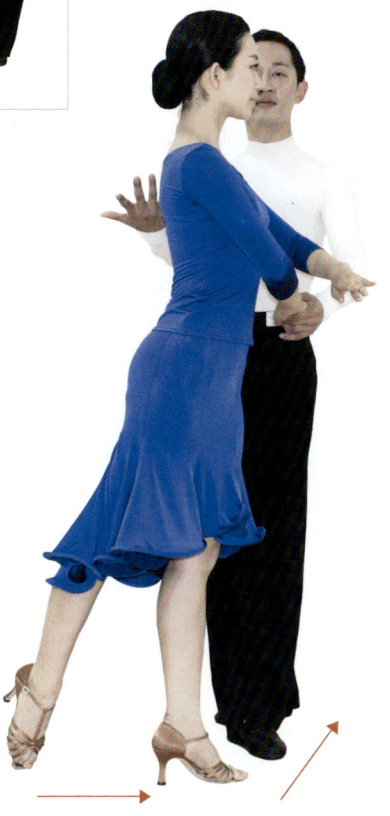

스텝4 카운트 2

남자: 오른발을 뒤로 뺀다.

여자: 왼발을 내밀면서 1/4(90˚) 턴한다.

▶Check Point

남자의 왼팔은 자연스럽게 아래로 내려
주고 여자 왼팔은 남자 왼팔 위로 내민
다.

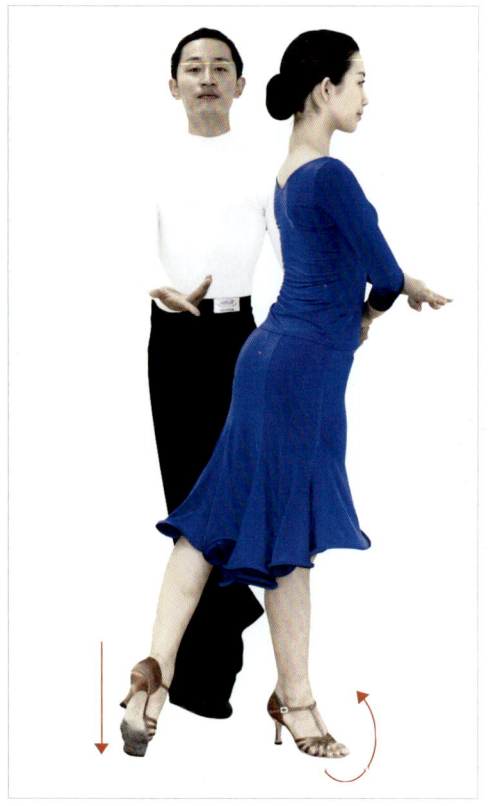 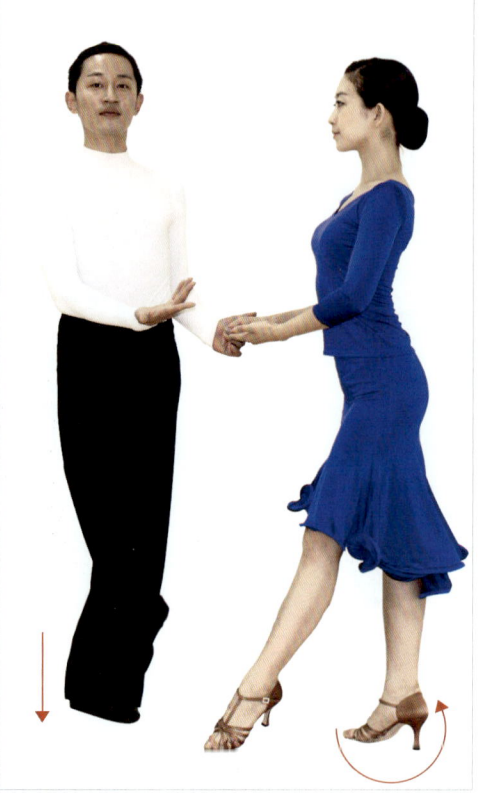

스텝5 카운트 3

남자: 왼발에 체중을 싣는다.

여자: 오른발을 앞으로 내밀면서 좌측으로 회전할 준비를 한다.

&

남자: 왼발에 체중을 싣고 여성을 리드한다.

여자: 오른발을 축으로 삼고 왼쪽으로 3/8(135°) 회전한다.

▶Check Point

4보째에 포워드 윅 턴을 한다.

여자는 전진하면서 남자의 힙 트위스트 동작을 느끼고, 남녀의 몸이 너무 열리지 않도록 주의하면 서 팬 포지션(Fan position)으로 이어간다.

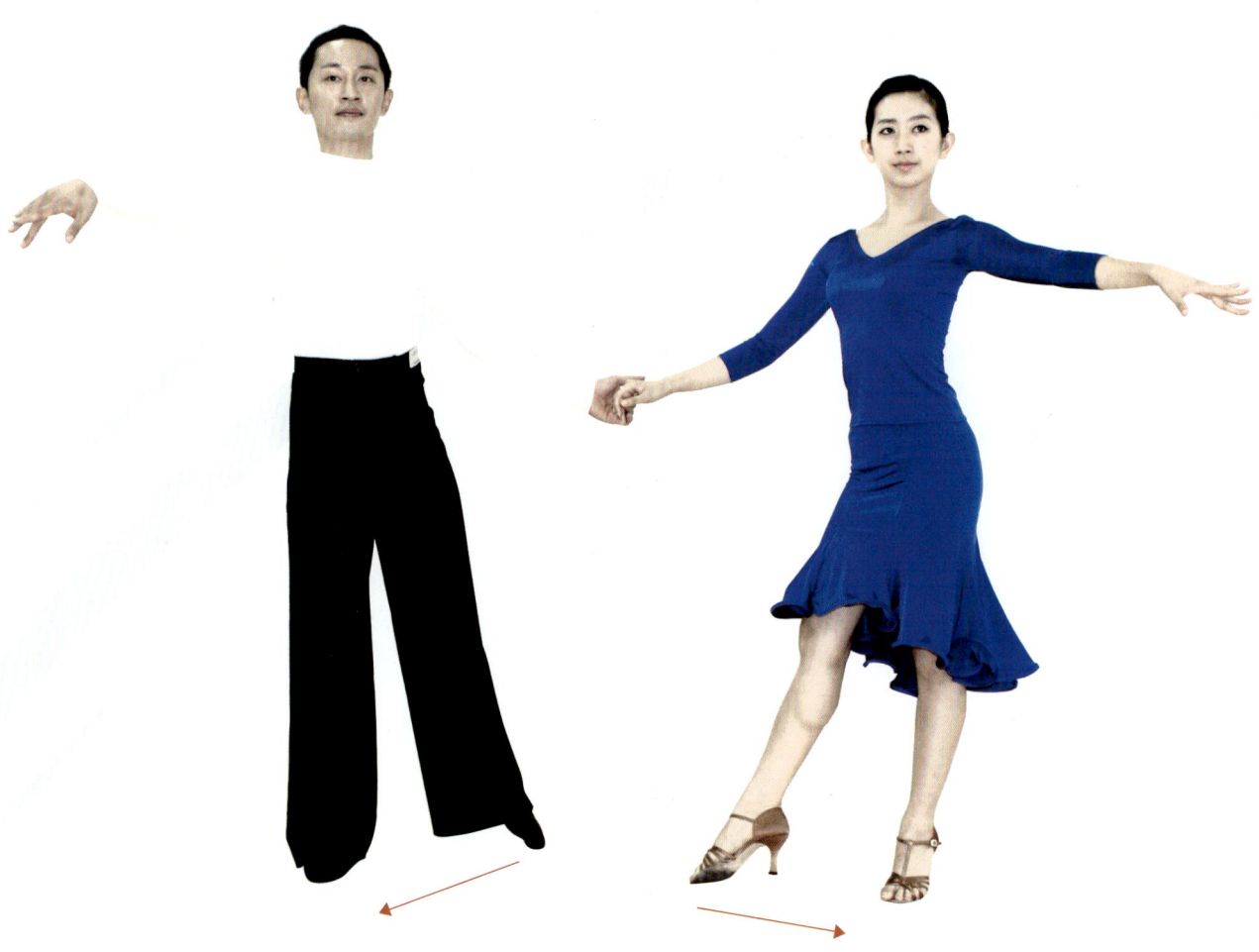

스텝6 카운트 4&1

남자 : 오른발을 비스듬히 앞으로 내민다. (스텝 5, 6에 왼쪽으로 1/8(45°) 턴한다.)

여자 : 왼발을 뒤로 하면서 왼쪽으로 1/4(90°) 턴한다.

▶Check Point

　남자 왼팔과 여자의 오른팔이 직각이 되어 떨어지지 않을 정도로 팔을 벌린다.

4. 알레마나(Alemana) 2소절

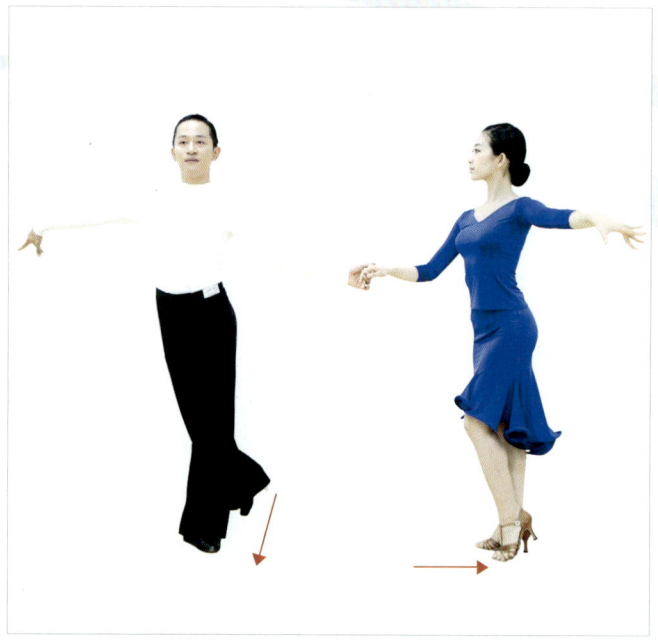

스텝1 카운트 2

남자: 팬 포지션에서 왼발을 앞으
　　로 내밀고, 발끝이 약간 밖
　　으로 턴한다.

여자: 팬 포지션에서 오른발을 왼
　　발에 모으고 체중을 바꾼다.

▶Check Point
　남자는 여자를 너무 팽팽하게
　끌어 당기지 않도록 주의한다.

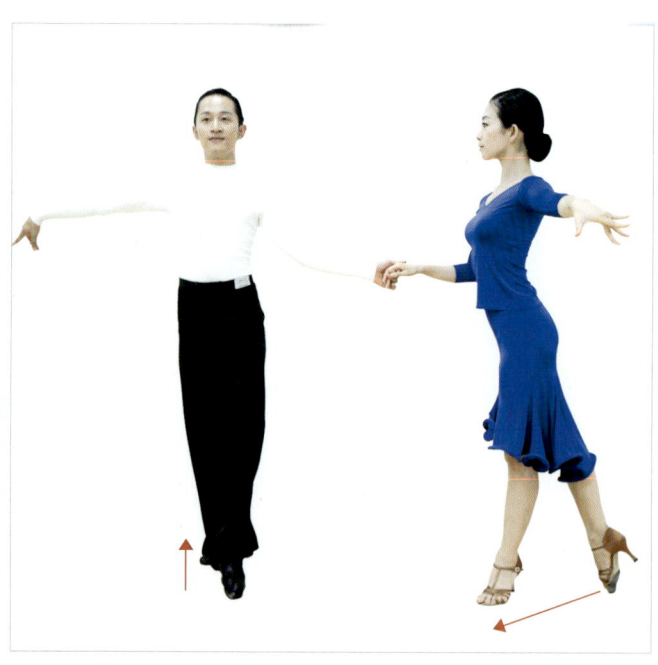

스텝2 카운트 3

남자: 오른발에 체중을 싣고, 포워
　　드 쿠카라차 액션을 한다.

여자: 왼발을 앞으로 내민다.

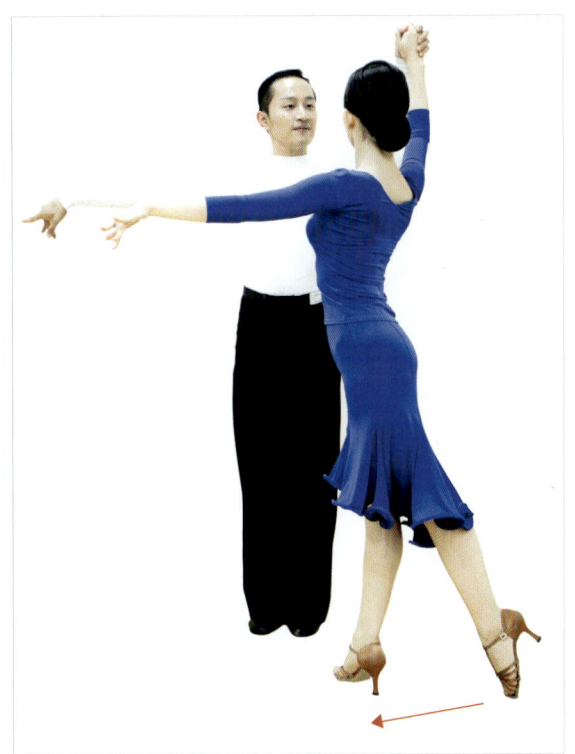 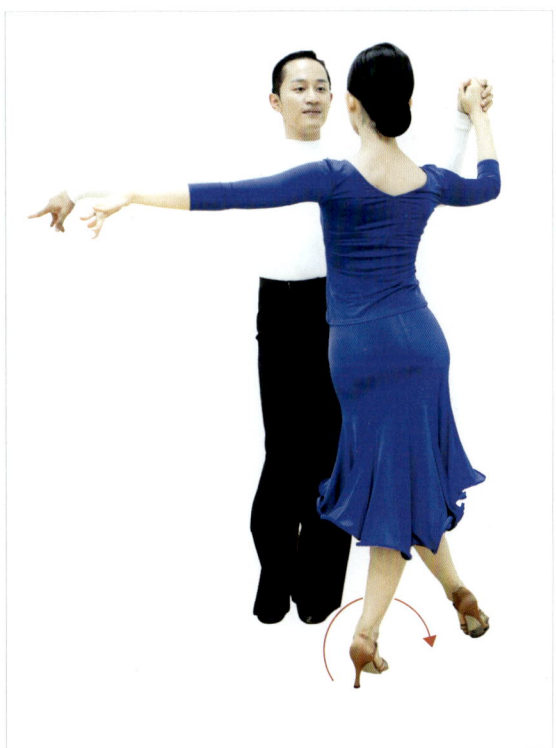

스텝3 카운트 4&1

남자: 왼발을 오른발 옆에 모은다.

여자: 오른발을 내밀면서 오른쪽으로 1/8(45°) 턴한다.

▶Check Point

남자는 왼팔을 들어서 여자가 전진할 수 없도록 손바닥으로 막아준다. 이때 팔 높이는 남자 머리 위 정도로 들어준다.

&

남자: 왼발에 체중을 실은 상태에서 여자의 회전을 돕는다.

여자: 왼발을 체중없이 오른쪽 방향에 비스듬히 찍는다.

▶Check Point

남자는 왼팔을 살짝 내려준다.

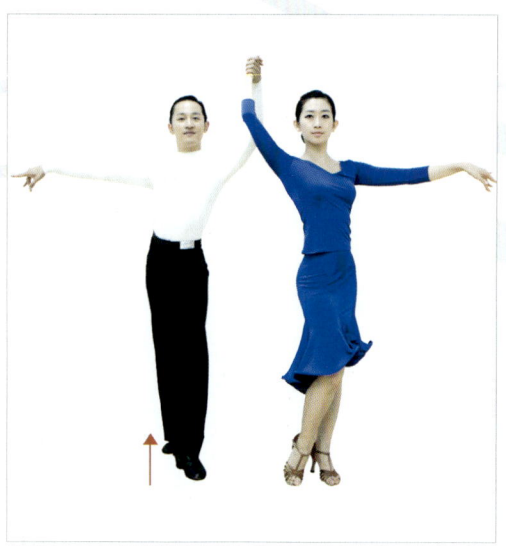

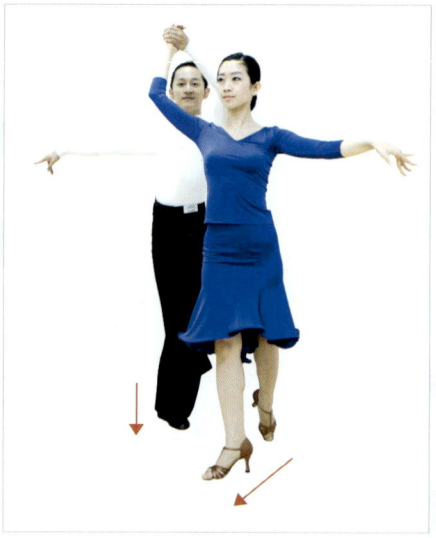

스텝4 카운트 2

남자:오른발에 체중을 싣고, 백워드 쿠카라차 액션
    을 한다.

여자:왼발에 체중을 옮겨 오른쪽으로 3/4(270°) 턴
    한다.

▶Check Point

　남자는 여자의 오른팔을 당기지 않도록 주의한다.

스텝5 카운트 3

남자:왼발에 체중을 싣는다.

여자:오른발을 앞으로 내민다.

▶Check Point

　남자는 여자의 오른팔을 당기지 않도록
　주의한다.

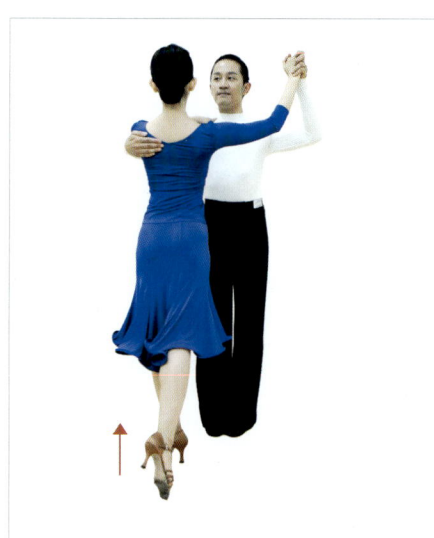

스텝6 카운트 4&1

남자:오른발을 왼발 옆에 붙여 닫는다.

여자:왼발을 앞으로 내밀면서 오른쪽으로
    3/8(135°) 턴한다.

▶Check Point

　여자는 남자의 몸 오른쪽 바깥으로 선다.

5. 스파이럴(Spiral) 2소절

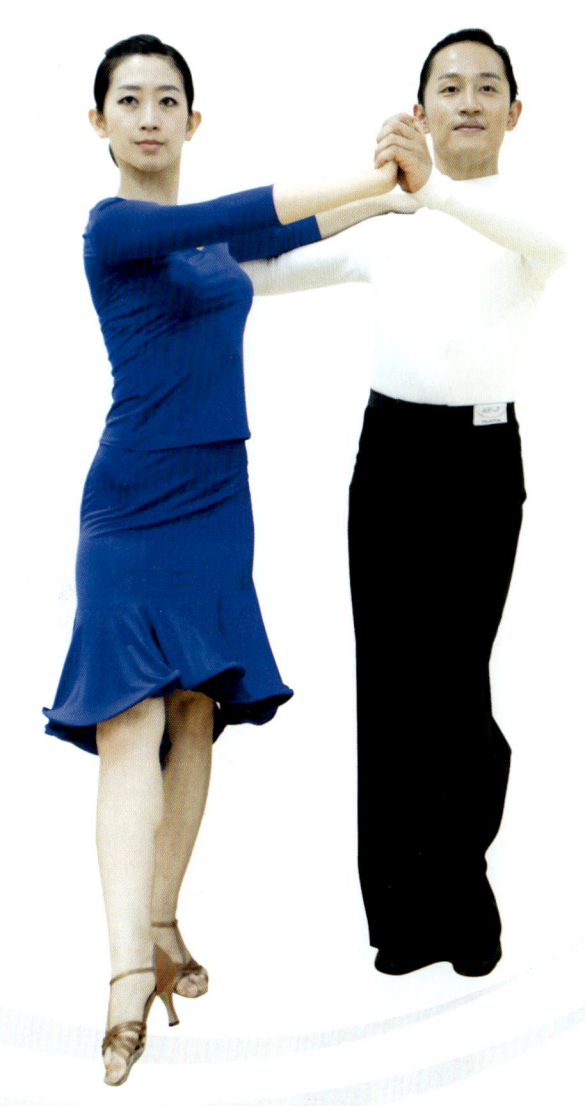

준비자세 &

남자 : 오른발에 완전히 체중을 실어준다.

여자 : 왼발 중심을 그대로 두어 오른쪽으로 1/2(180°) 턴한다.

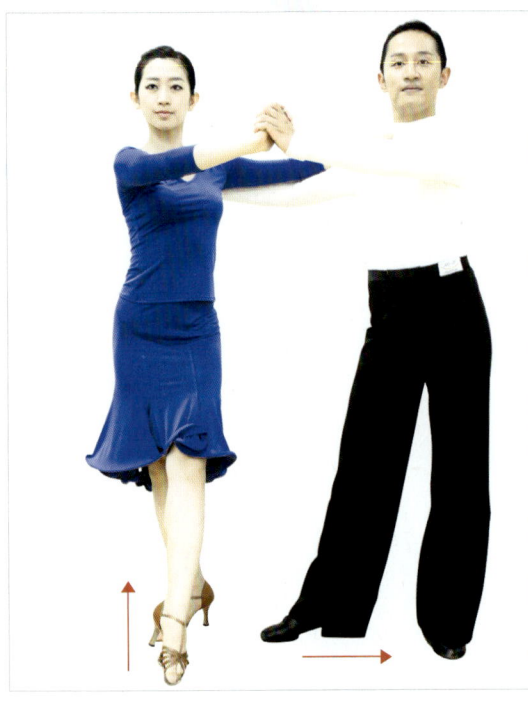

스텝1 카운트 2

남자 : 왼발을 옆으로 내민다.

여자 : 오른발을 뒤로 뺀다.

▶Check Point

남자는 여자를 강하게 잡아 당기지 말고 힙 액션으로 리드한다. 이때 오른쪽 어깨가 올라가거나 내려가지 않게 주의한다.

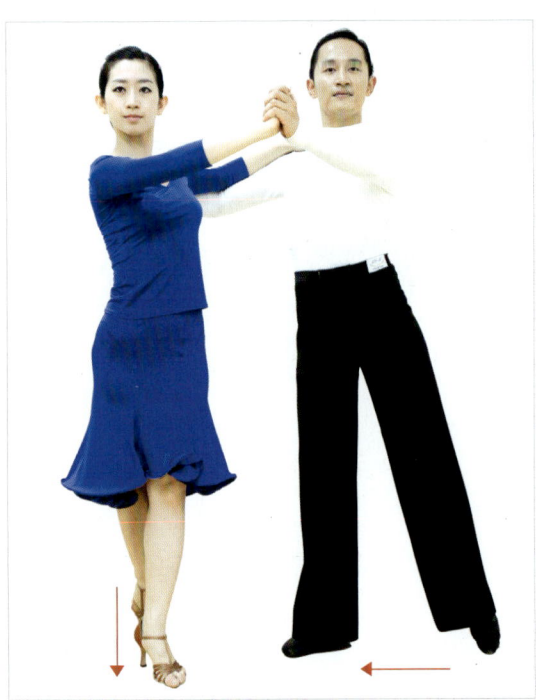

스텝2 카운트 3

남자 : 오른발을 제자리에 두고 체중을 이동한다.

여자 : 왼발을 제자리에 두고 체중을 이동시킨다. 점차적으로 왼쪽으로 1/4(90°) 턴한다.

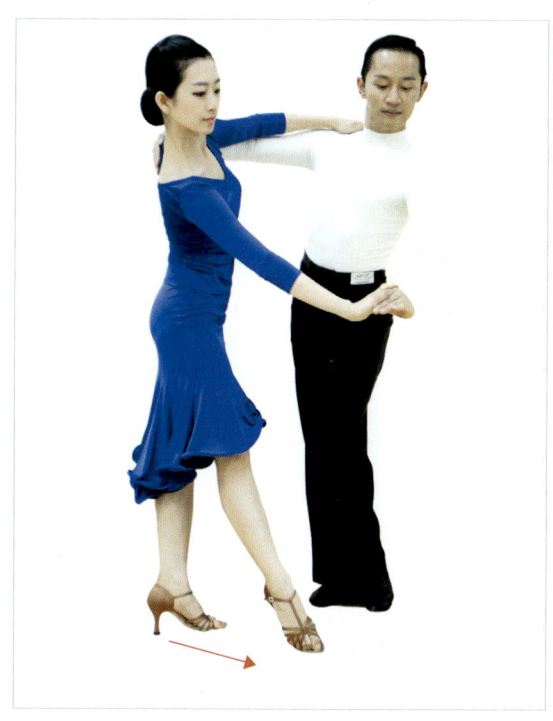

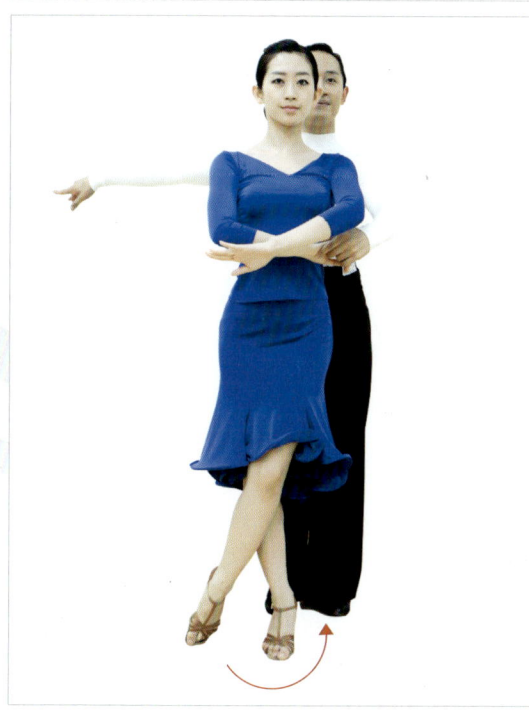

스텝3 카운트 4&1

남자 : 왼발을 오른발 옆에 모은다.

여자 : 오른발을 앞으로 찍으면서 왼쪽으로
　　　3/4(270°) 턴한다.

▶Check Point

　남자는 왼팔을 밑으로 내려준다.

&

남자 : 왼발에 완전히 체중을 싣는다. 이때 손을
　　　올렸다 내려주며 여자의 턴을 돕는다.

여자 : 오른발에 체중을 실으면서 왼쪽으로 턴
　　　을 마치고, 왼발은 체중 없이 오른발 앞
　　　에 교차되어 있다.

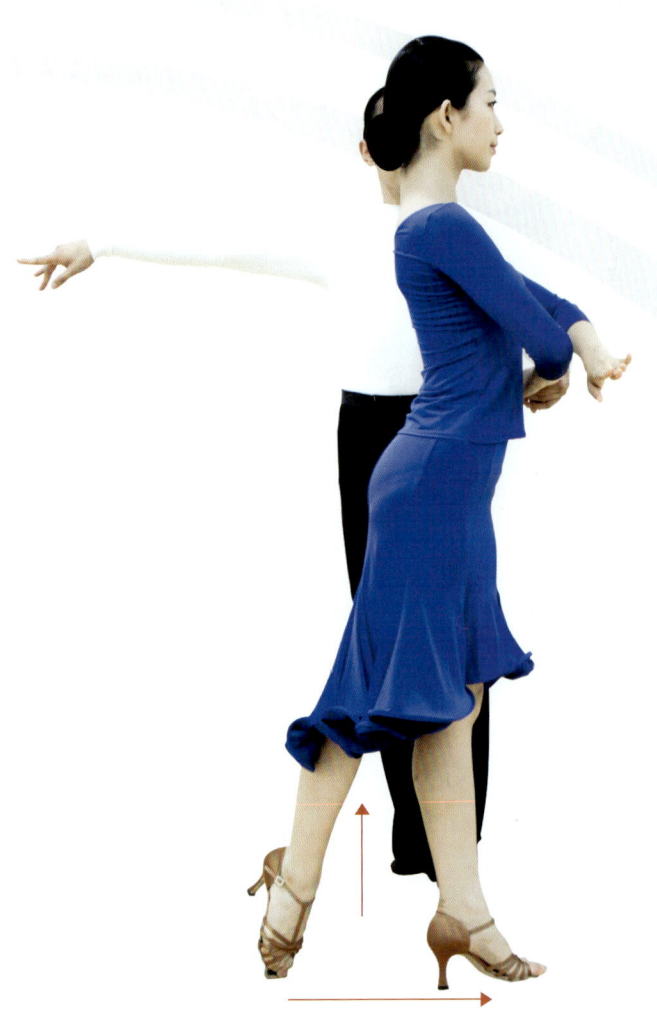

스텝4 카운트2

남자: 오른발을 뒤로 뺀다.

여자: 왼발을 내밀면서 1/4(90°) 턴한다.

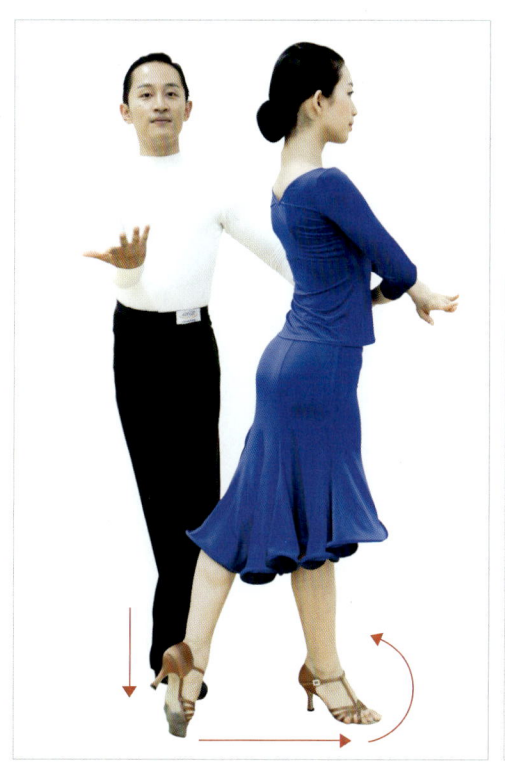 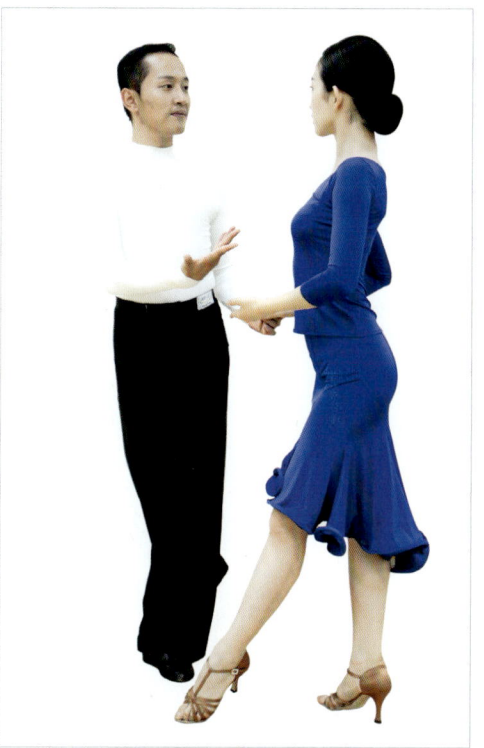

스텝5 카운트 3

남자: 왼발에 체중을 싣는다.

여자: 오른발을 앞으로 내밀면서 좌측으로 회전할 준비를 한다.

&

남자: 왼발에 체중을 싣고 여성을 리드한다.

여자: 오른발을 축으로 삼고 왼쪽으로 3/8(135°) 회전한다.

▶Check Point

4보째에 포워드 웍 터닝을 한다.

여자는 전진하면서 남자의 힙 트위스트 동작을 느끼고, 남녀의 몸이 너무 열리지 않도록 주의하면서 팬 포지션(Fan position)으로 이어간다.

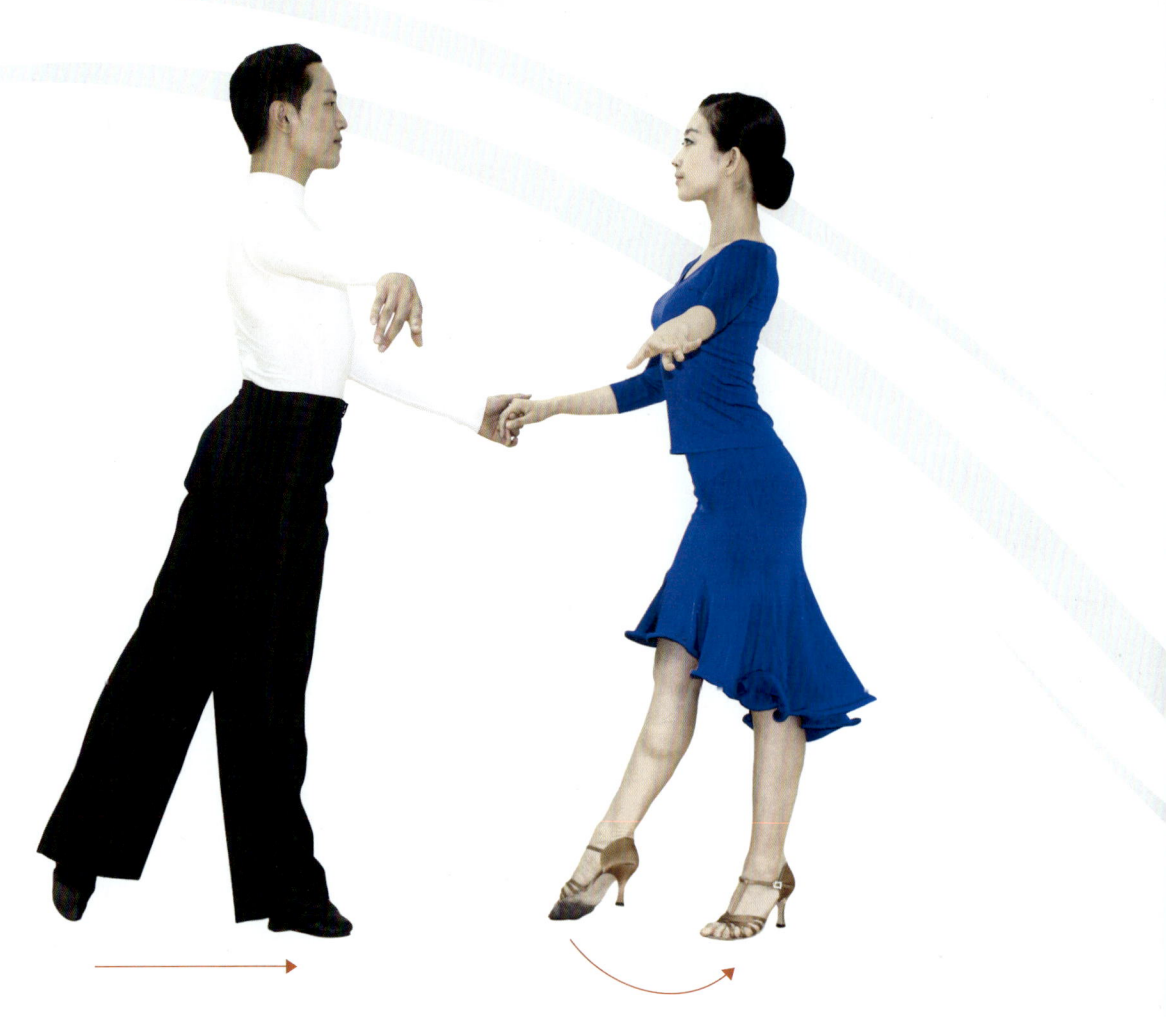

스텝6 카운트 4&1

남자: 오른발을 앞으로 내밀면서 1/8(45˚) 턴한다.
여자: 왼발을 뒤로 하면서 왼쪽으로 1/8(45˚) 턴한다.

▶Check Point
   남자는 여자를 따라 앞으로 전진한다.

6. 컬(Curl) 2소절

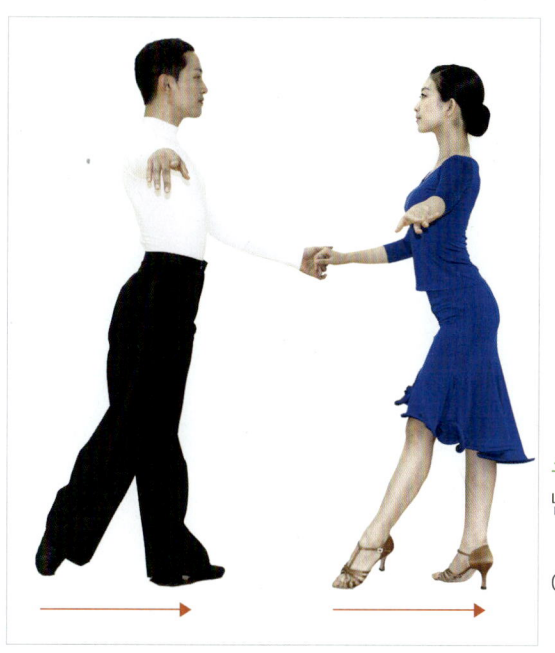

스텝1 카운트 2

남자: 왼발을 앞으로 놓으면서 포워드
　　　쿠카라차 액션을 한다.

여자: 오른발을 뒤로 빼면서 백워드 웍
　　　을 한다.

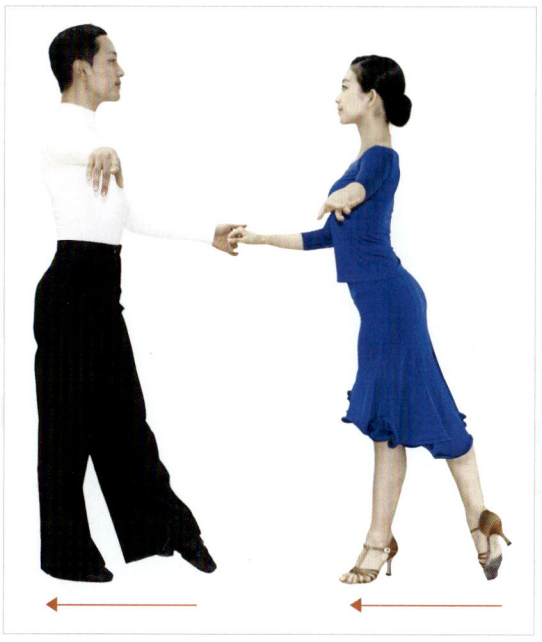

스텝2 카운트 3

남자: 오른발에 체중을 싣고, 포워드
　　　쿠카라차 액션을 한다.

여자: 왼발을 내민다.

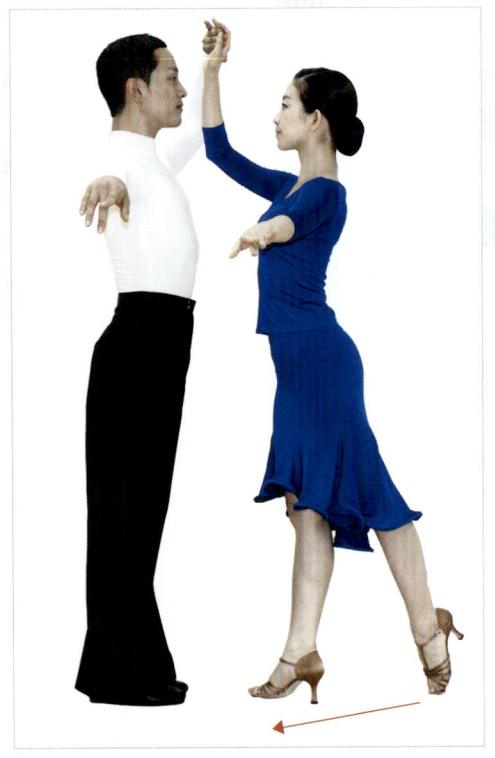
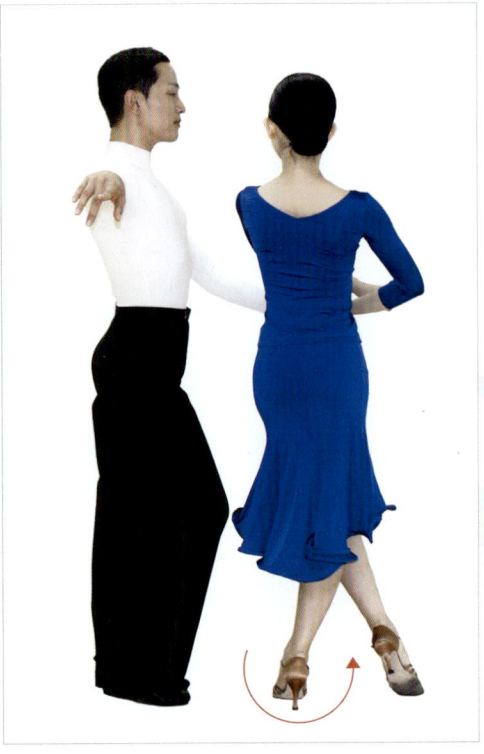

스텝3 카운트 4&1

남자 : 왼발을 오른발 옆에 모은다.

여자 : 오른발을 내밀면서 왼쪽으로 5/8(225°) 느슨하게 턴한다.

▶Check Point

   남자는 왼손, 여자는 오른손을 들며 손바닥을 마주댄다.

&

남자 : 왼발에 체중을 실은 상태에서 여자의 회전을 돕는다.

여자 : 왼쪽으로 5/8(225°) 턴 끝내고 체중 없는 왼발은 오른발 앞쪽에 꼬여있다.

▶Check Point

   왼발에 완전히 체중을 싣는다. 이때 손을 올렸다 내려주며 여자의 턴을 돕는다.

   여자는 오른발에 체중을 실으면서 왼쪽으로 턴을 마치고, 왼발은 체중 없이 오른발 앞에 교차되어 있다.

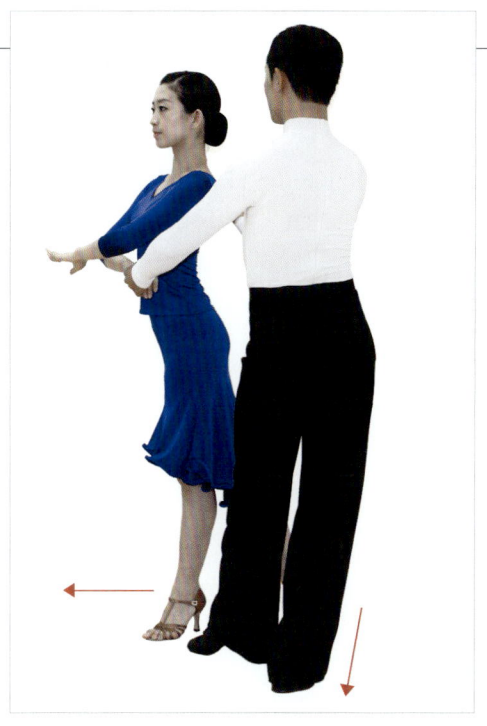

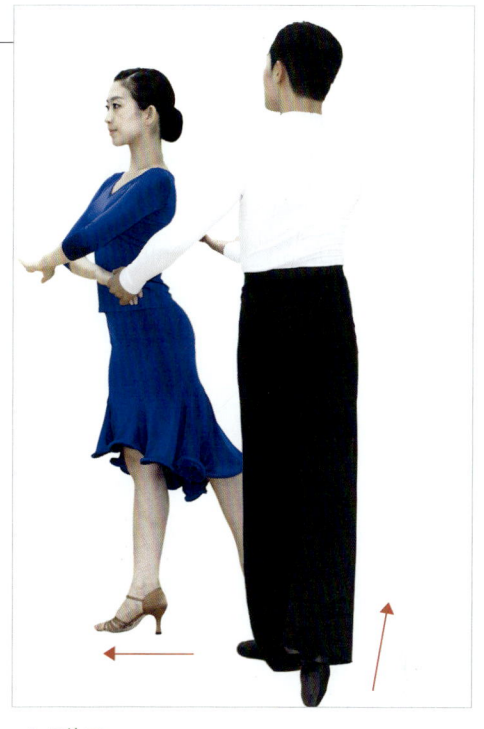

스텝4 카운트 2
남자: 오른발을 뒤로 뺀다.
여자: 왼발을 내밀면서 왼쪽으로 1/8(45°) 턴한다.

스텝5 카운트 3
남자: 왼발에 체중을 싣는다.
여자: 오른발을 앞으로 내밀면서 왼쪽으로 3/8(135°) 턴한다.

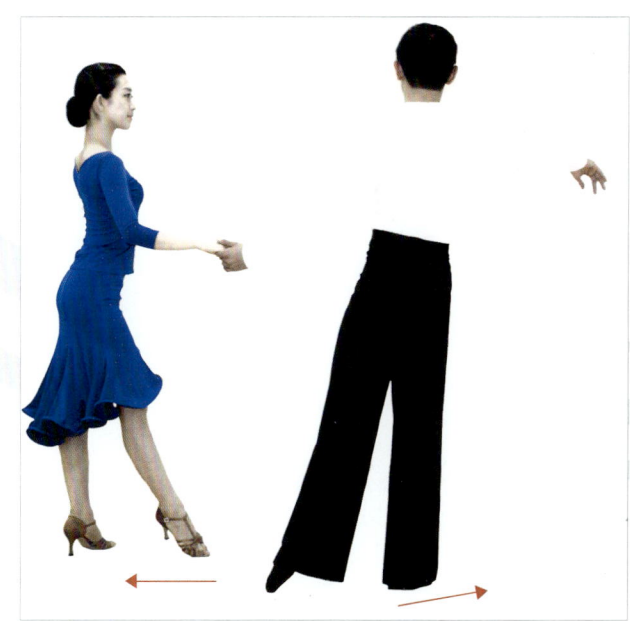

스텝6 카운트 4&1
남자: 오른발을 앞으로 내밀면서 1/8(45°) 턴한다.
여자: 왼발을 뒤로 하면서 왼쪽으로 1/8(45°) 턴한다.

▶Check Point
4보째에 포워드 웍 턴을 한다.
여자는 전진하면서 남자의 힙 트위스트 동작을 느끼고, 남녀의 몸이 너무 열리지 않도록 주의하면서 팬 포지션(Fan position)으로 이어간다.

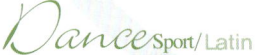
7. 오버턴 하키스틱(Over turn Hockey Stick) 2소절

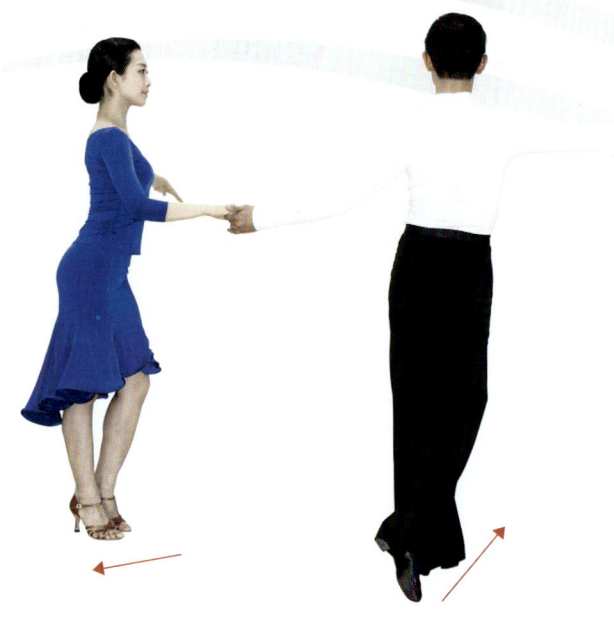

스텝1 카운트 2

남자: 팬 포지션에서 왼발을 앞으로 내민다.

여자: 팬 포지션에서 오른발을 왼발에 모으고 체중을 바꾼다.

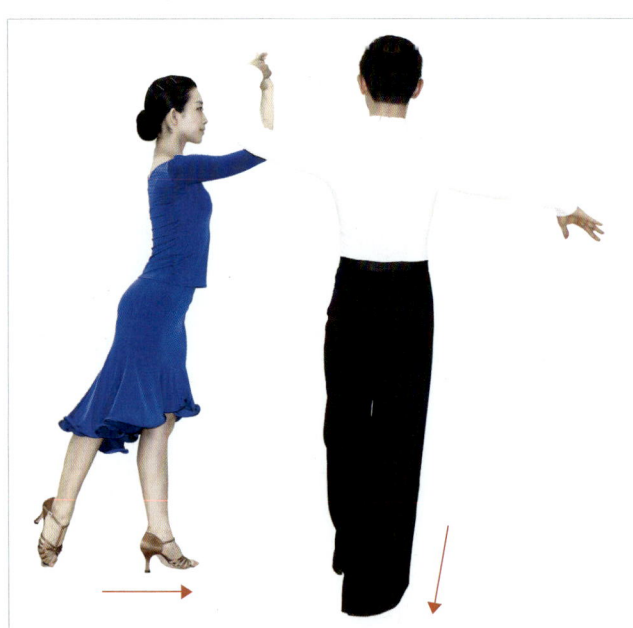

스텝2 카운트 3

남자: 오른발에 체중을 싣고, 백워드 쿠카라차 액션을 한다.

여자: 왼발을 앞으로 내민다.

▶Check Point

카운트 2, 3에 포워드 쿠카라차 액션을 한다.

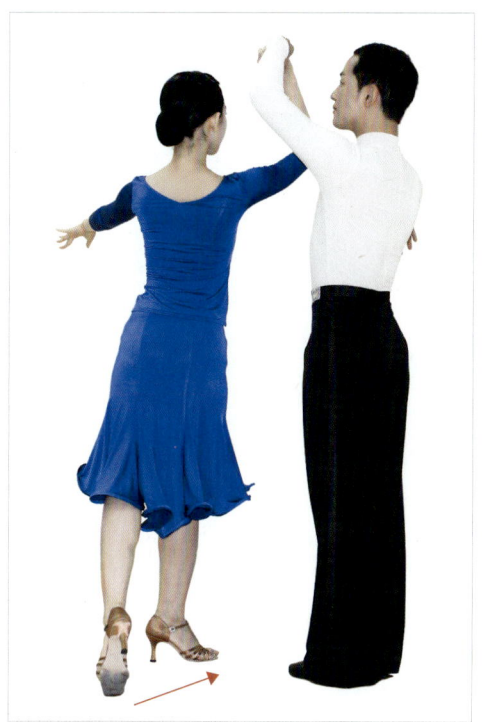 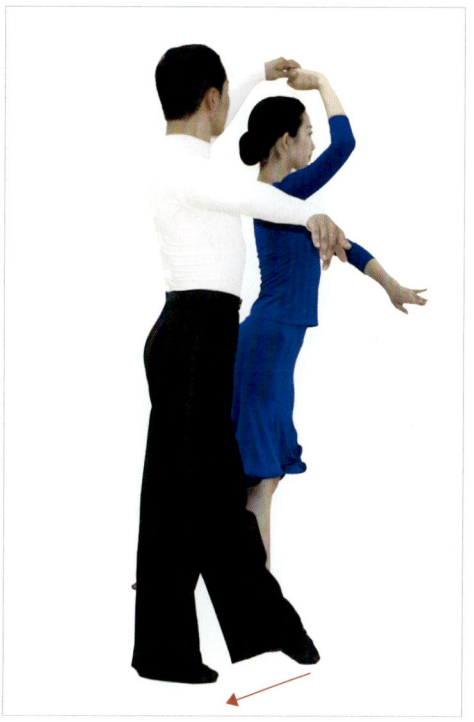

스텝3 카운트 4&1

남자:왼발을 오른발에 붙여 닫는다.

여자:오른발을 앞으로 내민다.

▶Check Point

　남자는 손을 들어올려 여자를 더 끌어당긴다. 남자는 여자가 가까워지면 왼팔을 여자의 머리 위로 올린다. 남자의 팔이 너무 올라가면 여자의 밸런스가 깨지므로 남자는 여자의 왼발 밸런스를 의식한다.

스텝4 카운트 2

남자:오른발을 뒤로 당기면서 오른쪽으로 1/8(45°) 턴한다.

여자:왼발을 왼쪽으로 1/8(45°) 턴하며 앞으로 내민다.

▶Check Point

　남자는 여자를 너무 팽팽하게 끌어당기지 않도록 한다. 여자는 남자와 엇갈린 후에도 전진 웍을 계속하는 것이 중요하다. 이때 남자는 여자를 넘 팽팽하게 끌어당기지 않도록 주의한다.

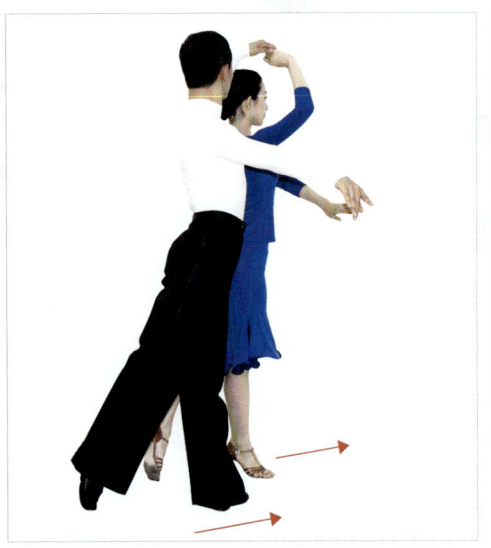

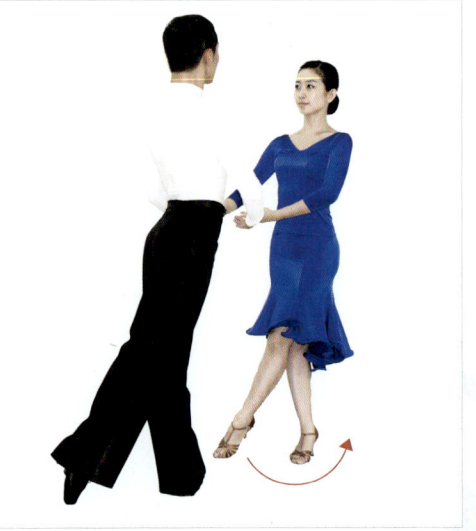

스텝5 카운트 3

남자: 왼발에 체중을 싣는다. 왼발을 약간 우측으
　　로 내딛는다.

여자: 오른발을 앞으로 내민다.

▶Check Point

　남자는 여자를 강하게 잡아당기지 말고 힙 액
션으로 리드한다.

&

남자: 왼발에 체중을 실은 상태에서 여자의 회
　　전을 돕는다.

여자: 오른발에 체중을 이동시키면서 왼쪽으로
　　3/4(270°) 스파이럴 턴한다.

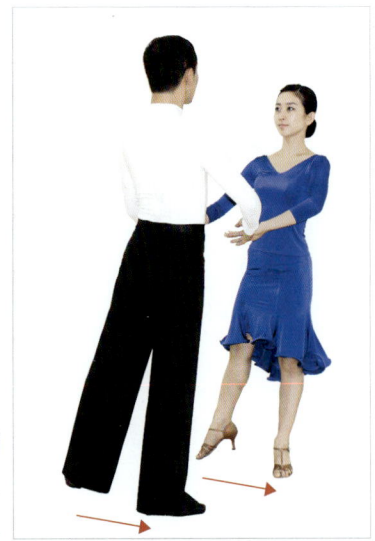

스텝6 카운트 4&1

남자: 오른발을 옆으로 둔다.

여자: 왼발을 옆으로 둔다.

8. 첵 프롬 오픈 씨피피(Check from Open CPP) 1소절

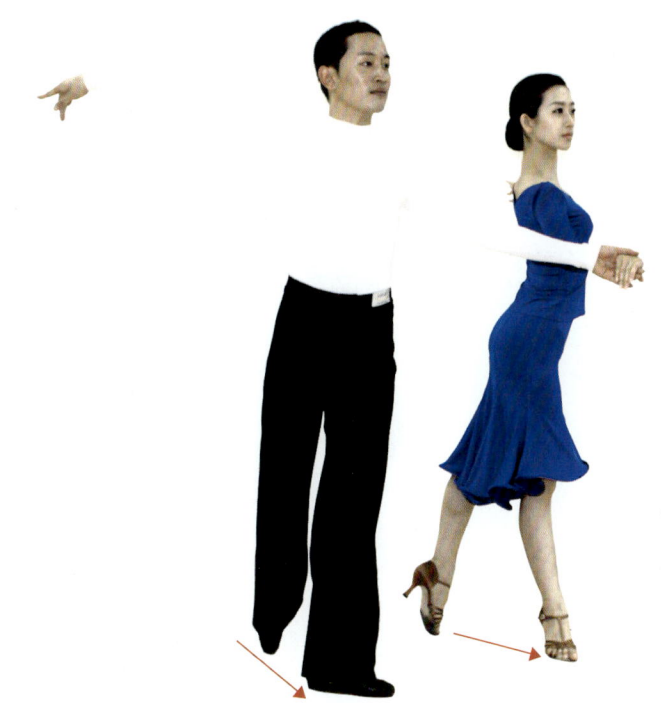

스텝1 카운트 2

남자 : 오른쪽으로 1/4(90°) 향하여 왼발을 앞으로 내민다.

여자 : 왼쪽으로 1/4(90°) 향하여 오른발을 앞으로 내민다.

▶Check Point

　첵 동작에서 무엇보다 중요한 것은 파트너 간의 거리를 계속 일정하게 유지하는 것이다. 또 손의 높이를 여자의 허리 높이로 유지하여야 아름다운 첵 동작을 할 수 있다.

▶Check Point

　남자 오른팔과 여자 오른팔을 '2' 카운트에 바로 사선으로 들어준다. 이때 어깨가 너무 올라 가지 않도록 주의한다.

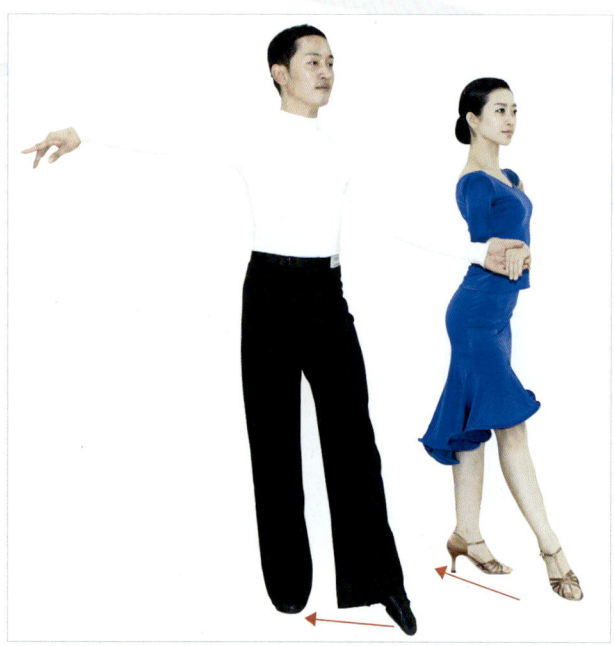

스텝2 카운트 3
남자 : 오른발에 체중을 싣는다.
여자 : 왼발에 체중을 싣는다.

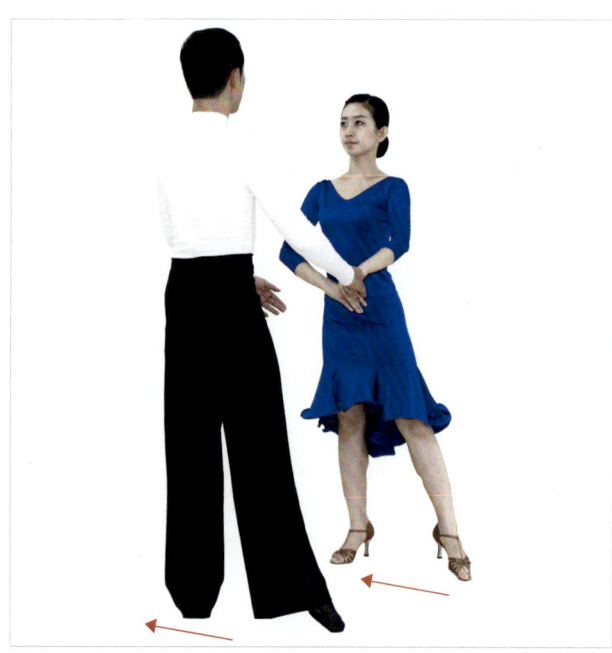

스텝3 카운트 4&1
남자 : 왼발을 옆으로 내민다.
여자 : 오른발을 옆으로 내민다.

9. 첵 프롬 오픈 피피(Check from Open PP) 1소절

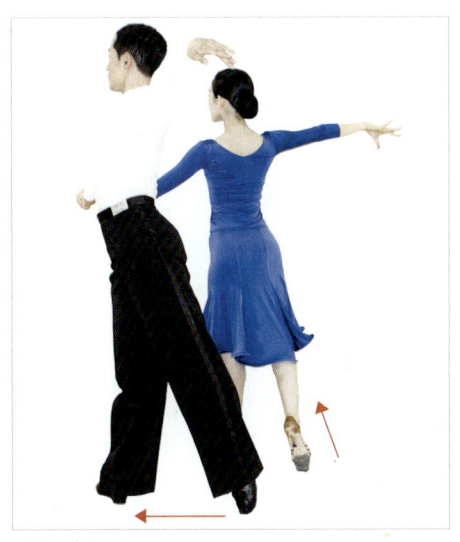

스텝1 카운트 2

남자: 왼쪽으로 1/4(90°)향하여 오른발을 앞으
로 내민다.

여자: 오른쪽으로 1/4(90°)향하여 왼발을 앞으
로 내민다.

스텝2 카운트 3

남자: 왼발에 체중을 싣는다.

여자: 오른발에 체중을 싣는다.

▶ Check Point

　남자 오른팔과 여자 왼팔을 앞으로 자연스
럽게 들어주고, 팔이 어깨 밑으로 내려오지
않도록 주의한다.

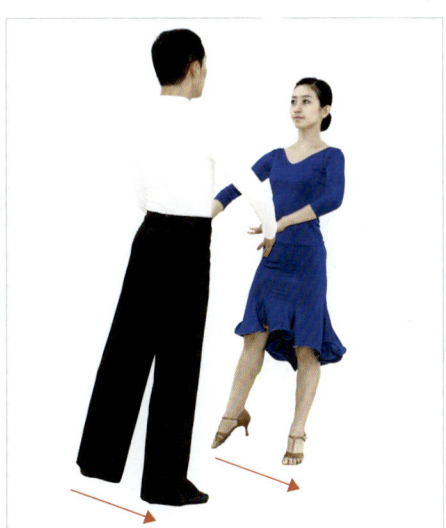

스텝3 카운트 4&1

남자: 오른발을 옆으로 내민다.

여자: 왼발을 옆으로 내민다.

▶ Check Point

　남녀의 팔 동작은 자연스럽게 어깨를 내리고,
팔꿈치를 양 옆으로 내려준다.

10. 언더암 턴 투 레프트(Underarm Turn to Left) 1소절

오픈포지션에서 시작해서 클로즈드 포지션으로 끝난다.

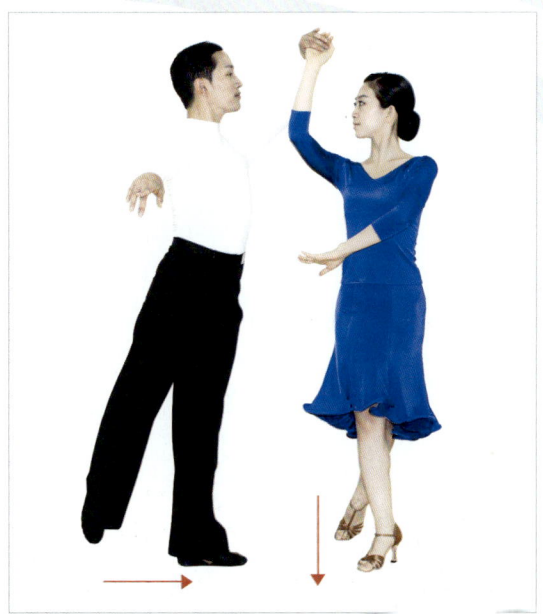

스텝1 카운트 2

남자: 왼발을 앞으로 내민다.

여자: 오른발을 왼발 앞에 교차하여 터닝
한 뒤 왼발 뒤, 약간 옆으로 한다.

▶Check Point

남자 왼발이 여자 앞, 사선으로 나가야
하며, 여자가 터닝을 할 때 남자는 여
자 머리 위로 팔을 들어준다.

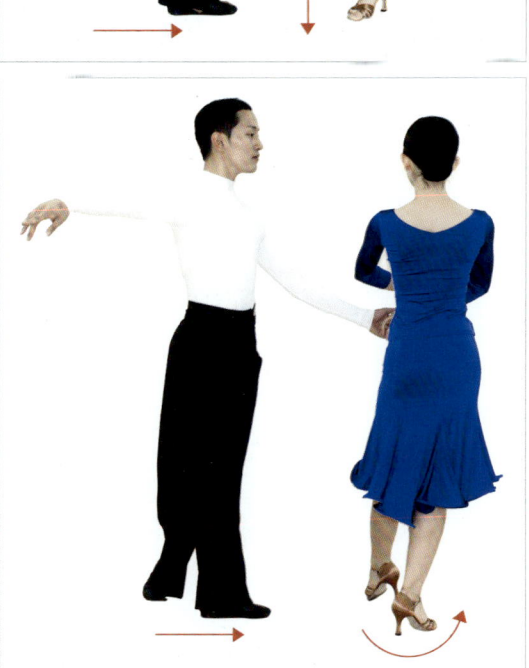

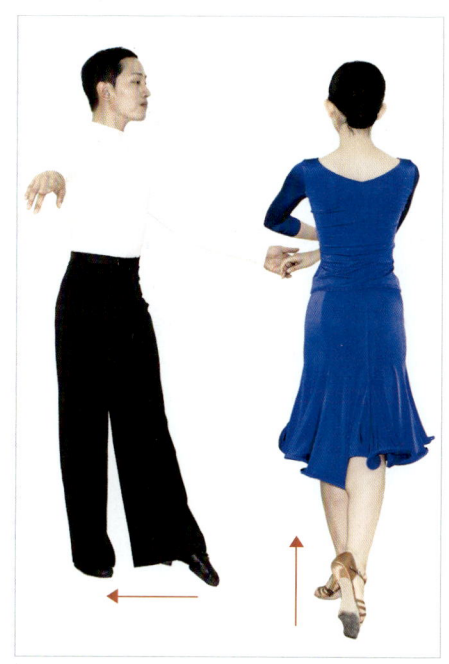

스텝2 카운트 3

남자: 오른발을 제자리에 놓고 체중을 이동한다.

여자: 왼발을 제자리에 놓고 체중을 이동한다.

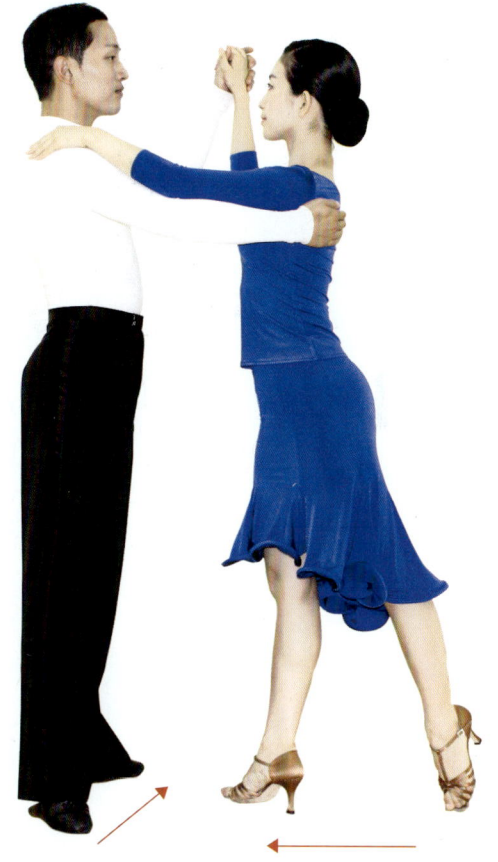

스텝3 카운트 4&1

남자: 왼발을 옆으로 내민다.

여자: 오른발을 앞으로 내민다.

▶Check Point

남자는 왼팔을 올리면서 자연스럽게 클로즈드 홀드 포지션으로 바꿔준다.

11. 내추럴 탑(Natural Top) 1소절

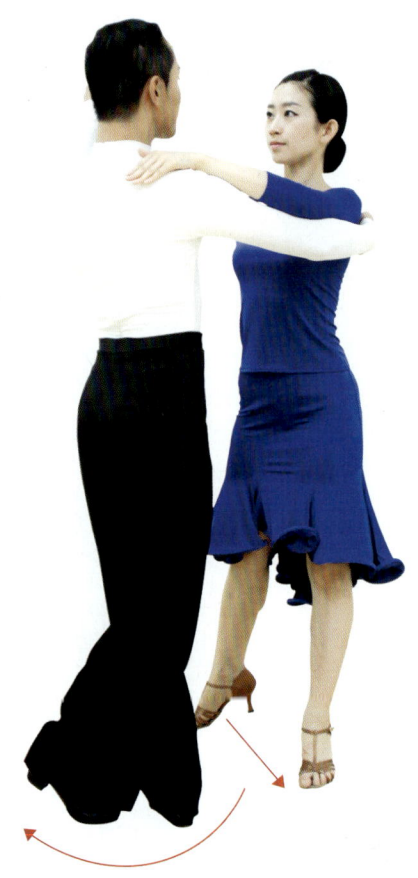

스텝1 카운트 2

남자: 오른발을 뒤로 라틴 크로스 하며 오른쪽으로 1/4(90°)턴한다.

여자: 왼발을 앞, 약간 옆으로 오른쪽으로 1/4(90°)턴한다.

▶Check Point

남자는 라틴 크로스를 할 때 풋웍 토-힐-토(T-H-T)로 하며, 여자는 1보~3보까지 볼플렛(B flat)이다.

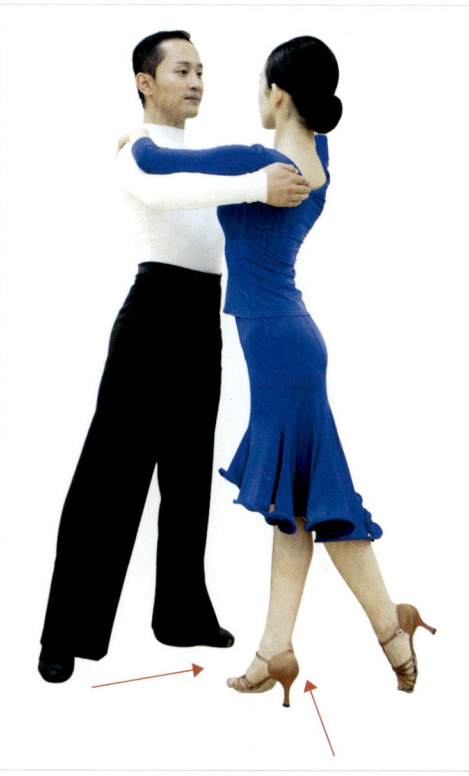

스텝2 카운트 3

남자 : 왼발을 옆으로 오른쪽으로 1/4(90°)
턴한다.

여자 : 오른발을 앞으로 오른쪽으로
1/4(90°)턴한다.

▶Check Point

남자의 풋웍은 볼플렛(B flat)이다.

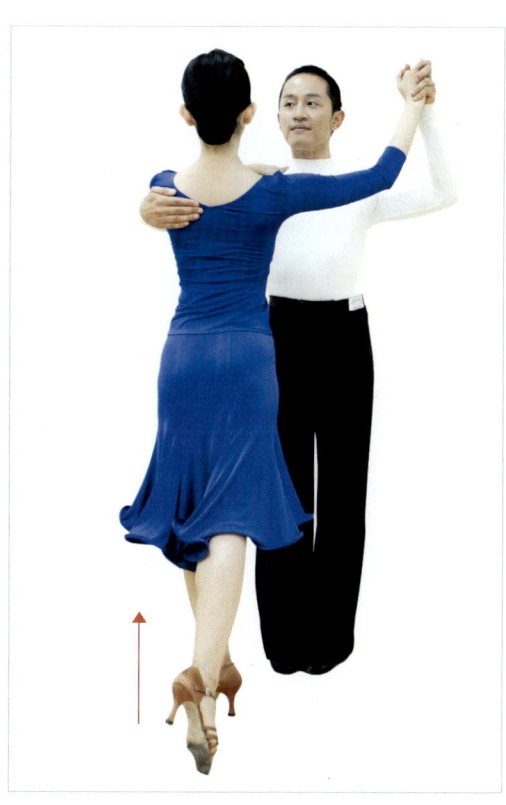

스텝3 카운트 4&1

남자 : 오른발을 왼발에 모으면서 오른쪽으
로 1/4(90°)턴한다.

여자 : 왼발을 앞으로 내밀며 오른쪽으로
1/4(90°)턴한다.

▶Check Point

여자는 남자 몸 오른쪽 바깥으로 빠져서
선다.

12. 클로즈 힙 트위스트(Close Hip Twist) 2소절

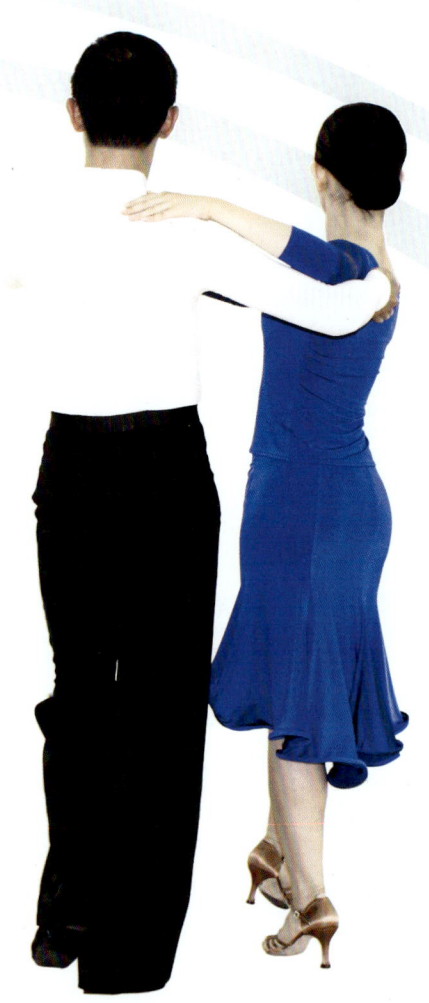

준비자세

남자 : 오른발에 체중을 실은 상태에서 여자의 회전을 돕는다.

여자 : 왼발에 체중을 그대로 두고 오른쪽으로 1/2(180°)턴한다.

▶Check Point

홀드 자세가 틀어지지 않도록 주의한다.

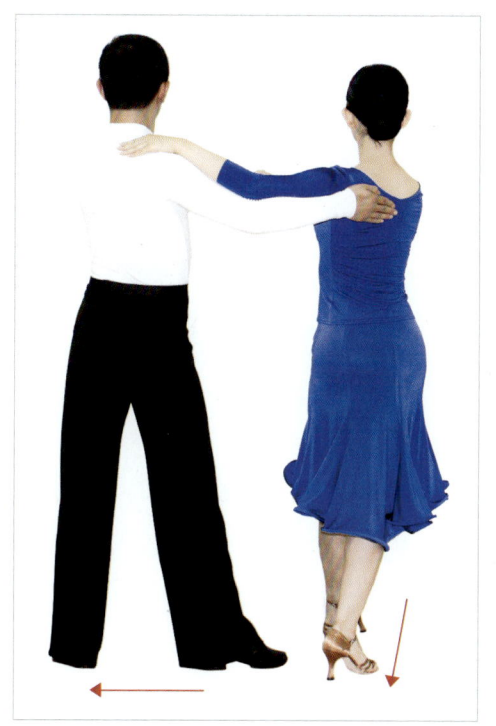

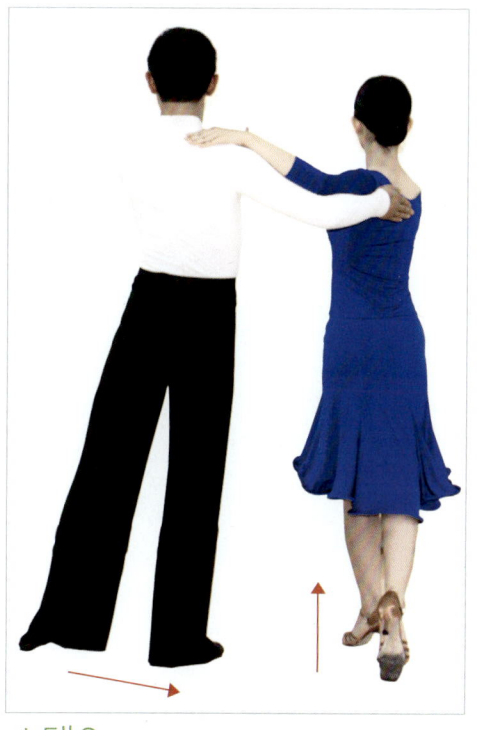

스텝1 카운트 2

남자: 왼발을 옆으로 내민다. 시이드 쿠카라 차
    액션을 한다.

여자: 오른쪽으로 1/2(180°)오른발을 뒤로 뺀다.

▶Check Point

남자왼발을 옆으로 내밀 때 보폭이 너무 크지
않게 한다.

스텝2 카운트 3

남자: 오른발에 체중을 싣는다.

여자: 왼발을 제자리에 두고 체중을 이동한다.

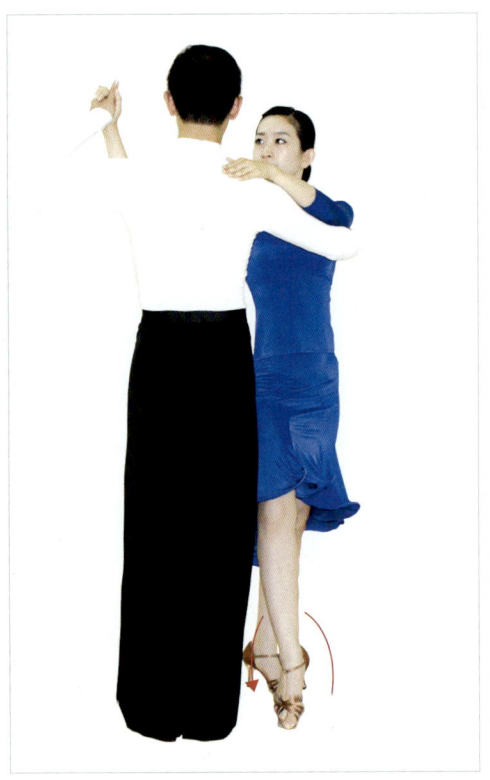 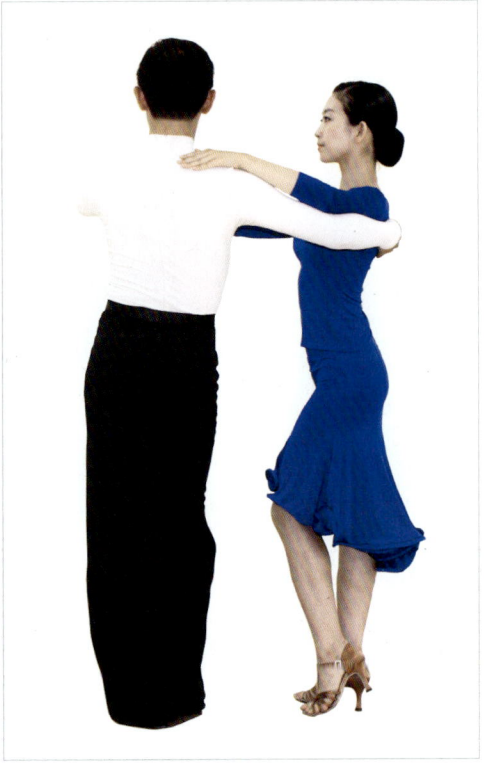

스텝3 카운트 4&1

남자: 왼발을 오른발 옆에 모은다.

여자: 오른발을 앞으로 몸을 가로질러 왼쪽으로 1/2(180°)턴하여 딜레이드 웍 한다.

▶**Check Point**

여자의 오른발 풋웍은 토 플랫(T flat)이다.

13. 리버스 탑(Reverse Top) 3소절

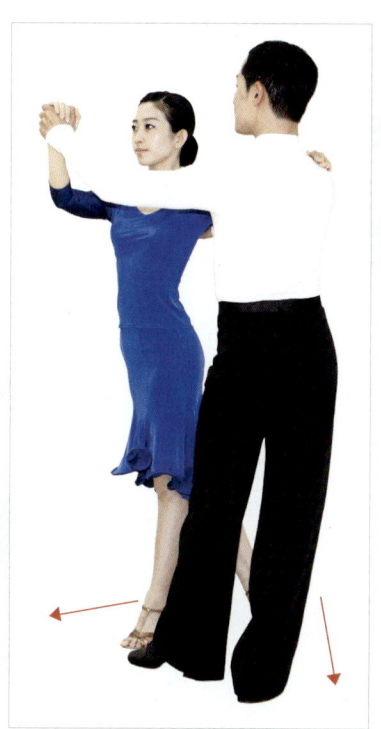

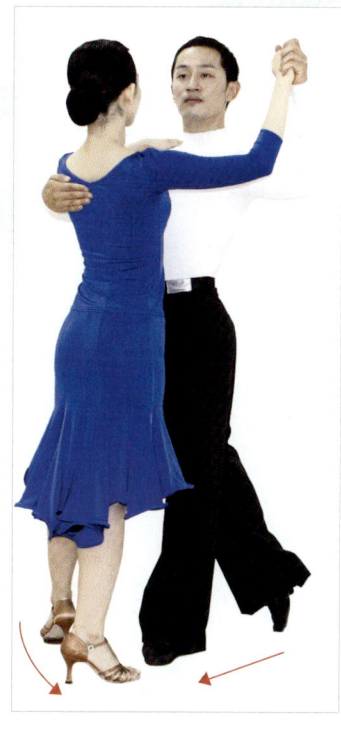

스텝2 카운트 3
남자: 왼발을 앞으로 라틴크
로스 하며 왼쪽으로
3/8(135°) 턴한다.(스위
블 액션)
여자: 오른발을 뒤, 약간 옆으
로 내밀며 왼쪽으로
3/8(135°) 턴한다.

스텝1 카운트 2
남자: 오른발을 뒤로 뺀다.
여자: 왼발을 앞으로 내민다.

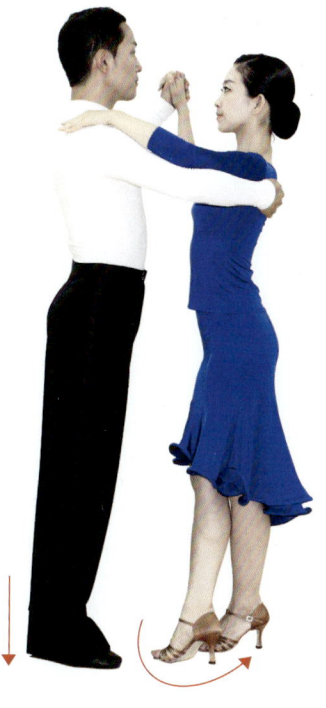

스텝3 카운트 4&1
남자: 오른발을 앞, 약간 옆으로
왼쪽으로 1/8(45°) 턴한다.
여자: 왼발을 뒤로 라틴크로스 하며
왼쪽으로 1/8(45°)턴한다.

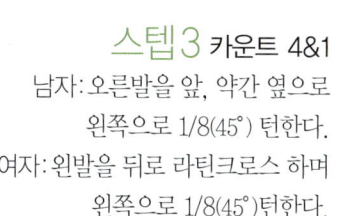

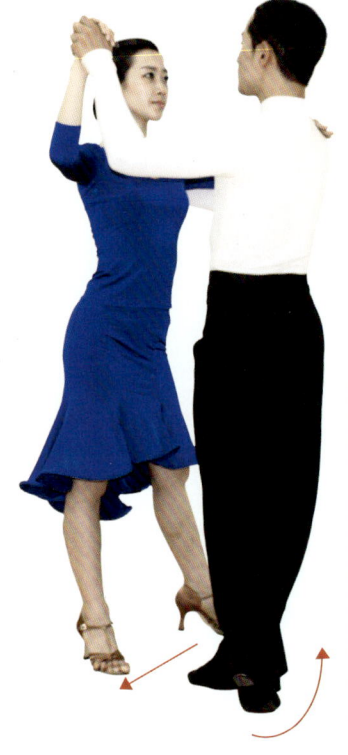

스텝4 카운트 2

남자: 왼발을 앞으로 라틴크로스 하며 왼쪽으로
　　　3/8(135°) 턴한다.(스위블 액션)
여자: 오른발을 뒤로 백워드 웍을 하면서 왼쪽으로
　　　3/8(135°) 턴한다.

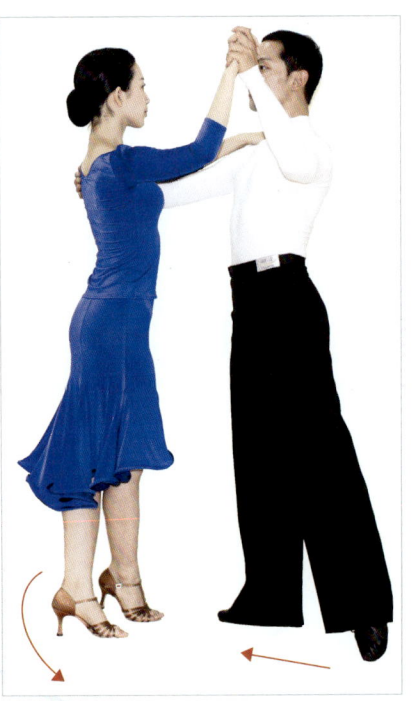

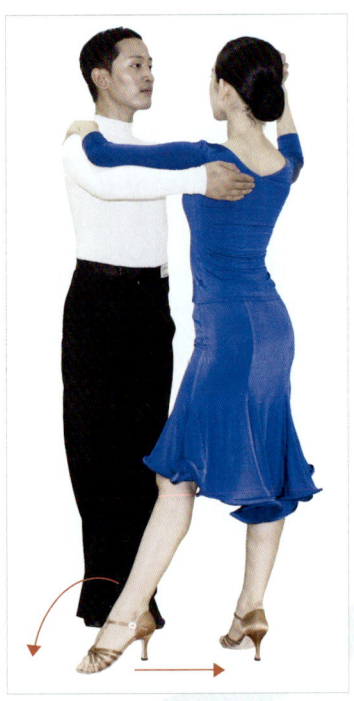

스텝5 카운트 3

남자: 오른발을 앞, 약간 옆으로 왼쪽으로
　　　1/8(45°) 턴한다.
여자: 왼발을 뒤로 라틴크로스 하며 왼쪽으
　　　로 1/8(45°) 턴한다.

스텝6 카운트 4&1

남자: 왼발을 앞으로 라틴크로스
　　　하며 왼쪽으로 3/8(135°) 턴
　　　한다.(스위블 액션)
여자: 오른발을 뒤로 백워드 웍을
　　　하면서 왼쪽으로 3/8(135°)
　　　턴한다.

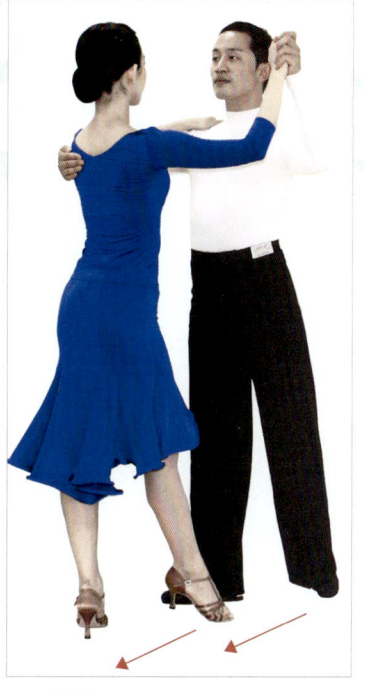

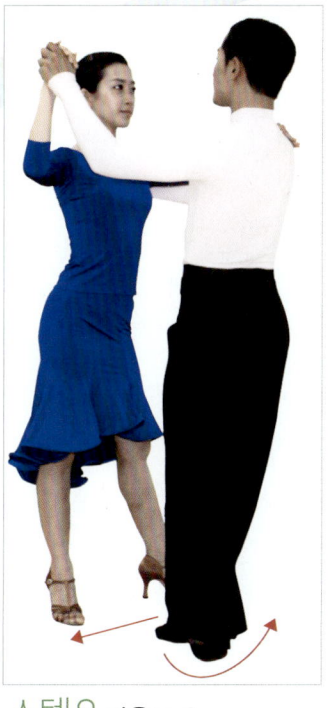

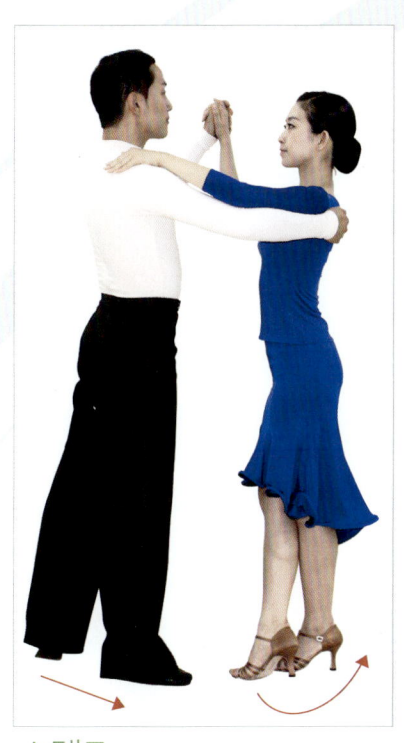

스텝9 카운트 4&1

남자: 오른발을 옆으로 포
　　　워드 웍 터닝하며 왼
　　　쪽으로 1/4(90°) 턴한
　　　다.

여자: 왼발을 옆으로 백워
　　　드 웍 터닝하며 왼쪽
　　　으로 1/4(90°) 턴한다.

▶Check Point
　여자의 회전이 쉽도록 서
로의 간격을 조금 밀착시
고 남자가 왼팔로 당겨주
는 듯한 느낌으로 리드한
다.

스텝8 카운트 3

남자: 왼발을 앞으로 라틴크로스
　　　하며 왼쪽으로 3/8(135°) 턴
　　　한다.(스위블 액션)

여자: 오른발을 뒤로 백워드 웍을
　　　하면서 왼쪽으로 3/8(135°)
　　　턴한다.

스텝7 카운트 2

남자: 오른발을 앞, 약간 옆으로 왼쪽으
　　　로 1/8(45°) 턴한다.

여자: 왼발을 뒤로 라틴크로스 하며 왼쪽
　　　으로 1/8(45°) 턴한다.

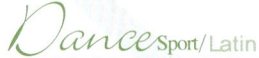

14. 베이직 무브먼트(Basic Movement) 1소절

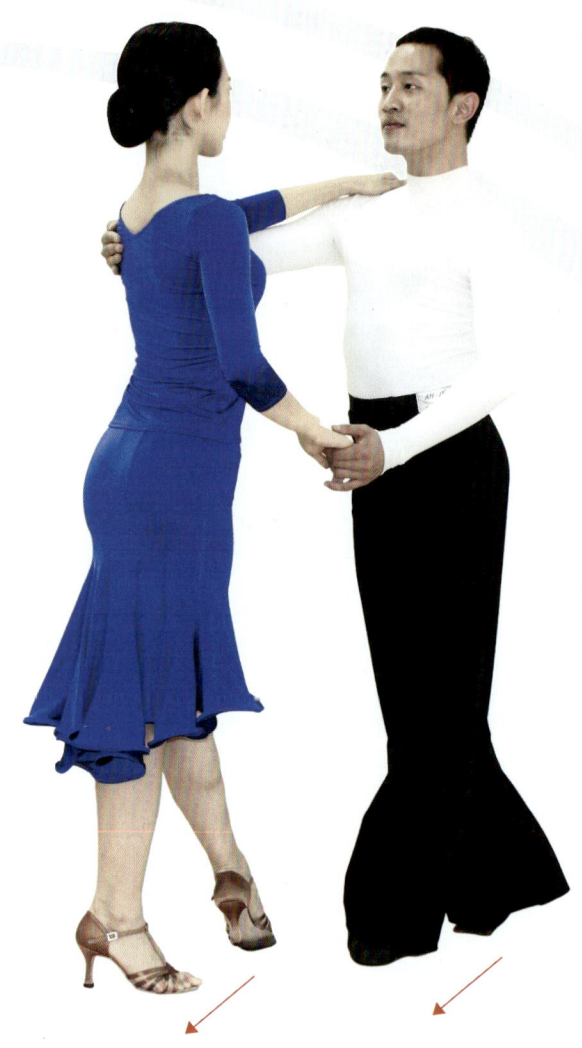

스텝1 카운트 2

남자 : 왼발을 앞으로 내민다.

여자 : 오른발을 뒤로 뺀다.

▶Check Point

남자의 왼손을 서서히 내려준다.

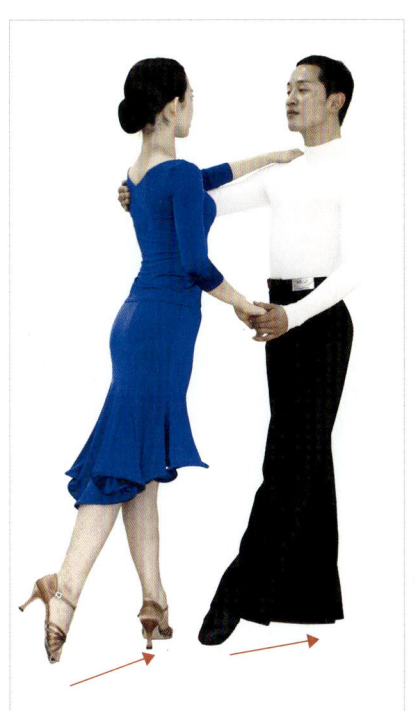

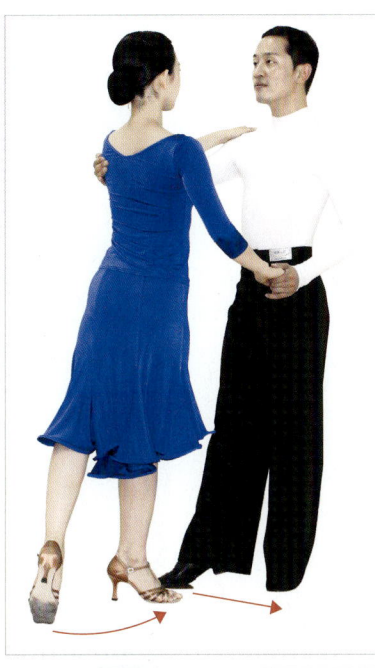

스텝3 카운트 4&1
남자: 왼발을 뒤로 뺀다.
여자: 오른발을 앞으로
　　　내민다.

스텝2 카운트 3
남자: 오른발을 제자리에 두고 체
　　　중을 이동한다.
여자: 왼발을 제자리에 두고 체중
　　　을 이동한다.

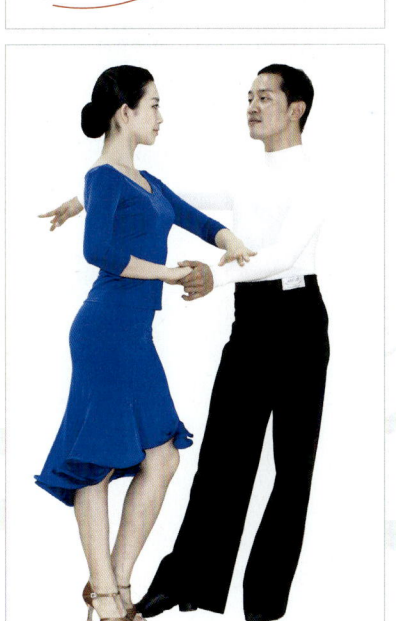

15. 팬(Fan) 1소절

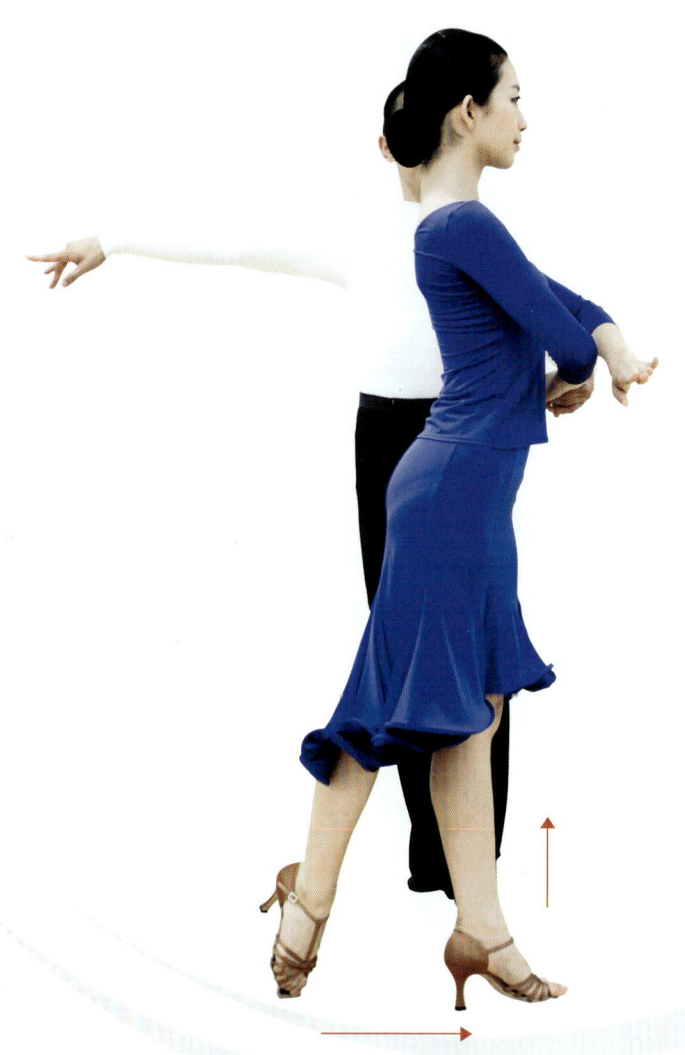

스텝1 카운트 2

남자: 오른발을 뒤로 뺀다.

여자: 왼발을 내밀면서 1/4(90°) 턴한다.

▶Check Point

남자의 오른손을 옆으로 들어서 자연스럽게 오픈 포지션으로 바꿔준다.

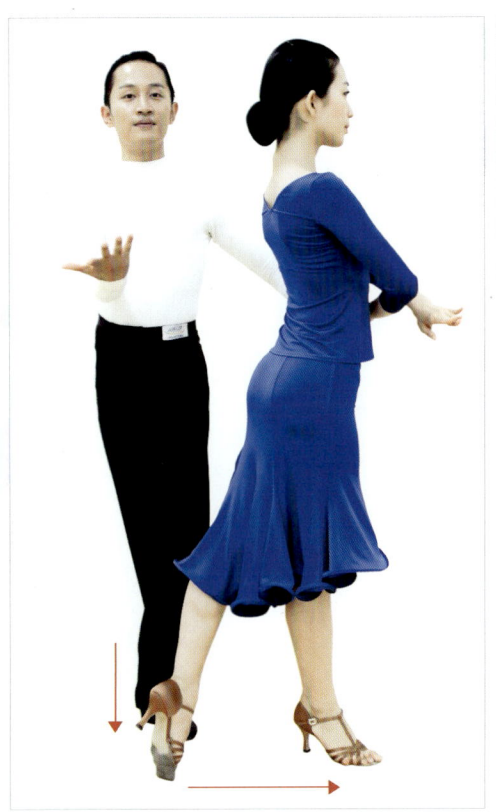 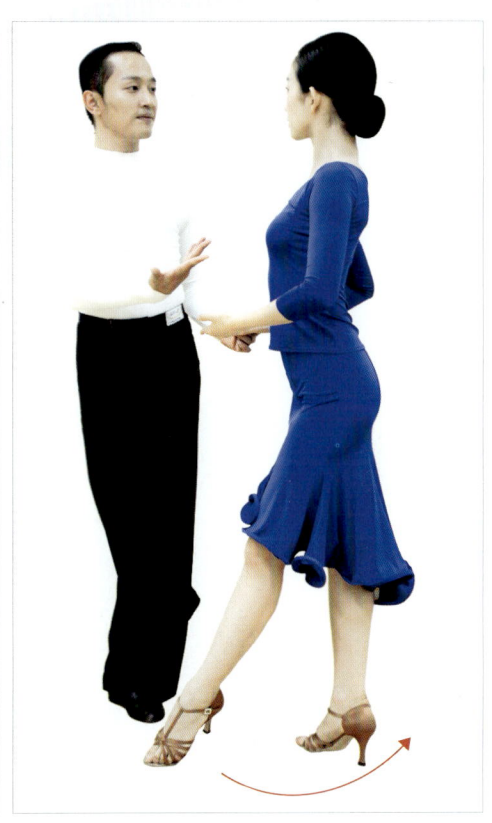

스텝2 카운트 3

남자: 왼발에 체중을 싣는다.

여자: 오른발을 앞으로 내밀면서 좌측으로 회전할 준비를 한다.

▶Check Point

남자의 리드로 여자가 회전한다.

후반 스텝에서 여자는 남자를 지탱하여 회전하며 전진한다. 이때 남자는 밸런스를 깨지 않도록 주의한다.

&

남자: 왼발에 체중을 싣고 여성을 리드한다.

여자: 오른발을 축으로 삼고 왼쪽으로 3/8(135°) 회전한다.

▶Check Point

여자는 전진하면서 남자의 힙 트위스트 동작을 느끼며 포워드 웍 터닝 한다.

이때 남녀의 몸이 너무 열리지 않도록 주의하며 팬 포지션으로(Fan Position) 이어간다.

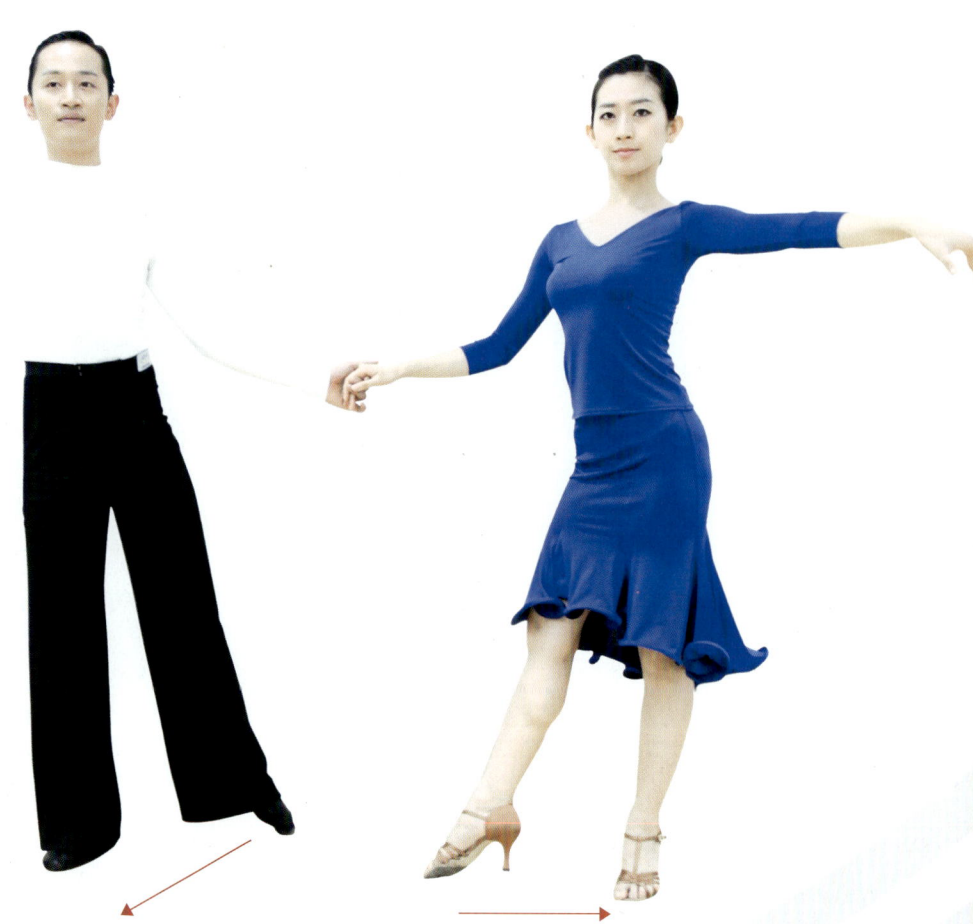

스텝3 **카운트 4&1**

남자: 오른발을 비스듬히 앞으로 내밀면서 왼쪽으로 1/8(45°) 턴한다.

여자: 왼발을 뒤로 하면서 왼쪽으로 1/4(90°)턴한다.

▶Check Point

남자의 왼팔과 여자의 오른팔이 직각이 되어 떨어지지 않을 정도로 팔을 벌린다.

16. 로프 스피닝(Rope Spinning) 4소절

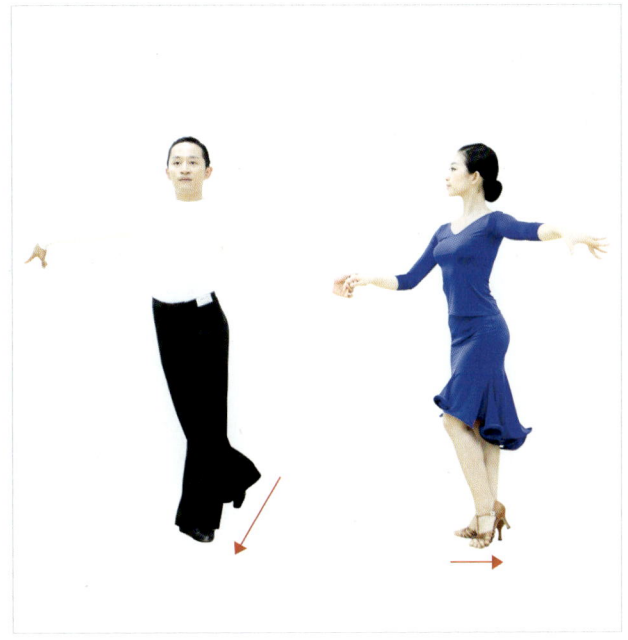

스텝1 카운트 2

남자: 팬 포지션에서 왼발을 앞으로 내밀며, 포워드 쿠카라차 액션을 한다.

여자: 팬 포지션에서 오른발을 왼발에 모으고 체중을 바꾼다.

▶Check Point

남자는 여자를 너무 팽팽하게 끌어 당기지 않도록 주의한다.

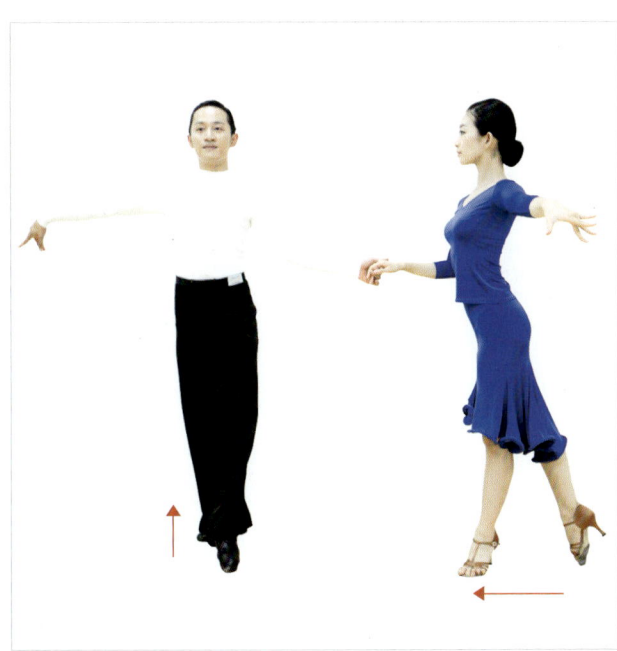

스텝2 카운트 3

남자: 오른발에 체중을 싣는다.
여자: 왼발을 앞으로 내민다.

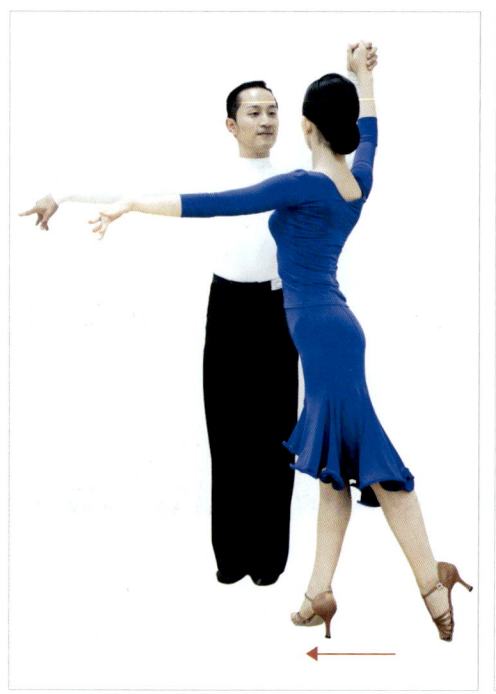 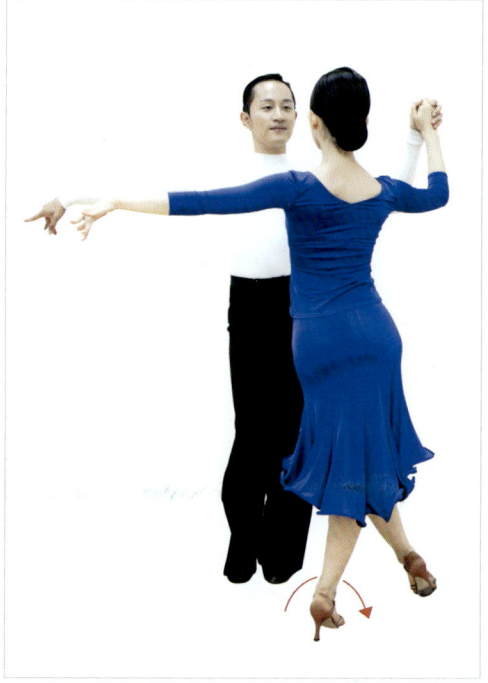

스텝3 카운트 4&1

남자 : 왼발을 오른발 옆에 모은다.

여자 : 오른발을 내밀면서 오른쪽으로 1/8(45°) 턴한다.

▶Check Point

남자는 왼팔을 들어서 여자가 전진할 수 없도록 손바닥으로 막아준다. 이때 팔 높이는 남자 머리
위 정도로 들어준다.

&

남자 : 왼발에 체중을 실은 상태에서 여자의 회전을 돕는다.

여자 : 왼발을 체중 없이 오른쪽 방향에 비스듬히 찍는다.

▶Check Point

남자 왼팔을 살짝 내려준다.

여자는 왼발을 딜레이드 웍 한다.

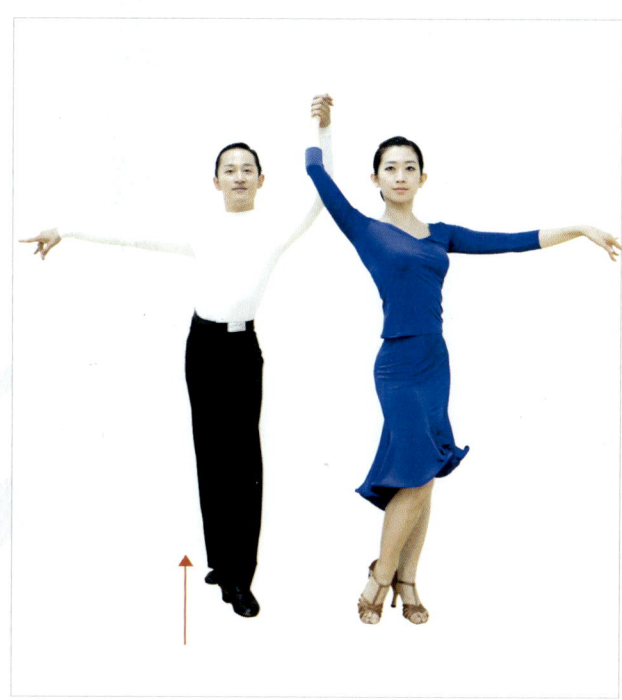

스텝4 카운트 2

남자 : 오른발에 체중을 싣고, 백워드 쿠카라차 액션을 한다.

여자 : 왼발에 체중을 옮겨 오른쪽으로 3/4(270°) 턴한다.

▶Check Point
남자는 여자의 오른팔을 당기지 않도록 주의한다.

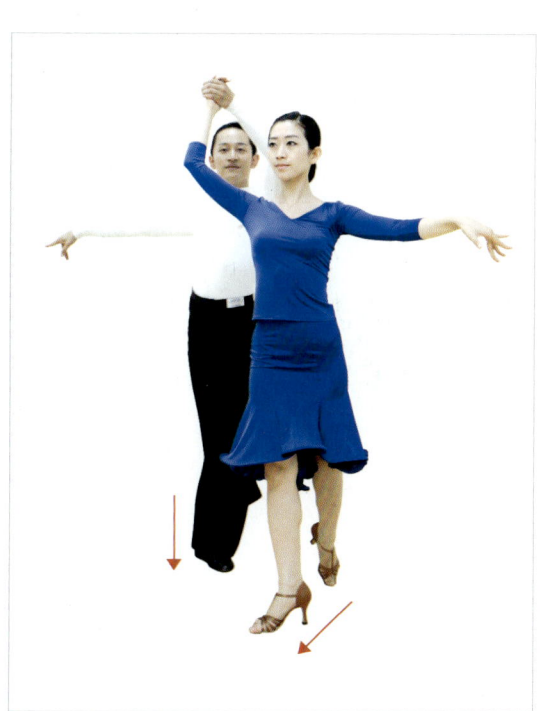

스텝5 카운트 3

남자 : 왼발에 체중을 싣는다.

여자 : 오른발을 앞으로 내민다.

▶Check Point
남자는 여자의 오른팔을 당기지 않도록 주의한다.

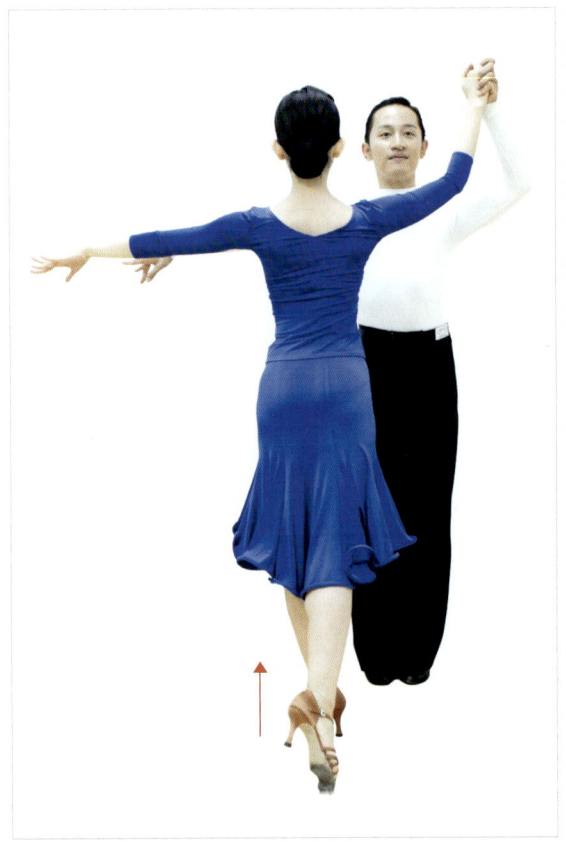 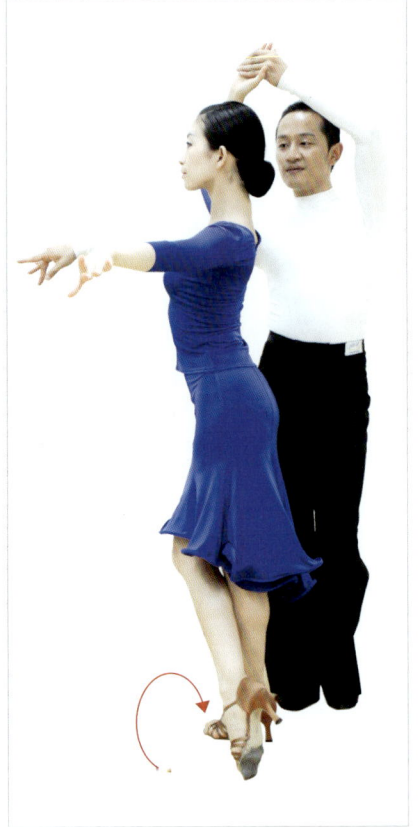

스텝6 카운트 4&1

남자: 오른발을 왼발 옆에 붙여 닫는다.

여자: 왼발을 앞으로 내밀면서 오른쪽으로 3/8(135°) 턴한다.

▶Check Point

여자는 남자의 몸 오른쪽 바깥쪽으로 선다.

&

남자: 오른발에 체중을 그대로 두고 여자의 회전을 돕는다.

여자: 왼발을 축으로 삼고 오른발은 체중 없이 스파이럴 크로스 하면서 오른쪽으로 3/4(270°) 턴한다.

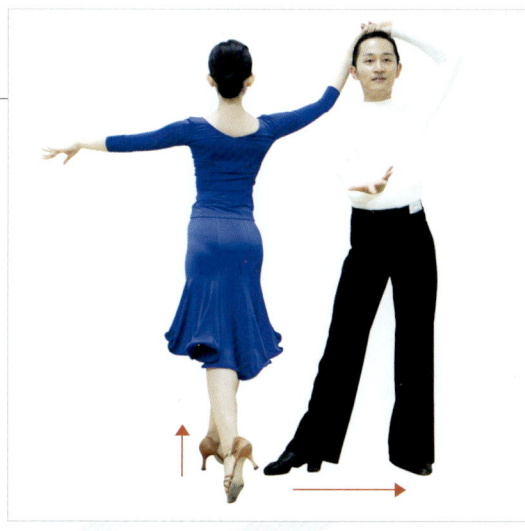

스텝7 카운트 2

남자: 왼발을 옆으로 내민다.

여자: 오른발을 앞으로 내밀어 오른쪽으로 커브를 틀어주며 전진한다.

▶Check Point

여자는 남자 뒤에서 가깝게 돌며 포워드 웍 한다.

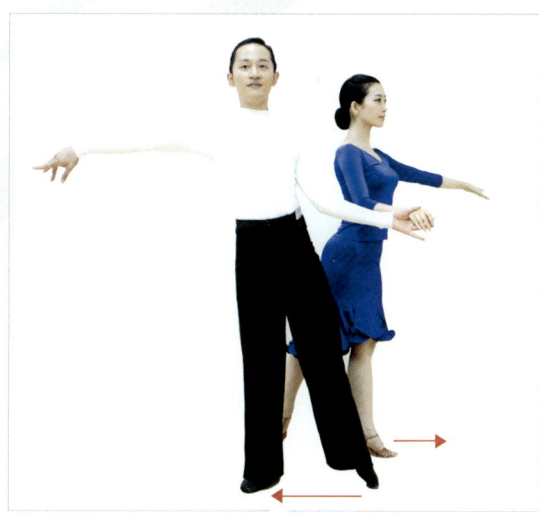

스텝8 카운트 3

남자: 오른발에 체중을 싣고, 사이드 쿠카라차 액션을 한다.

여자: 왼발을 내밀며 오른쪽으로 커빙 (Curving) 한다.

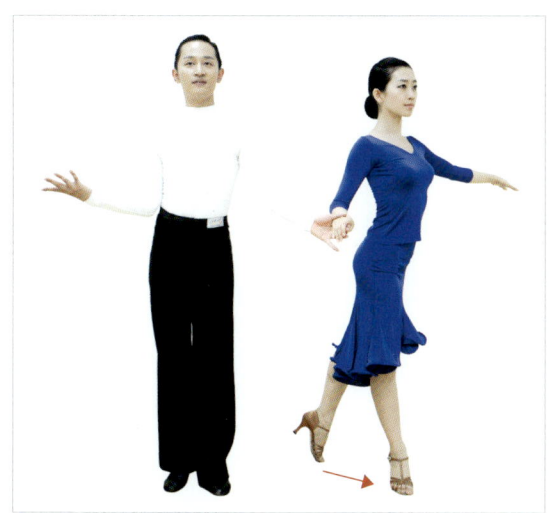

스텝9 카운트 4&1

남자: 왼발을 오른발에 붙여 닫는다.

여자: 오른발을 내밀며 오른쪽으로 커빙 한다.

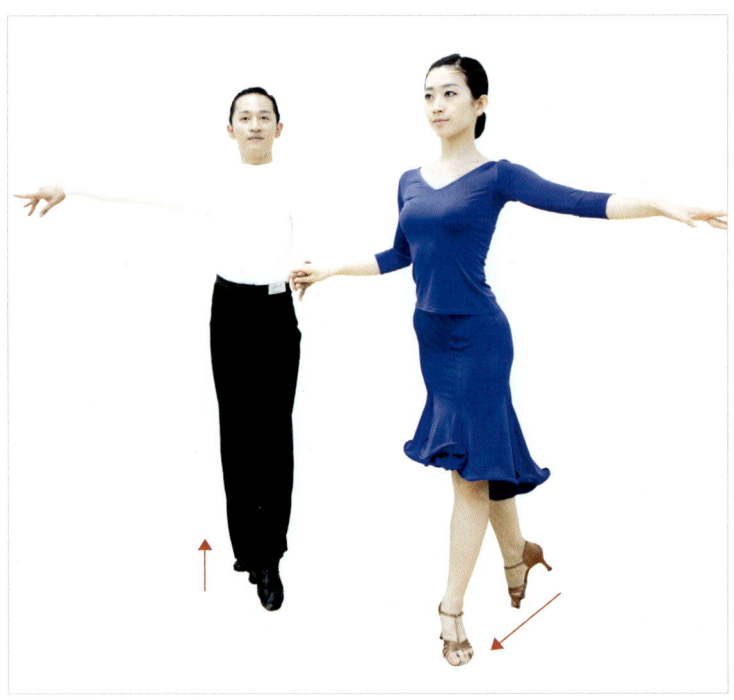

스텝10 카운트 2

남자 : 오른발을 비스듬히
　　　뒤로 빼면서 비스듬
　　　히 백워드 쿠카라차
　　　액션을 한다.
여자 : 왼발을 내밀며 오른
　　　쪽으로 커빙한다.

▶Check Point
　남자는 여자의 오른팔
　을 당기지 않도록 주의
　한다.

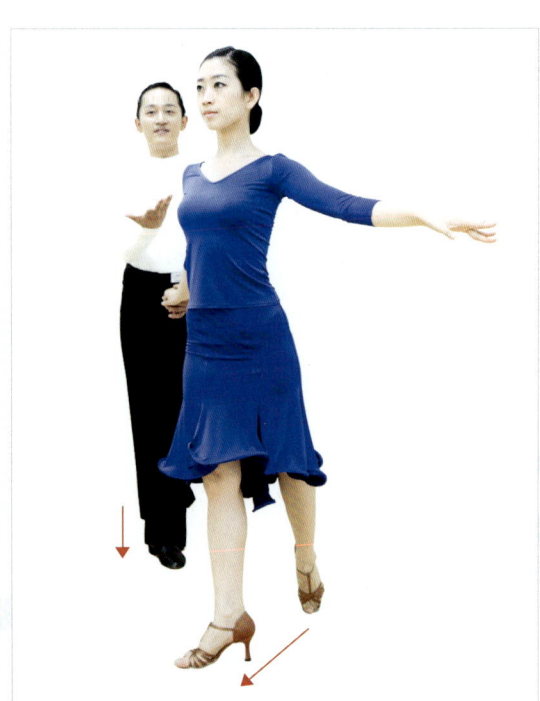

스텝11 카운트 3

남자 : 왼발에 체중을 싣는다.
여자 : 오른발을 내밀며 오른쪽으로 커빙 한다.

▶Check Point
　여자는 남자가 리드하기 전까지 포워드 웍
　한다.

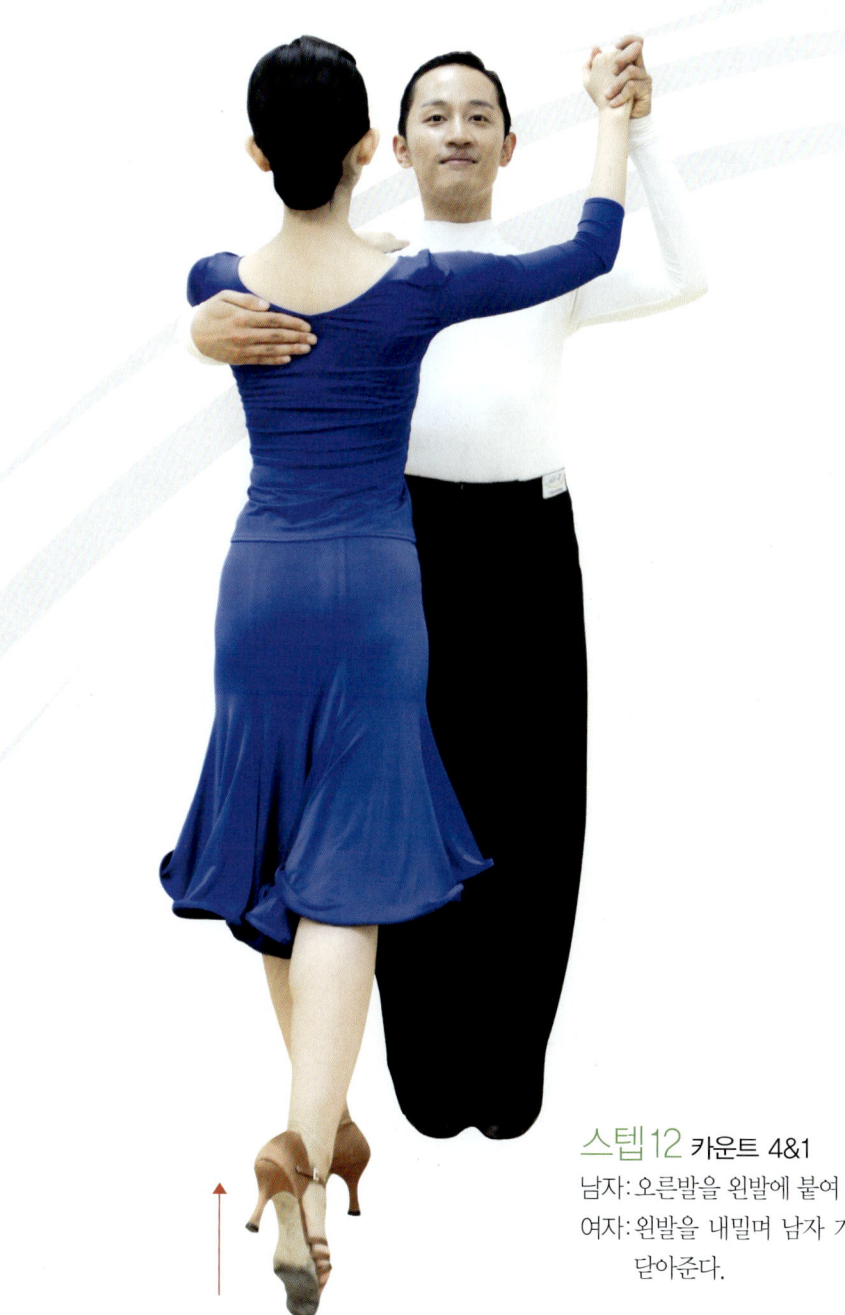

스텝12 카운트 4&1

남자 : 오른발을 왼발에 붙여 닫는다.
여자 : 왼발을 내밀며 남자 가까이 몸을
　　　닫아준다.

17. 오프닝 아웃(Opening Out) 2소절

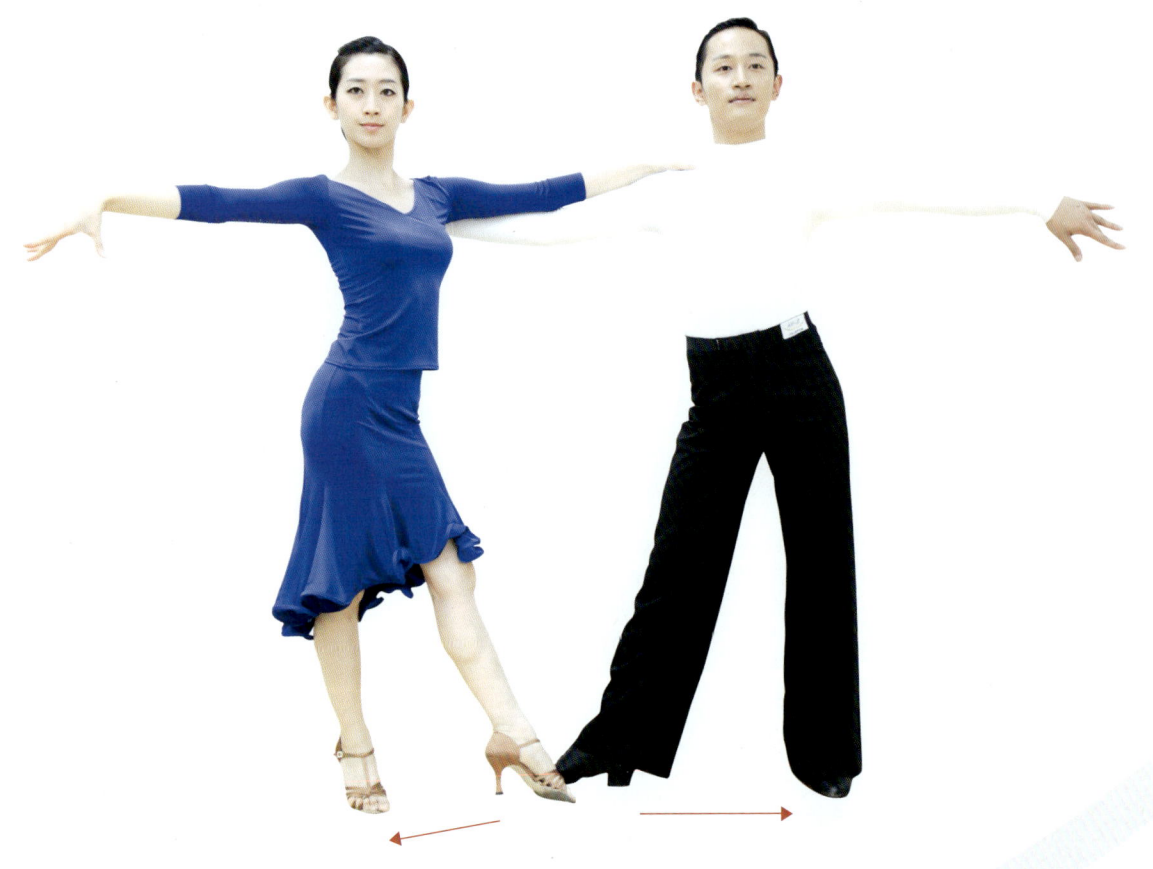

스텝1 카운트 2

남자: 왼발에 체중을 싣고, 비스듬히 사이드 쿠카라차 액션을 한다.

여자: 오른쪽으로 1/4(90°) 턴하며 오른발을 뒤로 뺀다.

▶Check Point

　남자는 사이드 쿠카라차 한다.

　여자는 직각으로(90°) 몸을 틀어 백워드 웍 한다.

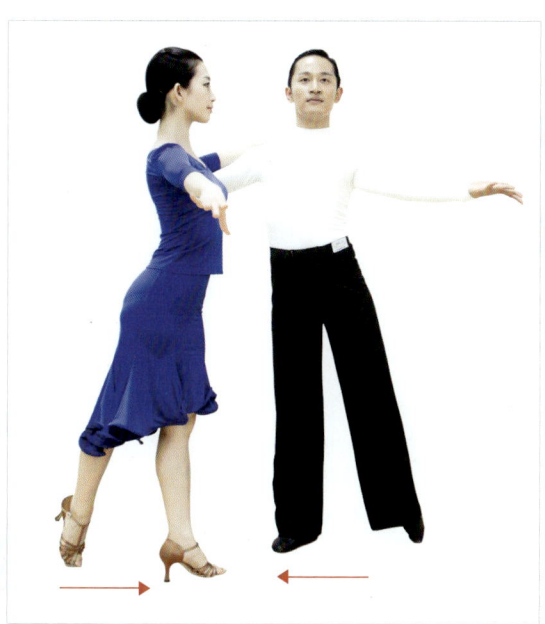

스텝2 카운트 3

남자 : 오른발에 체중을 싣고, 사이드 쿠카라차
 액션을 한다.

여자 : 왼발을 제자리에 두고 체중을 이동한다.

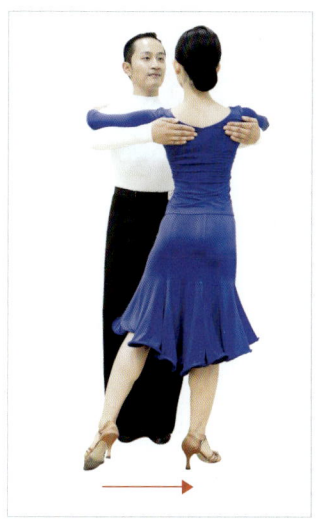

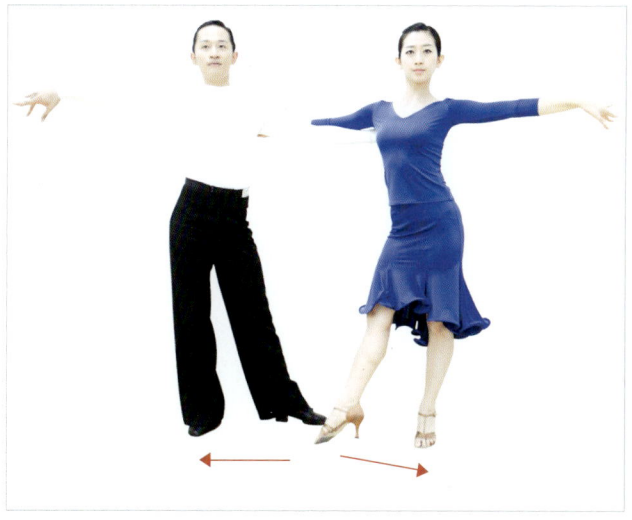

스텝3 카운트 4&1

남자 : 왼발을 오른발에 붙여 닫
 는다.

여자 : 오른발을 옆으로 내밀면
 서 왼쪽으로 1/4(90°)포워
 드 워 터닝 한다.

스텝4 카운트 2

남자 : 오른발을 옆으로 내민다.

여자 : 왼쪽으로 1/4(90°)턴하며 왼발을 뒤로 뺀다.

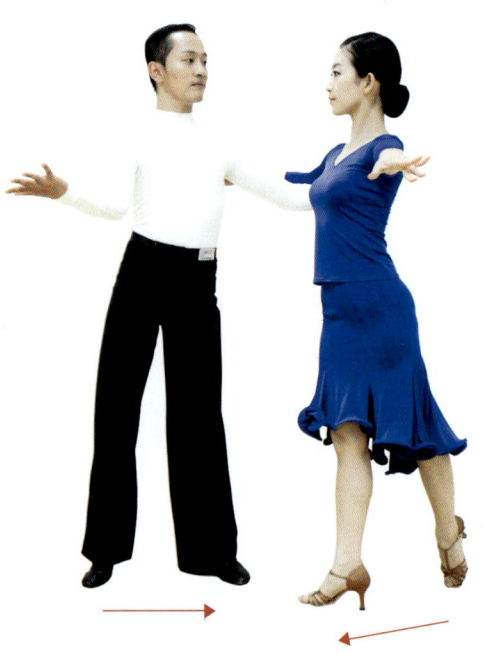

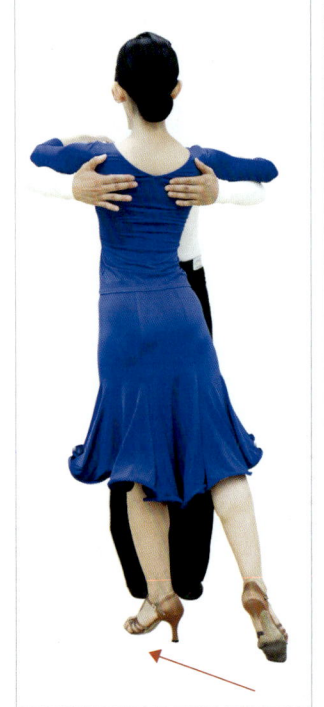

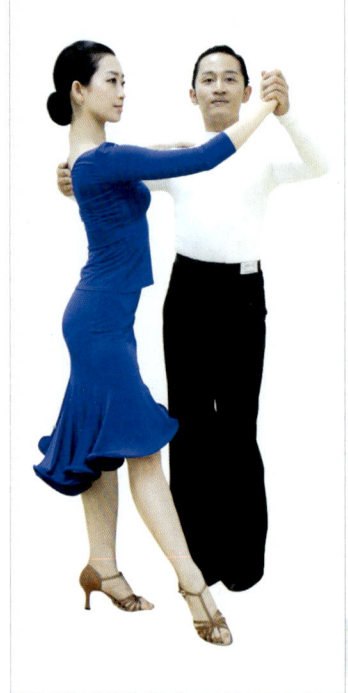

스텝5 카운트 3

남자: 왼발에 체중을 싣고, 사이드 쿠카
　　　라차 액션을 한다.

여자: 오른발에 체중을 싣는다.

스텝6 카운트 4&1

남자: 오른발을 왼발에 붙여 닫는다.

여자: 왼발을 사선 앞으로 내밀면서 오른쪽 1/4(90°) 포워드 웍 터닝
　　　한다.

18. 스파이럴(Spiral) 1소절

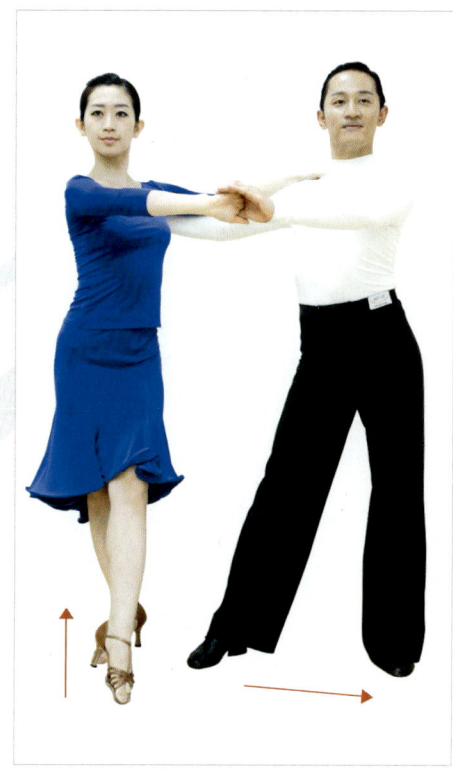 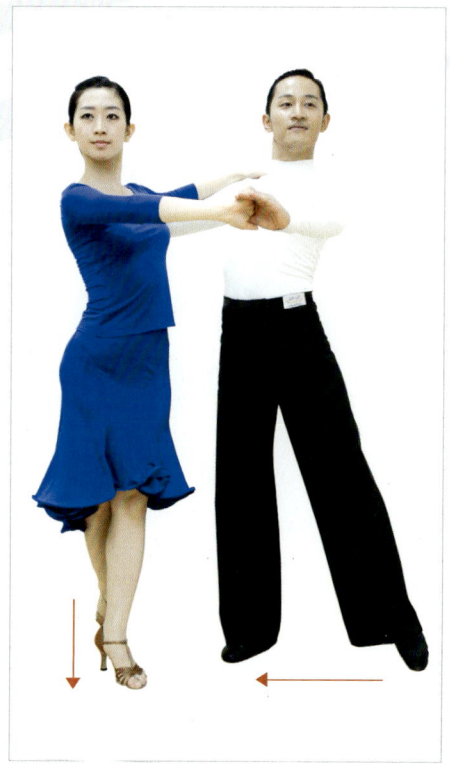

스텝1 카운트 2

남자: 왼발을 옆으로 내민다.

여자: 오른쪽으로 1/2(180°) 턴하면서 오른발
　　을 뒤로 뺀다.

▶Check Point

　남자는 여자를 강하게 잡아 당기지 말고 힙
　액션으로 리드한다. 이때 오른쪽 어깨가 찌
　그러지지 않게 주의한다.

스텝2 카운트 3

남자: 오른발에 체중을 싣고, 사이드 쿠카라차
　　액션을 한다.

여자: 왼발을 제자리에 두고 체중을 이동시킨다.

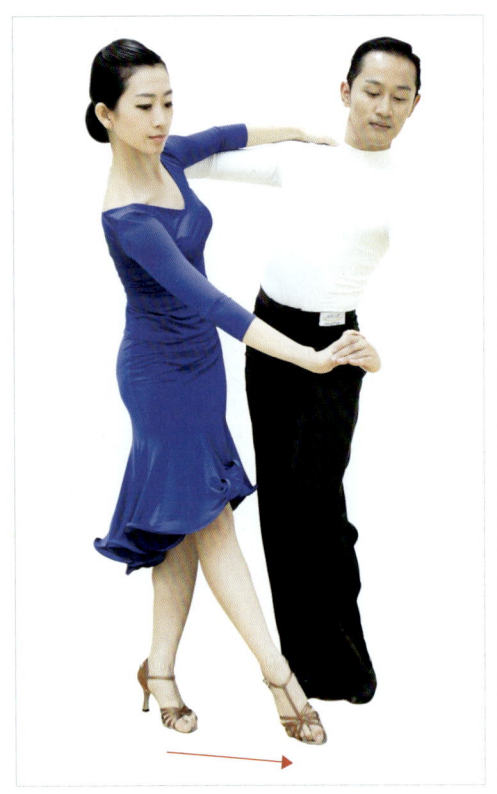 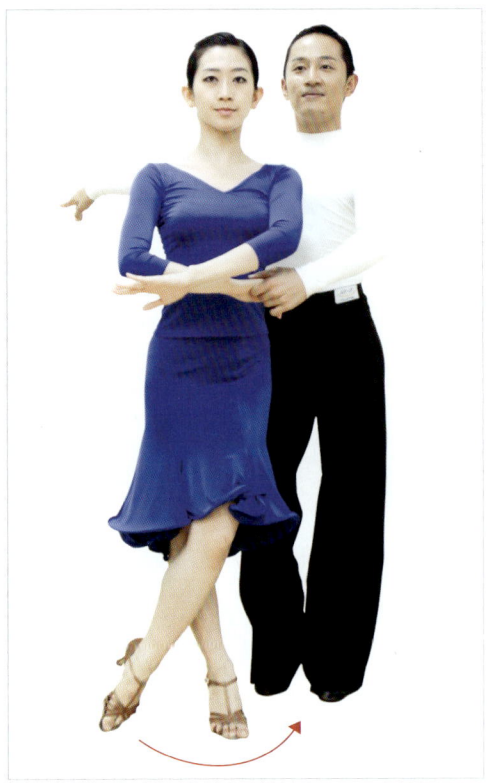

스텝3 카운트 4&1

남자 : 왼발을 오른발 옆에 붙여 닫는다.

여자 : 오른발을 앞으로 찍으면서 왼쪽으로 3/4(270°) 턴한다.

▶Check Point

　남자는 왼팔을 밑으로 내려준다.

　&

연결동작

남자 : 왼발에 체중을 두고, 여성을 리드한다.

여자 : 두 발이 토우 상태로 턴하며 스파이럴크로스 액션을 한다.

▶Check Point

　남자는 왼발에 완전히 체중을 싣는다. 이때 손을 올렸다 내려주며 여자의 턴을 돕는다.

　여자는 오른발에 체중을 실으면서 왼쪽으로 턴을 마치고, 왼발은 체중 없이 오른발 앞에 교차되어 있다.

19. 팔러웨이 또는 아이다(Fallaway or Aida) 1소절

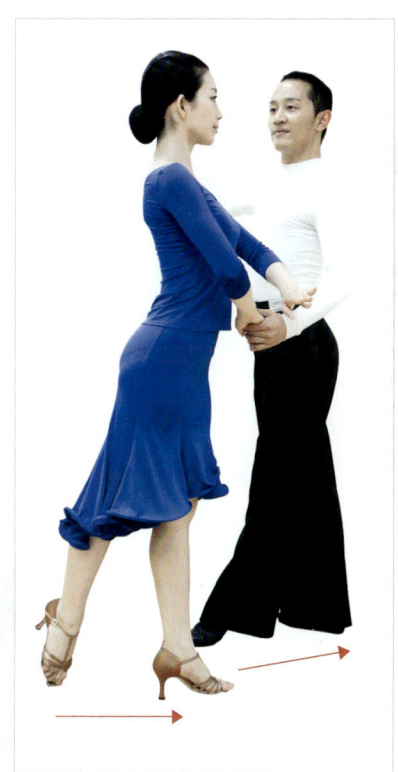

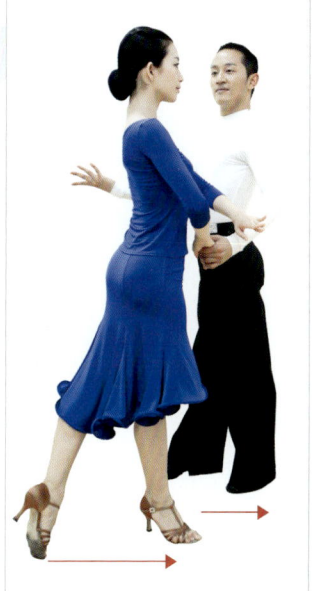

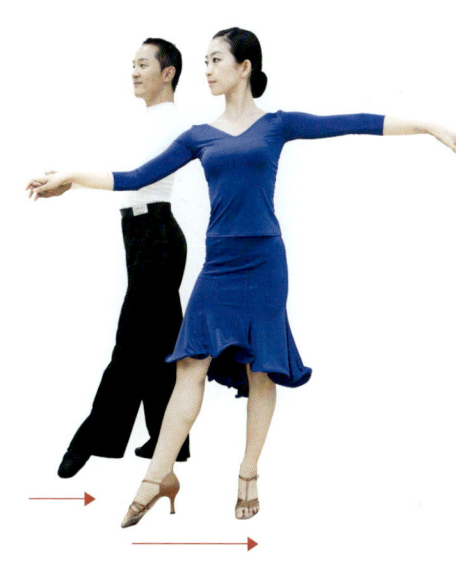

스텝1 카운트 2

남자: 오른쪽으로 1/4(90°) 턴하며 오른발을 뒤로 뺀다.

여자: 선행한 반 박자에서 왼쪽으로 1/4(90°)턴을 시작하고, 왼발이 몸을 가로질러 앞으로 포워드 웍을 한다.

스텝2 카운트 3

남자: 왼발을 뒤로 뺀다.

여자: 오른발을 앞으로 내밀어 좌측으로 회전할 준비를 한다.

▶Check Point

여자는 전진하면서 남자의 힙 트위스트 동작을 느끼고 포워드 웍 터닝한다. 이때 남녀의 몸이 너무 열리지 않도록 주의하면서 팬 포지션(Fan Position)으로 이어간다.

스텝3 카운트 4&1

남자: 오른발을 뒤로 하면서 파트너와 오픈 폴어웨이 포지션을 한다.

여자: 왼발을 뒤로 하면서 왼쪽으로 1/2(180°) 턴한다.

▶Check Point

남자는 백워드 웍을 하며 여자와 나란히 팔러웨이 포지션(Fallaway Position)을 만든다.

20. 큐반 락(Cuban Rocks) 1소절

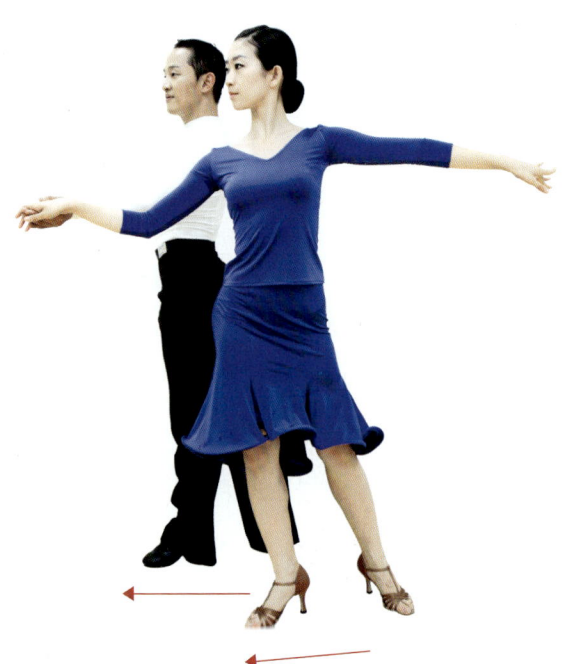 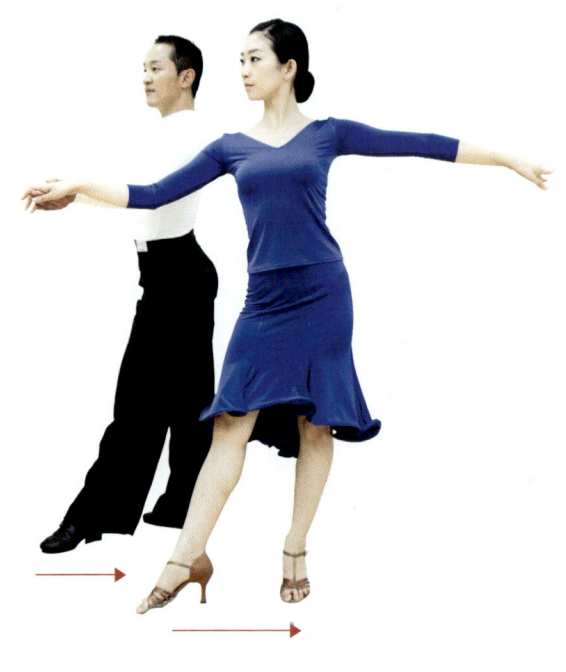

스텝1 카운트 2

남자: 왼발을 제자리에 두고 플랫상태로 체중을 이동한다.

여자: 오른발을 제자리에 두고 플랫상태로 체중을 이동한다.

스텝2 카운트 3

남자: 오른발을 제자리에 두고 플랫상태로 체중을 이동한다.

여자: 왼발을 제자리에 두고 플랫상태로 체중을 이동한다.

▶Check Point

남녀 모두 쿠카라차 액션이므로 양발을 바닥에서 떼지 않고 힙 무브먼트를 한다.

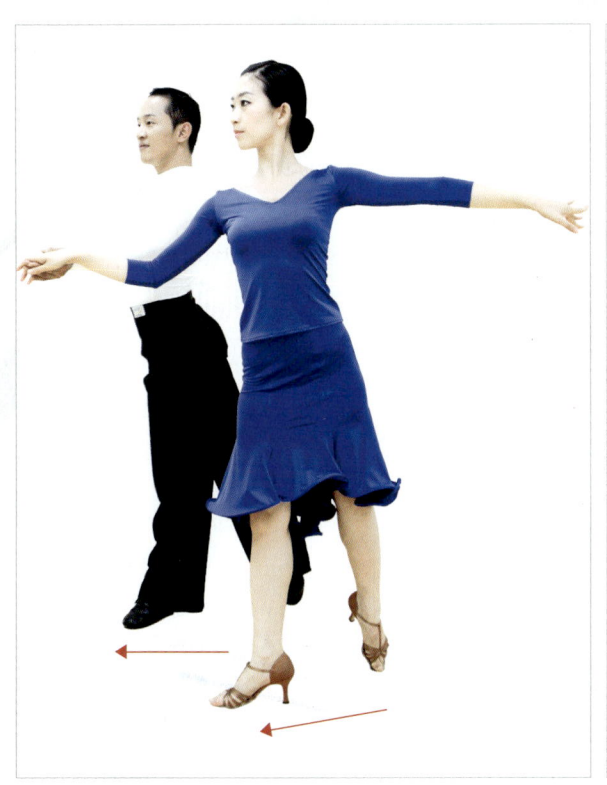
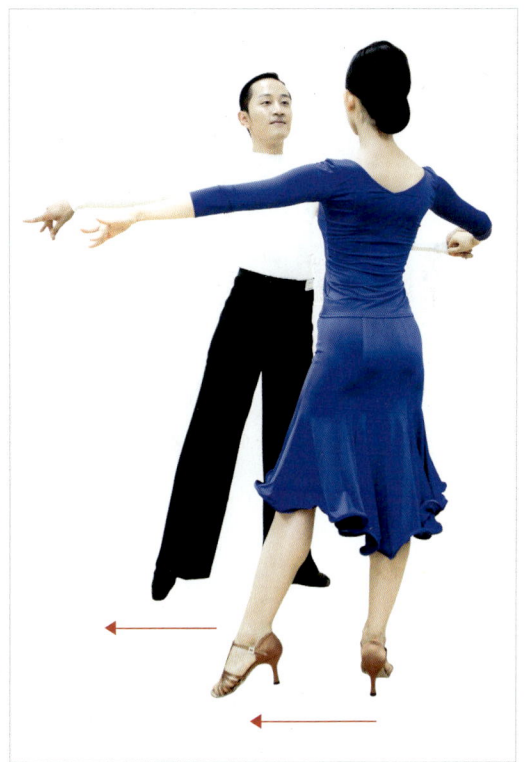

스텝3 카운트 4&1

남자: 왼발을 제자리에 두고 플랫상태로 체중을 이동한다.

여자: 오른발을 제자리에 두고 플랫상태로 체중을 이동한다.

&

남자: 왼발에 체중을 그대로 두고, 왼쪽으로1/4(90°)턴하며 오른발은 포인팅 한다.

여자: 오른발에 체중을 그대로 두고, 오른쪽으로 1/4(90°)턴하며 왼발은 체중 없이 포인팅 한다.

21. 스팟 턴 투 레프트(Spot Turn to Left) 1소절

오픈포지션에서 시작해서 오픈포지션(손을 잡지 않는다)으로 끝난다. 회전량은 완전
히 1회전(360°) 돈다.

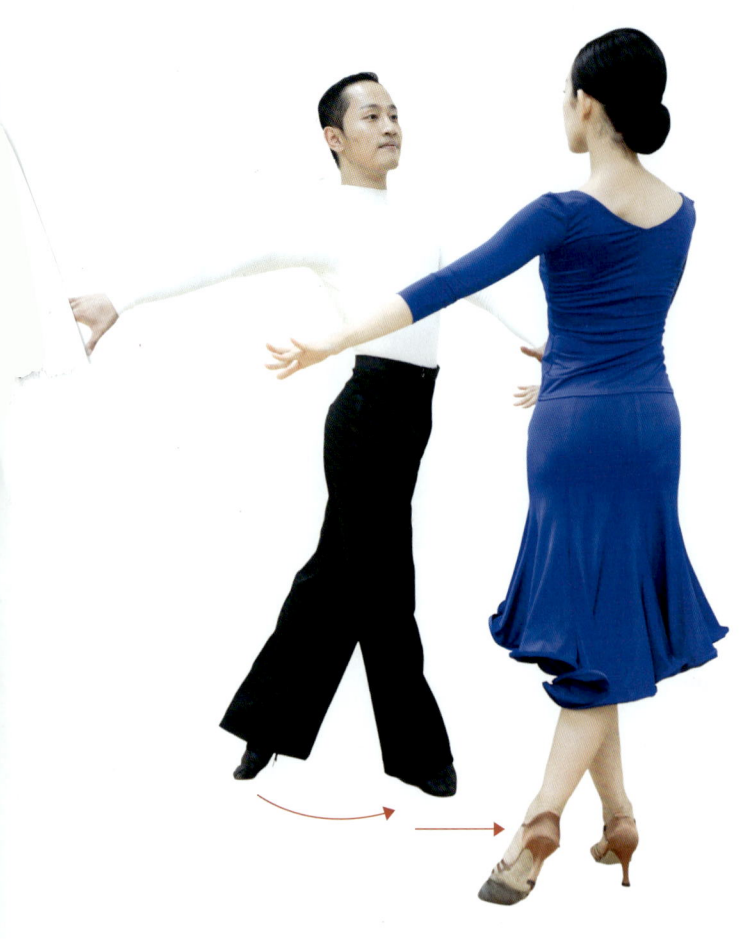

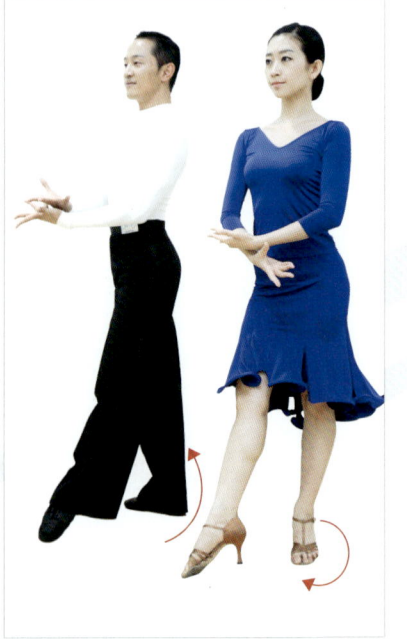

스텝1 카운트 2

남자: 오른발이 몸을 가로질러 왼쪽으로 내민다.
여자: 왼발이 몸을 가로질러 오른쪽으로 내민다.

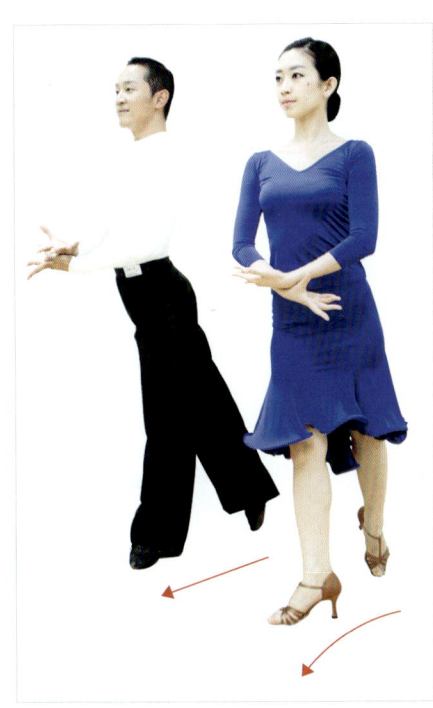

스텝2 카운트 3

남자: 몸을 왼쪽으로 회전시킨다.
여자: 몸을 오른쪽으로 회전시킨다.

▶Check Point

남녀의 발을 일직선에서 가로질러 내민다. 이때 팔의 동작은 자연스럽게 들어주고, 어깨가 많이 올라가지 않도록 주의한다. 회전운동이 아니라 웍을 한다. 먼저 남녀 모두 딜레이드 웍(내민 발을 포인)을 한 다음 남녀 모두 웍을 한다.

&

남자: 왼발을 제자리에 놓고 체중을 이동한다.
여자: 오른발을 제자리에 놓고 체중을 이동한다.

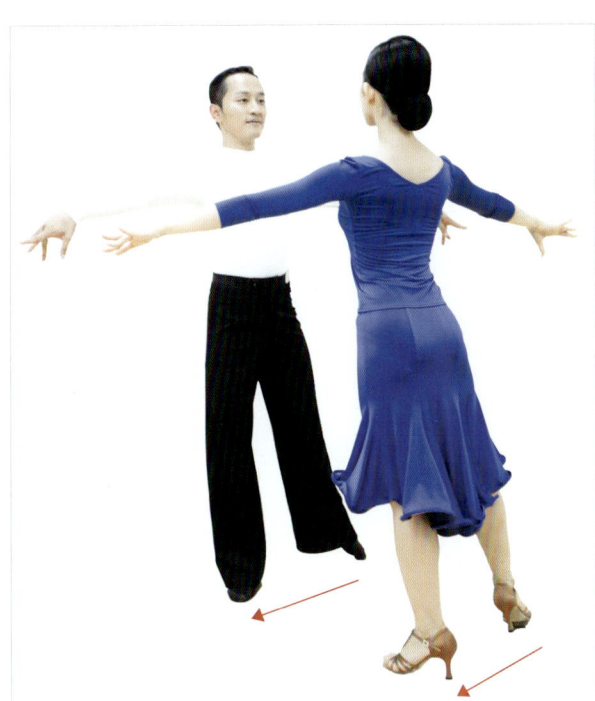

스텝3 카운트 4&1

남자: 오른발을 옆으로 내민다.
여자: 왼발을 옆으로 내민다.

▶Check Point

마지막에 남자는 왼손, 여자는 오른손을 잡는다.

Dance Sport/Latin

PART 2

차차차
Cha Cha Cha

차차차는 쿠바의 맘보(Mambo)에서 유래되었다. 라틴 아메리카 댄스 중에서 가장 인기가 있는 춤이다. 스텝, 차차차의 리듬이 특징이다. 봉고 드럼이나 마라카스를 두드리는 소리 자체가 차차차로 들린다. 템포가 강하고 스텝 수도 많기 때문에 정확히 리듬에 맞추어야 한다. 각 스텝을 정확히 연출하면 동작에 유연성이 생긴다.

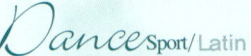

■ Cha Cha Cha Routine

1. 베이직 무브먼트(Basic Movement) 1소절
2. 내추럴 탑(Natural Top) 1소절
3. 클로즈 힙 트위스트(Close Hip Twist) 2소절
4. 알레마나(Alemana) 2소절
5. 첵 프롬 씨피피(Check from CPP) 1소절
6. 첵 프롬 피피(Check from PP) 1소절
7. 스팟 턴 투 라이트(Spot Turn to R) 1소절
8. 팬(Fan) 1소절
9. 알레마나(Alemana) 2소절
10. 크로스 베이직(Cross Basic) 2소절
11. 스파이럴(Spiral) 2소절
12. 하키 스틱(Hockey Stick) 2소절
13. 오픈 베이직(Open Basic) 2소절
14. 풋 체인지(Foot Change) 1소절
15. 첵 프롬 씨피피(Check from CPP (Shadow P)) 1소절
16. 첵 프롬 피피(Check from PP (Shadow P)) 1소절
17. 론데 샤세(Ronde Chasse (Shadow Pos) 1소설
18. 풋 체인지(Foot Change) 2소절
19. 오픈 힙 트위스트(Open Hip Twist) 2소절
20. 하키 스틱(Hockey Stick) 2소절
21. 큐반 브레이크(Cuban Break) 1소절
22. 첵 프롬 씨피피(Check from CPP) 1소절
23. 스팟 턴(Spot Turn) 1소절
24. 타임 스텝(Time Step) 3소절
25. 스팟 턴(Spot Turn) 1소절

1. 베이직 무브먼트(Basic Movement) 1소절

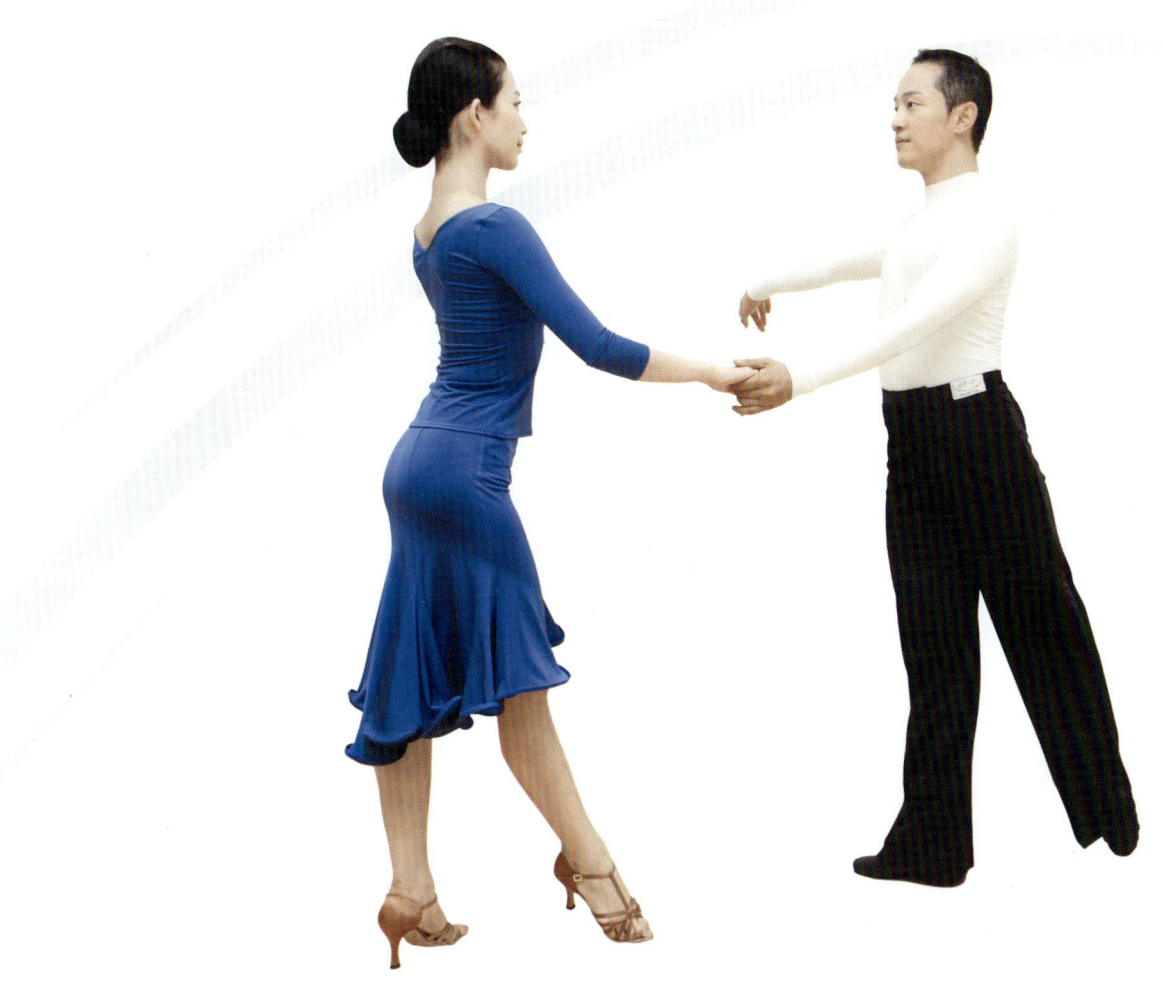

준비자세

오픈 포지션 상태에서 바른 자세로 선다.

남자의 왼손이 밑으로 하고 여자의 오른손을 위에 얹는다.

▶Check Point

잡은 손이 너무 높지 않도록 한다.

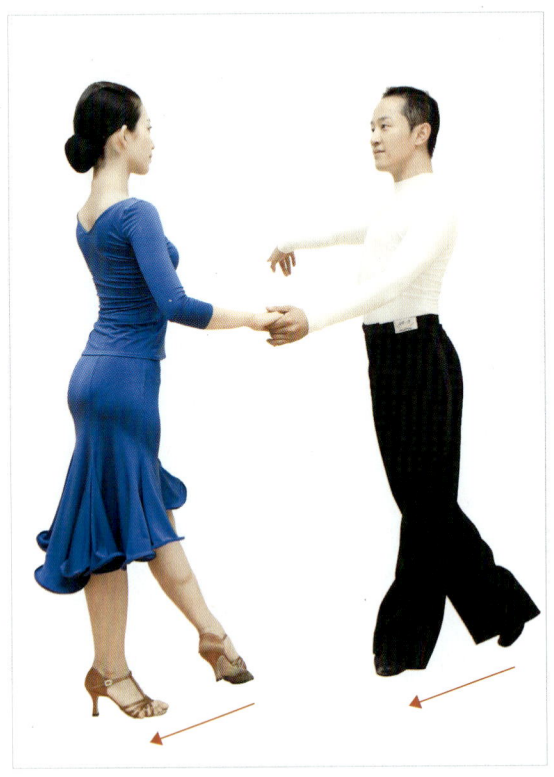

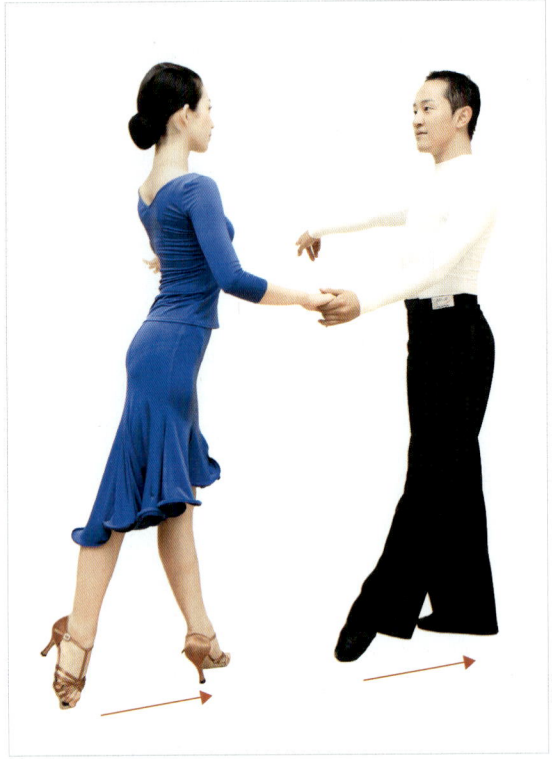

스텝1 키운트 2

남자: 왼발을 앞으로 내밀면서 첵드 포워드 웍(Checked
 forward walk) 한다.

여자: 오른발을 뒤로 빼면서 백워드 웍(Backward walk)
 한다.

스텝2 카운트 3

남자: 오른발을 제자리에 두고 체중을 옮긴다.

여자: 왼발을 제자리에 두고 체중을 옮긴다.

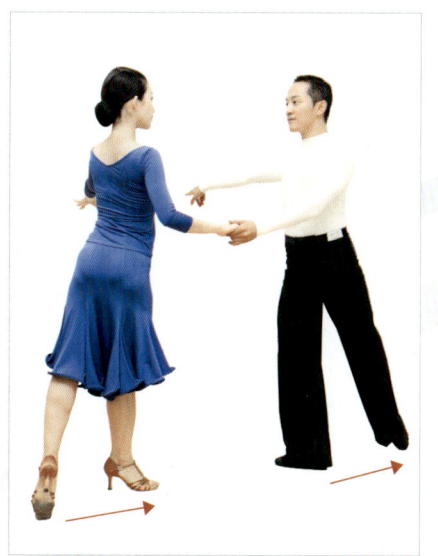

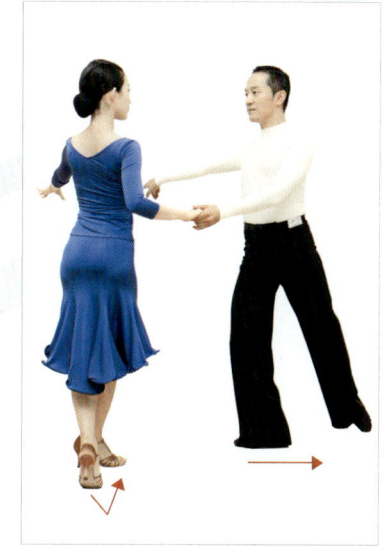

스텝4 카운트 &

남자: 오른발을 뒤로 반족장 빼다. 이때 힙의 중심 은 가운데 둔다. 슬립 샤세(Slip chasse) 한다.

여자: 왼발이 오른발 뒤에 가로질러 포워드 록 샤세 한다. 이때 힘의 중심은 가운데에 둔 다.

▶Check Point
차차차의 록(lock)은 남녀 모두 무릎이 벌어지지 않 도록 주의해야 한다.

스텝3 카운트 4

남자: 왼발을 오른발 뒤로 뻗는다. 슬립 샤세(Slip chasse) 한다.

여자: 오른발이 앞으로, 포워드 록 샤세 (Forward lock chasse)한다.

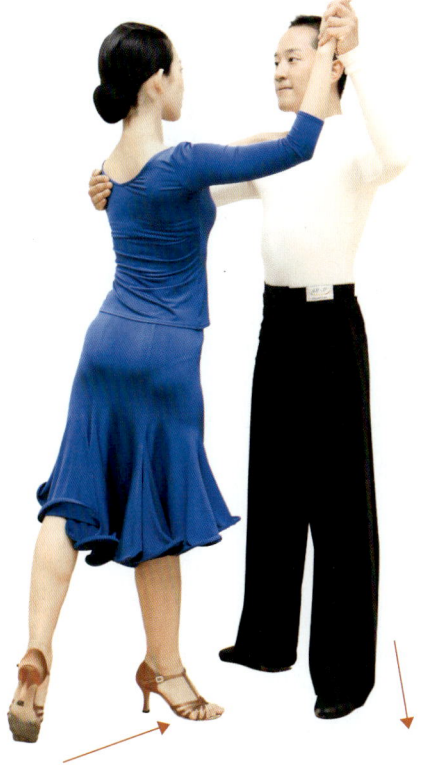

스텝5 카운트 1

남자: 왼발을 옆으로 놓는다.

여자: 오른발을 앞으로 내밀어 포워드 록 샤세 한다.

▶Check Point
4&1 카운터에 남자는 왼손, 여자는 오 른손을 들며 손바닥을 마주댄다.

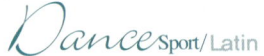

2. 내추럴 탑(Natural Top) 1소절

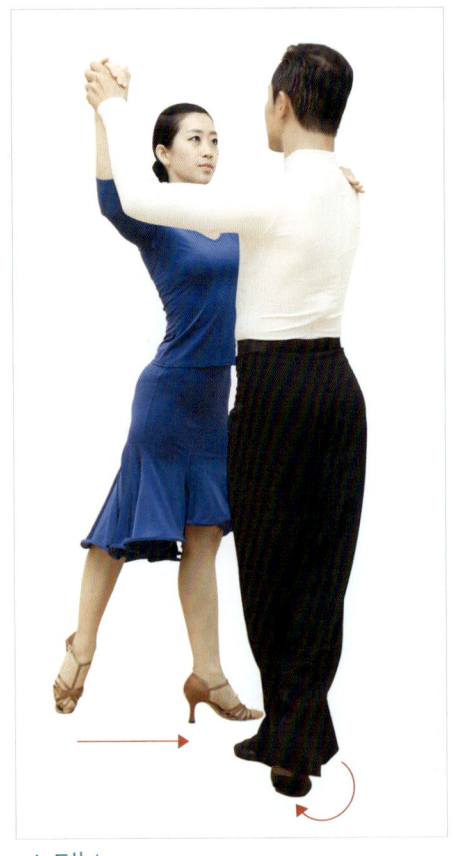

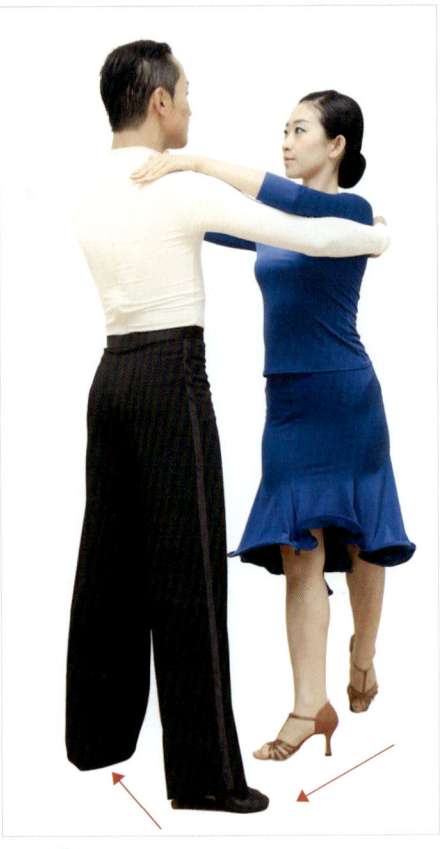

스텝1 카운트 2

남자: 오른발을 뒤로 라틴 크로스 하며 오른
      쪽으로 1/4(90°)턴한다.

여자: 왼발을 약간 앞, 약간 옆으로 오른쪽으
      로 1/4(90°)턴한다.

▶Check Point

남자는 라틴 크로스를 할 때 풋웍 토-힐-
토(T-H-T)로 한다.

스텝2 카운트 3

남자: 왼발을 옆으로 오른쪽으로 1/4(90°)턴한
      다.

여자: 오른발을 앞으로 오른쪽으로 1/4(90°)턴
      한다.

▶Check Point

남자는 여자와 어깨를 마주하고 이동 보폭
이 크지 않도록 한다.

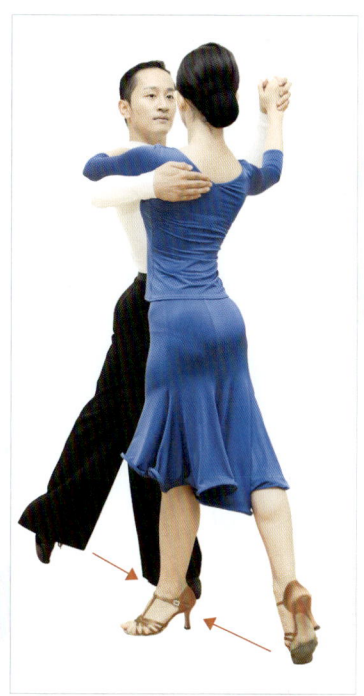

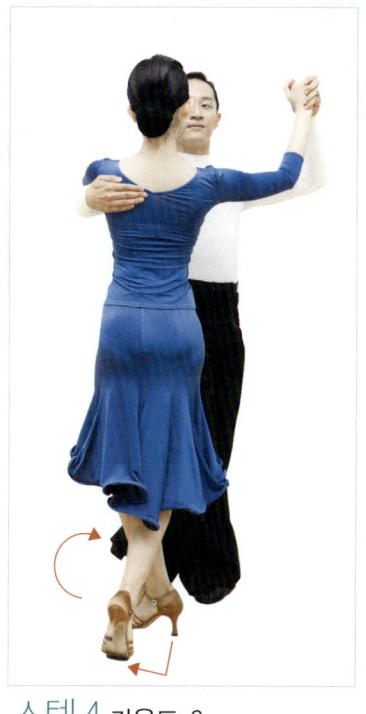

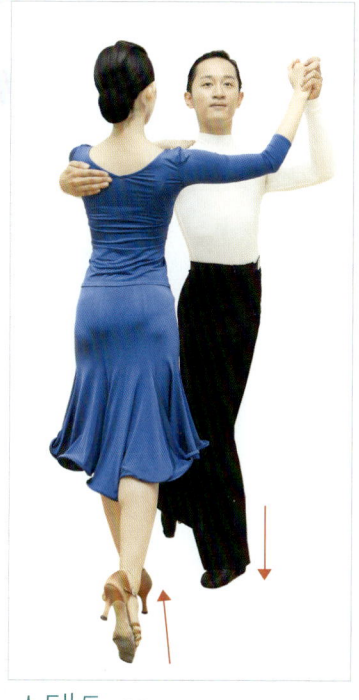

스텝3 카운트 4

남자: 오른발을 앞으로 양쪽 무릎을 펴고 힙의 중심은 오른쪽으로 옮기며 오른쪽으로 포워드 터닝(Forward turning)한다.

여자: 왼발을 앞으로 양쪽 무릎을 펴고 힙의 중심은 왼쪽으로 옮기며 오른쪽으로 포워드 터닝(Forward turning)한다.

스텝4 카운트 &

남자: 왼발을 오른발 뒤를 가로지르고 양쪽 무릎을 구부리면서 힙의 중심은 가운데에 둔다.

여자: 오른발이 왼발 뒤를 가로지르고 양쪽 무릎을 구부리면서 힙의 중심은 가운데에 둔다.

스텝5 카운트 1

남자: 오른발을 앞으로 내밀고 양쪽 무릎은 펴고 힙의 중심은 오른쪽에 둔다.

여자: 왼발을 앞으로 내밀고 양쪽 무릎은 펴고 힙의 중심은 왼쪽에 둔다.

▶Check Point
여자는 남자의 몸 오른쪽 바깥으로 빠져서 선다.

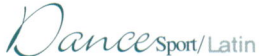

3. 클로즈 힙 트위스트(Close Hip Twist) 2소절

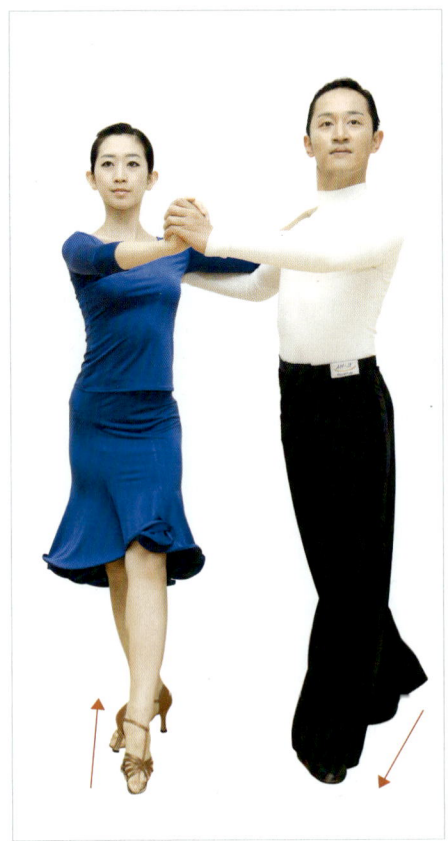

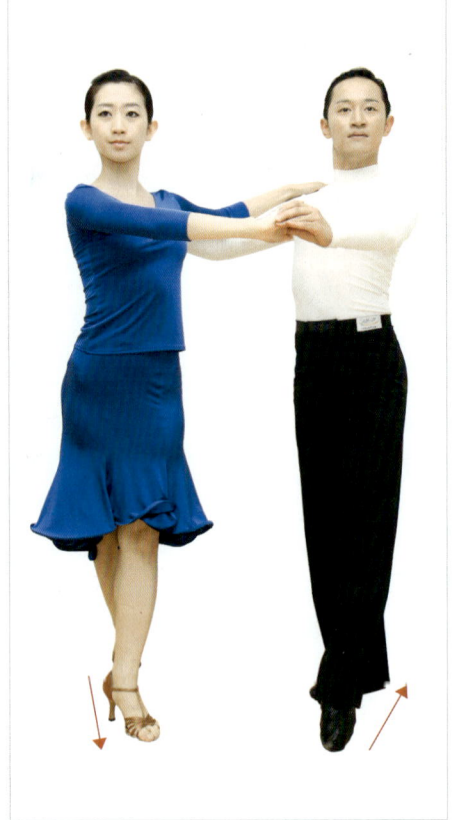

스텝1 카운트 2

남자 : 왼발을 앞으로 하고 첵드 포워드 웍 하
면서 오른쪽으로 3/8(135°) 턴한다.

여자 : 오른발을 뒤로 백워드 웍 하면서 오른
쪽으로 1/2(180°) 턴한다.

▶Check Point

홀드 자세가 틀어지지 않도록 주의한다.

스텝2 카운트 3

남자 : 오른발을 제자리에 두고 체중을 옮긴다.

여자 : 왼발을 제자리에 두고 체중을 옮긴 후
왼쪽으로 서서히 스위블 한다.

▶Check Point

남자의 오른쪽 어깨와 여자 왼쪽 어깨가 올라
가지 않도록 주의한다.

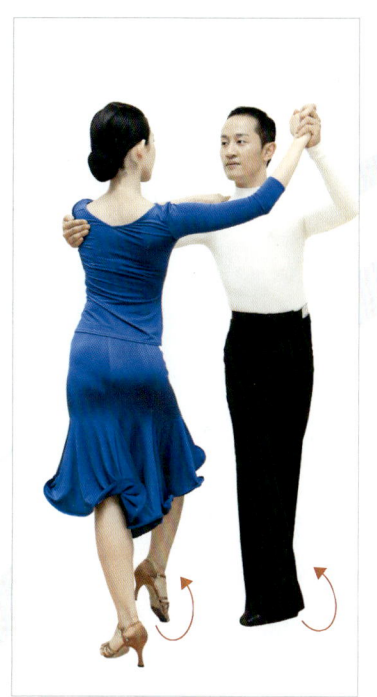 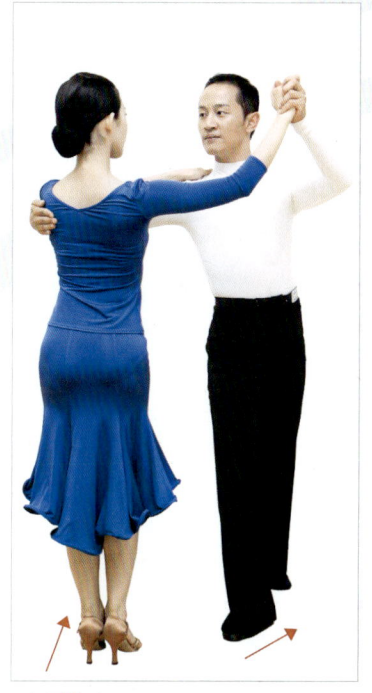 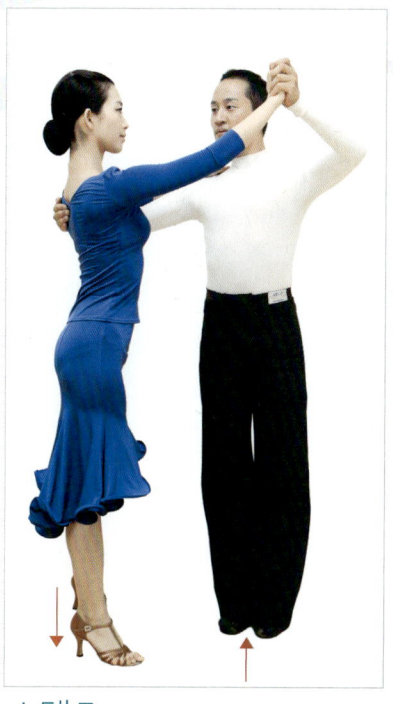

스텝3 카운트 4

남자: 왼발 토(Toe) 부분을 오른발 뒤로 교차시키고 왼쪽으로 1/8(45°) 턴 하면서 론데 샤세(Ronde Chasse)를 한다.

여자: 왼쪽으로 1/2(180°) 턴 하며 오른발 토(Toe) 부분을 왼발 앞에 찍어놓은 후 힙 트위스트 샤세(Hip Twist)를 한다.

스텝4 카운트 &

남자: 오른발을 짧은 스텝으로 옆에 놓으며 론데 샤세(Ronde Chasse)를 한다.

여자: 왼발을 오른발에 닿아주면서 힙 트위스트 샤세(Hip Twist)를 한다. 오른쪽으로 1/4(90°) 턴한다.

▶Check Point

남자는 론데샤세 또는 슬립샤세를 할 수 있다.

스텝5 카운트 1

남자: 왼발을 옆으로 밀고 양쪽 무릎을 펴 PP(Promenade Position)자세를 취한다.

여자: 오른발을 옆으로 밀고 양쪽 무릎을 펴 PP(Promenade Position)자세를 취한다.

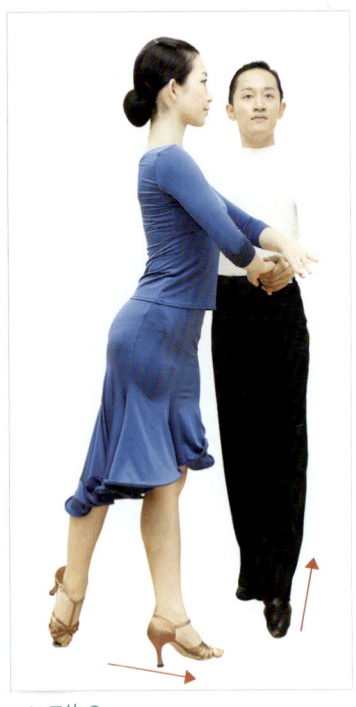

스텝6 카운트 2

남자: 오른발을 뒤로 놓고 백워드 웍
한다.

여자: 왼발은 몸을 가로질러서 앞으로
내밀고 포워드 웍 한다.

▶Check Point

남자의 왼팔은 자연스럽게 아래로
내려주고 여자 왼팔은 남자 왼팔
위로 내민다.

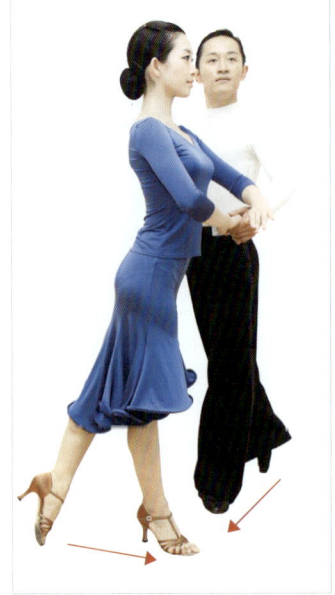
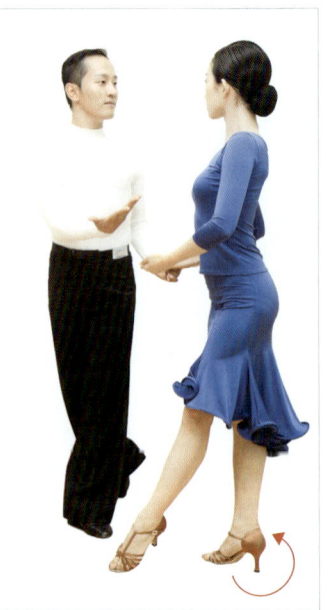

스텝7 카운트 3

남자: 왼발을 제자리에 두고 체중을 옮긴다.

여자: 오른발을 앞으로 내민다. 이때 오른발은 왼발 앞으로 가로
질러 놓는다.

&

남자: 왼발에 체중을 실은 상태에서 여자 쪽을 향한다.

여자: 3/8(135°)을 왼쪽으로 턴 한 후에 오른발이 뒤로, 약간 옆으
로, 포워드 웍 터닝 한다.

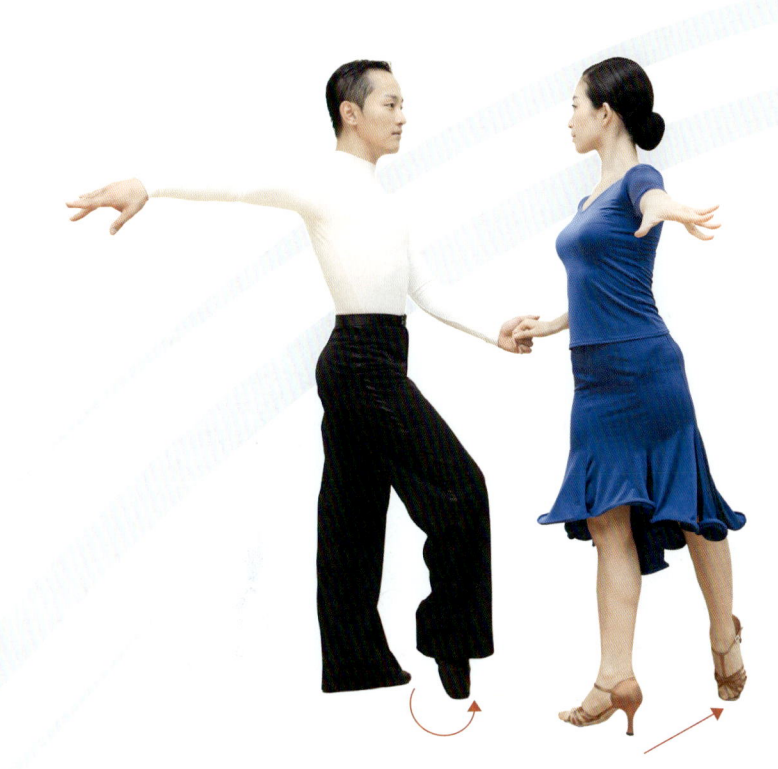

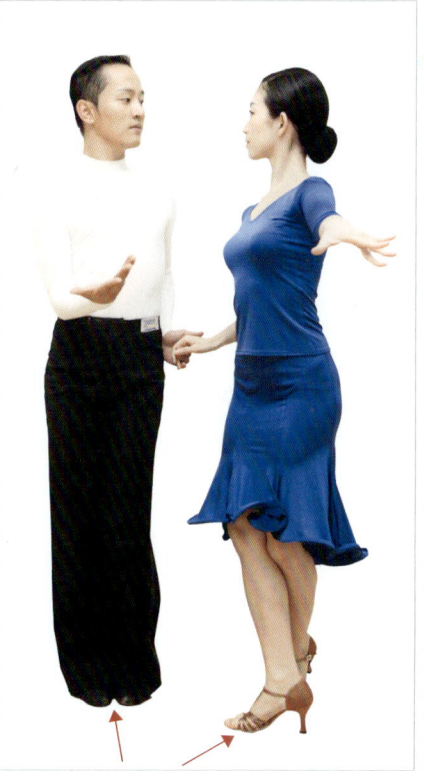

스텝8 카운트 4

남자: 오른발을 좌측 비스듬히 앞으로 내민다.

여자: 왼발을 뒤로 빼면서 백워드 록 샤세 한다.

▶Check Point

힙 트위스트를 강조한다.

차차차의 오픈 힙 트위스트에서는 룸바와는 달리 남녀 모두 약간 밸런스를 낮게 유지하여 힙 트위스트 액션을 강하게 취한다.

스텝9 카운트 &

남자: 왼발을 오른발에 모은다. 힙의 중심은 가운데에 둔다.

여자: 오른발을 왼발 앞으로 가로 지르며 록 샤세 한다.

▶Check Point

남자는 여자를 너무 팽팽하게 끌어 당기지 않도록 한다. 여자는 남자와 엇갈린 후에도 전진 웍을 계속 하는 것이 중요하다.

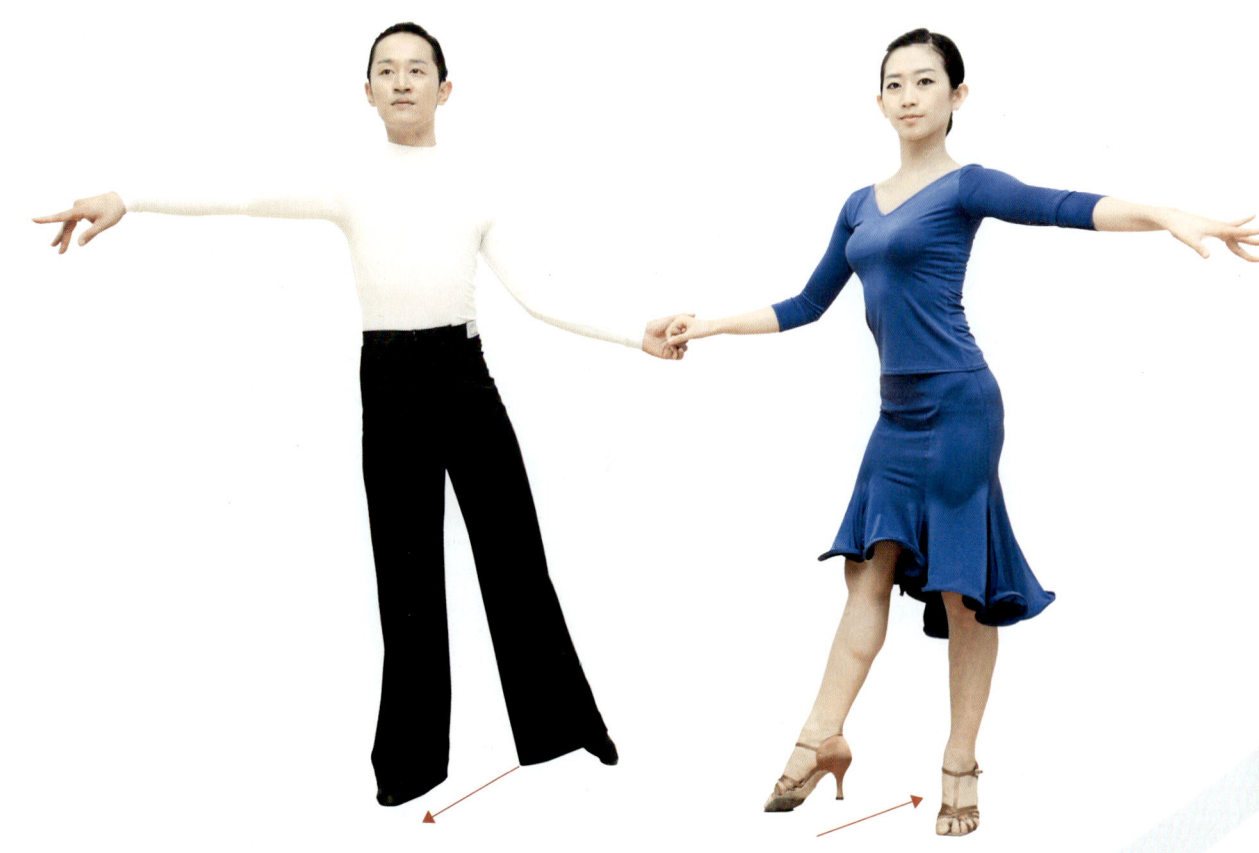

스텝10 카운트 1

남자 : 오른발을 옆으로 내밀고 약간 앞으로 벌린다. 이때 힙의 중심은 오른쪽에 둔다.

여자 : 왼발을 뒤로 빼면서 백워드 록 샤세 한다. 이때 힙의 중심은 왼쪽에 둔다.

▶Check Point

　룸바와 마찬가지로 몸이 너무 벌어지지 않도록 한다. 차차차에서는 곡의 리듬이 빠르기 때문에 백 밸런스가 되어 몸의 중심이 흐트러지지 않도록 해야 다음의 스텝 전진이 쉬워진다.

4. 알레마나(Alemana) 2소절

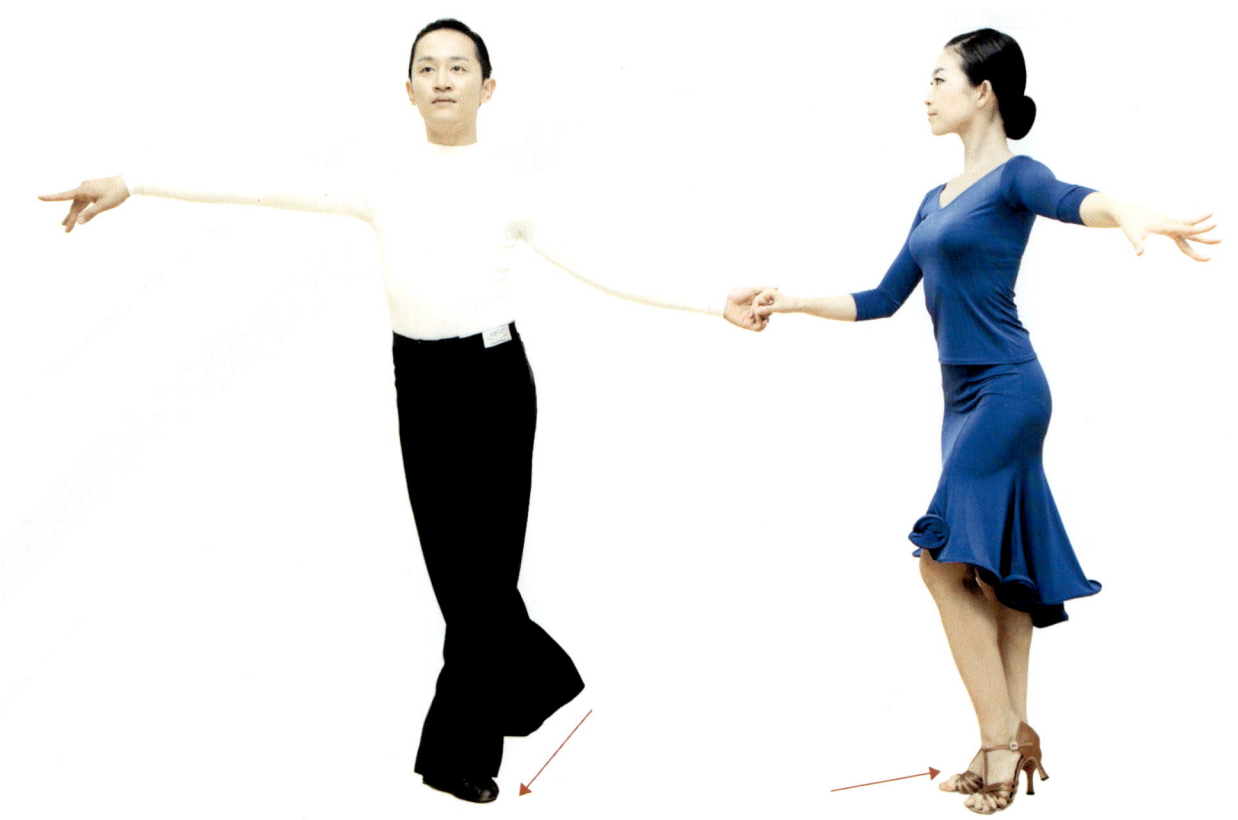

스텝1 카운트 2
남자: 왼발이 앞으로, 첵드 포워드 웍(Checked forward walk) 한다.
여자: 오른발을 왼발에 모으고, 체중을 바꾼다.
▶Check Point
　남자는 여자를 너무 팽팽하게 끌어 당기지 않도록 주의한다.

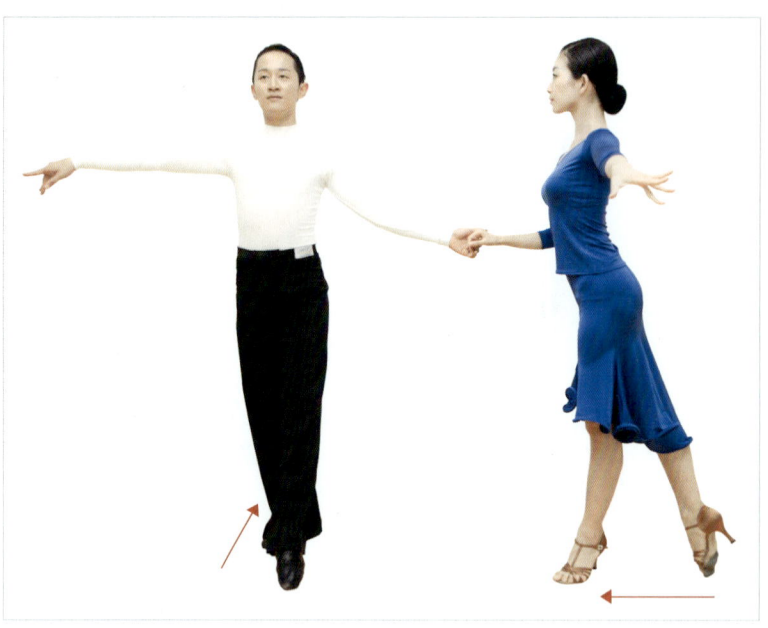

스텝2 카운트 3

남자: 오른발을 제자리에 두고 체중을 옮긴다.

여자: 왼발을 앞으로 내밀면서 포워드 웍 한다.

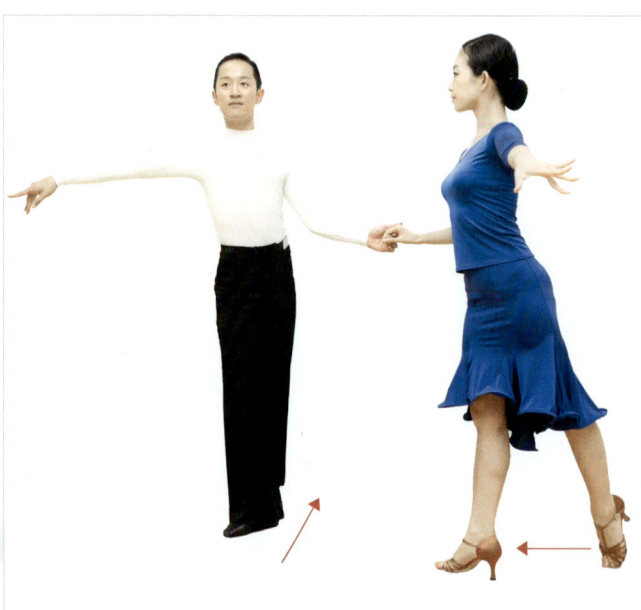

스텝3 카운트 4

남자: 왼발을 오른발 뒤로 뻗으며
슬립 샤세(Slip chasse) 한다.

여자: 오른발을 앞으로 내밀고 양
쪽 무릎을 편다. 힙의 중심
은 오른쪽으로 옮기며 움직
이기 시작하며 포워드 록 샤
세 한다.

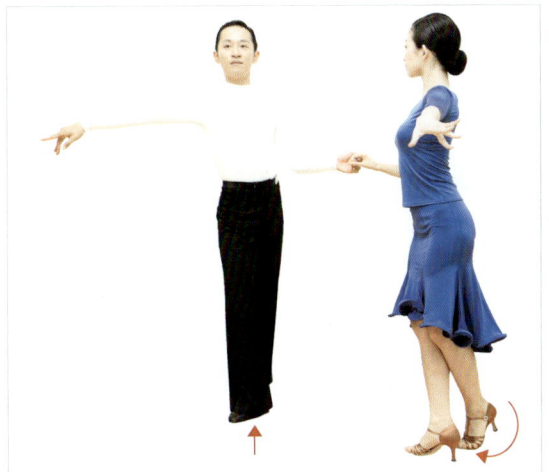

스텝 4 카운트 &

남자: 오른발을 뒤로 반족장 빼고 힙의 중심
　　은 가운데에 두며 슬립 샤세 한다.
여자: 왼발을 오른발 뒤에 가로질러 포워드
　　록 샤세 한다. 이때 힙의 중심은 가운데
　　에 둔다.

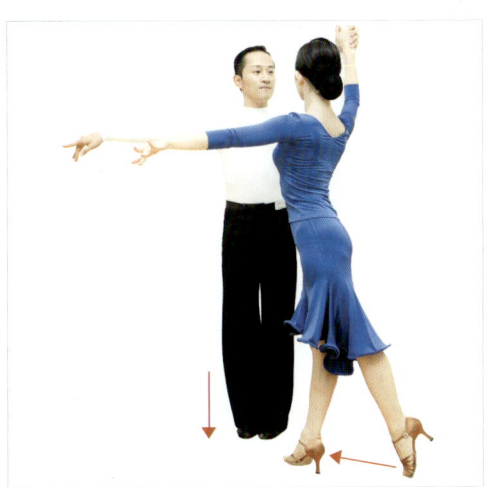
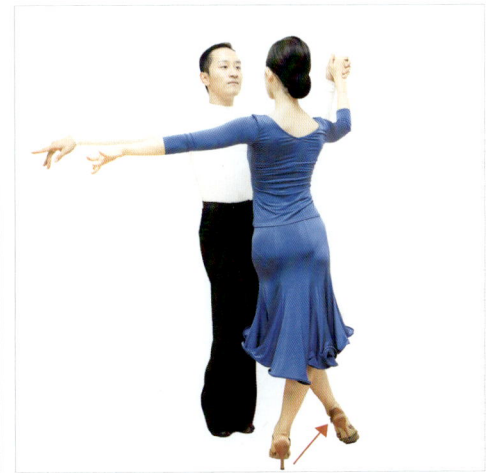

스텝 5 카운트 1

남자: 왼발을 오른발에 반쯤 모으며 슬립 샤세 한다.
여자: 오른발을 앞으로 내밀면서 오른쪽으로 1/8(45°) 턴하며 포워드 록 샤세 한다.

▶Check Point

　남자는 왼팔을 들어서 여자가 전진할 수 없도록 손바닥으로 막아준다. 이때 팔 높이는 남자 머리
위 정도로 들어준다.

　&

남자: 왼발에 체중을 실은 상태에서 여자의 회전을 돕는다.
여자: 왼발을 체중 없이 오른쪽 방향에 비스듬히 찍는다.

▶Check Point 남자는 왼팔을 살짝 내려준다.

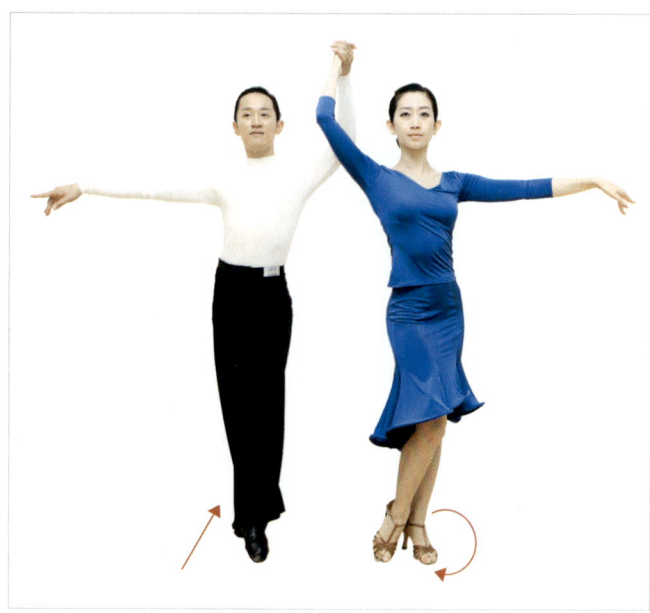

스텝6 카운트 2

남자: 오른발을 뒤로 빼면서 백워
드 웍한다.

여자: 왼발을 딜레이드 포워드 웍
해서 오른쪽으로 3/4(270°)
턴한다.

▶Check Point
　남자는 여자의 오른팔을 당기
지 않도록 주의한다.

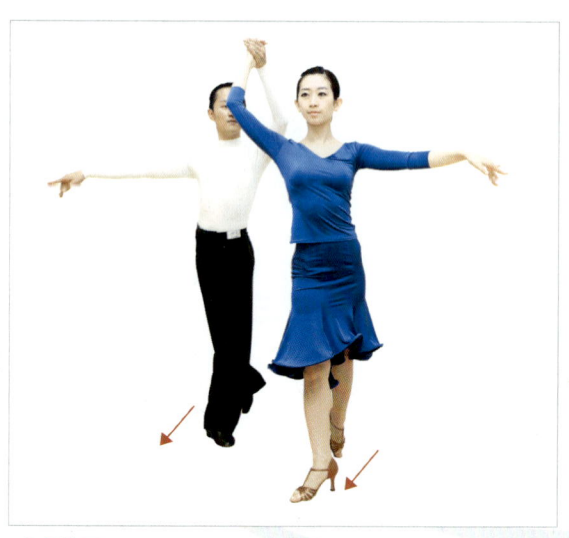

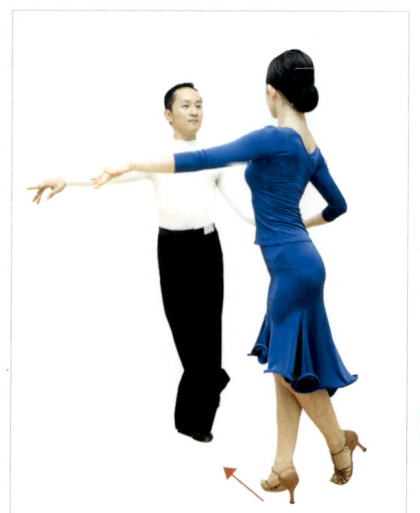

스텝7 카운트 3 &

남자: 왼발을 제자리에 그대로 두고 체중을 옮긴다.
여자: 오른발을 앞으로 포워드 웍 하면서 오른쪽으로 1/4(90°) 스위블(swivel) 한다.

▶Check Point
　남자는 여자의 오른팔을 당기지 않도록 주의한다.

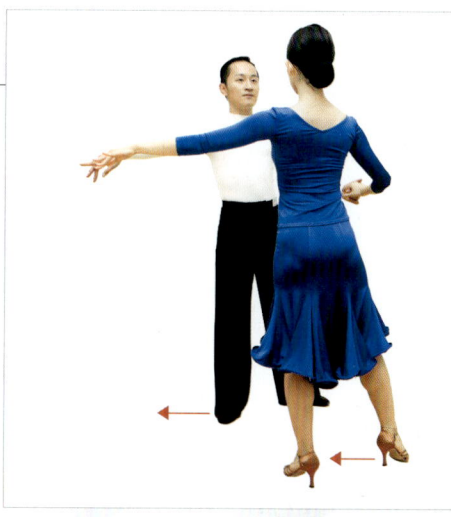

스텝8 카운트 4

남자: 오른발을 옆으로 샤세 투 라이트하고 양쪽 무릎을 편다. 힙의 중심은 오른쪽으로 옮기며 움직이기 시작한다.

여자: 왼발을 옆으로 샤세 투 레프트하고 양쪽 무릎을 편다. 힙의 중심은 왼쪽으로 옮기며 움직이기 시작한다.

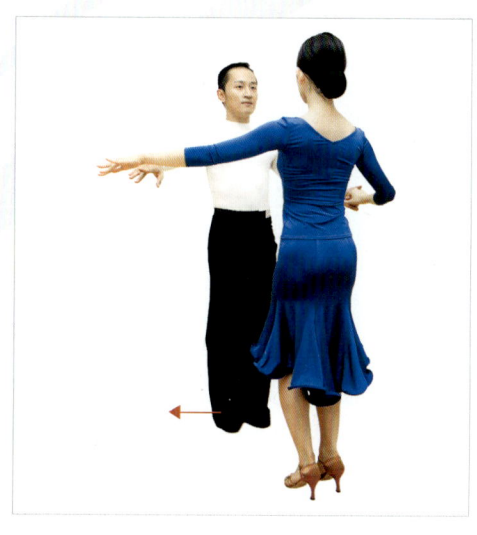

스텝9 카운트 &

남자: 왼발을 반쯤 오른발에 모으고 힙의 중심은 가운데에 두며 샤세 투 라이트 한다.

여자: 오른발을 반쯤 왼발에 모으고 힙의 중심은 가운데에 두며 샤세 투 레프트 한다.

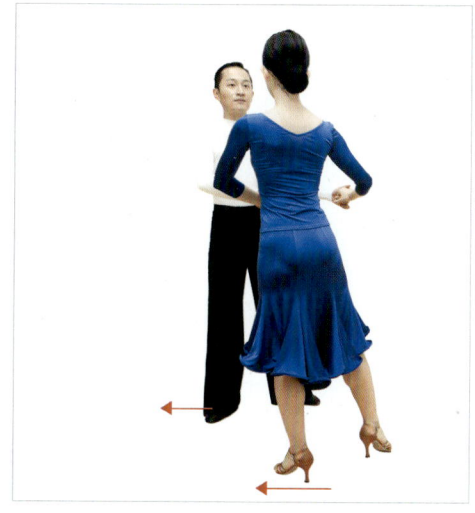

스텝10 카운트 1

남자: 오른발을 옆으로 밀고 양쪽 무릎을 펴며 힙의 중심은 오른쪽에 둔다.

여자: 왼발을 옆으로 밀고 양쪽 무릎을 펴며 힙의 중심은 왼쪽에 둔다. 샤세 투 레프트 한다.

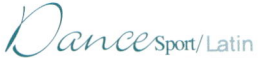

5. 첵 프롬 씨피피(Check from CPP) 1소절

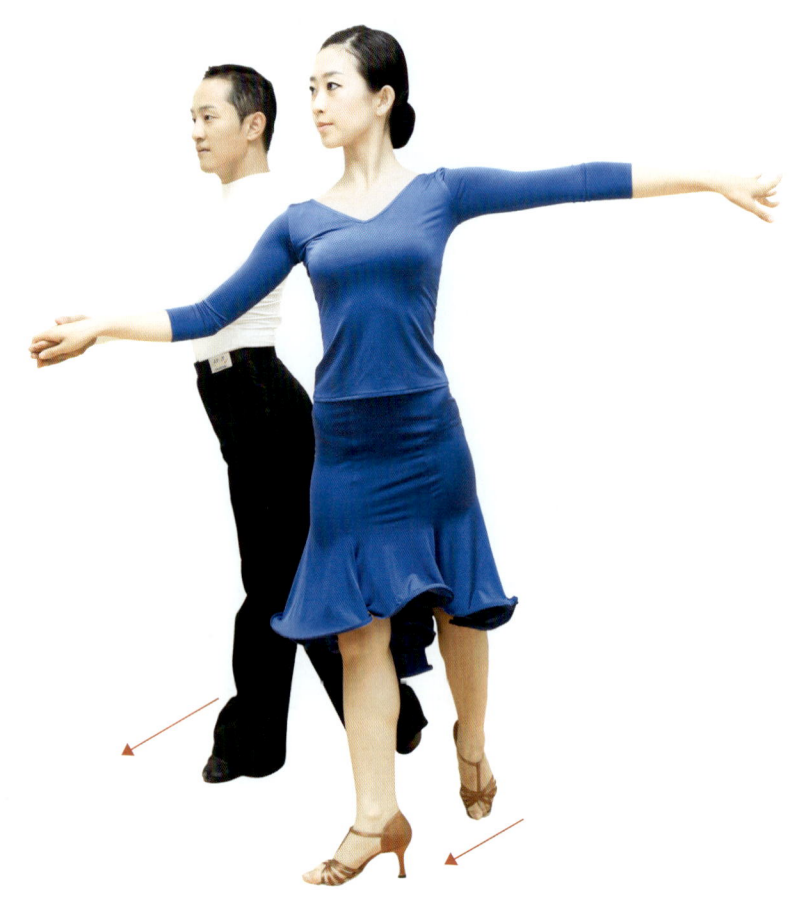

스텝1 카운트 2

남자 : 왼발을 오른쪽으로 1/4(90˚) 향하여 앞으로 내민다.

여자 : 오른발은 왼쪽으로 1/4(90˚) 향하여 앞으로 내민다.

▶Check Point

　첵 동작에서 무엇보다 중요한 것은 파트너 간의 거리를 계속 일정하게 유지하는 것이다. 또 손의 높이를 여자의 허리 높이로 유지하여야 아름다운 첵 동작을 할 수 있다.

▶Check Point

　남자 오른팔과 여자 오른팔을 '2' 카운트에 바로 사선으로 들어준다. 이때 어깨가 너무 올라가지 않도록 주의한다.

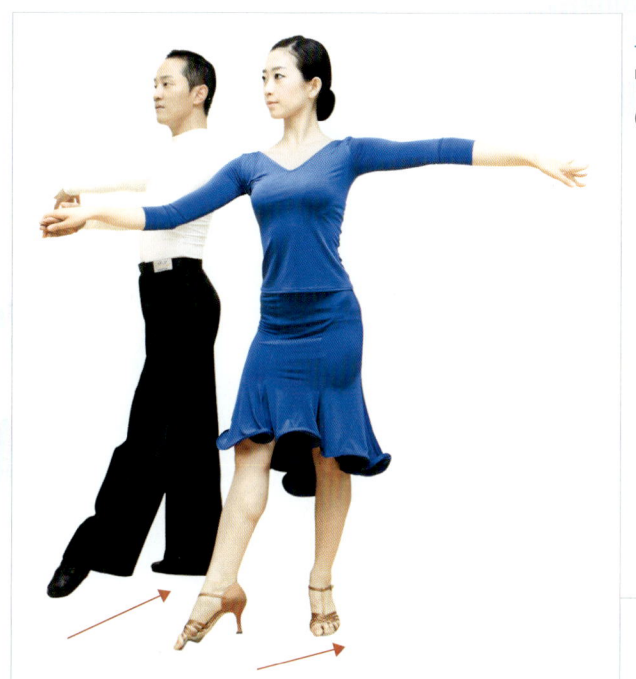

스텝2 카운트 3

남자: 오른발에 체중을 싣는다.
여자: 왼발에 체중을 싣는다.

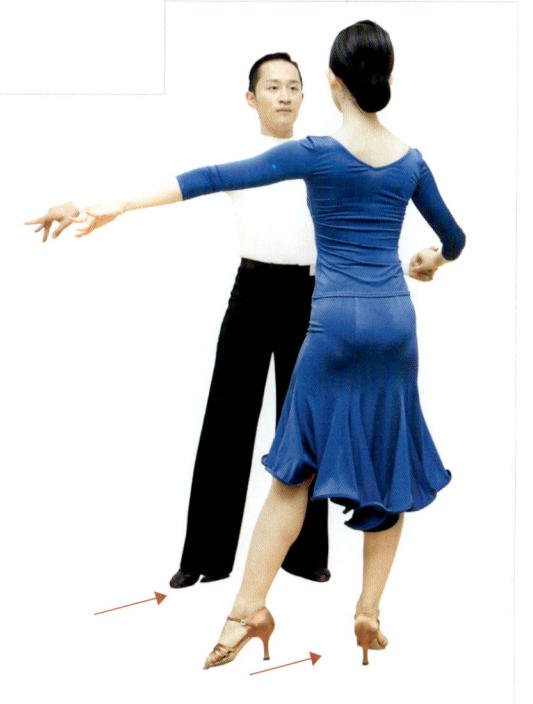

스텝3 카운트 4

남자: 왼발을 옆으로 샤세 투 레프트하고 양
　　 쪽 무릎을 펴고 힙의 중심은 왼쪽으로
　　 옮기며 움직이기 시작한다.
여자: 오른발을 옆으로 샤세 투 라이트하고
　　 양쪽 무릎을 펴고 힙의 중심은 오른쪽
　　 으로 옮기며 움직이기 시작한다.

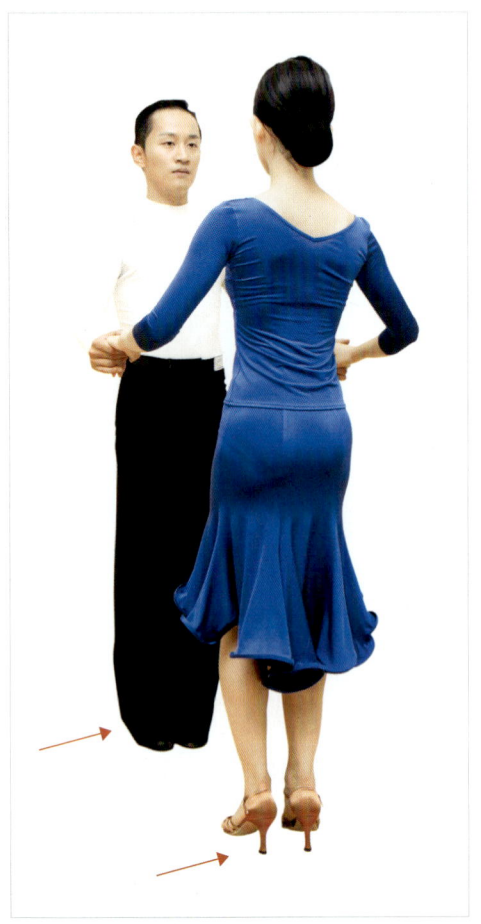

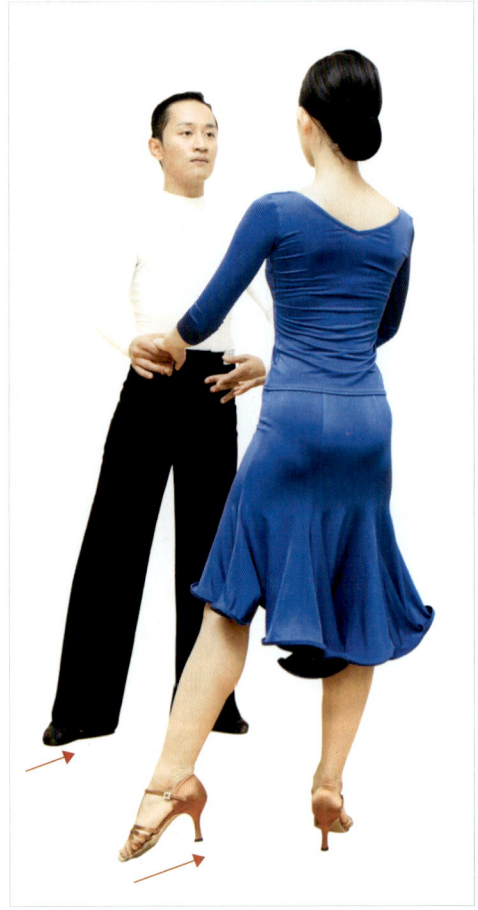

스텝 4 카운트 &

남자: 오른발을 반쯤 왼발에 모으며 힙의 중심은
     가운데에 두고 샤세 투 레프트 한다.

여자: 왼발을 반쯤 오른발에 모으며 힙의 중심은
     가운데에 두고 샤세 투 레프트 한다.

스텝 5 카운트 1

남자: 왼발을 옆으로 밀고 양쪽 무릎을 펴 힙의
     중심은 왼쪽에 두며 샤세 투 레프트 한다.

여자: 오른발을 옆으로 밀고 양쪽 무릎을 펴며
     힙의 중심은 오른쪽에 둔다. 이때 샤세 투
     라이트 한다.

6. 첵 프롬 피피(Check from PP) 1소절

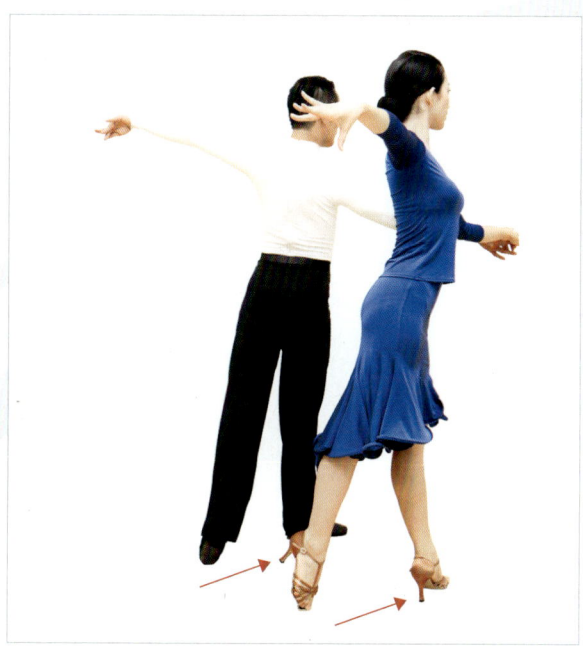

스텝1 카운트 2

남자: 왼쪽으로 1/4(90°) 향하여 오른발을 앞으로 내민다.

여자: 오른쪽으로 1/4(90°) 향하여 왼발을 앞으로 내민다.

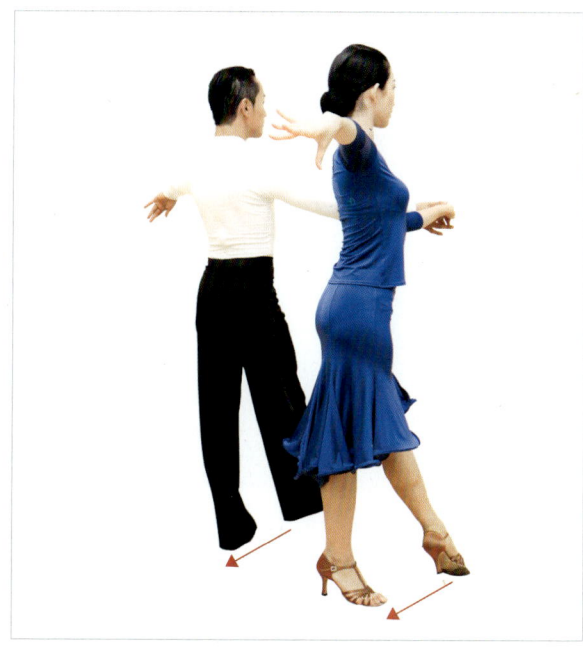

스텝2 카운트 3

남자: 왼발에 체중을 싣는다.
여자: 오른발에 체중을 싣는다.

▶Check Point

남자 오른팔과 여자 왼팔을 앞으로 자연스럽게 들어주고, 팔이 어깨 밑으로 내려오지 않도록 주의한다.

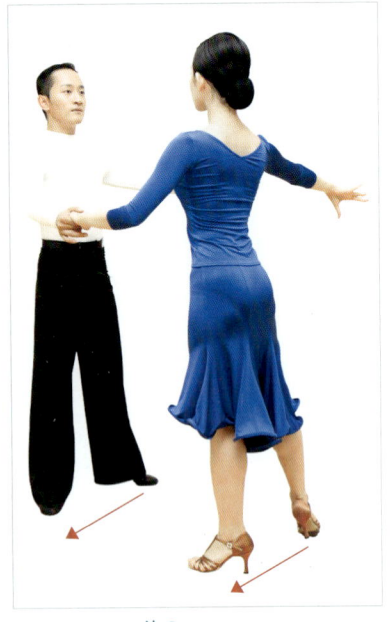

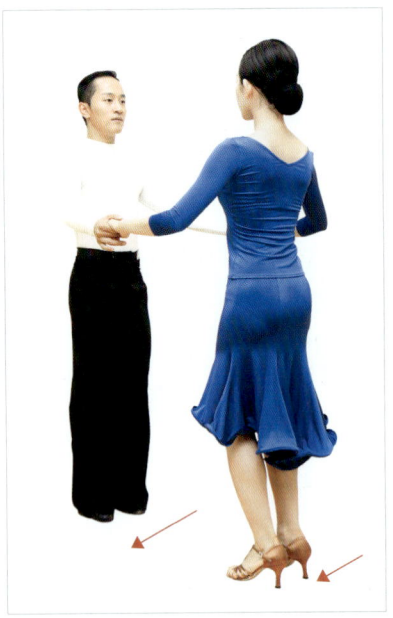

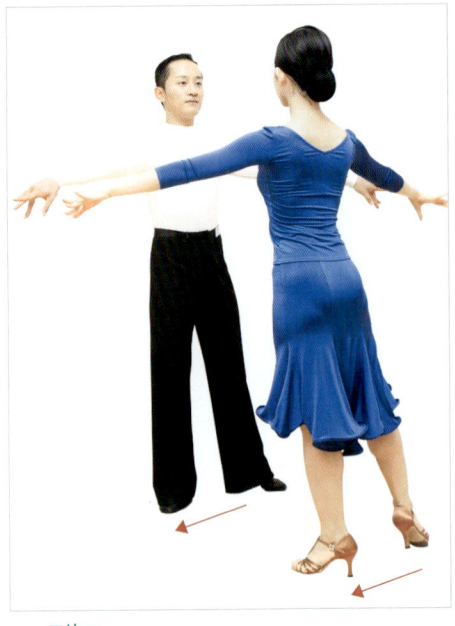

스텝3 카운트 4

남자: 오른발을 옆으로 샤세 투 라이트하고 양쪽 무릎을 편다. 힙의 중심은 오른쪽으로 옮기며 움직이기 시작한다.

여자: 왼발을 옆으로 샤세 투 레프트 하고 양쪽 무릎을 편다. 힙의 중심은 왼쪽으로 옮기며 움직이기 시작한다.

스텝4 카운트 &

남자: 왼발을 반쯤 오른발에 모으고 힙의 중심은 가운데에 두며 샤세 투 라이트 한다.

여자: 오른발을 반쯤 왼발에 모으고 힙의 중심은 가운데에 두며 샤세 투 레프트 한다.

스텝5 카운트 1

남자: 오른빌을 옆으로 밀고 양쪽 무릎을 펴며 힙의 중심은 오른쪽에 둔다. 이때 샤세 투 라이트 한다.

여자: 왼발을 옆으로 밀고 양쪽 무릎을 펴며 힙의 중심은 왼쪽에 둔다. 이때 샤세 투 레프트 한다.

▶Check Point

다음 동작을 위해 잡았던 손을 놓는다.

7. 스팟 턴 투 라이트(Spot Turn to R) 1소절

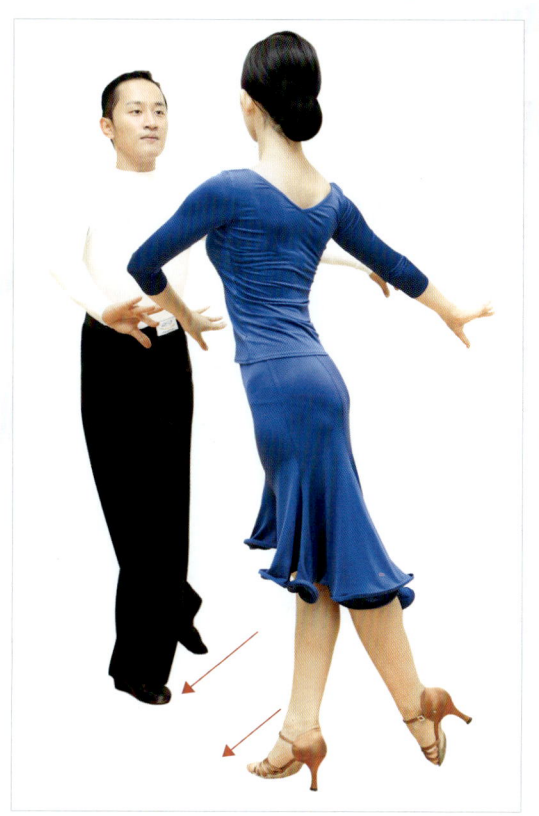 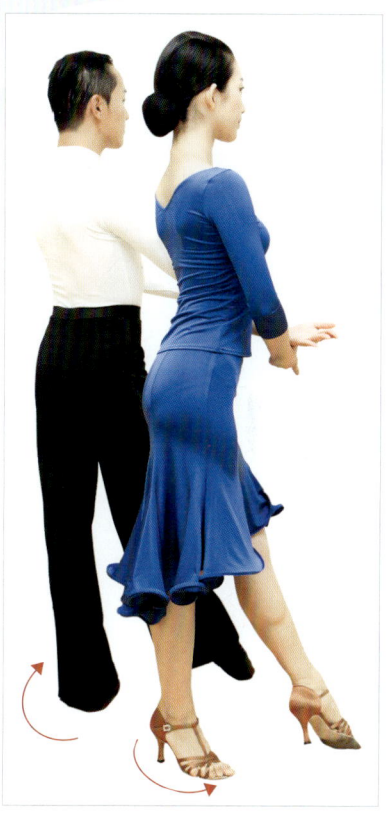

스텝1 카운트 2

남자: 왼발은 몸을 가로질러 앞으로 놓고 왼쪽으로 회전할 준비를 마친다.

여자: 오른발은 몸을 가로질러 앞으로 놓고 왼쪽으로 회전할 준비를 마친다.

&

남자: 왼발을 축으로 반회전한다. 이때 몸의 중심은 왼발에 그대로 둔 채 왼발을 오른발 약간 뒤
옆으로 옮겨 놓는다.

여자: 오른발을 축으로 반회전한다. 이때 몸의 중심은 오른발에 그대로 둔 채 오른발을 왼발 약
간 뒤 옆으로 옮겨 놓는다.

▶Check Point

회전 후 양쪽 무릎을 모두 펴야 한다. 이때 상체가 뒤로 눕히거나 앞으로 기울이지 않도록 균
형을 잡아야 한다. 남녀 발을 일직선에서 가로질러 내민다. 이때 팔동작은 자연스럽게 들어
주고, 어깨가 많이 올라가지 않도록 주의한다. 회전운동이 아니라 워킹을 한다.

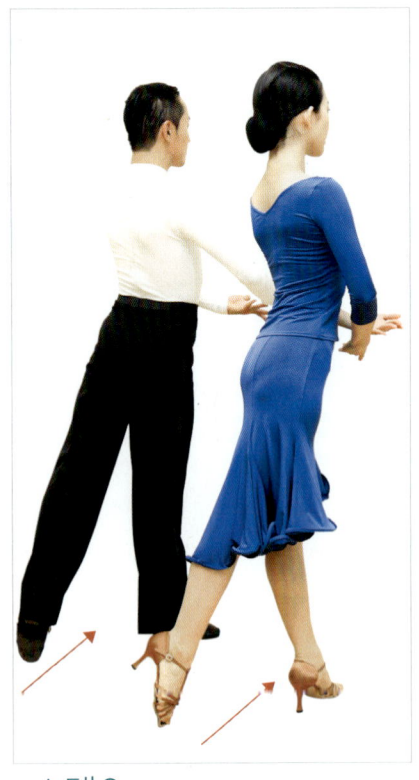

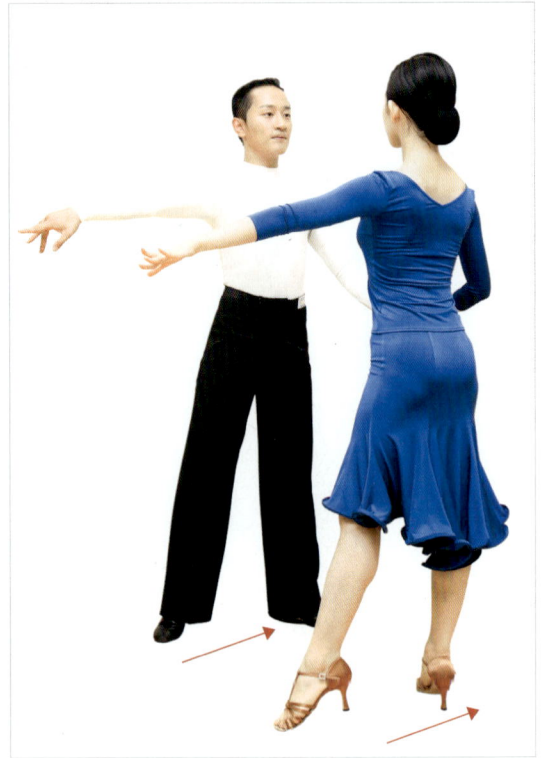

스텝2 카운트 3

남자: 오른발을 제자리에 두고 체중만
   옮긴다.

여자: 왼발을 제자리에 두고 체중만 옮
   긴다.

스텝3 카운트 4

남자: 왼발을 옆으로 밀고, 양쪽 무릎을 펴 힙의 중심은
   왼쪽으로 옮기며 움직이기 시작한다. 이때 샤세
   투 레프트 한다.

여자: 오른발을 옆으로 밀고, 양쪽 무릎을 펴 힙의 중심
   은 오른쪽으로 옮기며 움직이기 시작한다. 이때
   샤세 투 라이트 한다.

▶Check Point

   다음 동작을 위해서 남자 왼손, 여자 오른손을 잡고
   끝낸다.

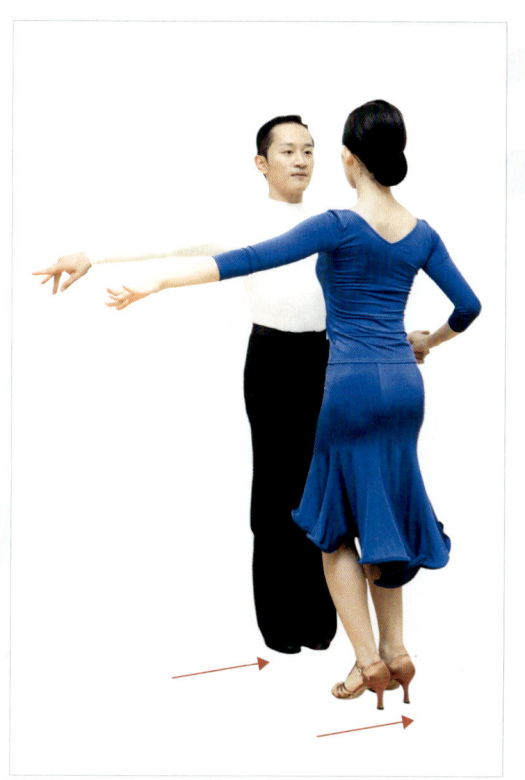

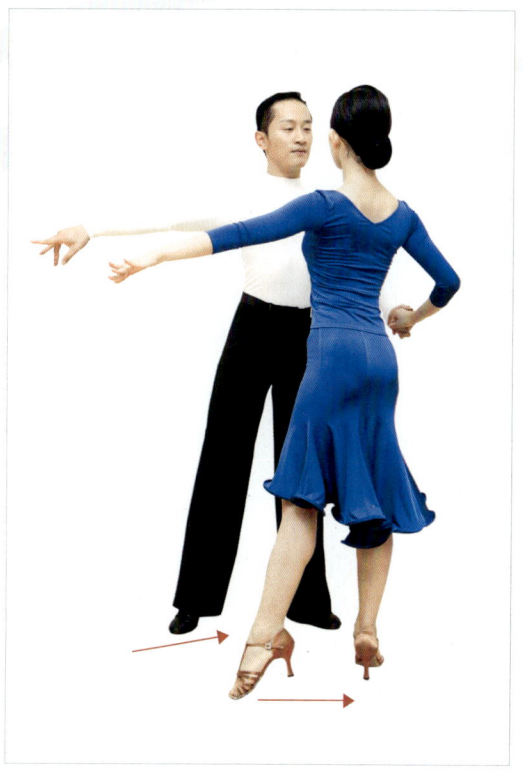

스텝4 카운트 &

남자 : 오른발을 왼발에 반쯤 모은다. 이때 힙의 중
　　　심은 가운데에 둔다.

여자 : 왼발을 오른발에 반쯤 모은다. 이때 힙의 중
　　　심은 가운데에 둔다.

스텝5 카운트 1

남자 : 왼발을 옆으로 밀고 여자와 마주본다. 이때 힙의
　　　중심은 왼쪽에 두고 샤세 투 레프트 한다.

여자 : 오른발을 옆으로 밀고 남자와 마주본다. 이때 힙
　　　의 중심은 오른쪽에 두고 샤세 투 라이트 한다.

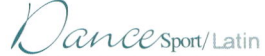

8. 팬(Fan) 1소절

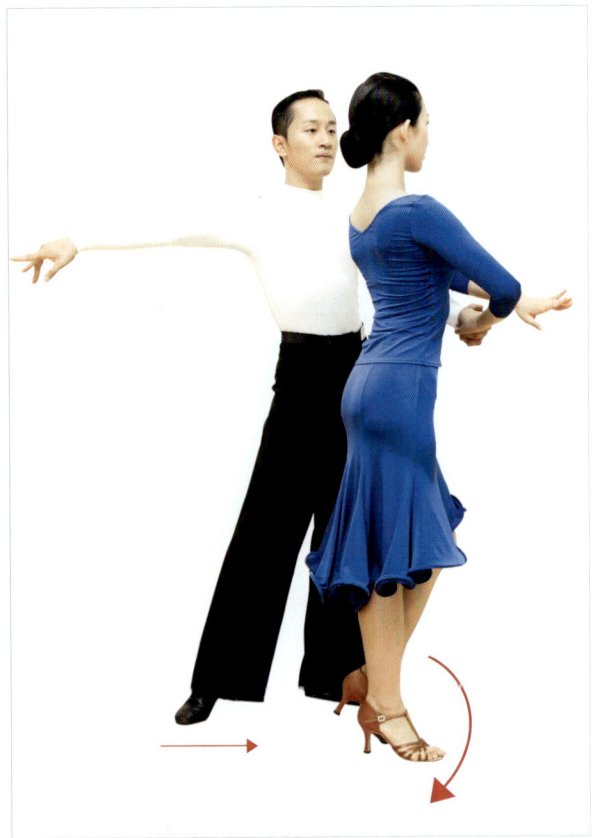

준비자세
남자:왼발에 중심을 두고 여성의 회전을 돕는다.
여자:스위블을 준비한다.

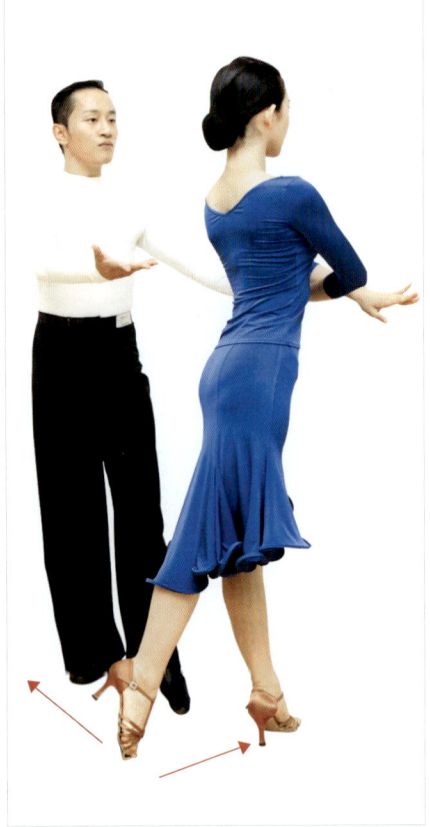

스텝1 카운트 2
남자:오른발을 뒤로 놓고 백워드 웍 한다.
여자:왼발은 몸을 가로질러 앞으로 내딛고
　　　오른쪽으로 1/4(90°) 턴한다.

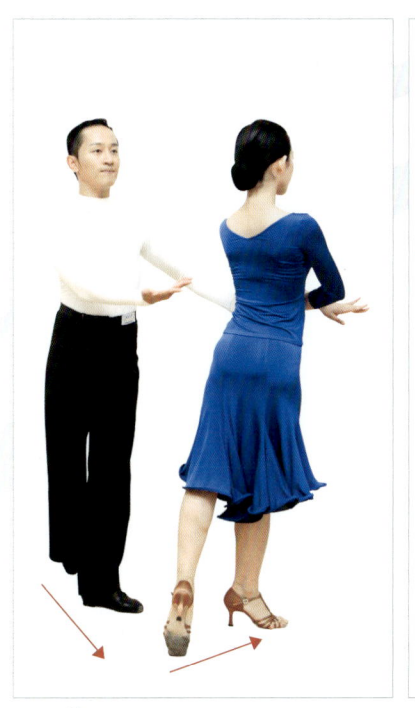 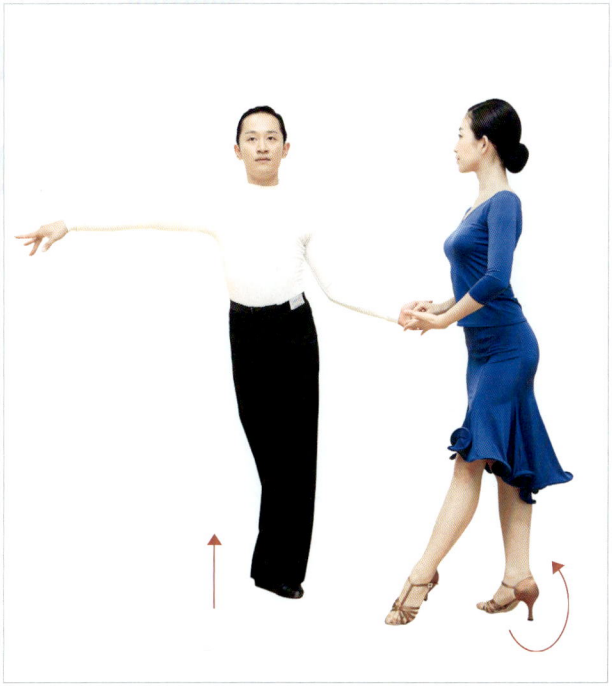

스텝2 카운트 3

남자 : 왼발을 제자리에 두고 체중을 옮긴다.

여자 : 오른발을 앞으로 내민다. 이때 오른발은 왼발 앞으로 가로질러 놓는다.

&

남자 : 왼발을 제자리에 두고 체중을 옮긴다.

여자 : 오른발을 앞으로 내민다. 이때 오른발은 왼발 앞으로 가로질러 놓는다.

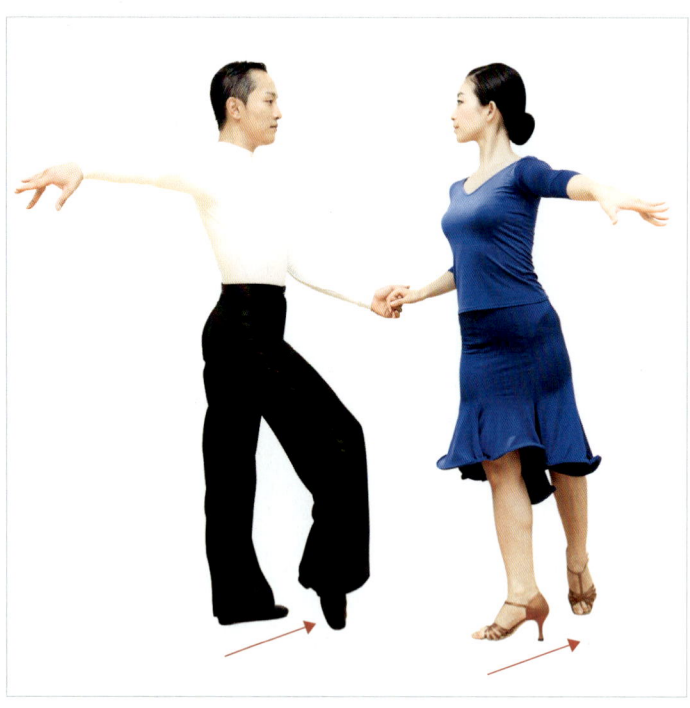

스텝3 카운트 4

남자: 오른발을 좌측 비스듬
히 앞으로 내민다.
여자: 왼발을 뒤로 빼면서
백워드 록 샤세 한다.

▶Check Point

힙 트위스트를 강조한다.
차차차의 오픈 힙 트위스
트에서는 룸바와는 달리
남녀 모두 약간 밸런스를
낮게 유지하여 힙 트위스
트 액션을 강하게 취한다.

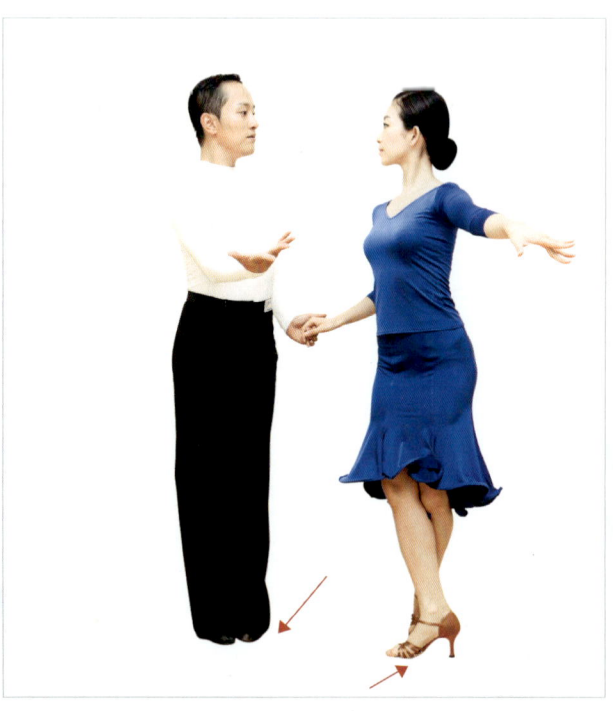

스텝4 카운트 &

남자: 왼발을 오른발에 빈틈 모으고
힙의 중심은 가운데에 둔다.
여자: 오른발을 왼발 앞으로 가로지
르며 록 샤세 한다.

▶Check Point

남자는 여자를 너무 팽팽하게 끌
어당기지 않도록 한다. 여자는 남
자와 엇갈린 후에도 전진웍을 계
속하는 것이 중요하다.

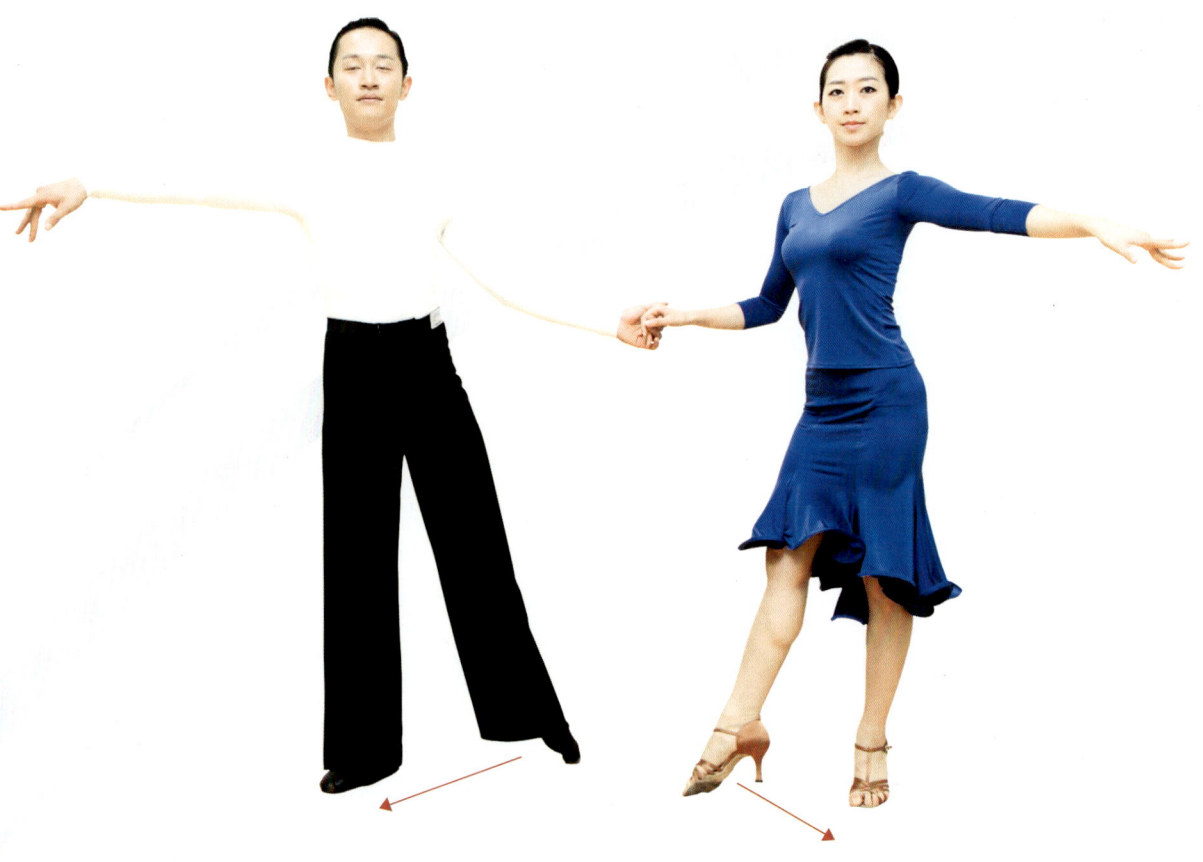

스텝5 카운트 1

남자: 오른발을 옆으로 내밀며 약간 앞으로 벌린다. 이때 힙의 중심은 오른쪽에 둔다.

여자: 왼발을 뒤로 빼면서 백 워드 록 샤세 한다. 이때 힙의 중심은 왼쪽에 둔다.

▶Check Point

여자의 스텝에 주목한다. 여기서는 룸바와 마찬가지로 몸이 너무 벌어지지 않도록 주의한다. 물론 룸바도 마찬가지이지만 차차차에서는 곡의 리듬이 빠르기 때문에 백 밸런스가 되어 몸의 중심이 흐트러지지 않도록 해야 다음 스텝 전진이 쉬워진다.

9. 알레마나(Alemana) 2소절

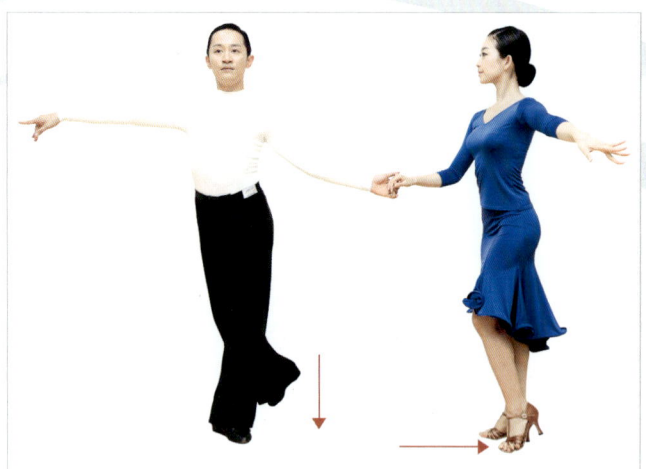

스텝1 카운트 2

남자: 왼발이 앞으로, 첵드 포워드 웍한
다.

여자: 오른발을 왼발에 모으고, 체중을
바꾼다.

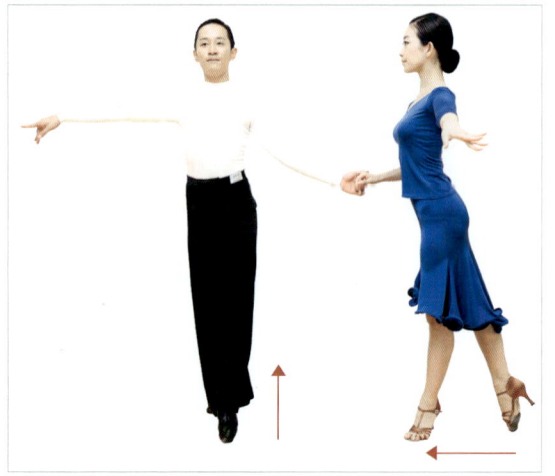

스텝2 카운트 3

남자: 오른발을 제자리에 두고 체중을 옮긴다.

여자: 왼발을 앞으로 내밀면서 포워드 웍 한다.

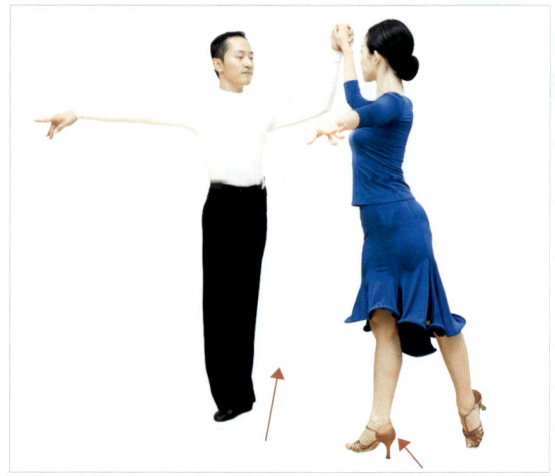

스텝3 카운트 4

남자: 왼발을 오른발 뒤로 뻗는다. 슬립 샤세한다.

여자: 오른발을 앞으로 내밀고 양쪽 무릎을 펴고, 힙의
중심은 오른쪽으로 옮기며 움직이기 시작한다. 이
때 포워드 록 샤세 한다.

▶ Check Point

　　남자는 여자의 잡은 손을 들어 여자가 나아가야 할 방
향으로 신호를 준다.

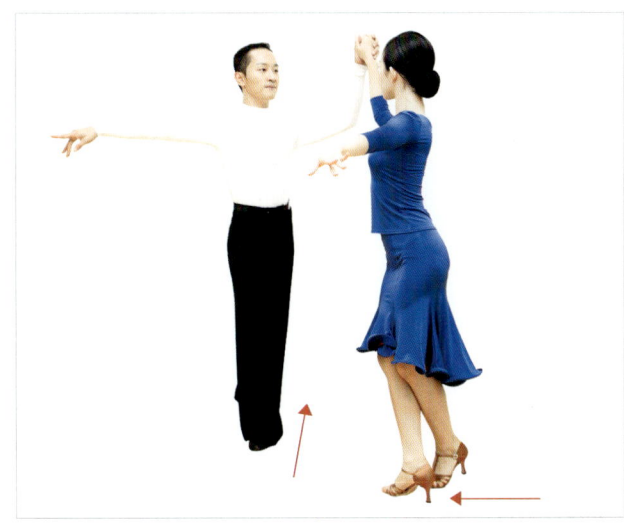

스텝 4 카운트 &
남자: 오른발을 뒤로 반족장 뺀다.
이때 힙의 중심은 가운데에 두
고 슬립 샤세 한다.
여자: 왼발을 오른발 뒤에 가로질러
포워드 록 샤세 한다. 이때 힙
의 중심은 가운데에 둔다.

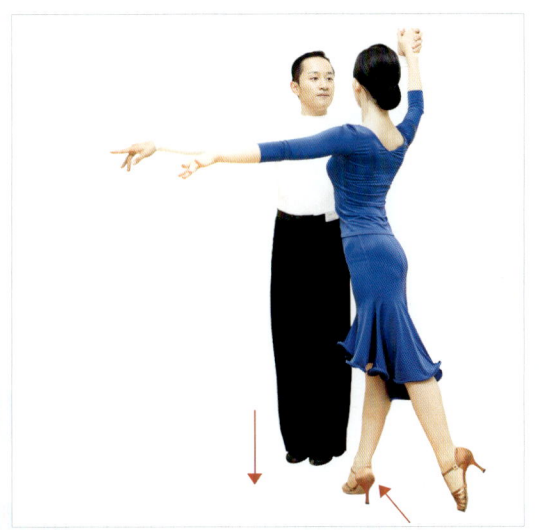

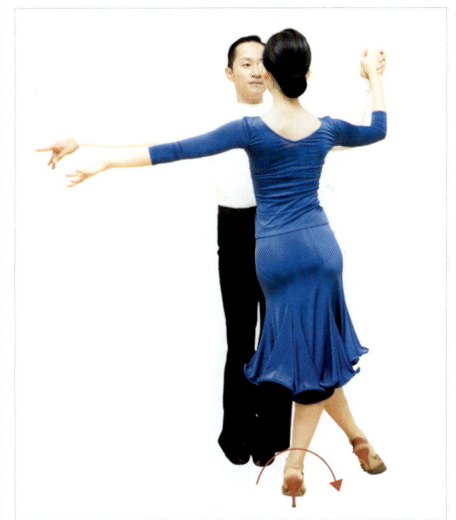

스텝 5 카운트 1
남자: 왼발을 오른발에 반쯤 모으며 슬립 샤세 한다.
여자: 오른발을 앞으로 내밀면서 오른쪽으로 1/8(45°) 턴하며 포워드 록 샤세 한다.
&
남자: 왼발에 체중을 실은 상태에서 여자의 회전을 돕는다.
여자: 왼발을 체중 없이 오른쪽 방향에 비스듬히 찍는다.

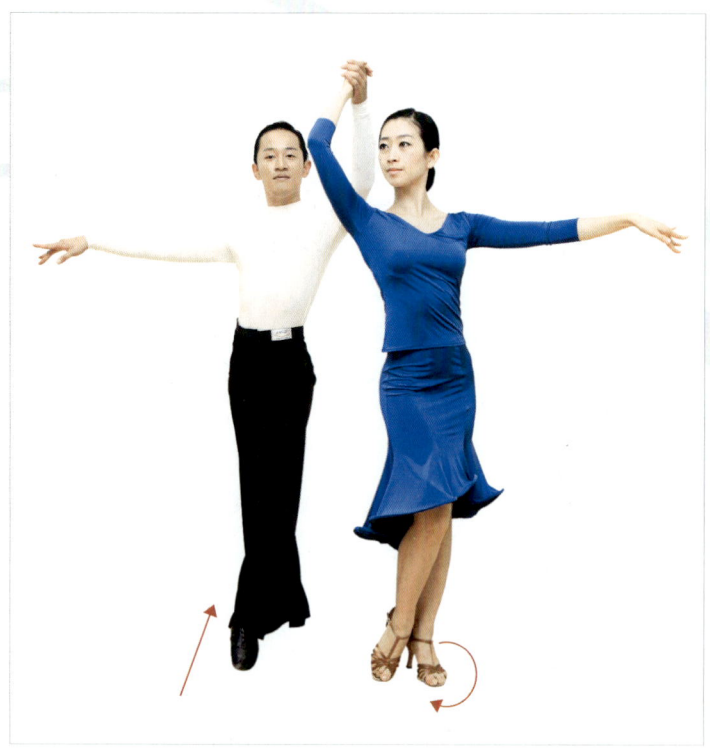

스텝6 카운트 2

남자: 오른발을 뒤로 빼면서
백워드웍한다.

여자: 왼발을 딜레이드 포워
드웍해서 오른쪽으로
3/4(270°) 턴한다.

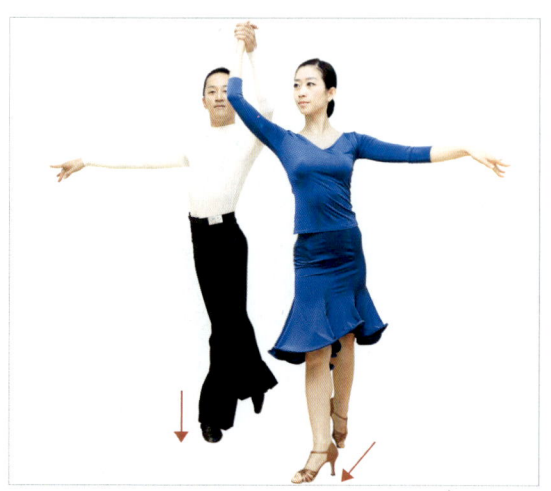 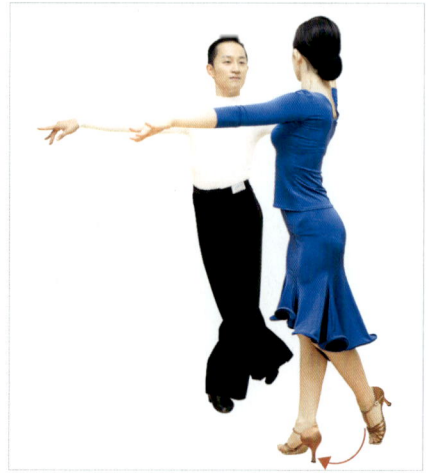

스텝7 카운트 3

남자: 왼발을 제자리에 그대로 두고 체중을 옮긴다.

여자: 오른발을 앞으로 포워드 웍하면서 오른쪽으로 1/4(90°) 스위블(swivel) 한다.

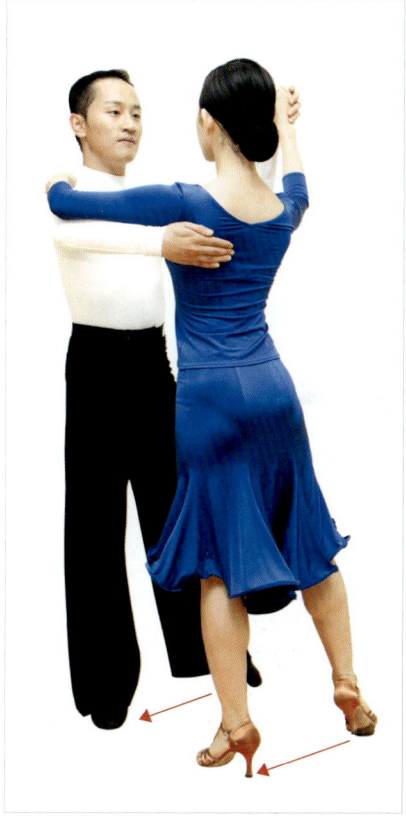 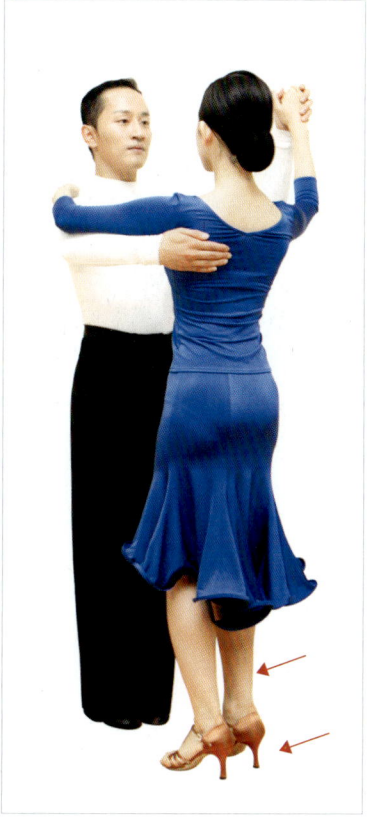 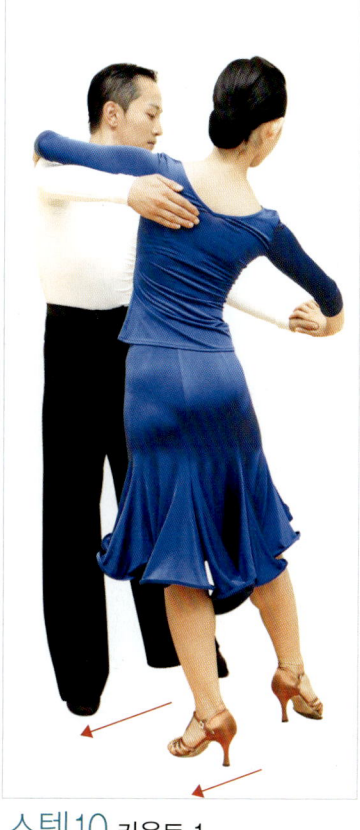

스텝8 카운트 4

남자 : 오른발을 옆으로 샤세 투 라이트하고 **양쪽** 무릎을 펴고 힙의 중심은 오른쪽으로 옮기며 움직이기 시작한다.

여자 : 왼발을 옆으로 샤세 투 레프트하고 양쪽 무릎을 펴고 힙의 중심은 왼쪽으로 옮기며 움직이기 시작한다.

▶Check Point

다음 동작을 위해 서로 마주보며 클로즈 홀드(Close hold)를 한다.

스텝9 카운트 &

남자 : 왼발을 반쯤 오른발에 모으고 힙의 중심은 가운데에 두며 샤세 투 라이트 한다.

여자 : 오른발을 반쯤 왼발에 모으고 힙의 중심은 가운데에 두며 샤세 투 레프트 한다.

스텝10 카운트 1

남자 : 오른발을 옆으로 밀고 양쪽 무릎을 펴며 힙의 중심은 오른쪽에 둔다. 이때 왼쪽으로 스웨이(Sway)한다.

여자 : 왼발을 옆으로 밀고 양쪽 무릎을 펴며 힙의 중심은 왼쪽에 둔다. 샤세 투 레프트 하며 오른쪽으로 스웨이(Sway)한다.

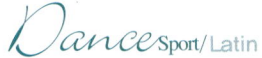

10. 크로스 베이직(Cross Basic) 2소절

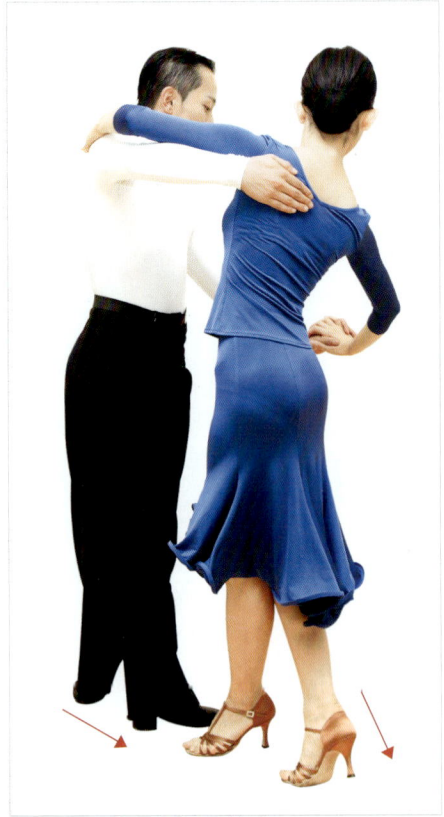

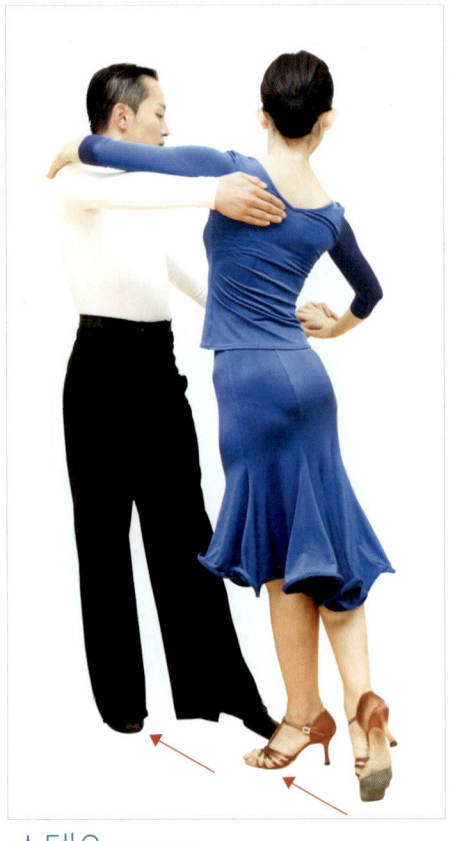

스텝1 카운트 2

남자: 왼발의 힐(Heel) 부분이 오른발의 토
(Toe)에 가깝게 놓는다.

여자: 오른발의 토(Toe) 부분이 왼발의 힐
(Heel)에 가깝게 볼(Ball)로 딛는다.

스텝2 카운트 3

남자: 오른발을 뒤로 짧게 당긴다.

여자: 왼발을 앞으로 짧게 내민다.

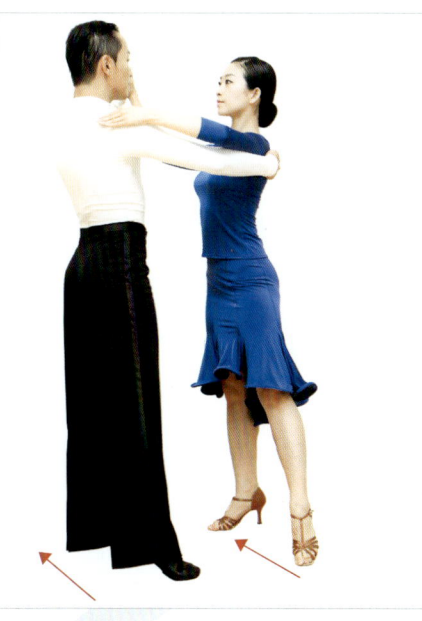

스텝3 카운트 4

남자: 왼발을 옆으로 샤세 투 레프트하면서 왼쪽으로 1/4(90°) 터닝 한다.

여자: 오른발을 옆으로 샤세 투 라이트 하면서 왼쪽으로 1/4(90°) 터닝 한다.

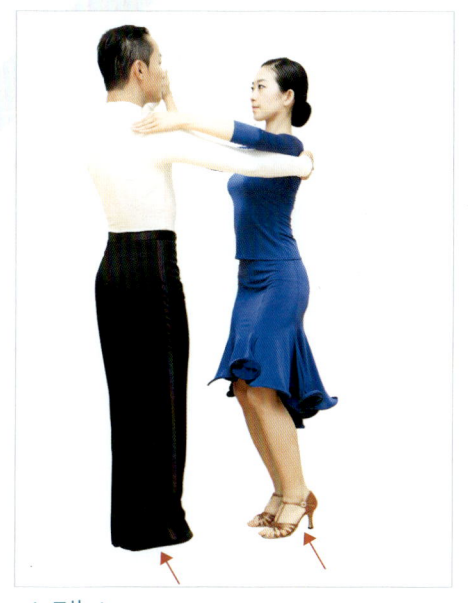

스텝4 카운트 &

남자: 오른발을 반쯤 왼발에 모으고 힙의 중심은 가운데에 둔다. 샤세 투 레프트 하면서 점점 왼쪽으로 터닝 한다.

여자: 왼발을 반쯤 오른발에 모으고 힙의 중심은 가운데에 둔다. 샤세 투 라이트 하면서 점점 왼쪽으로 터닝 한다.

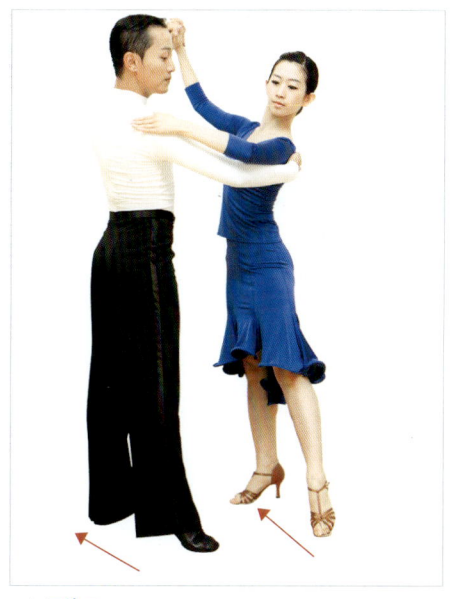

스텝5 카운트 1

남자: 왼발을 옆으로 밀고 양쪽 무릎을 펴며 힙의 중심은 왼쪽에 둔다. 이때 샤세 투 레프트 한다.

여자: 오른발을 옆으로 밀고 양쪽 무릎을 펴며 힙의 중심은 오른쪽에 둔다. 이때 샤세 투 라이트 한다.

▶Check Point

카운트 '1'에 스웨이(sway)를 한다.

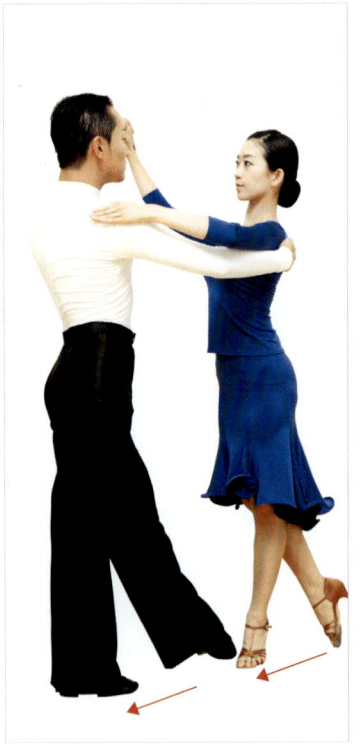

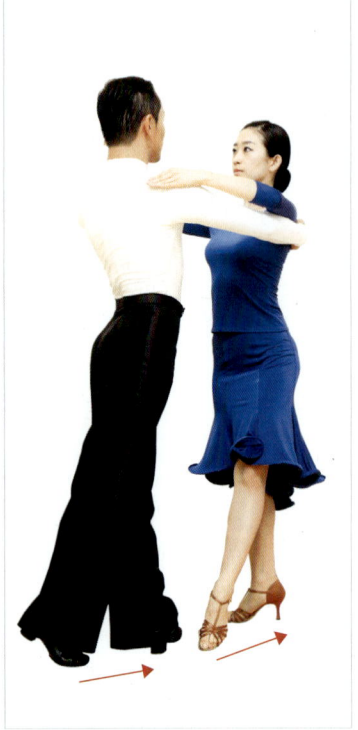

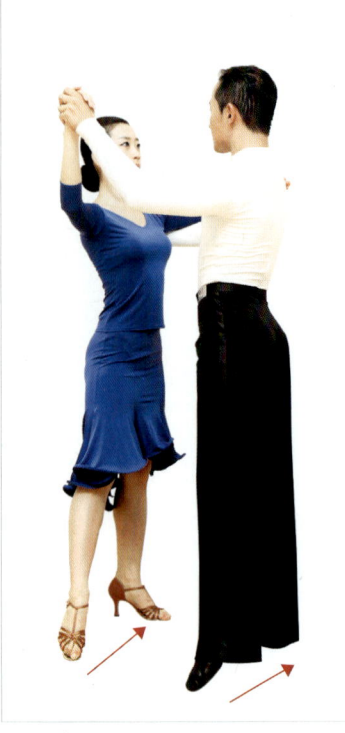

스텝6 카운트 2

남자: 오른발의 토(Toe) 부분이 왼발
　　의 힐(Heel)에 가깝게 볼(Ball)
　　로 딛는다.
여자: 왼발의 힐(Heel) 부분이 오른
　　발의 토(Toe)에 가깝게 놓는
　　다.

스텝7 카운트 3

남자: 왼발을 앞으로 짧게 내민다.
여자: 오른발을 뒤로 짧게 당긴다.

스텝8 카운트 4

남자: 오른발을 옆으로 샤세 투 라이
　　트 하면서 왼쪽으로 1/4(90°)
　　터닝 한다.
여자: 왼발을 옆으로 샤세 투 레프트
　　하면서 왼쪽으로 1/4(90°) 터
　　닝 한다.

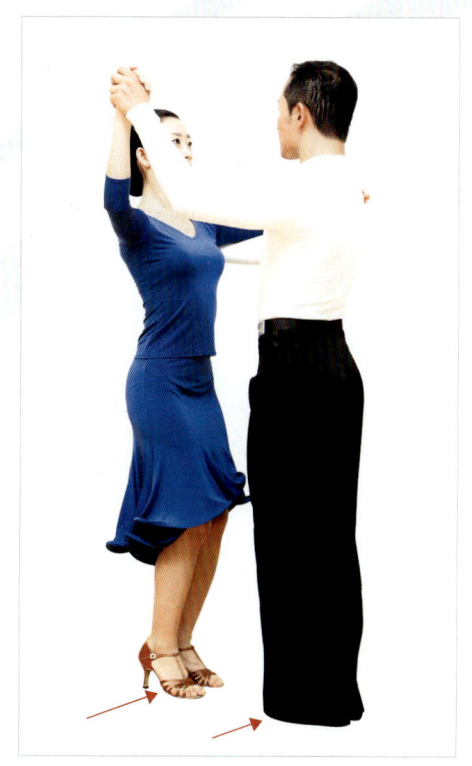 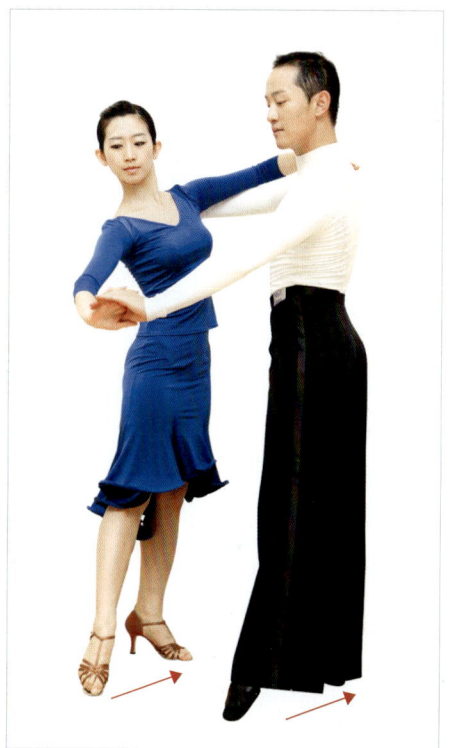

스텝9 카운트 &

남자: 왼발을 반쯤 오른발에 모으고 힙의 중
심은 가운데에 둔다. 샤세 투 라이트 하
면서 점점 왼쪽으로 터닝 한다.

여자: 오른발을 반쯤 왼발에 모으고 힙의 중
심은 가운데에 둔다. 샤세 투 레프트 하
면서 점점 왼쪽으로 터닝 한다.

스텝10 카운트 1

남자: 오른발을 옆으로 밀고 양쪽 무릎을 펴
며 힙의 중심은 오른쪽에 둔다. 이때 샤
세 투 라이트 한다.

여자: 왼발을 옆으로 밀고 양쪽 무릎을 펴며
힙의 중심은 왼쪽에 둔다. 이때 샤세 투
레프트 한다.

▶ Check Point

카운트 '1'에 스웨이(sway)를 한다.

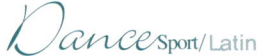

11. 스파이럴(Spiral) 2소절

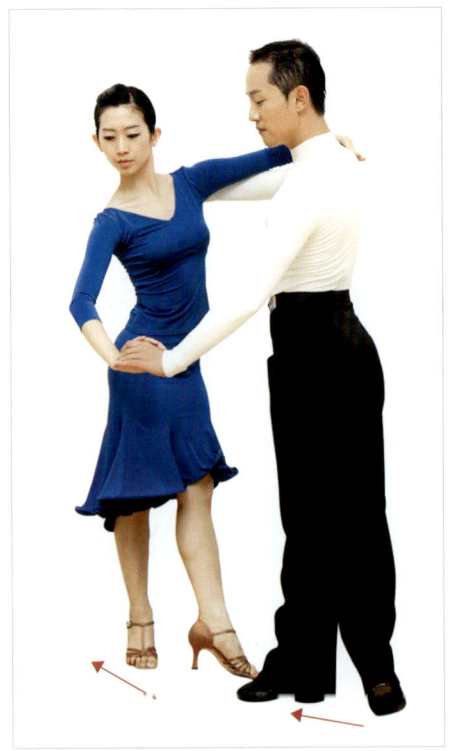

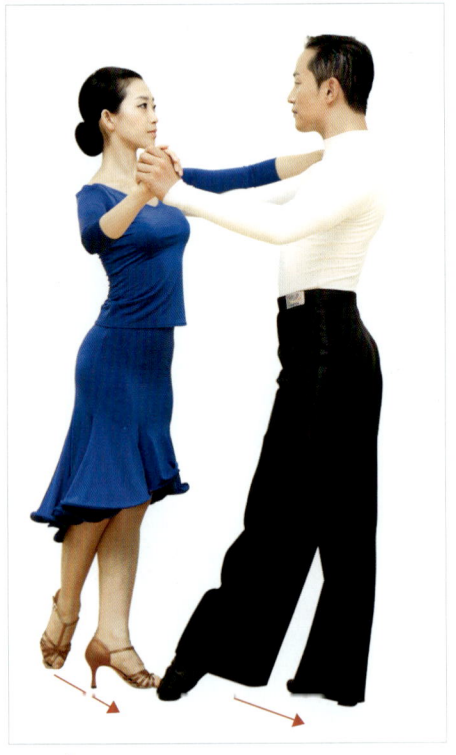

스텝1 카운트 2

남자: 왼발을 앞으로 하고 첵드 포워드 웍
한다.

여자: 오른발을 뒤로 하고 첵드 백워드 웍
한다.

스텝2 카운트 3

남자: 오른발에 체중을 싣고 이동한다.

여자: 왼발에 체중을 싣고 이동한다.

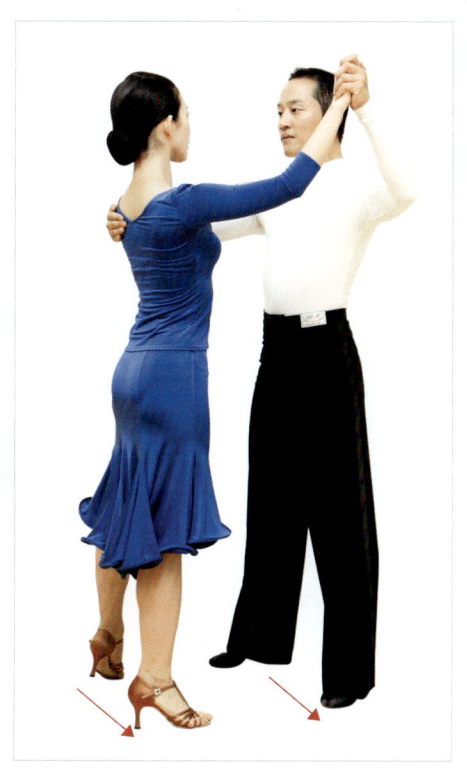 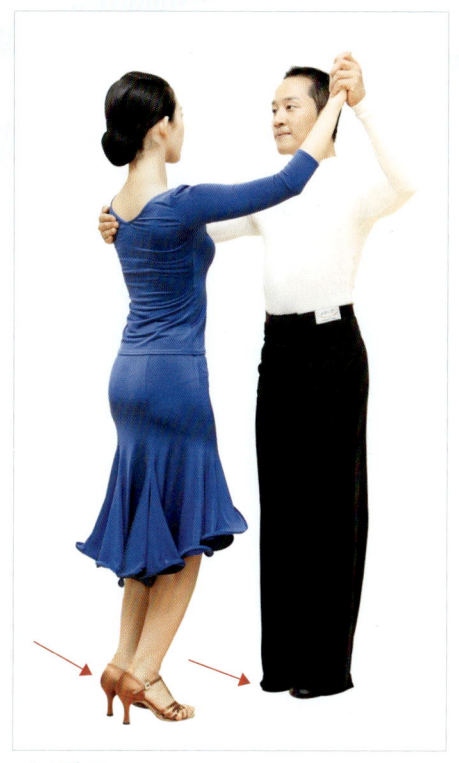

스텝3 카운트 4

남자: 왼발을 옆으로 샤세 투 레프트 하고 양
　　 쪽 무릎을 펴고 힙의 중심은 왼쪽으로
　　 옮기며 움직이기 시작한다.

여자: 오른발을 옆으로 샤세 투 라이트 하고
　　 양쪽 무릎을 펴고 힙의 중심은 오른쪽
　　 으로 옮기며 움직이기 시작한다.

스텝4 카운트 &

남자: 오른발을 반쯤 왼발에 모으고 힙의 중
　　 심은 가운데에 둔다. 이때 샤세 투 레프
　　 트 한다.

여자: 왼발을 반쯤 오른발에 모으고 힙의 중
　　 심은 가운데에 둔다. 이때 샤세 투 라이
　　 트 한다.

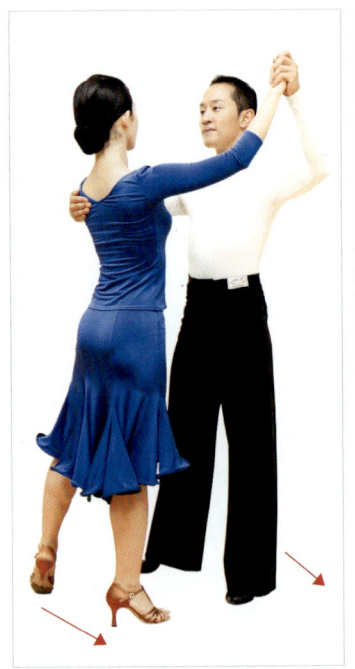
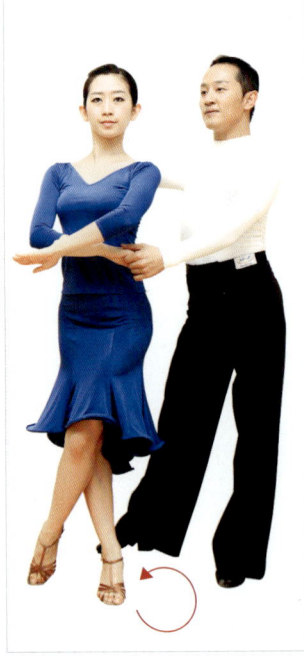

스텝5 카운트 1

남자: 왼발을 옆으로 밀고 양쪽 무릎을 펴며 힙의 중심은 왼쪽에 둔다. 이때 샤세 투 레프트 한다.

여자: 오른발을 옆으로 밀고 양쪽 무릎을 펴며 힙의 중심은 오른쪽에 둔다.

&

남자: 왼발에 완전히 체중을 싣는다. 이때 손을 올렸다 내려주며 여자의 턴을 돕는다.

여자: 오른발에 체중을 실으면서 왼쪽으로 3/4(270°) 턴을 마친 후 왼발은 체중없이 오른발 앞에 교차되어 있다.

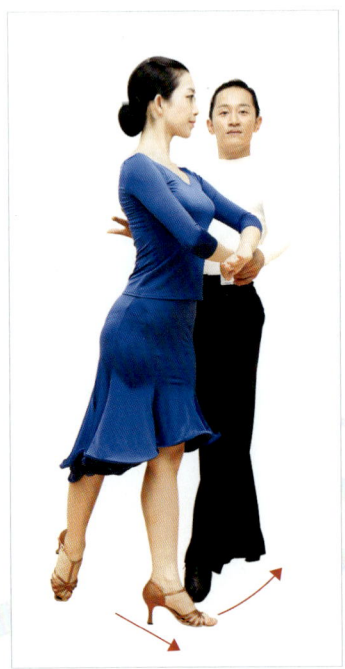

스텝6 카운트 2

남자: 오른발을 뒤로 놓고 백워드 웍 한다.

여자: 왼발은 몸을 가로질러 앞으로 내밀고 1/4(90°) 오른쪽으로 턴하며 포워드 웍 한다.

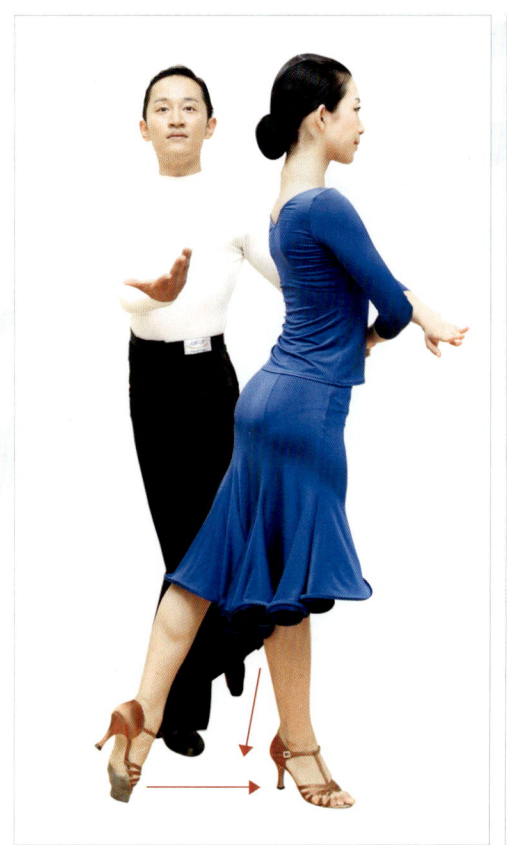 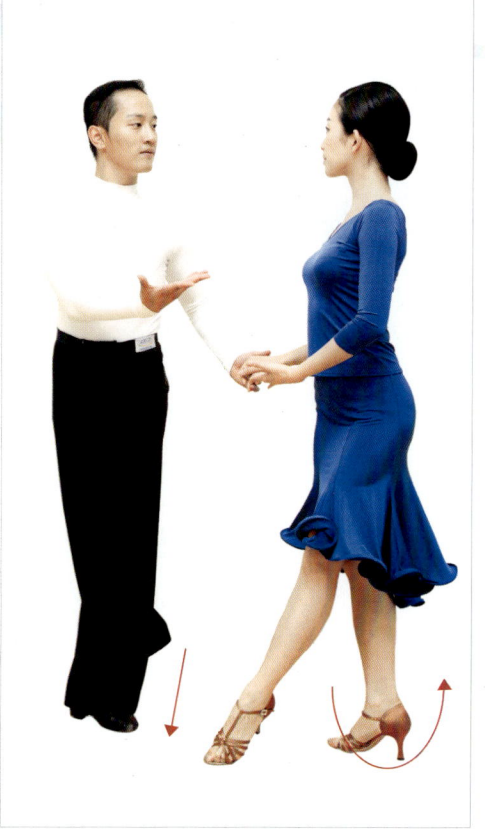

스텝7 카운트 3

남자 : 왼발을 제자리에 두고 체중을 옮긴다.

여자 : 오른발을 앞으로 내민다. 이때 오른발은 왼발 앞으로 가로질러 놓는다.

&

남자 : 왼발에 체중을 실은 상태에서 여자 쪽을 향한다.

여자 : 3/8(135°)을 왼쪽으로 오른발이 뒤로, 약간 옆으로 포워드 웍 터닝 한다.

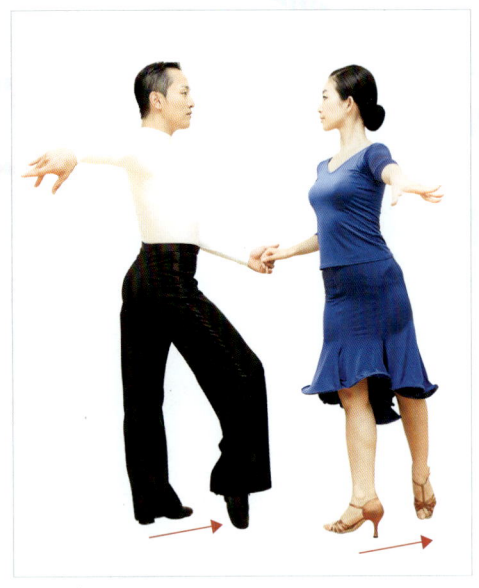

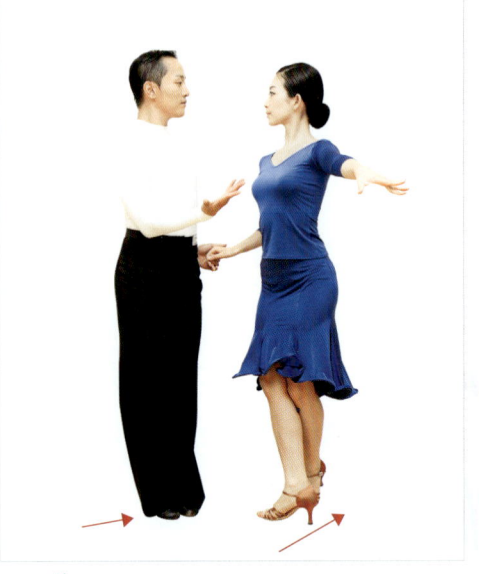

스텝8 카운트 4
남자 : 오른발을 좌측 비스듬히 앞으로 내민다.
여자 : 왼발을 뒤로 빼면서 백워드 록 샤세 한다.

스텝9 카운트 &
남자 : 왼발을 오른발에 반쯤 모으고 힙의 중심은
　　　가운데에 둔다.
여자 : 오른발을 왼발 앞으로 가로지르며 록 샤세
　　　한다.

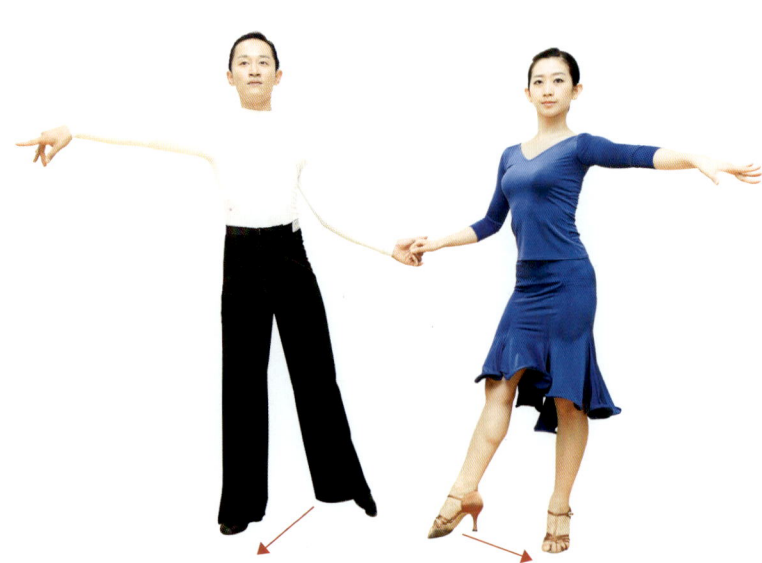

스텝10 카운트 1
남자 : 오른발을 옆으로 내밀
　　　고 약간 옆으로 벌린
　　　다. 이때 힙의 중심은
　　　오른쪽에 둔다.
여자 : 왼발을 뒤로 빼면서
　　　백 워드 록 샤세 한다.
　　　이때 힙의 중심은 왼
　　　쪽에 둔다.

12. 하키 스틱(Hockey Stick) 2소절

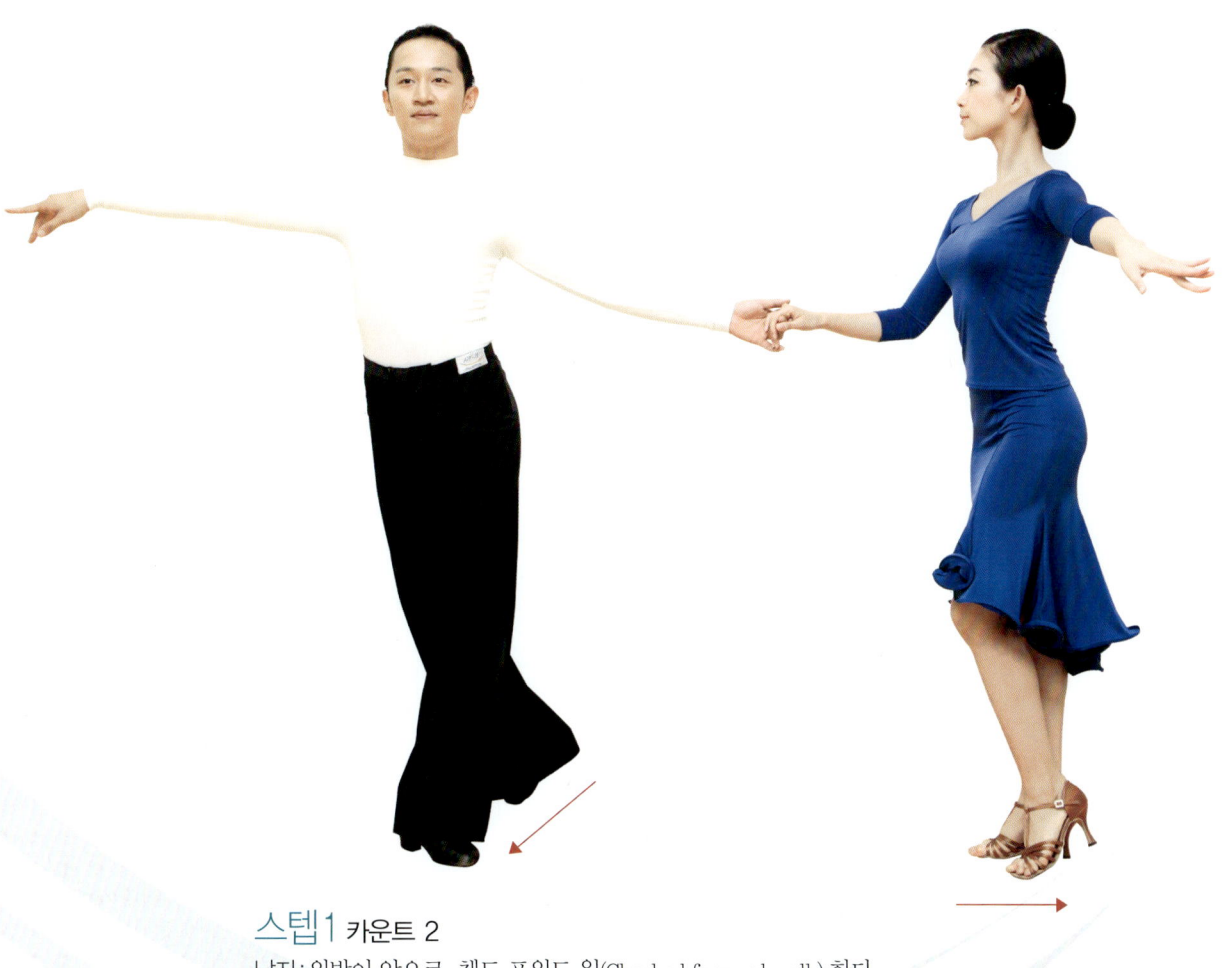

스텝1 카운트 2

남자: 왼발이 앞으로, 첵드 포워드 웍(Checked forward walk) 한다.

여자: 오른발을 왼발에 모으고, 체중을 바꾼다.

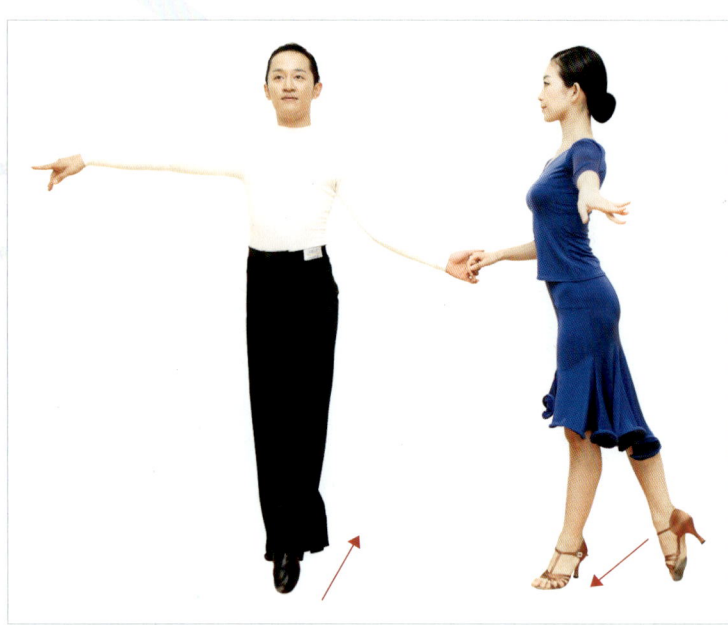

스텝2 카운트 3

남자 : 오른발을 제자리
　　　에 두고 체중을
　　　옮긴다.
여자 : 왼발을 앞으로 내
　　　밀면서 포워드 웍
　　　한다.

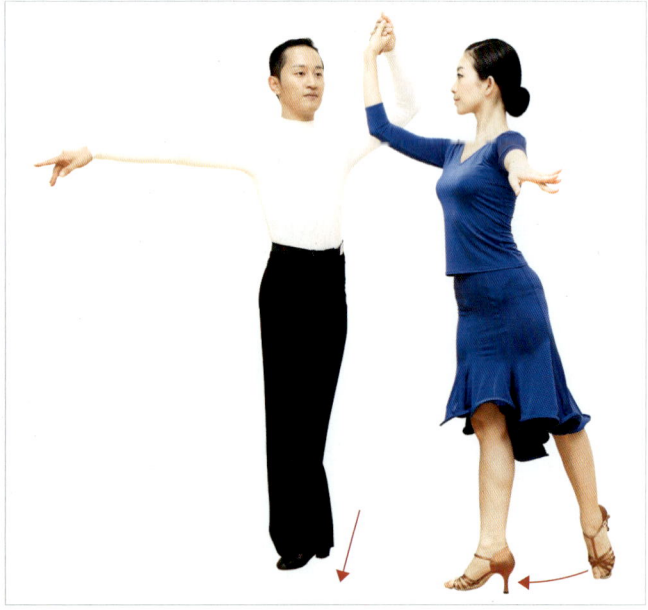

스텝3 카운트 4

남자 : 왼발을 오른발 뒤로 뻗는
　　　며 슬립 샤세(Slip Chasse)
　　　한다.
여자 : 오른발을 앞으로 내밀어,
　　　양쪽 무릎을 펴고 힙의 중
　　　심은 오른쪽으로 옮기며
　　　움직이기 시작한다. 이때
　　　포워드 록 샤세 한다.

▶Check Point

남자는 여자의 잡은 손을 들
어 여자가 나아가야 할 방향
으로 신호를 준다.

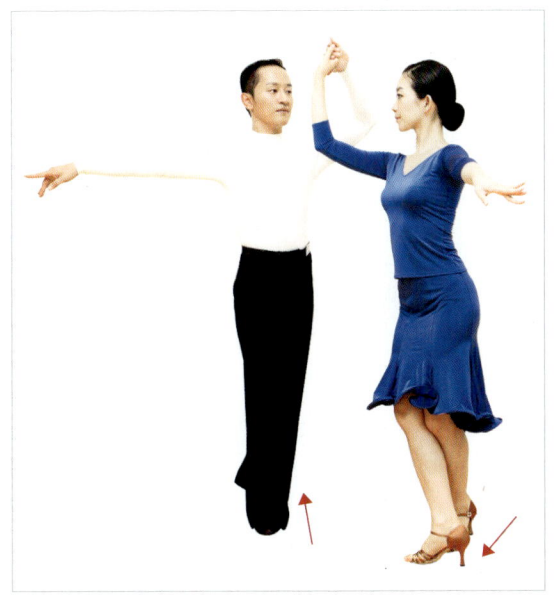

스텝4 카운트 &

남자: 오른발을 뒤로 반족장 뺀다. 이때 힙
　　　의 중심은 가운데에 두며 슬립 샤세
　　　한다.

여자: 왼발을 오른발 뒤에 가로질러 포워드
　　　록 샤세 한다. 이때 힙의 중심은 가운
　　　데에 둔다.

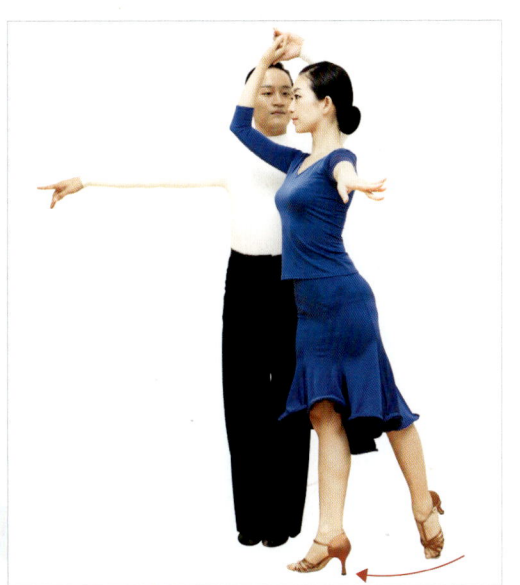

스텝5 카운트 1

남자: 왼발을 오른발에 반쯤 모으고. 슬립 샤세
　　　한다.

여자: 오른발을 앞으로 내밀면서 포워드 록 샤세
　　　한다.

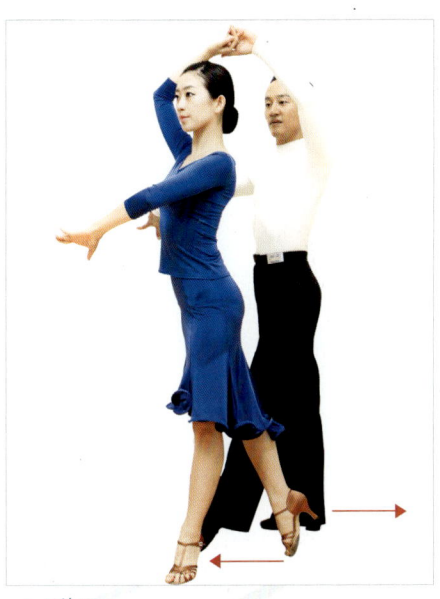

스텝6 카운트 2

남자: 오른발을 뒤로 빼면서 백워드 워킹 한다.

여자: 왼발을 앞으로 내밀면서 양쪽 무릎은
　　　펴고, 힙의 중심은 왼쪽에 두며 포워드
　　　워크 한다.

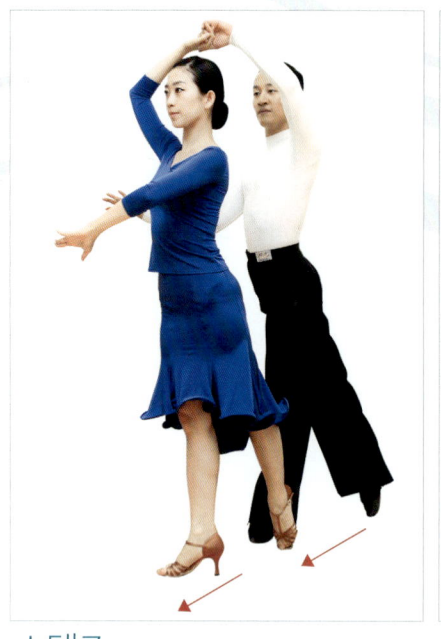
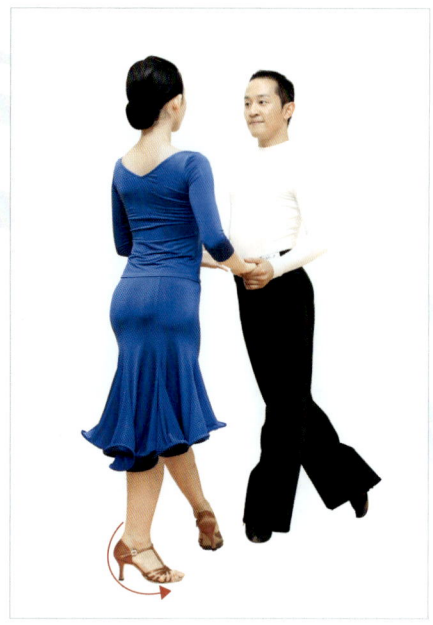

스텝7 카운트 3 &

남자: 왼발을 제자리에 그대로 두고 체중을 옮긴다.
여자: 오른발을 왼발 앞으로 가로질러 놓
   으며 포워드 웍 터닝 한다.

▶Check Point

   여자가 회전이 다 끝날때까지 남자는
   왼발에 체중을 옮긴 상태로 기다린다.

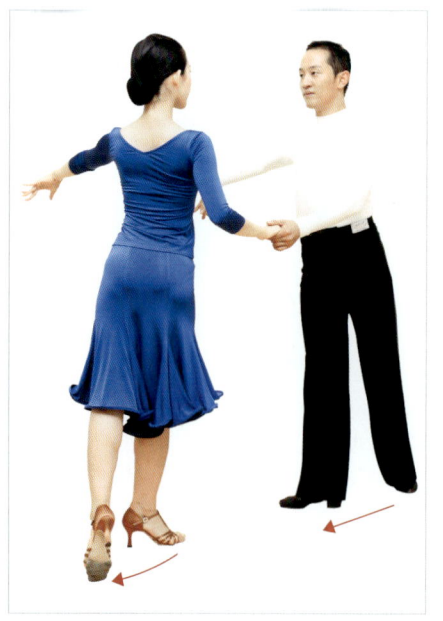

스텝8 카운트 4

남자: 오른발을 앞으로 양쪽 무릎을 펴고, 힙
   의 중심은 오른쪽으로 옮기며 움직이
   기 시작한다. 이때 포워드 록 샤세 한
   다.
여자: 왼발을 뒤로 빼면서 백워드 록 샤세 한
   다.

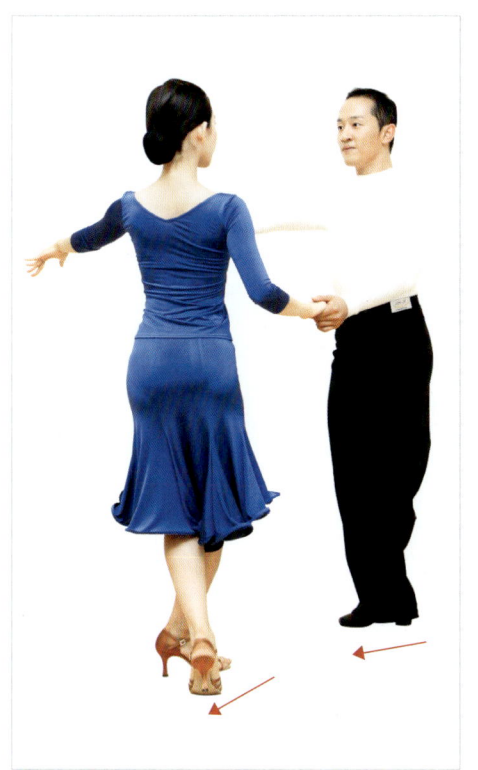

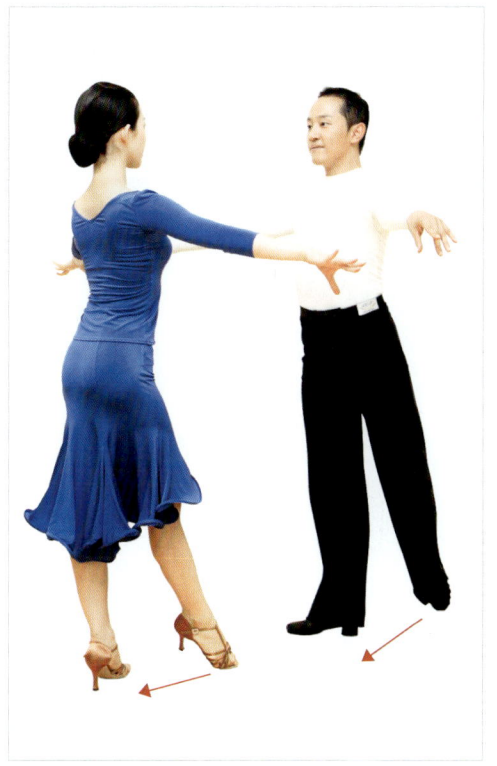

스텝9 카운트 &

남자: 왼발을 오른발 뒤로 가로질러 놓고 힙의
　　　중심은 가운데에 둔다. 이때 포워드 록 샤
　　　세 한다.

여자: 오른발을 왼발 앞으로 가로질러 놓고 힙의
　　　중심은 가운데에 둔다. 이때 백워드 록 샤
　　　세 한다.

스텝10 카운트 1

남자: 오른발을 앞으로 내밀고, 힙의 중심은 오른
　　　쪽에 둔다. 이때 포워드 록 샤세 한다.

여자: 왼발을 뒤로 빼고 힙의 중심은 왼쪽에 두며
　　　백워드 록 샤세 한다.

▶Check Point

　다음 동작을 위해 잡았던 손을 놓는다.

13. 오픈 베이직(Open Basic) 2소절

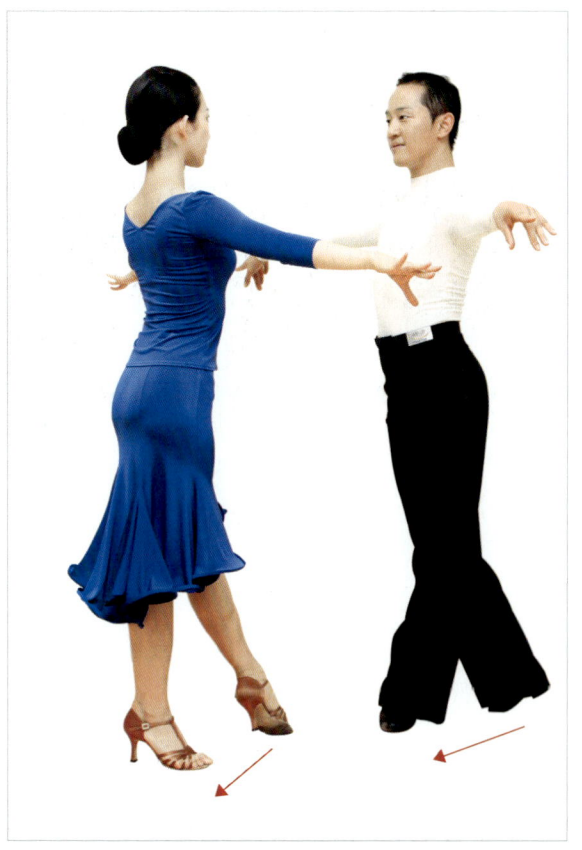

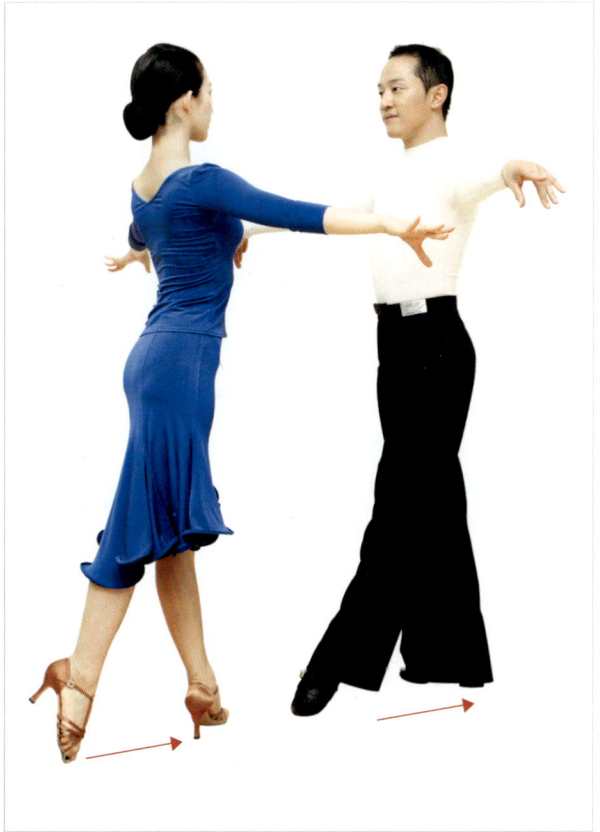

스텝1 카운트 2
남자: 왼발을 앞으로 내밀고 첵드 포워드 웍
　　을 한다.
여자: 오른발을 뒤로 빼면서 첵드 백워드 웍
　　을 한다.

스텝2 카운트 3
남자: 오른발에 체중을 이동한다.
여자: 왼발에 체중을 이동한다.

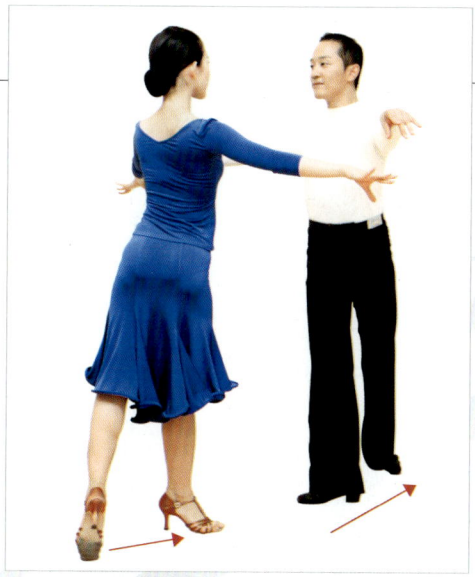 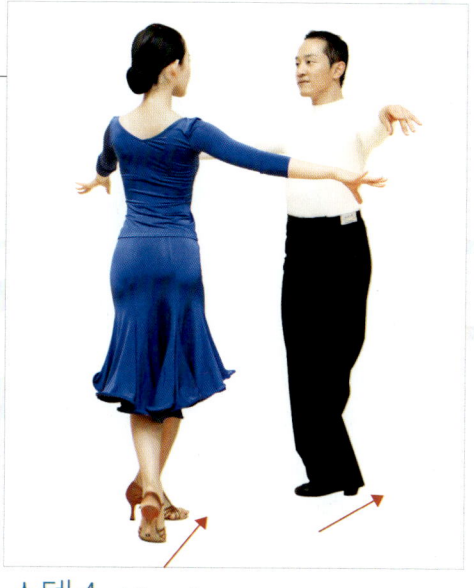

스텝3 카운트 4

남자: 발끝을 밖으로 향하여 왼발을 뒤로 빼면서 양쪽 무릎을 펴 힙의 중심은 왼쪽으로 옮기며 움직이기 시작한다.

여자: 오른발을 앞으로 향하고 양쪽 무릎을 편다. 힙의 중심은 오른쪽으로 옮기며 움직이기 시작한다.

스텝4 카운트 &

남자: 오른발을 뒤로 가로질러 놓고 힙의 중심은 가운데에 둔다. 이때 포워드 록샤세를 한다.

여자: 왼발을 오른발 뒤로 가로질러 포워드 록샤세하며 양쪽 무릎을 구부린다. 이때 힙의 중심은 가운데에 둔다.

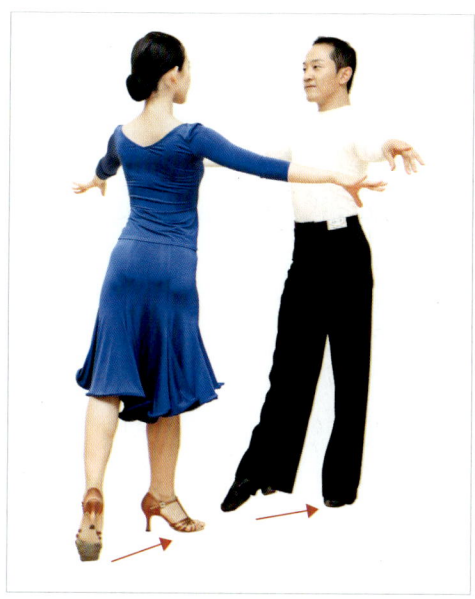

스텝5 카운트 1

남자: 왼발을 뒤로 빼면서 양쪽 무릎을 펴고, 힙의 중심은 왼쪽에 둔다.

여자: 오른발을 앞으로 빼면서 양쪽 무릎을 펴고, 힙의 중심은 오른쪽에 둔다.

▶Check Point

스텝 3, 4, 5에서 남자는 백워드 록 샤세, 여자는 포워드 록 샤세를 한다.

숄더리드(Shoulder Lead) – 포워드 또는 백워드 록 샤세를 할 때 손을 잡지 않고 자연스러운 스텝을 하기 위해 어깨로 리드를 한다. 이때 동작은 과장되지 않아야 하며, 후행 스텝에서는 숄더 리드를 하지 않는다.

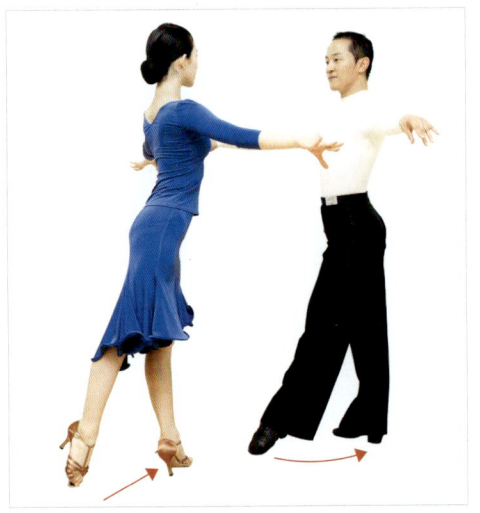

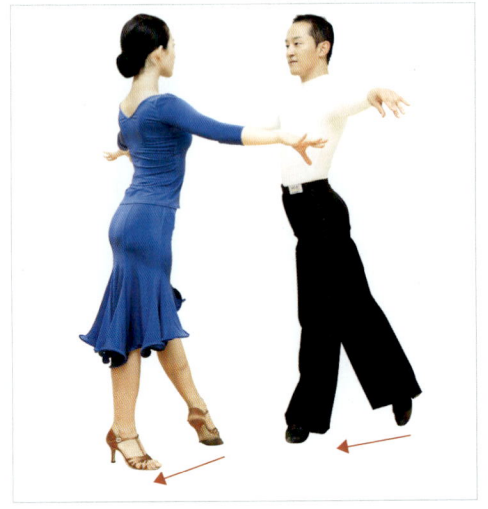

스텝6 카운트 2

남자: 오른발을 뒤로 뺀다.

여자: 왼발을 앞으로 내민다.

스텝7 카운트 3

남자: 왼발에 체중을 실으면서 이동한다.

여자: 오른발에 체중을 실으면서 이동한다.

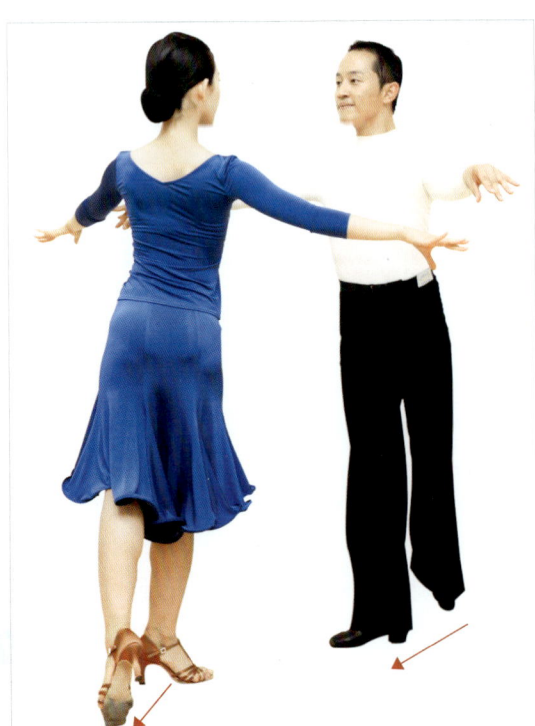

스텝8 카운트 4

남자: 오른발을 앞으로 내밀어 무릎을 펴고
　　　힙의 중심을 오른쪽으로 옮기며 움직
　　　이기 시작한다.

여자: 발끝을 밖으로 놓고 왼발을 뒤로 빼고
　　　왼쪽 무릎을 펴면서 힙의 중심은 왼쪽
　　　으로 옮기며 움직이기 시작한다.

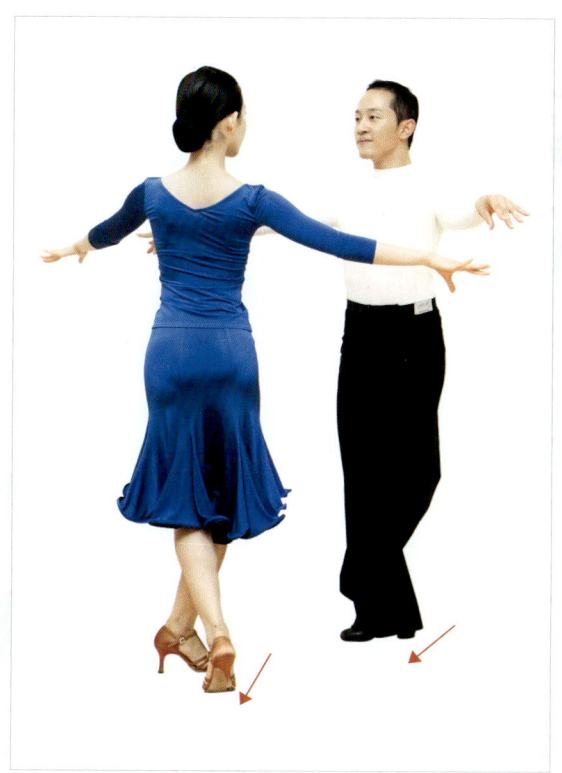

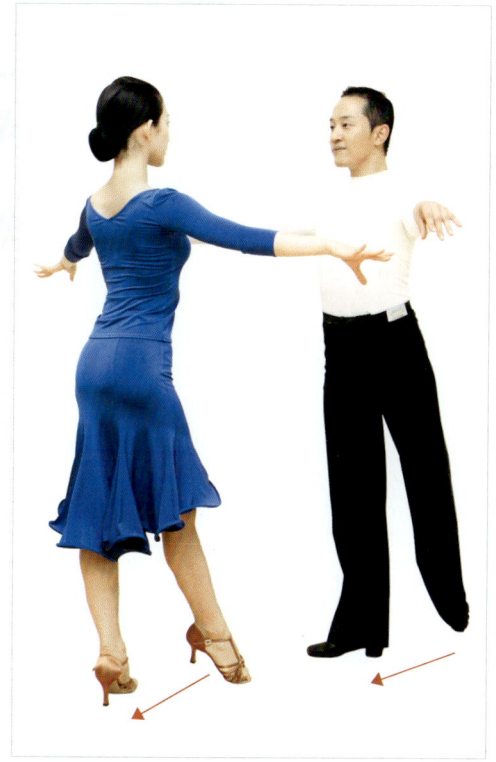

스텝9 카운트 &

남자: 왼발이 오른발 뒤를 가로질러 라틴 크로스
  하고 양쪽 무릎을 구부리면서 힙의 중심은
  가운데에 둔다.

여자: 오른발이 왼발 앞을 가로질러 라틴 크로스
  하고 양쪽 무릎을 구부리면서 힙의 중심을
  가운데에 둔다.

스텝10 카운트 1

남자: 오른발을 앞으로 양쪽 무릎을 펴고 힙의
  중심을 오른쪽에 위치한다.

여자: 왼발을 뒤로, 양쪽 무릎을 펴고 힙의 중심
  은 왼쪽에 둔다.

▶Check Point

  스텝 8, 9, 10에서 남자는 포워드 록샤세 여자
는 백워드 록 샤세를 한다.

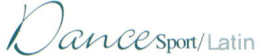

14. 풋 체인지(Foot Change) 1소절

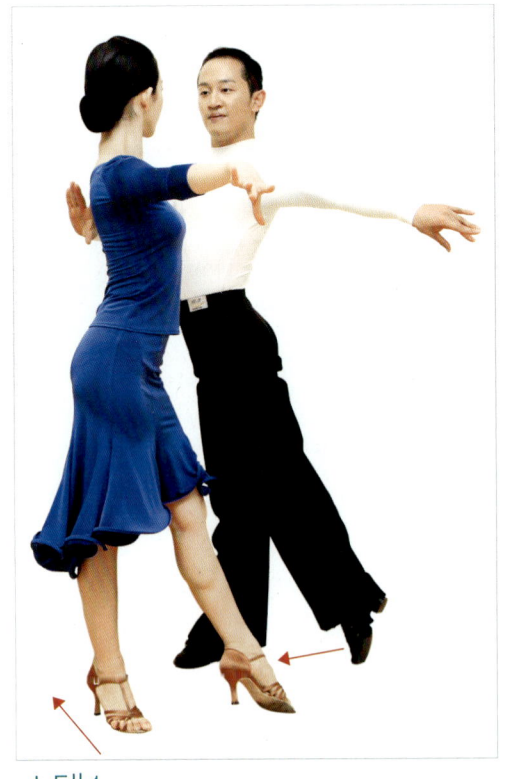

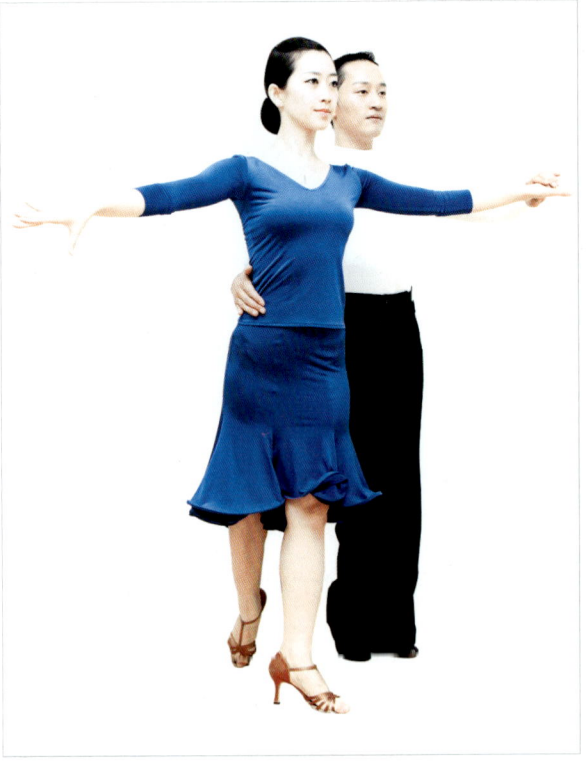

스텝1 카운트 2

남자 : 왼발을 앞으로 내밀고 양쪽 무릎을 펴고 힙의
　　　 중심을 왼쪽으로 옮기며 움직이기 시작한다.

여자 : 오른발을 뒤로 빼면서 첵드 백워드 웍을 한
　　　 다.

▶Check Point

　 남자는 여자의 왼쪽으로 약간 비켜서듯 액션을
취한다.

　 여자는 남자가 액션을 쉽게 할 수 있도록 왼쪽
팔을 내려 길을 비켜준다.

스텝2 카운트 3

남자 : 왼발을 그대로 두고 오른발을 체
　　　 중 없이 왼발 옆에 모아 찍으면서
　　　 오른쪽으로 1/2(180°) 턴한다.

여자 : 왼발에 체중을 이동한다.

▶Check Point

　 남자는 여자 왼쪽으로 서서 왼손을 잡
는다.

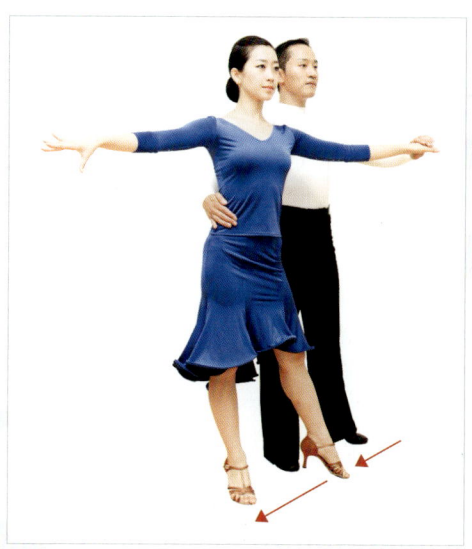

스텝3 카운트 4

남자: 오른발을 옆으로 샤세 투 라이트 하고 양쪽 무릎을 편다. 힙의 중심은 오른쪽으로 옮기며 움직이기 시작한다.

여자: 오른발을 옆으로 샤세 투 라이트 하고 양쪽 무릎을 편다. 힙의 중심은 오른쪽으로 옮기며 움직이기 시작한다.

▶Check Point

남녀가 섀도우 포지션(Shadow position)을 한다.

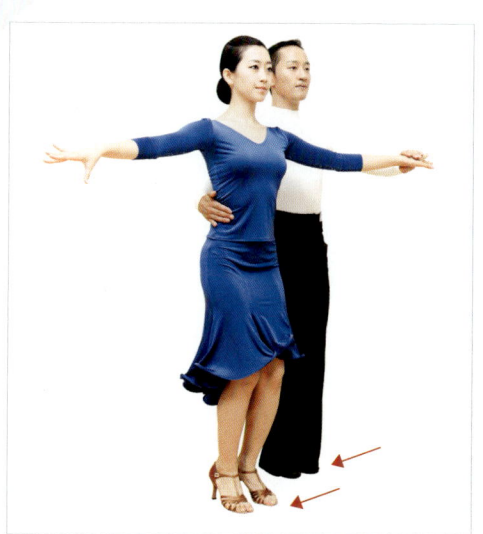

스텝4 카운트 &

남자: 왼발을 오른발에 반쯤 모으고 힙의 중심은 가운데에 두며 샤세 투 라이트 한다.

여자: 왼발을 오른발에 반쯤 모으고 힙의 중심은 가운데에 두며 샤세 투 라이트 한다.

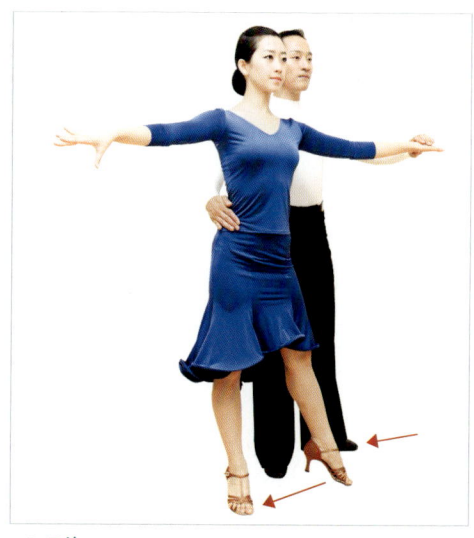

스텝5 카운트 1

남자: 오른발을 옆으로 밀고 양쪽 무릎을 펴며 힙의 중심은 오른쪽에 둔다. 이때 샤세 투 라이트 한다.

여자: 오른발을 옆으로 밀고 양쪽 무릎을 펴며 힙의 중심은 오른쪽에 둔다. 이때 샤세 투 라이트 한다.

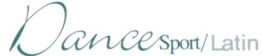
15. 첵 프롬 씨피피(Check from CPP (Shadow P)) 1소절

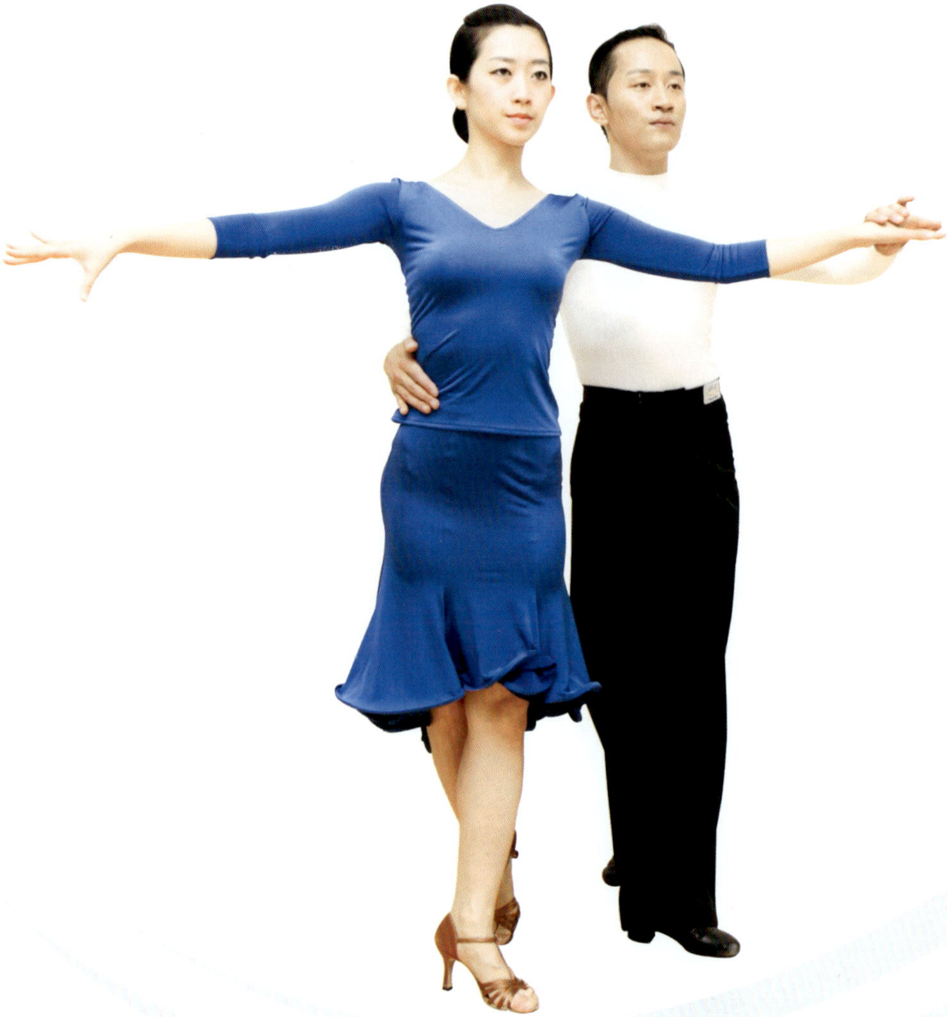

스텝1 카운트 2

남자: 왼발을 앞으로 하고 첵드 포워드 워한다. 오른쪽으로 1/8(45°) 턴한다.

여자: 왼발을 앞으로 하고 첵드 포워드 워한다. 오른쪽으로 1/8(45°) 턴한다.

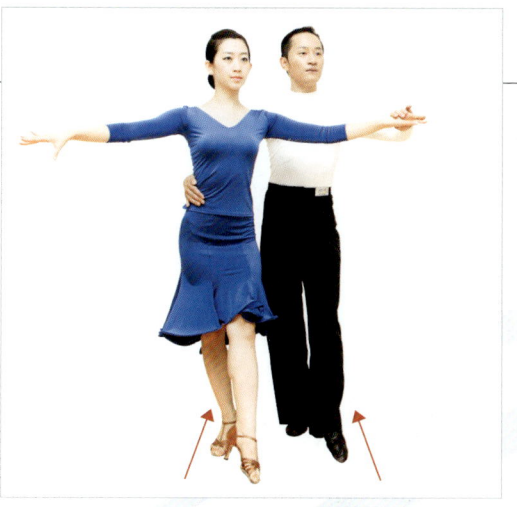

스텝2 카운트 3

남자: 오른발에 체중을 싣고 점차적으로 왼쪽으로 1/8(45°) 턴한다.

여자: 오른발에 체중을 싣고 점차적으로 왼쪽으로 1/8(45°) 턴한다.

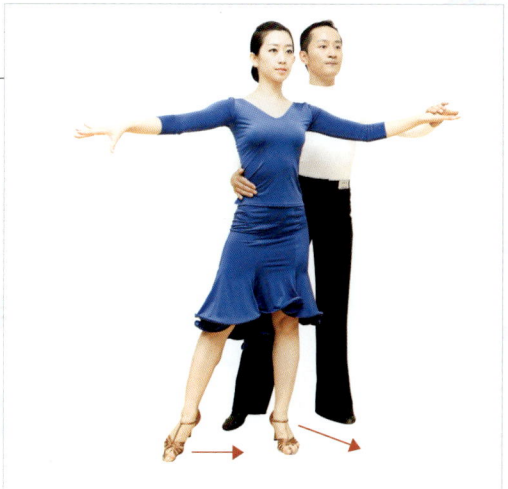

스텝3 카운트 4

남자: 왼발을 옆으로 샤세 투 레프트 하고 양쪽 무릎을 편다. 힙의 중심은 왼쪽으로 옮기며 움직이기 시작한다.

여자: 왼발을 옆으로 샤세 투 레프트 하고 양쪽 무릎을 편다. 힙의 중심은 왼쪽으로 옮기며 움직이기 시작한다.

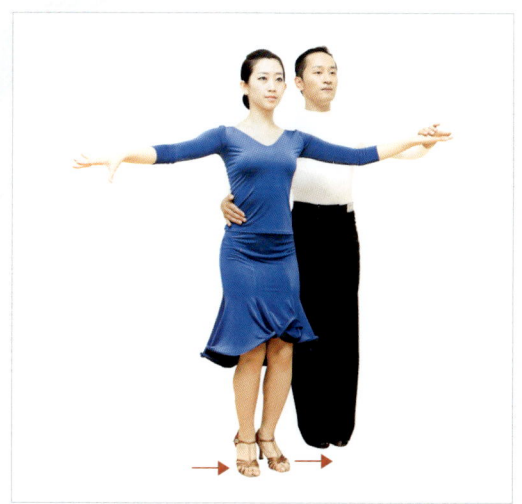

스텝4 카운트 &

남자: 오른발을 왼발에 반쯤 모은다. 이때 힙의 중심은 가운데에 두며 샤세 투 레프트 한다.

여자: 오른발을 왼발에 반쯤 모은다. 이때 힙의 중심은 가운데에 두며 샤세 투 레프트 한다.

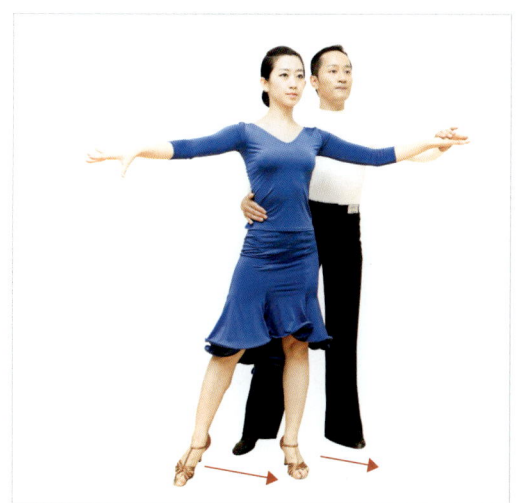

스텝5 카운트 1

남자: 왼발을 옆으로 밀고 양쪽 무릎을 펴며 힙의 중심은 왼쪽에 둔다. 이때 샤세 투 레프트 한다.

여자: 왼발을 옆으로 밀고 양쪽 무릎을 펴며 힙의 중심은 왼쪽에 둔다. 이때 샤세 투 레프트 한다.

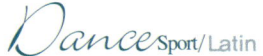

16. 첵 프롬 피피(Check from PP (Shadow P)) 1소절

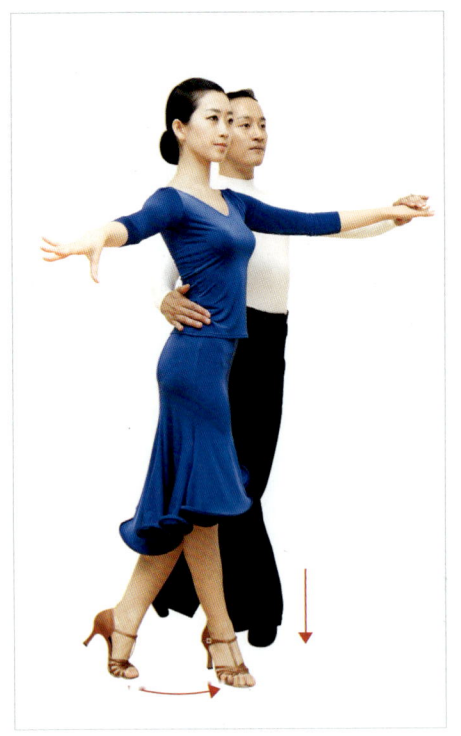

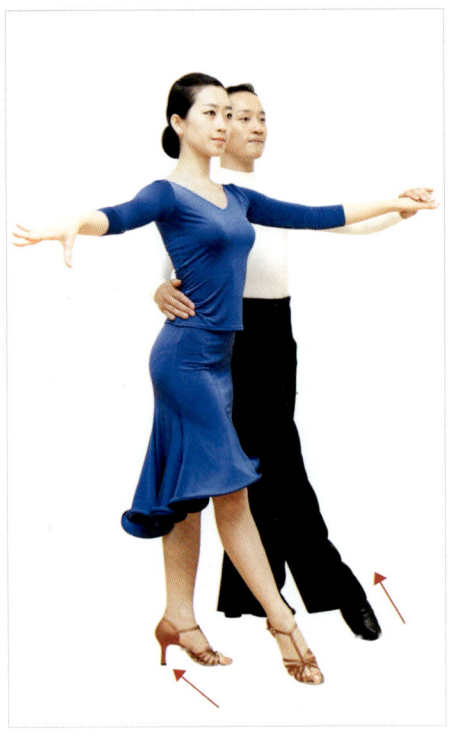

스텝1 카운트 2

남자: 오른발을 앞으로 하고 첵드 포워드 웍
하며 왼쪽으로 1/8(45°) 턴한다.

여자: 오른발을 앞으로 하고 첵드 포워드 웍
하며 왼쪽으로 1/8(45°) 턴한다.

스텝2 카운트 3

남자: 왼발에 체중을 싣고 점차적으로 오른쪽
으로 1/8(45°) 턴한다.

여자: 왼발에 체중을 싣고 점차적으로 오른쪽
으로 1/8(45°) 턴한다.

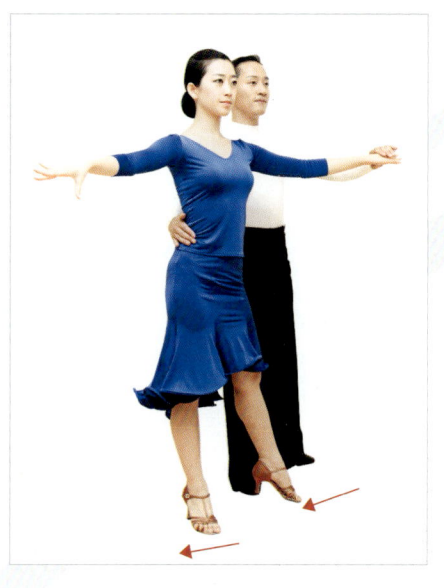

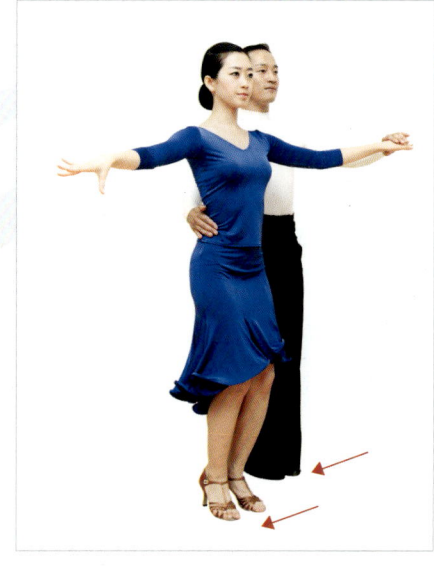

스텝4 카운트 &

남자 : 왼발을 오른발에 반쯤 모은다. 이때 힙의 중심은 가운데에 두며 샤세 투 라이트 한다.

여자 : 왼발을 오른발에 반쯤 모은다. 이때 힙의 중심은 가운데에 두며 샤세 투 라이트 한다.

스텝3 카운트 4

남자 : 오른발을 옆으로 샤세 투 라이트 한다. 양쪽 무릎을 펴고 힙의 중심은 오른쪽으로 옮기며 움직이기 시작한다.

여자 : 오른발을 옆으로 샤세 투 라이트 한다. 양쪽 무릎을 펴고 힙의 중심은 오른쪽으로 옮기며 움직이기 시작한다.

스텝5 카운트 1

남자 : 오른발을 옆으로 밀고 양쪽 무릎을 펴며 힙의 중심은 오른쪽에 둔다. 이때 샤세 투 라이트 한다.

여자 : 오른발을 옆으로 밀고 양쪽 무릎을 펴며 힙의 중심은 오른쪽에 둔다. 이때 샤세 투 라이트 한다.

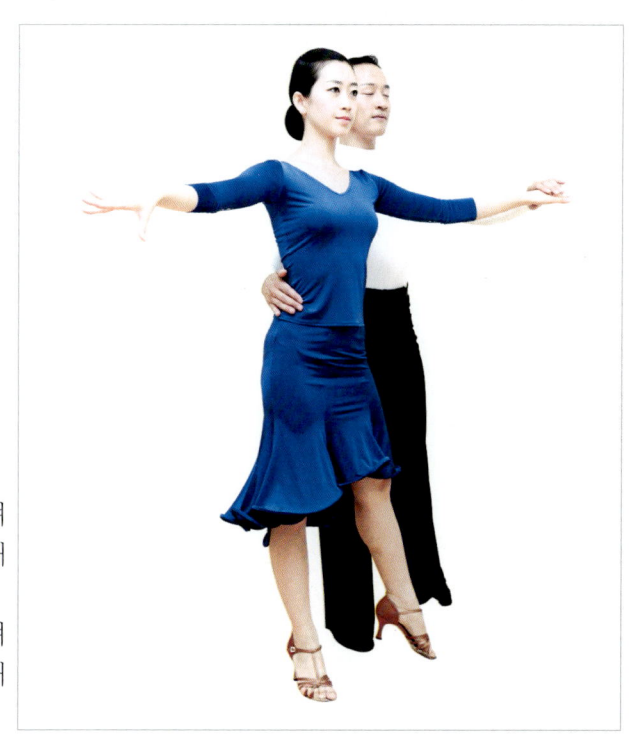

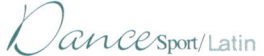

17. 론데 샤세(Ronde Chasse (Shadow Pos) 1소절

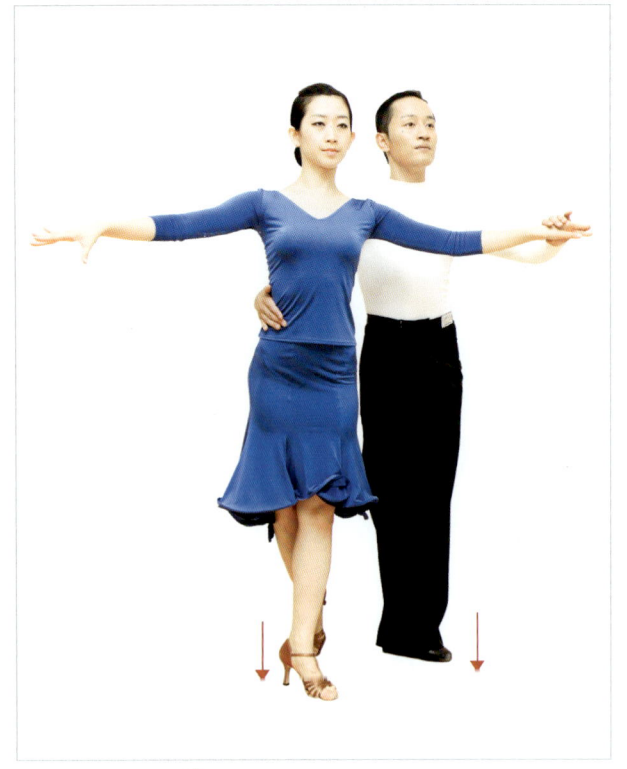

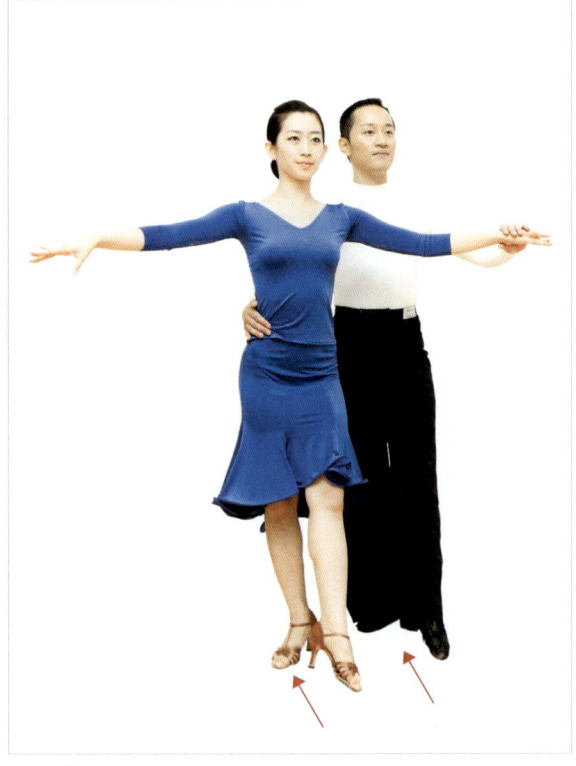

스텝1 카운트 2

남자 : 왼발을 앞으로 하고 첵드 포워드 워킹하며 오
　　　른쪽으로 1/8(45°) 턴한다.

여자 : 왼발을 앞으로 하고 첵드 포워드 워킹하며 오
　　　른쪽으로 1/8(45°) 턴한다.

스텝2 카운트 3

남자 : 오른발에 체중을 싣고 점차적으로
　　　왼쪽으로 1/8(45°) 턴한다.

여자 : 오른발에 체중을 싣고 점차적으로
　　　왼쪽으로 1/8(45°) 턴한다.

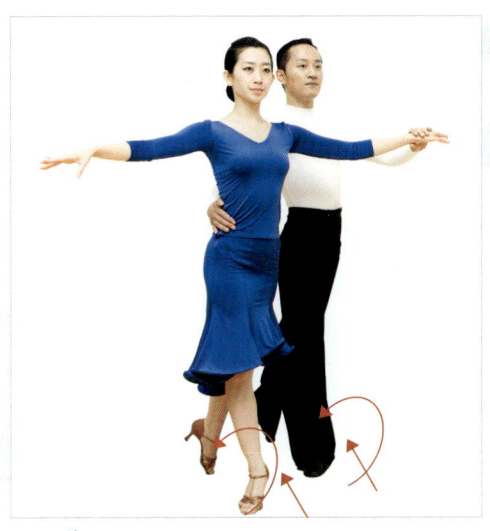

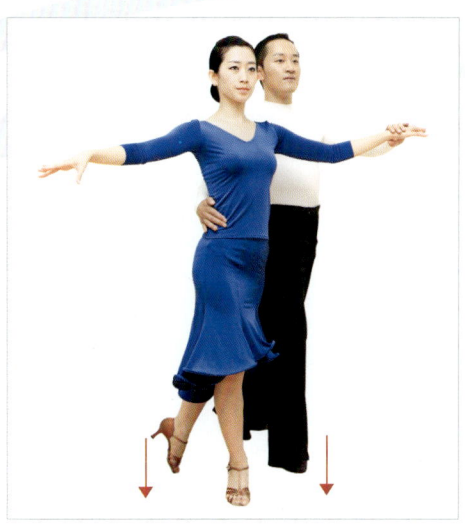

스텝3 카운트 4

남자: 왼발을 뒤로 뻗으며 슬립샤세를 한다.

여자: 왼발을 뒤로 뻗으며 슬립샤세를 한다.

▶Check Point

　남녀 모두 론데샤세 또는 슬립샤세를 할 수 있다.

스텝4 카운트 &

남자: 오른발을 뒤로 반족장 뺀다. 이때 힙의 중심은 가운데에 두고 슬립샤세를 한다.

여자: 오른발을 뒤로 반족장 뺀다. 이때 힙의 중심은 가운데에 두고 슬립샤세를 한다.

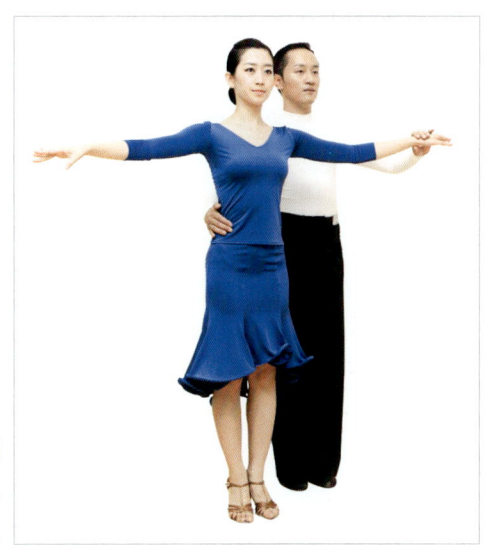

스텝5 카운트 1

남자: 왼발을 오른발 옆에 모은다.

여자: 왼발을 오른발 옆에 모은다.

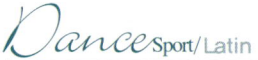

18. 풋 체인지(Foot Change) 2소절

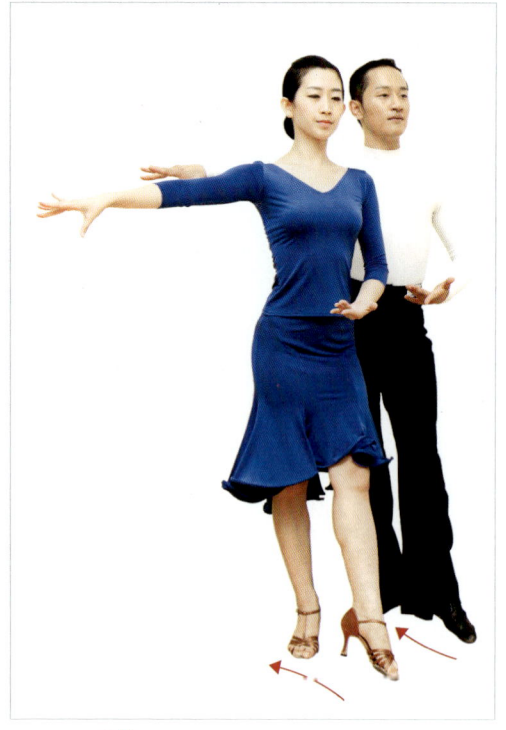

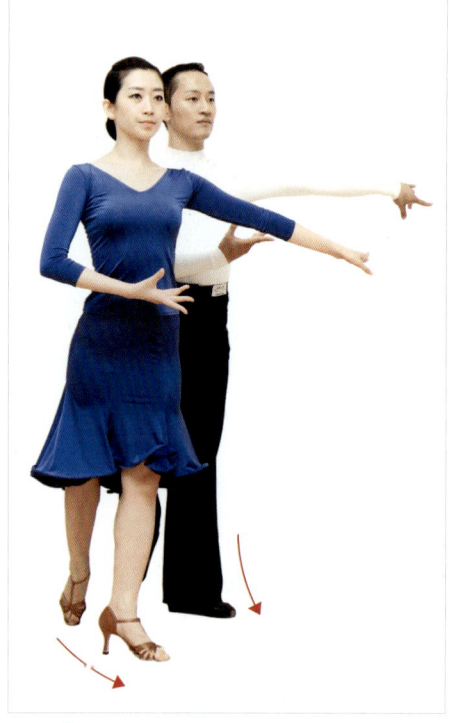

스텝1 카운트 2

남자: 오른발을 뒤로 빼면서 첵드 백워드 웍
　　을 한다.

여자: 오른발을 뒤로 빼면서 첵드 백워드 웍
　　을 한다.

스텝2 카운트 3

남자: 왼발에 체중을 이동한다.

여자: 왼발에 체중을 이동한다.

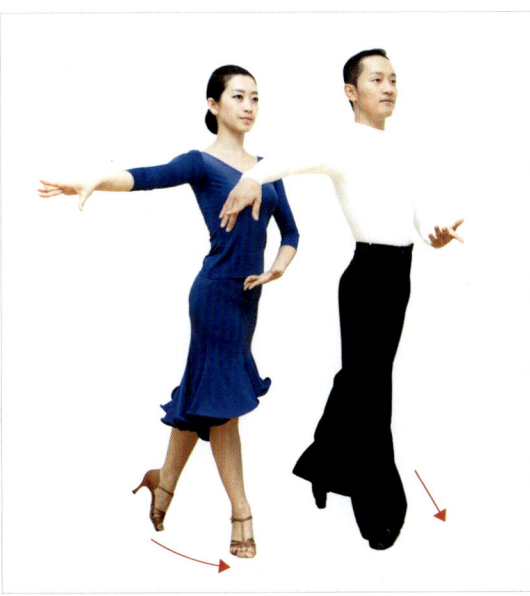

스텝3 카운트 4

남자 : 오른발을 앞으로 향하고 양쪽 무릎을
        펴 힙의 중심은 오른쪽으로 옮기며 움
        직이기 시작한다.

여자 : 오른발을 앞으로 향하고 양쪽 무릎을
        펴 힙의 중심은 오른쪽으로 옮기며 움
        직이기 시작한다.

▶Check Point

남자가 앞으로 나오기 쉽도록 여자는 왼
팔을 내려준다.

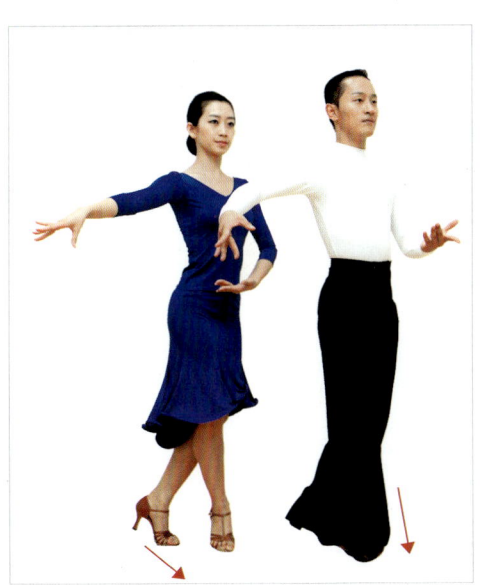

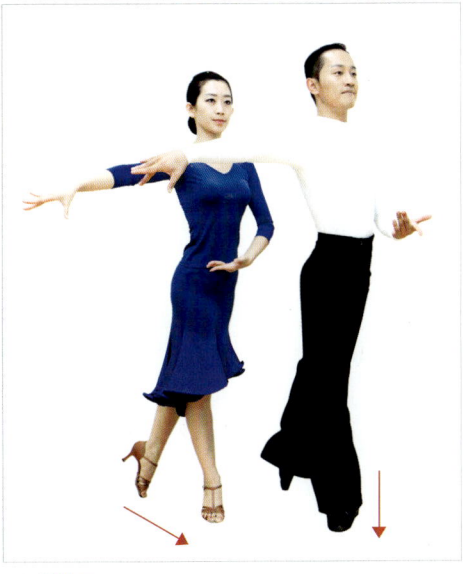

스텝4 카운트 &

남자 : 오른발을 앞으로 내밀고 양쪽 무릎을 구부
        리면서 힙의 중심은 가운데에 둔다.

여자 : 오른발을 앞으로 내밀고 양쪽 무릎을 구부
        리면서 힙의 중심은 가운데에 둔다.

스텝5 카운트 1

남자 : 오른발을 앞으로 빼면서 양쪽 무릎을 펴
        고, 힙의 중심은 오른쪽에 둔다.

여자 : 오른발을 앞으로 빼면서 양쪽 무릎을 펴
        고, 힙의 중심은 오른쪽에 둔다.

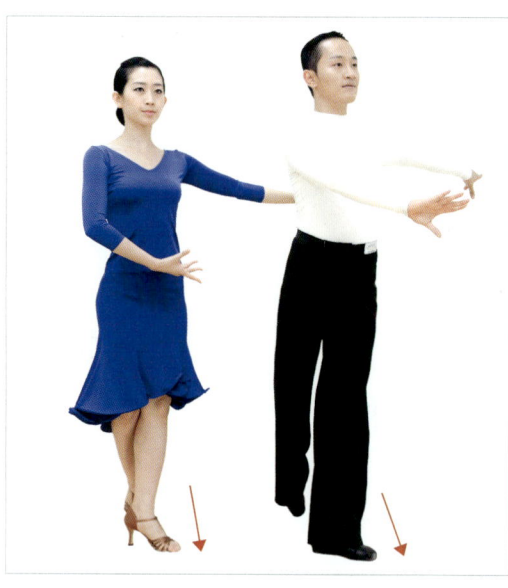

스텝6 카운트 2
남자:왼발을 앞으로 내밀고 양쪽 무릎을 펴고
　　힙의 중심을 왼쪽으로 옮기며 움직이기
　　시작한다.
여자:왼발을 앞으로 하고 첵드 포워드 웍한다.

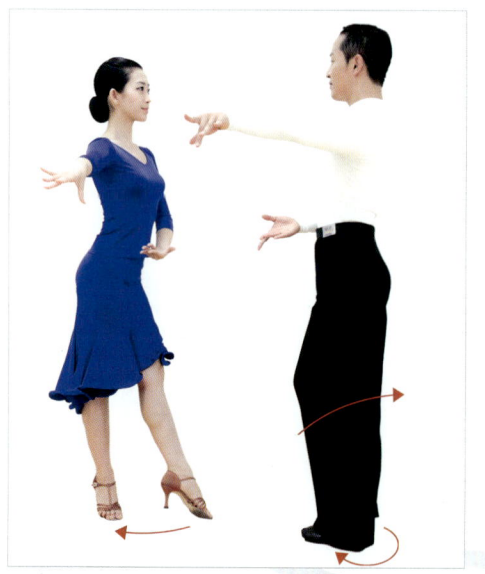

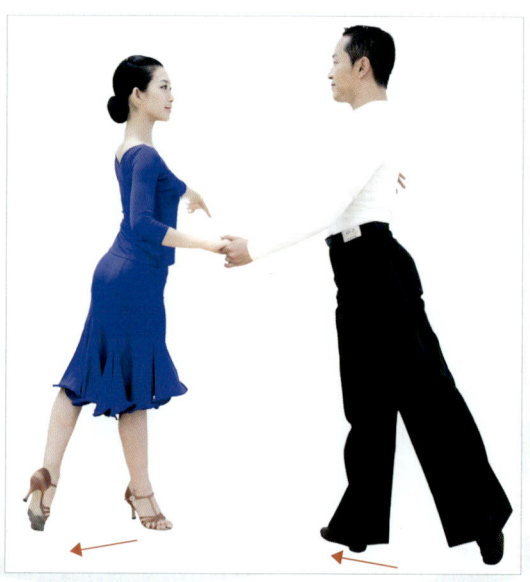

스텝7 카운트 3
남자:왼발을 그대로 두고 오른발을 체중 없이
　　왼발 옆에 모아 찍으면서 오른쪽으로
　　1/2(180°) 턴한다.
여자:오른발에 체중을 싣는다.

스텝8 카운트 4
남자:오른발을 앞으로 내밀어 무릎을 펴고 힙의 중
　　심을 오른쪽으로 옮기며 움직이기 시작한다.
여자:발끝을 밖으로 놓고 왼발을 뒤로 빼고 왼쪽 무
　　릎을 펴면서 힙의 중심은 왼쪽으로 옮기며 움
　　직이기 시작한다.

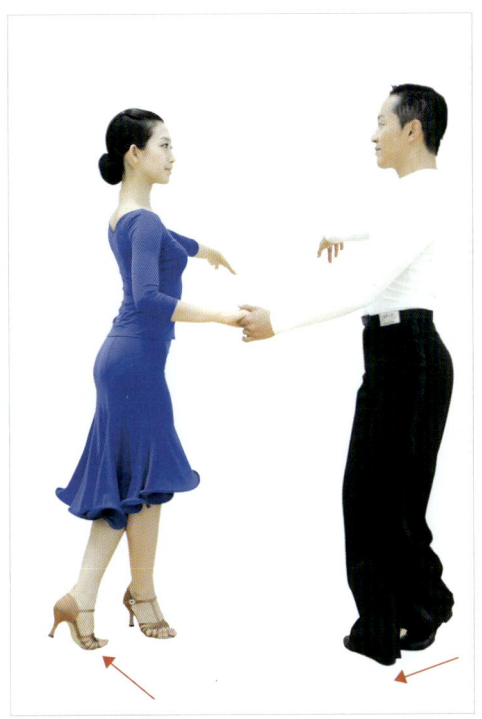 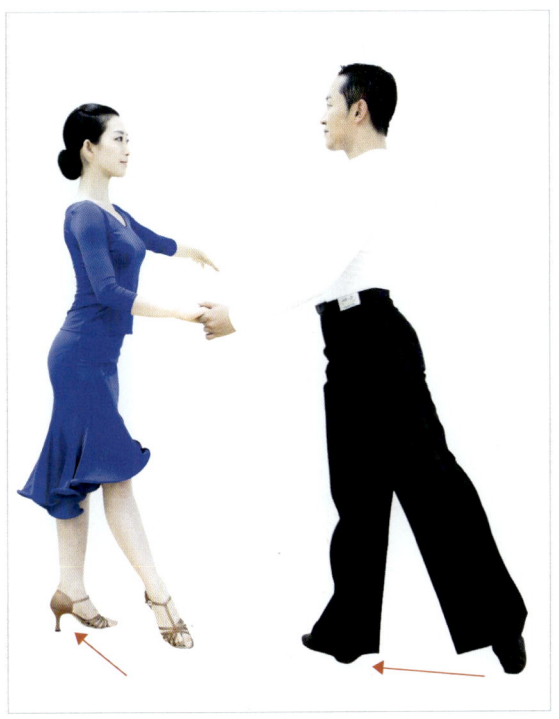

스텝9 카운트 &

남자 : 왼발이 오른발 뒤를 가로질러 라틴 크로스
　　　하고 양쪽 무릎을 구부리면서 힙의 중심은
　　　가운데에 둔다.

여자 : 오른발이 왼발 앞을 가로질러 라틴 크로스
　　　하고 양쪽 무릎을 구부리면서 힙의 중심을
　　　가운데에 둔다.

스텝10 카운트 1

남자 : 오른발을 앞으로 양쪽 무릎을 펴고 힙의
　　　중심을 오른쪽에 위치한다.

여자 : 왼발을 뒤로, 양쪽 무릎을 펴고 힙의 중심
　　　은 왼쪽에 둔다.

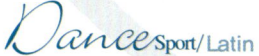

19. 오픈 힙 트위스트(Open Hip Twist) 2소절

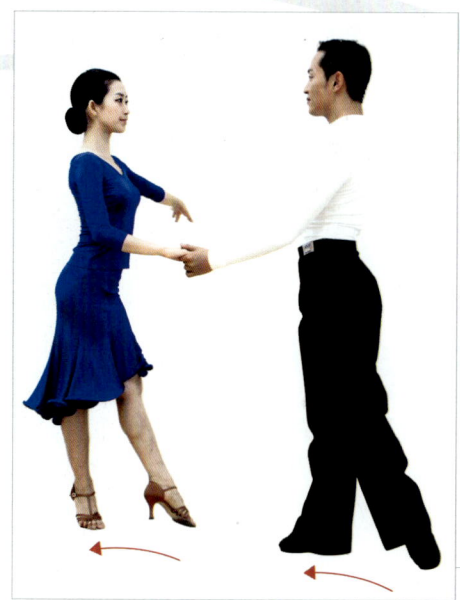

스텝1 카운트 2
남자: 왼발을 앞으로 내밀면서 첵드 포워드 웍
　　 한다.
여자: 오른발을 뒤로 빼면서 백워드 웍 한다.

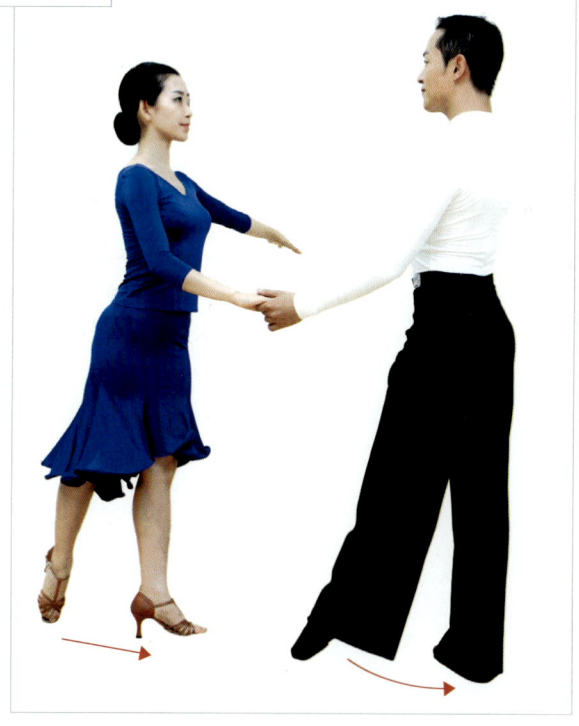

스텝2 카운트 3
남자: 오른발을 제자리에 두고 체중
　　 을 옮긴다.
여자: 왼발을 제자리에 두고 체중을
　　 옮긴다.

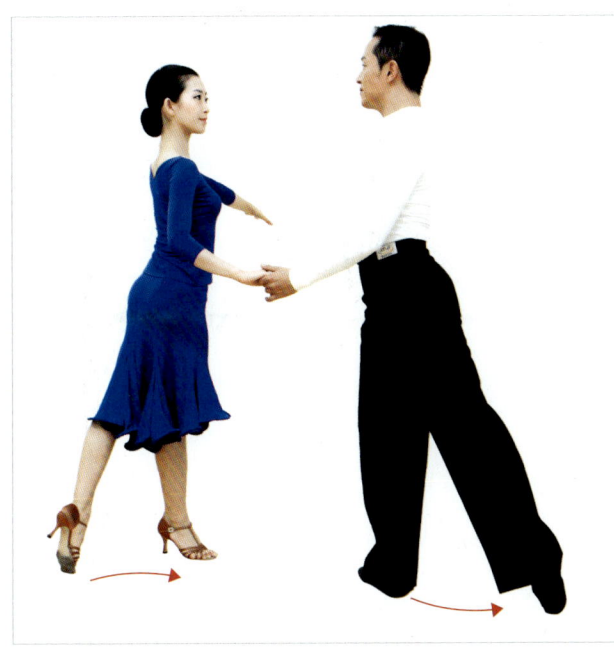

스텝3 카운트 4

남자:왼발을 뒤로 당기고 백 스텝
　　 한다. 이때 힐을 바닥에 내리
　　 지 않는다.

여자:오른발이 앞으로, 포워드 록
　　 샤세 한다.

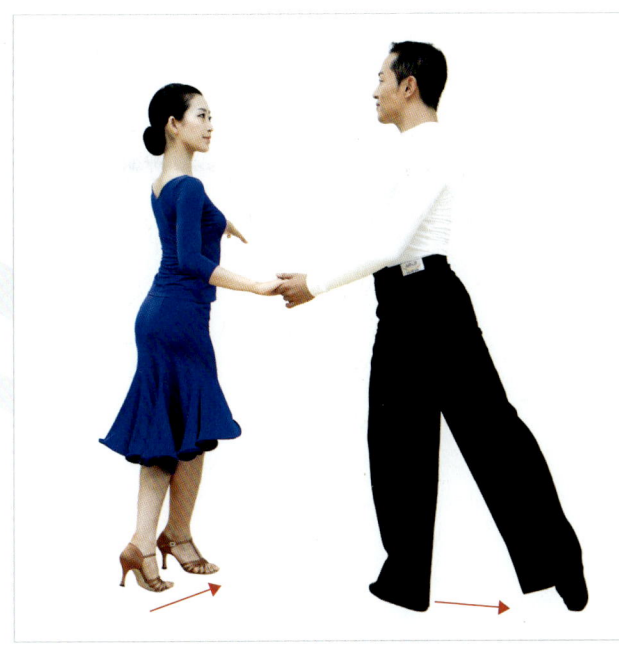

스텝4 카운트 &

남자:오른발을 뒤로 살짝 끌어간다.

여자:왼발이 오른발 뒤에 가로질러
　　 포워드 록 샤세 한다. 이때 힙
　　 의 중심은 가운데에 둔다.

▶Check Point

　카운트 4&1 슬립샤세(Slip chasse)
를 한다.

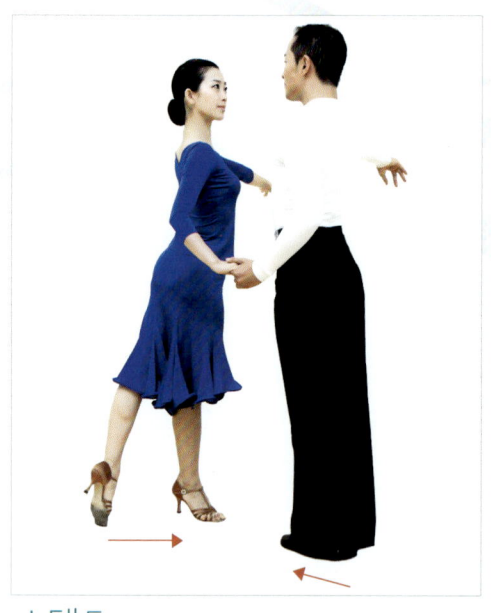 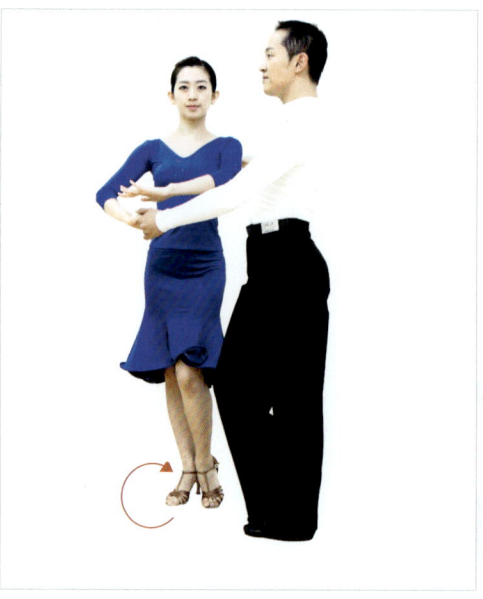

스텝5 카운트 1

남자: 왼발을 오른발에 붙여 모으고, 체중을 바꾼다.

여자: 오른발을 앞으로 내밀어 포워드 록 샤세 후 스위블을 준비한다.

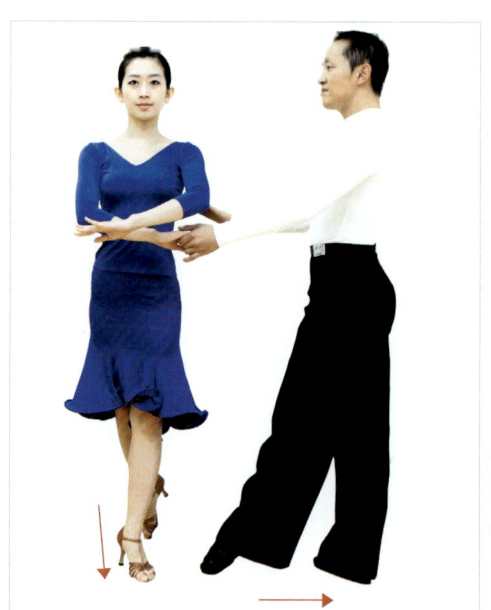

스텝6 카운트 2

남자: 오른발을 뒤로 놓고 백워드 웍 한다.

여자: 왼발은 몸을 가로질러서 앞으로 내밀고 1/4(90°) 오른쪽으로 턴하며 포워드 웍 한다.

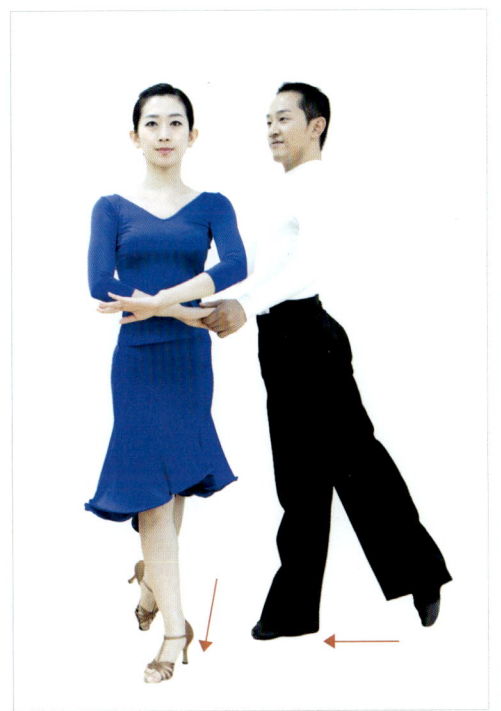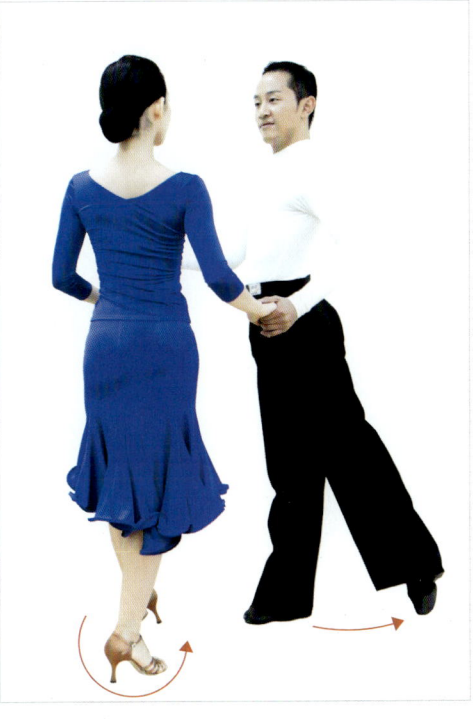

스텝7 카운트 3

남자 : 왼발을 제자리에 두고 체중을 옮긴다.

여자 : 오른발을 앞으로 내민다. 이때 오른발은 왼발 앞으로 가로질러 놓는다.

&

남자 : 왼발에 체중을 실은 상태에서 여자 쪽을 향한다.

여자 : 3/8(135°)을 왼쪽으로 오른발이 뒤로, 약간 옆으로, 포워드 웍 터닝 한다.

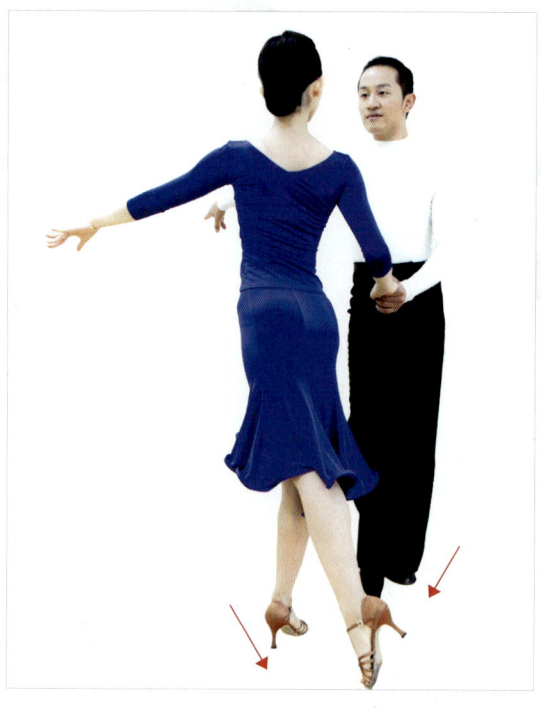

스텝8 카운트 4

남자 : 오른발을 좌측 비스듬히 앞으로
　　　내민다.
여자 : 왼발을 뒤로 빼면서 백워드 록
　　　샤세 한다.

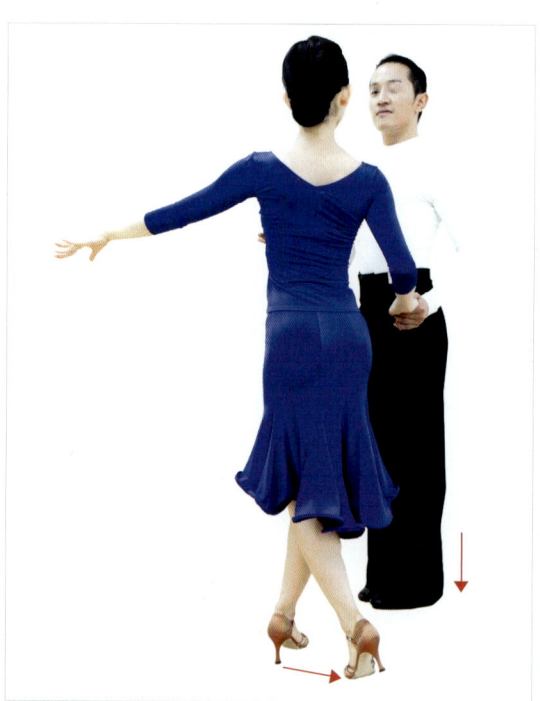

스텝9 카운트 &

남자 : 왼발을 오른발에 반쯤 모으고 힙
　　　의 중심은 가운데에 둔다.
여자 : 오른발을 왼발 앞으로 가로　지
　　　르며 록 샤세 한다.

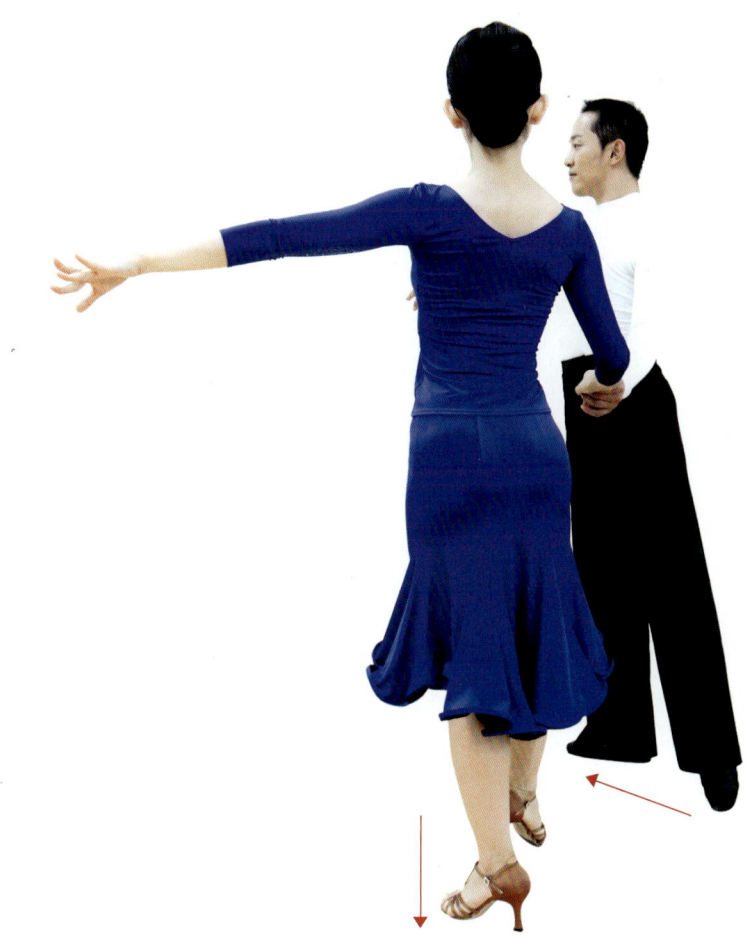

스텝10 카운트 1

남자 : 오른발을 옆으로 내밀고 약간 앞으로 벌린다. 이때 힙의 중심은 오른쪽에 둔다.
여자 : 왼발을 뒤로 빼면서 백워드 록 샤세 한다. 이때 힙의 중심은 왼쪽에 둔다.

▶Check Point
　서로 팔을 잡아 당기지 않도록 보폭을 작게하여 거리 조절을 한다.

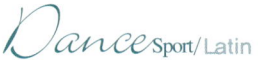

20. 하키 스틱(Hockey Stick) 2소절

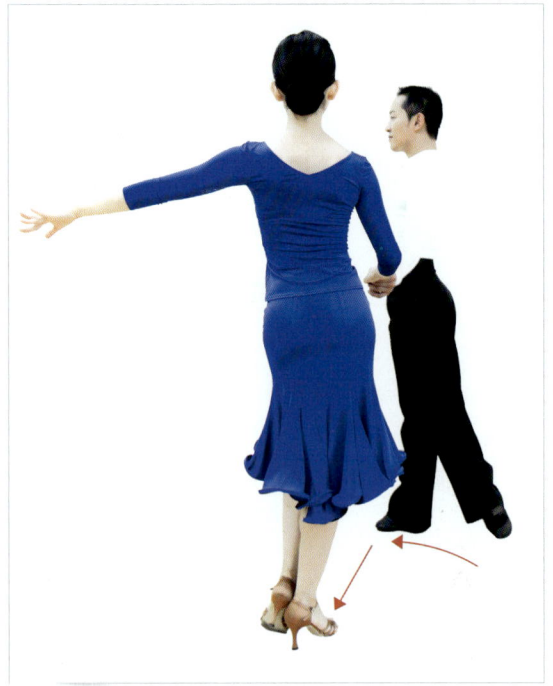

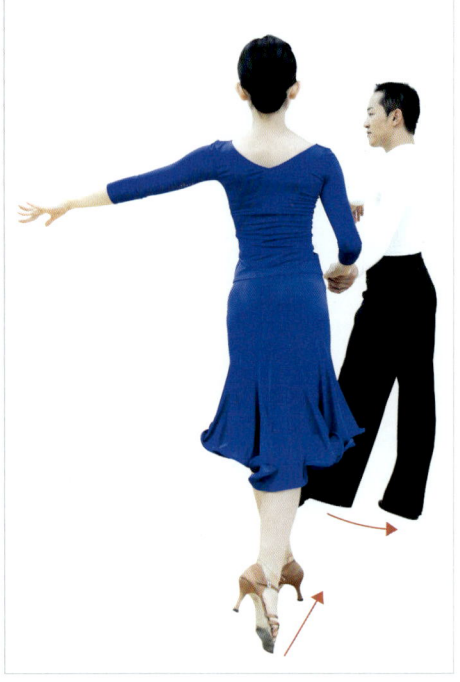

스텝1 **카운트** 2

남자: 왼발이 앞으로, 첵드 포워드 웍 한다.

여자: 오른발을 왼발에 모으고, 체중을 바꾼다.

스텝2 **카운트** 3

남자: 오른발을 제자리에 두고 체중을
　　옮긴다.

여자: 왼발을 앞으로 내밀면서 포워드
　　웍 한다.

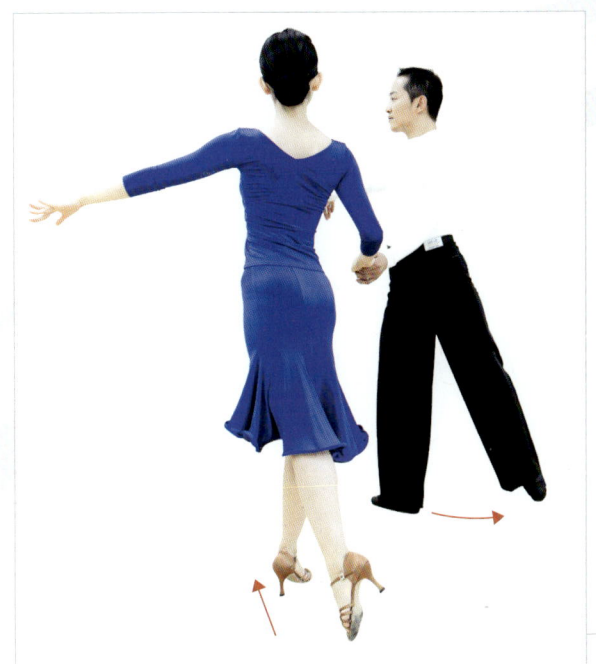

스텝3 카운트 4

남자:왼발을 오른발 뒤로 뻗으며 슬립 샤세한다.

여자:오른발을 앞으로 내밀고 양쪽 무릎을 펴고, 힙의 중심은 오른쪽으로 옮기며 움직이기 시작한다. 이때 포워드 록 샤세 한다.

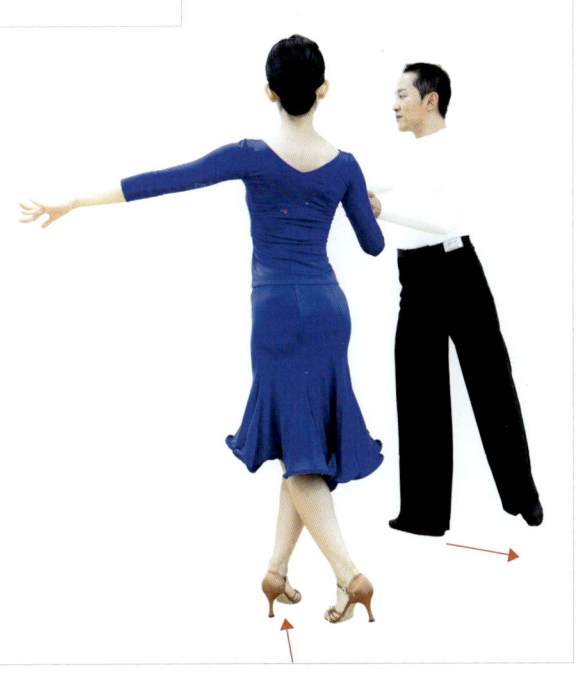

스텝4 카운트 &

남자:오른발을 뒤로 반족장 뺀다. 이때 힙의 중심은 가운데에 두며 슬립 샤세 한다.

여자:왼발을 오른발 뒤에 가로질러 포워드 록 샤세 한다. 이때 힙의 중심은 가운데에 둔다.

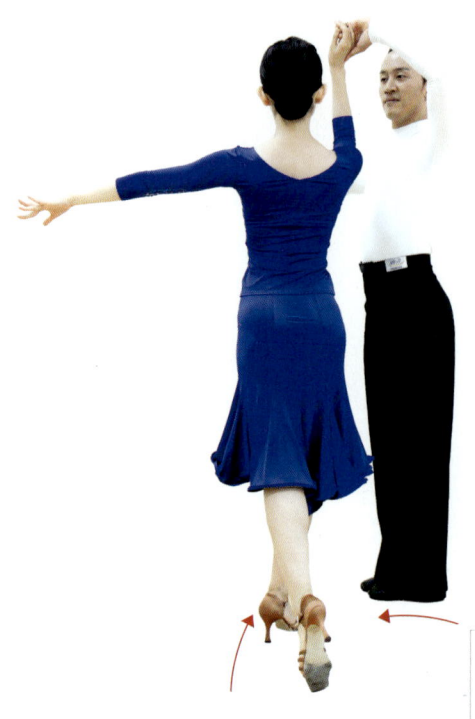

스텝5 카운트 1

남자: 왼발을 오른발에 반쯤 모으며 슬
     립 샤세 한다.

여자: 오른발을 앞으로 내밀면서 포워드
     록 샤세 한다.

▶Check Point

　남자는 여자의 잡은 손을 들어 여자가
나아가야 할 방향으로 신호를 준다.

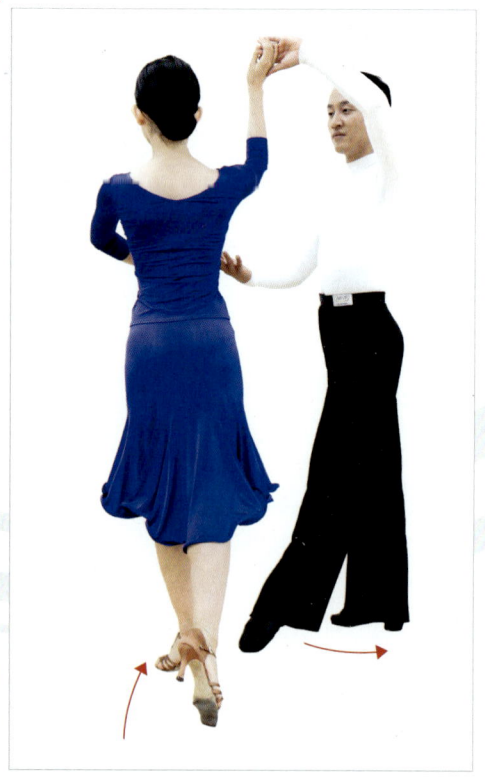

스텝6 카운트 2

남자: 오른발을 뒤로 빼면서 백워드 웍 한다.

여자: 왼발을 앞으로 내밀면서 양쪽 무릎은 펴
     고, 힙의 중심은 왼쪽에 두며 포워드 웍
     한다. 이때 1/8(45°) 왼쪽으로 턴한다.

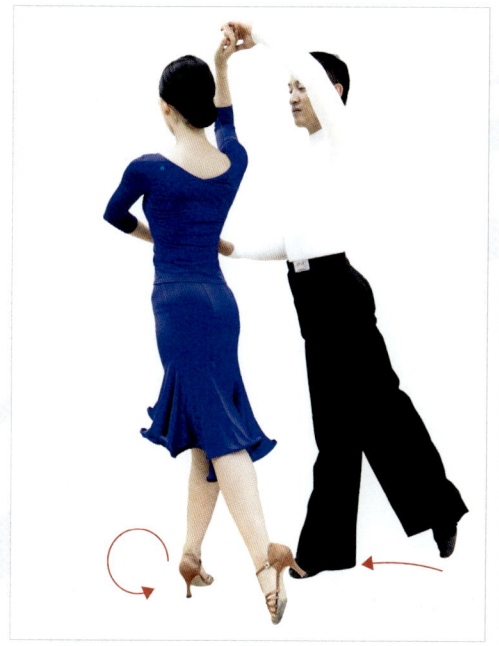

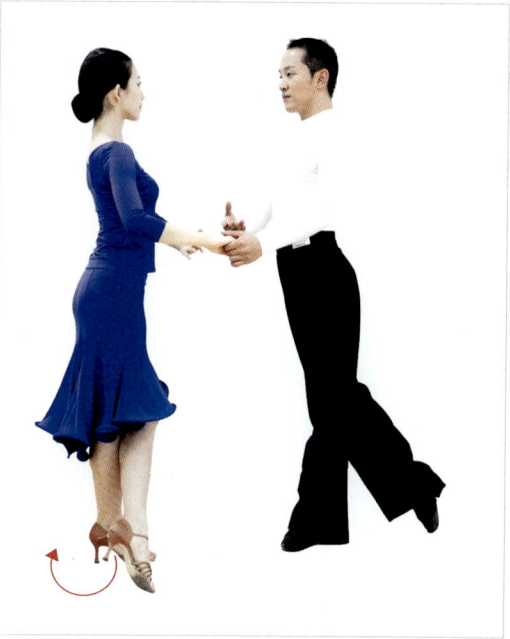

스텝7 카운트 3 &

남자 : 왼발을 제자리에 그대로 두고 체중을 옮긴다.

여자 : 오른발을 왼발 앞으로 가로 질러 놓으며 3/4(270°) 왼쪽으로 턴하며, 포워드 웍 터닝 한다.

▶Check Point

　여자가 회전이 다 끝날때까지 남자는 왼발에 체중을 옮긴 상태로 기다린다.

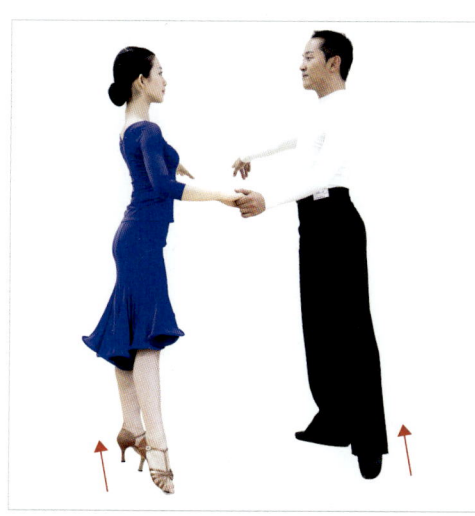

스텝8 카운트 4

남자 : 오른발을 옆으로 샤세 투 라이트한다. 양쪽 무릎을 펴고 힙의 중심은 오른쪽으로 옮기며 움직이기 시작한다.

여자 : 왼발을 옆으로 샤세 투 레프트한다. 양쪽 무릎을 펴고 힙의 중심은 왼쪽으로 옮기며 움직이기 시작한다.

▶Check Point

　여자는 오버턴을 하여 서로 어깨를 마주보도록 한다.

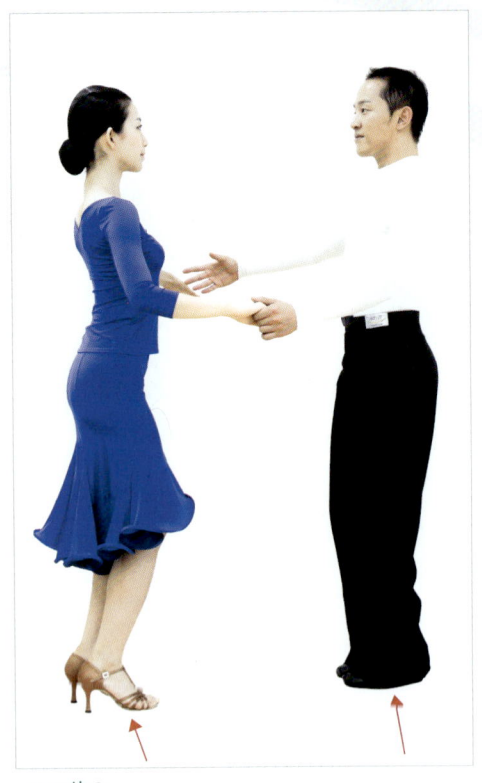

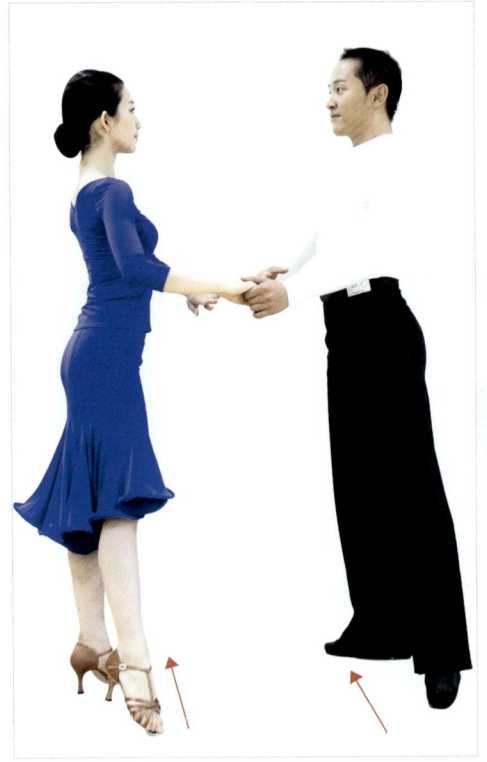

스텝9 카운트 &

남자: 왼발을 반쯤 오른발에 모으고 힙의 중심은
　　　가운데에 두며 샤세 투 라이트 한다.
여자: 오른발을 반쯤 왼발에 모으고 힙의 중심은
　　　가운데에 두며 샤세 투 레프트 한다.

스텝10 카운트 1

남자: 오른발을 옆으로 밀고 양쪽 무릎을 펴며
　　　힙의 중심은 오른쪽에 둔다.
여자: 왼발을 옆으로 밀고 양쪽 무릎을 펴며 힙
　　　의 중심은 왼쪽에 둔다.

21. 큐반 브레이크(Cuban Break) 1소절

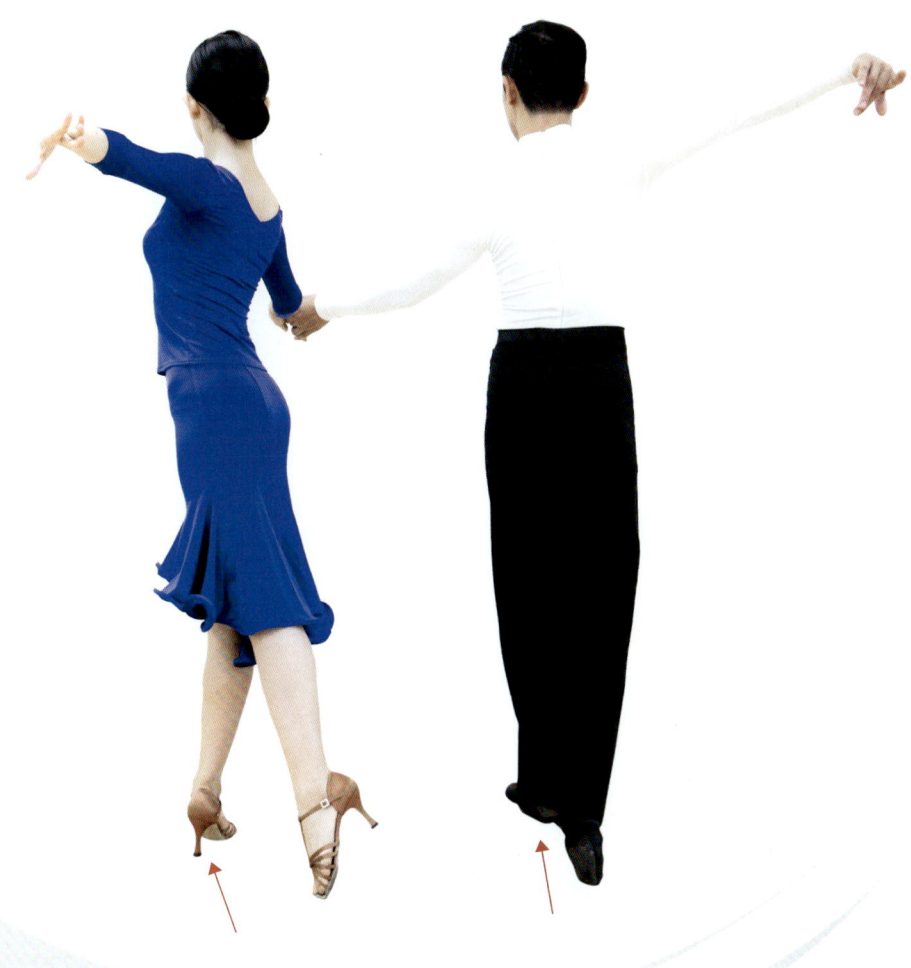

스텝1 카운트 2
남자: 왼발을 오른쪽으로 1/4(90°) 향하여 몸을 가로 질러 앞으로 내민다.
여자: 오른발을 왼쪽으로 1/4(90°) 향하여 몸을 가로 질러 앞으로 내민다.

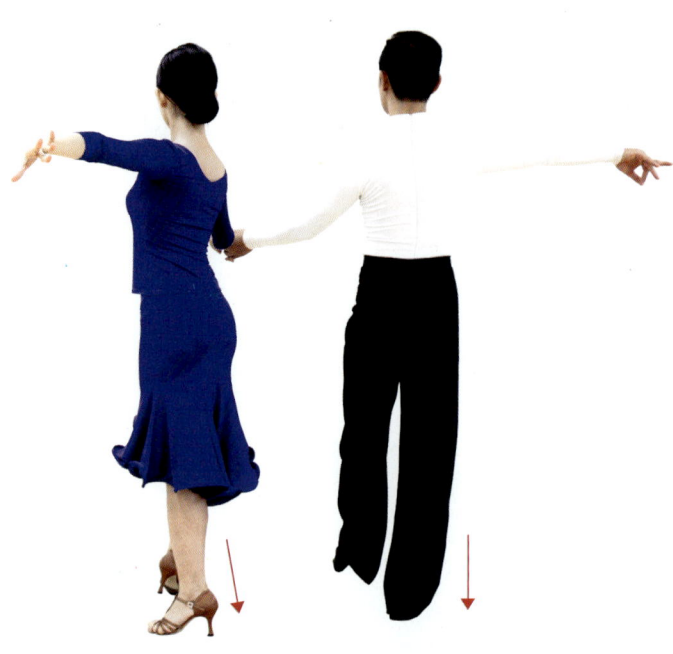

스텝2 카운트 &

남자: 오른발에 체중을 싣는다.
　　　왼쪽으로 터닝 한다.
여자: 왼발에 체중을 싣는다.
　　　오른쪽으로 터닝 한다.

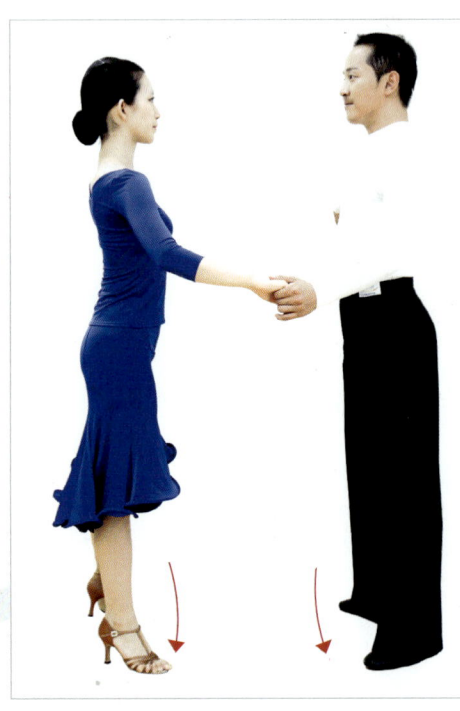

스텝3 카운트 3

남자: 왼발을 옆, 약간 뒤에 재빨리 놓고, 왼쪽으로
　　　1/4(90°) 턴한다.
여자: 오른발을 옆, 약간 뒤에 재빨리 놓고, 오른쪽
　　　으로 1/4(90°) 턴한다.

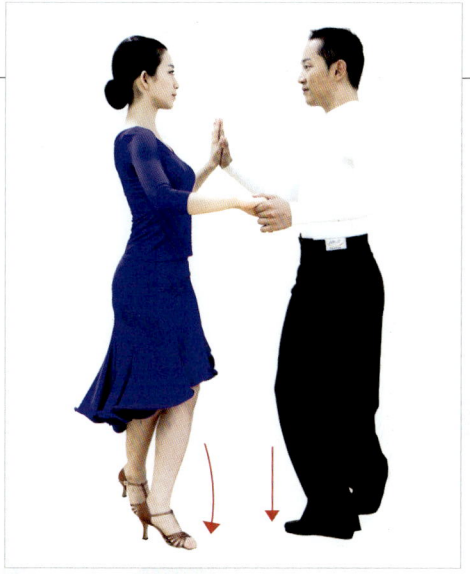

스텝4 카운트 4

남자 : 오른발을 왼쪽으로 몸을 가로 질러 앞으로 놓는다.

여자 : 왼발을 오른쪽으로 몸을 가로 질러 앞으로 놓는다.

▶Check Point

남자 오른손, 여자 왼손을 서로 맞대고 스프링과 같은 역할로 서로를 지탱한다.

스텝5 카운트 &

남자 : 오른발에 체중을 싣는다.

여자 : 왼발에 체중을 싣는다.

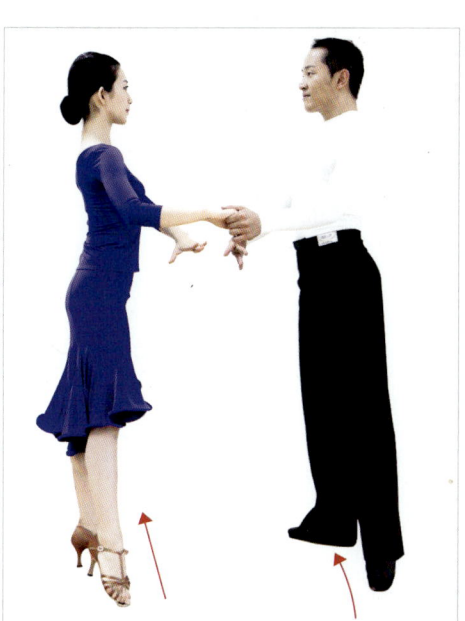

스텝6 카운트 1

남자 : 오른발을 옆으로 밀고 양쪽 무릎을 펴며 힙의 중심은 오른쪽에 둔다.

여자 : 왼발을 옆으로 밀고 양쪽 무릎을 펴며 힙의 중심은 왼쪽에 둔다.

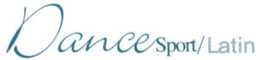

22. 첵 프롬 씨피피(Check from CPP) 1소절

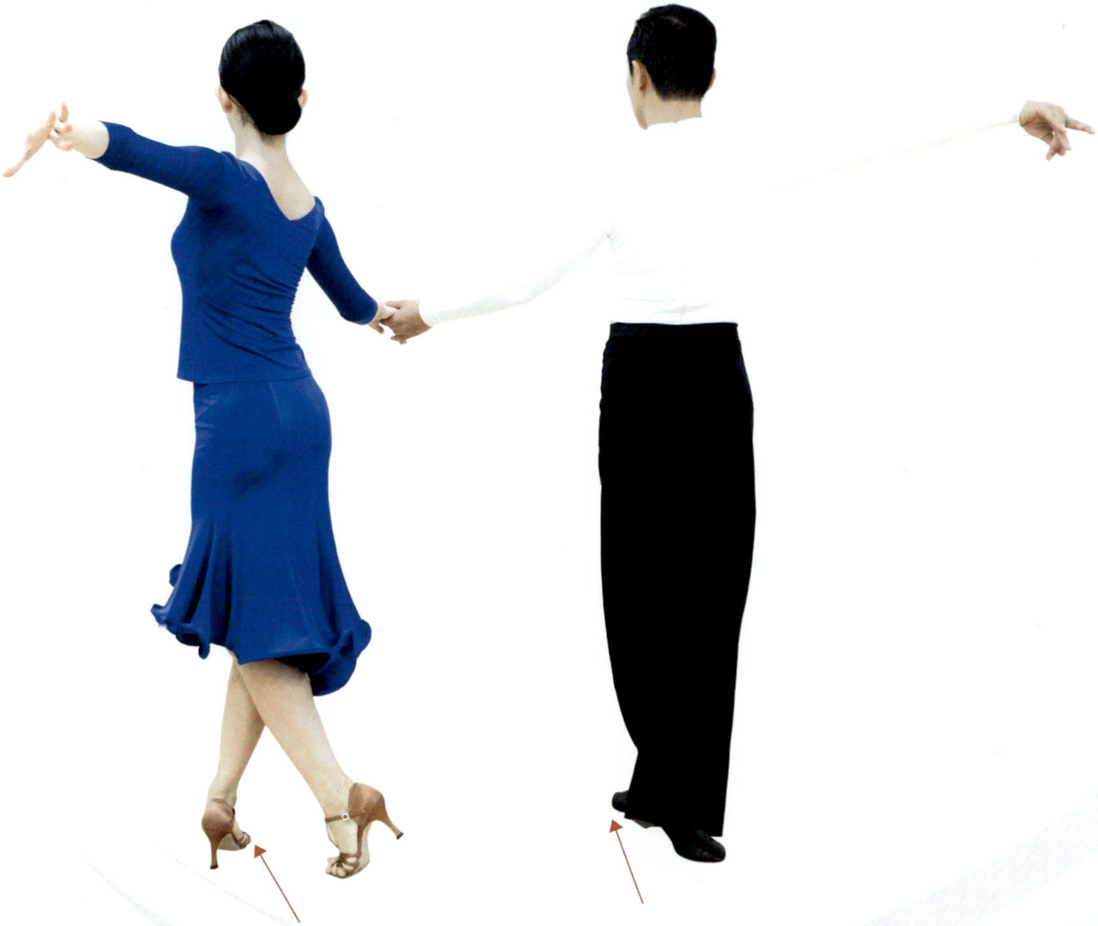

스텝1 카운트 2
남자:왼발을 오른쪽으로 1/4(90°)향하여 앞으로 내민다.
여자:오른발을 왼쪽으로 1/4(90°)향하여 앞으로 내민다.

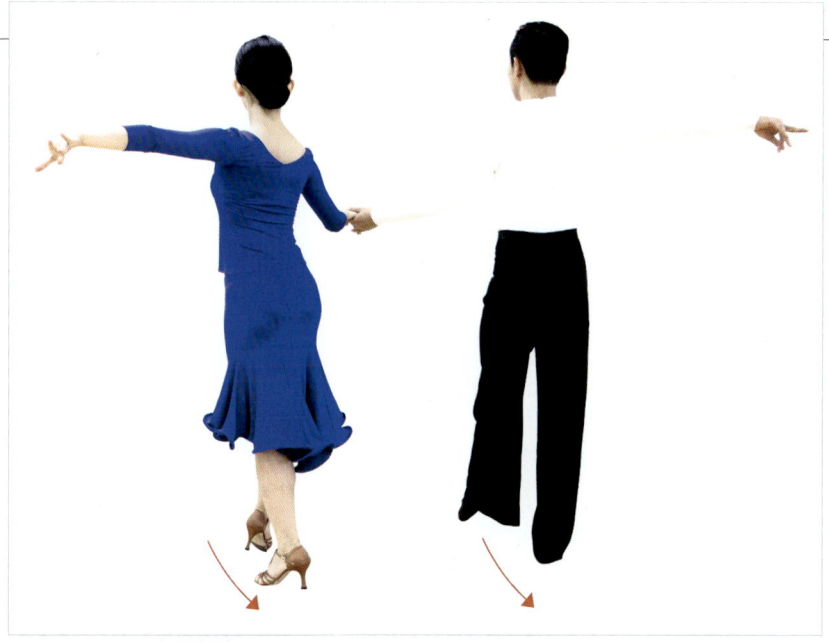

스텝2 카운트 3

남자: 오른발에 체중을 싣는다.

여자: 왼발에 체중을 싣는다.

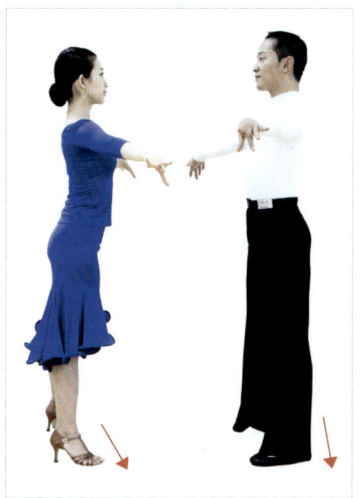

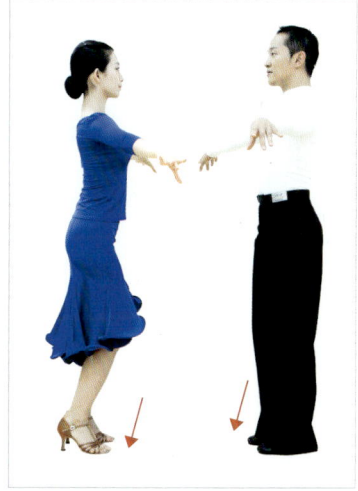

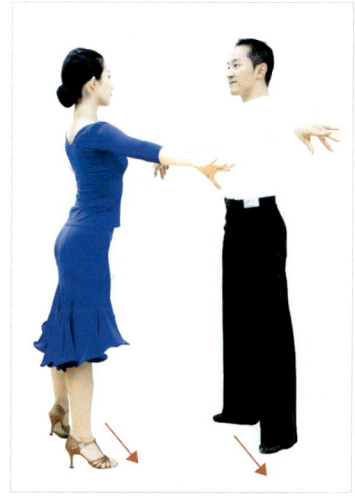

스텝3 카운트 4

남자: 왼발을 옆으로 샤세 투 레프트
하고 양쪽 무릎을 펴고 힙의 중
심은 왼쪽으로 1/4(90°) 왼쪽으로
옮기며 움직이기 시작한다.

여자: 오른발을 옆으로 샤세 투 라이트
하고 양쪽 무릎을 펴고 힙의 중
심은 오른쪽으로 1/4(90°) 왼쪽으
로 옮기며 움직이기 시작한다.

스텝4 카운트 &

남자: 오른발을 반쯤 왼발에 모으고
힙의 중심은 가운데에 둔다.
이때 샤세 투 레프트 한다.

여자: 왼발을 반쯤 오른발에 모으고
힙의 중심은 가운데에 둔다.
이때 샤세 투 라이트 한다.

스텝5 카운트 1

남자: 왼발을 옆으로 밀고 양쪽 무릎
을 펴며 힙의 중심은 왼쪽에 둔
다. 이때 샤세 투 레프트 한다.

여자: 오른발을 옆으로 밀고 양쪽 무
릎을 펴며 힙의 중심은 오른쪽
에 둔다. 이때 샤세 투 라이트
한다.

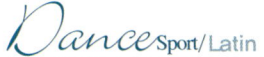

23. 스팟 턴(Spot Turn) 1소절

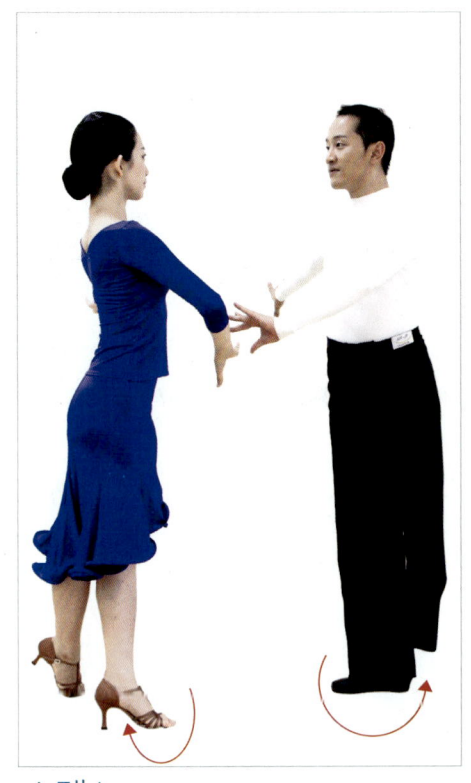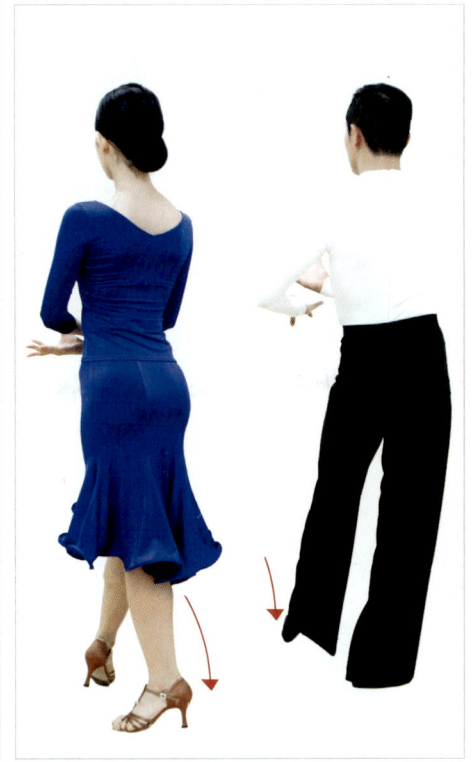

스텝1 카운트 2 &

남자: 오른발은 몸을 가로질러 앞으로 놓고 왼쪽으로 회전할 준비를 마친다.

여자: 왼발은 몸을 가로질러 앞으로 놓고 오른쪽으로 회전할 준비를 마친다.

&

남자: 오른발을 축으로 반회전 한다. 이때 몸의 중심은 오른발에 그대로 둔 채 오른발을 왼발 약
간 뒤, 옆으로 옮겨 놓는다.

여자: 왼발을 축으로 반회전 한다. 이때 몸의 중심은 왼발에 그대로 둔 채 오른발 뒤, 약간 옆으
로 옮겨 놓는다.

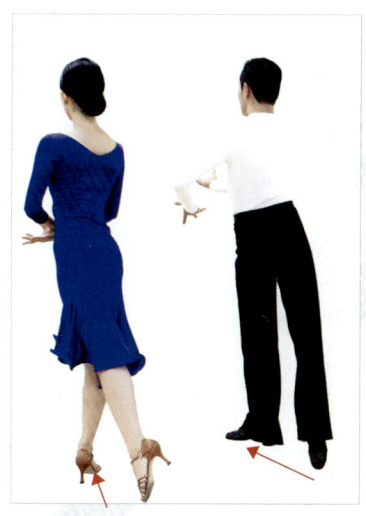

스텝2 카운트 3
남자:왼발을 그 자리에 둔 채 몸의
　　중심만 옮긴다.
여자:오른발을 그 자리에 둔 채 중
　　심만 옮긴다.

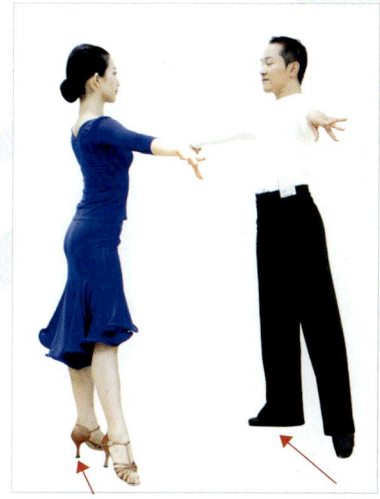

스텝3 카운트 4
남자:오른발을 옆으로 밀고, 양쪽 무
　　릎을 펴며 힙의 중심은 오른쪽
　　으로 옮기며 움직이기 시작한
　　다. 이때 샤세 투 라이트 한다.
여자:왼발을 옆으로 밀고, 양쪽 무릎
　　을 펴며 힙의 중심은 왼쪽으로
　　옮기며 움직이기 시작한다. 이
　　때 샤세 투 레프트 한다.

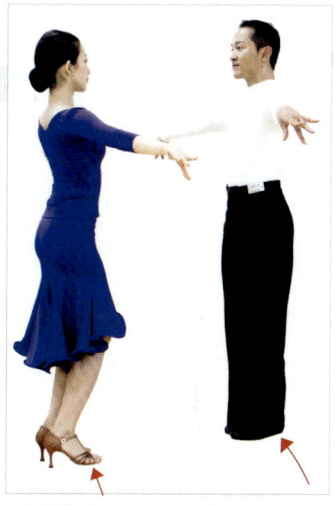

스텝4 카운트 &
남자:왼발을 오른발에 반쯤 모으
　　고 힙의 중심은 가운데에 둔
　　다.
여자:오른발을 왼발에 반쯤 모으
　　고 힙의 중심은 가운데에 둔
　　다.

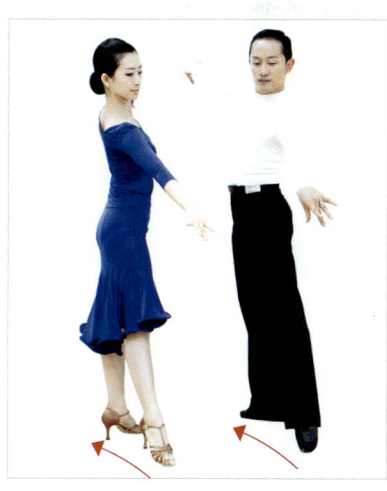

스텝5 카운트 1
남자:오른발을 옆으로 벌리고 여자와 마주본다. 이때 힙의 중심은 오른쪽에
　　두며 샤세 투 라이트 한다.
여자:왼발을 옆으로 벌리고 남자와 마주본다. 이때 힙의 중심은 왼쪽에 두
　　며 샤세 투 레프트 한다.
▶Check Point
　카운트 '1'에 스웨이(sway)를 한다.

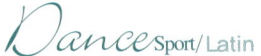

24. 타임 스텝(Time Step) 3소절

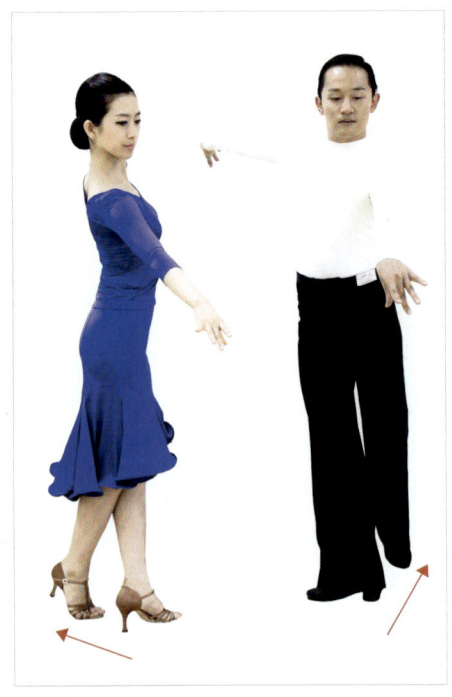

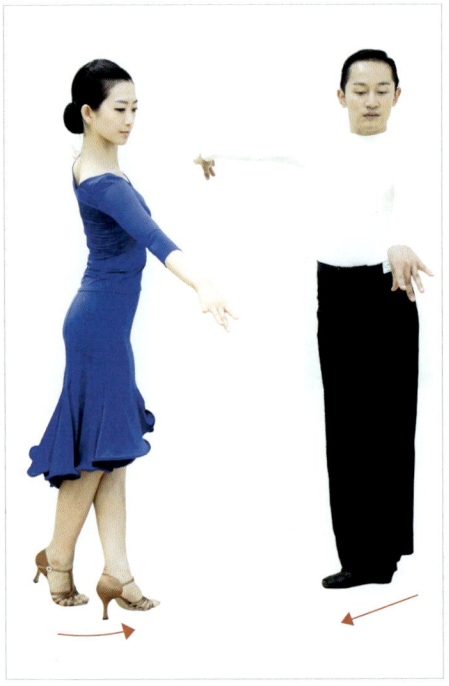

스텝1 카운트 2

남자: 왼발을 오른발 뒤에 라틴 크로스 하면
서 체중을 옮긴다.

여자: 오른발을 왼발 뒤에 라틴 크로스 하면
서 체중을 옮긴다.

스텝2 카운드 3

남자: 오른발에 체중을 싣는다.

여자: 왼발에 체중을 싣는다.

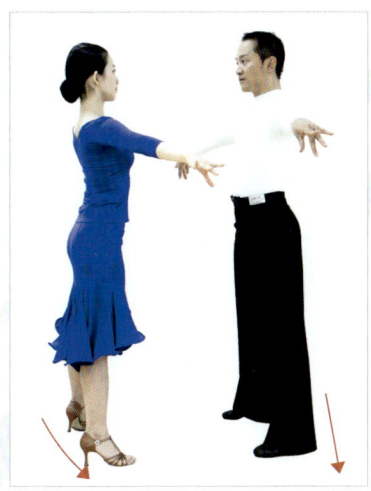

스텝3 카운트 4

남자 : 왼발을 옆으로 밀고, 양쪽 무릎을 편다. 힙의 중심은 왼
　　　쪽으로 옮기며 움직이기 시작하고 샤세 투 레프트 한다.
여자 : 오른발을 옆으로 밀고, 양쪽 무릎을 편다. 힙의 중심은
　　　오른쪽으로 옮기며 움직이기 시작하고 샤세 투 라이트
　　　한다.

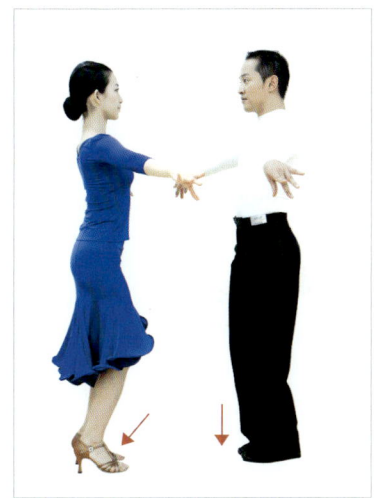

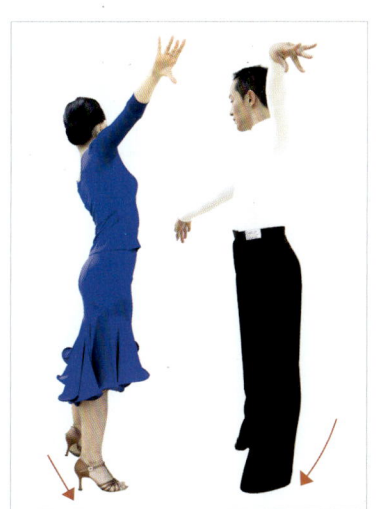

스텝4 카운트 &

남자 : 오른발을 왼발에 반쯤 모으고
　　　힙의 중심은 가운데에 둔다.
여자 : 왼발을 오른발에 반쯤 모으고
　　　힙의 중심은 가운데에 둔다.

스텝5 카운트 1

남자 : 왼발을 옆으로 밀고 양쪽 무릎을 펴며 힙의 중심은 왼
　　　쪽에 둔다.
여자 : 오른발을 옆으로 밀고 양쪽 무릎을 펴며 힙의 중심은
　　　오른쪽에 둔다.

▶Check Point
　카운트 '1'에 스웨이(sway)를 한다.

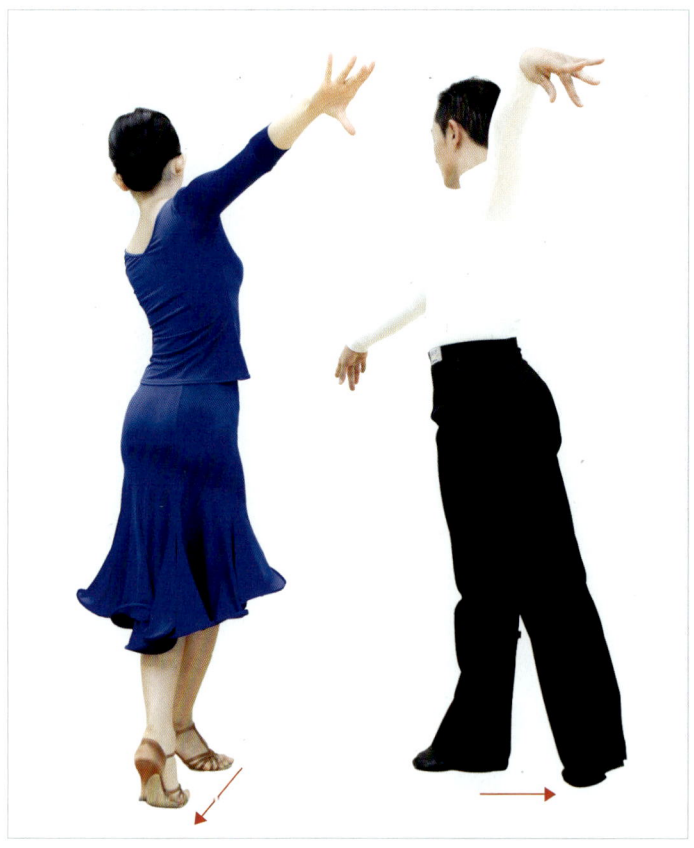

스텝6 카운트 2

남자:오른발을 왼발 뒤에
　　　라틴 크로스 하면서
　　　체중을 옮긴다.
여자:왼발을 오른발 뒤에
　　　라틴 크로스 하면서
　　　체중을 옮긴다.

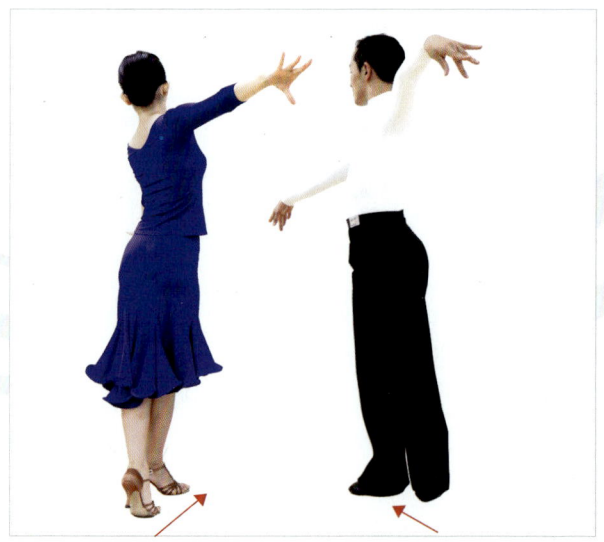

스텝7 카운트 3

남자: 왼발에 체중을 싣는다.
여자: 오른발에 체중을 싣는다.

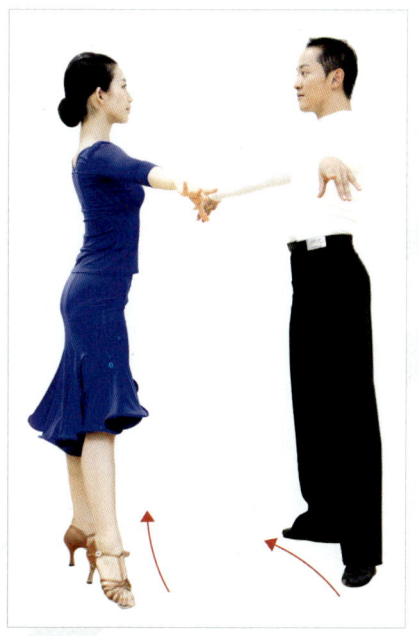

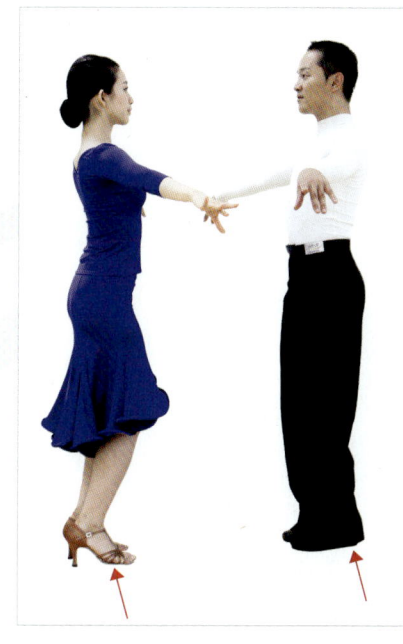

스텝9 카운트 &

남자: 왼발을 오른발에 반쯤 모으고 힙의 중심은 가운데에 둔다.

여자: 오른발을 왼발에 반쯤 모으고 힙의 중심은 가운데에 둔다.

스텝8 카운트 4

남자: 오른발을 옆으로 밀고, 양쪽 무릎을 펴며 힙의 중심은 오른쪽으로 옮기며 움직이기 시작한다. 이때 샤세 투 라이트 한다.

여자: 왼발을 옆으로 밀고, 양쪽 무릎을 펴며 힙의 중심은 왼쪽으로 옮기며 움직이기 시작한다. 이때 샤세 투 레프트 한다.

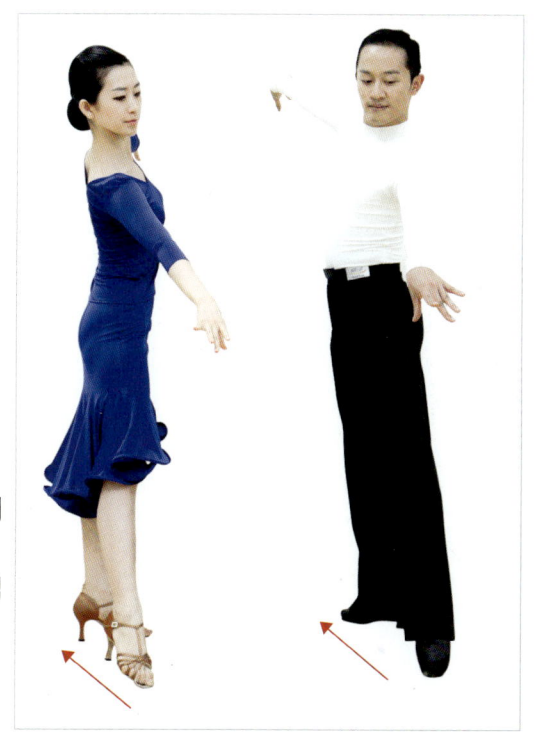

스텝10 카운트 1

남자: 오른발을 옆으로 밀고 양쪽 무릎을 펴며 힙의 중심은 오른쪽에 둔다.

여자: 왼발을 옆으로 밀고 양쪽 무릎을 펴며 힙의 중심은 왼쪽에 둔다.

▶Check Point

카운트 '1'에 스웨이(sway)를 한다.

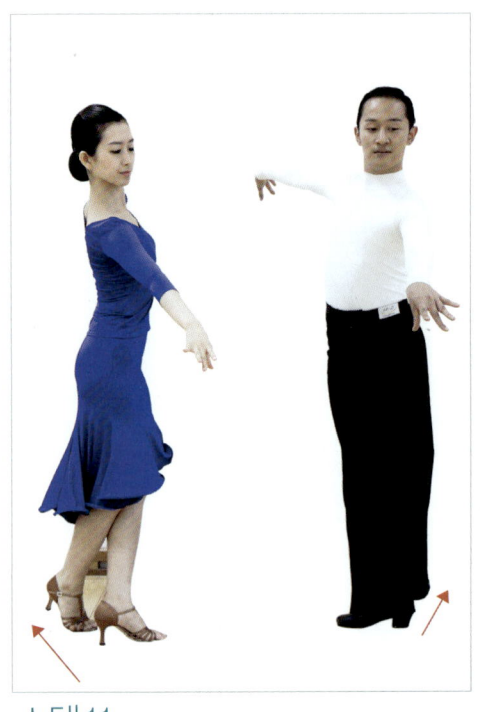

스텝11 카운트 2

남자: 왼발을 오른발 뒤에 라틴 크로스 하면서
　　　체중을 옮긴다.

여자: 오른발을 왼발 뒤에 라틴 크로스 하면서
　　　체중을 옮긴다.

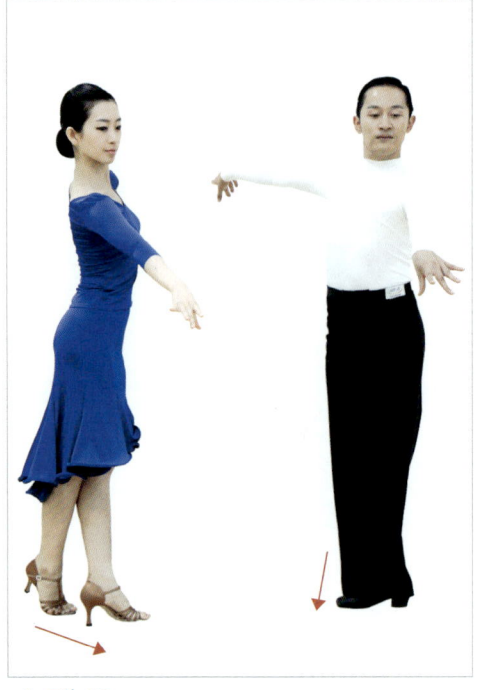

스텝12 카운트 3

남자: 오른발에 체중을 싣는다.

여자: 왼발에 체중을 싣는다.

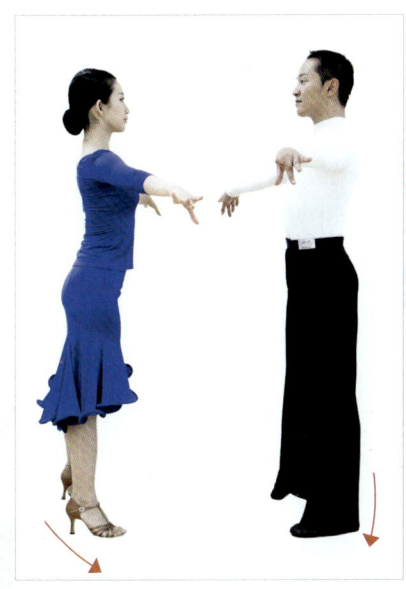

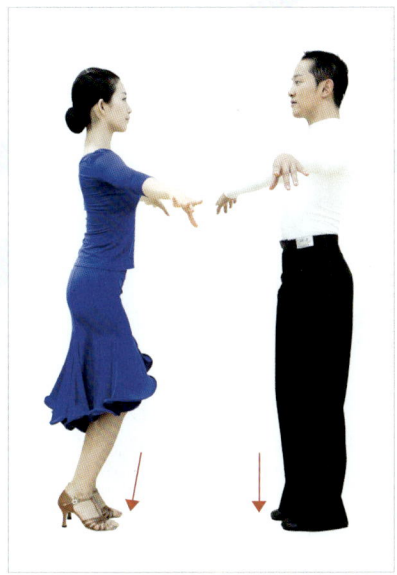

스텝13 카운트 4

남자: 왼발을 옆으로 밀고, 양쪽 무릎을
　　　펴며 힙의 중심은 왼쪽으로 옮기
　　　며 움직이기 시작한다. 이때 샤세
　　　투 레프트 한다.

여자: 오른발을 옆으로 밀고, 양쪽 무릎
　　　을 펴며 힙의 중심은 오른쪽으로
　　　옮기며 움직이기 시작한다. 이때
　　　샤세 투 라이트 한다.

스텝14 카운트 &

남자: 오른발을 왼발에 반쯤 모으고 힙
　　　의 중심은 가운데에 둔다.

여자: 왼발을 오른발에 반쯤 모으고 힙
　　　의 중심은 가운데에 둔다.

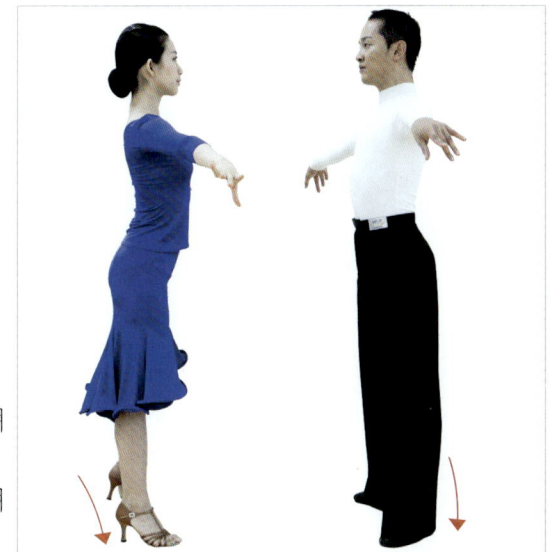

스텝15 카운트 1

남자: 왼발을 옆으로 밀고 양쪽 무릎을 펴며
　　　힙의 중심은 왼쪽에 둔다.

여자: 오른발을 옆으로 밀고 양쪽 무릎을 펴
　　　며 힙의 중심은 오른쪽에 둔다.

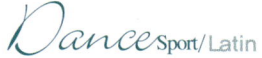

25. 스팟 턴(Spot Turn) 1소절

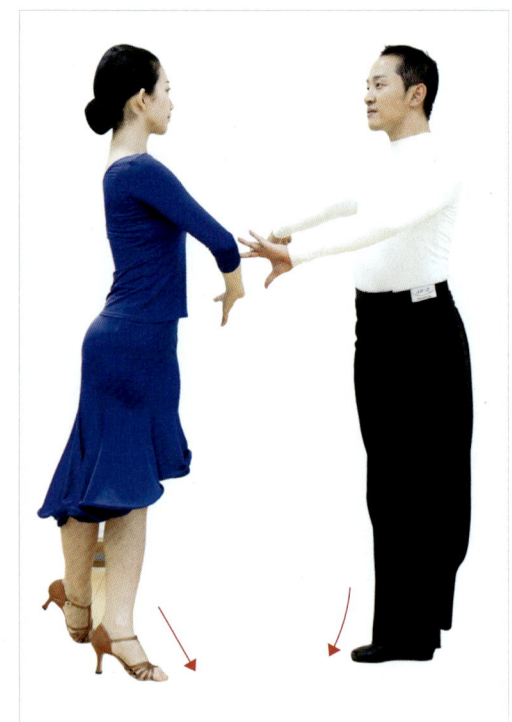
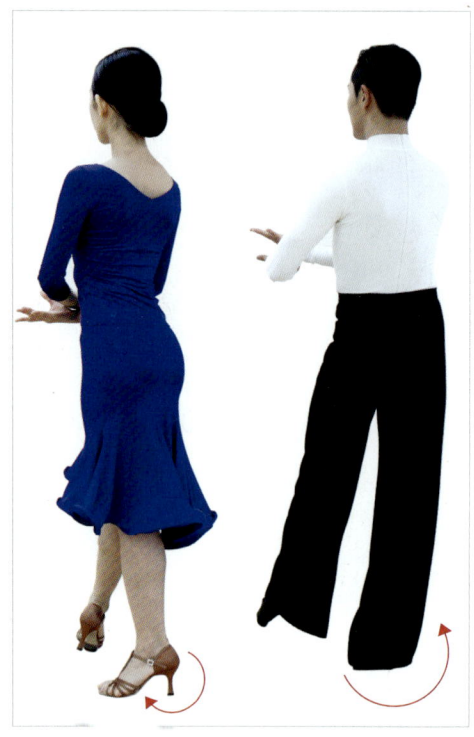

스텝1 카운트 2 &

남자: 오른발은 몸을 가로질러 앞으로 놓고 왼쪽으로 회전할 준비를 마친다.

여자: 왼발은 몸을 가로질러 앞으로 놓고 오른쪽으로 회전할 준비를 마친다.

&

남자: 오른발을 축으로 반회전 한다. 이때 몸의 중심은 오른발에 그대로 둔 채 오른발을 왼발 약간
뒤, 옆으로 옮겨 놓는다.

여자: 왼발을 축으로 반회전 한다. 이때 몸의 중심은 왼발에 그대로 둔 채 오른발 뒤, 약간 옆으로 옮
겨 놓는다.

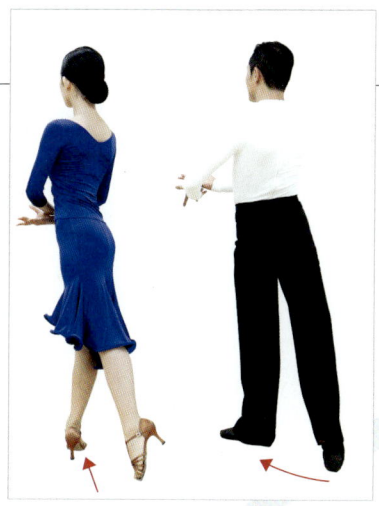

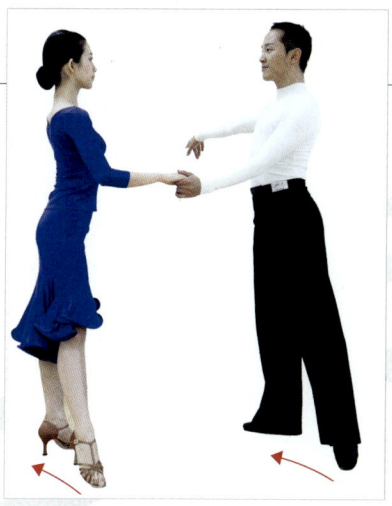

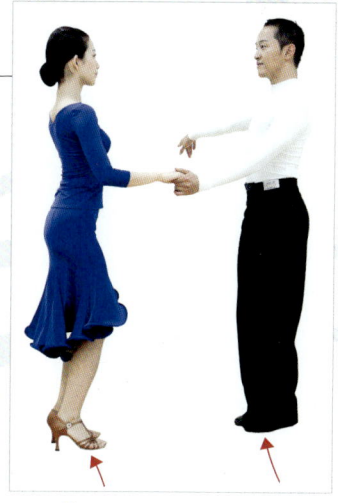

스텝2 카운트 3

남자: 왼발을 그 자리에 둔 채 몸의 중
　　심만 옮긴다.

여자: 오른발을 그 자리에 둔 채 중심만
　　옮긴다.

스텝3 카운트 4

남자: 오른발을 옆으로 밀고, 양쪽 무릎
　　을 펴며 힙의 중심은 오른쪽으로
　　옮기며 움직이기 시작한다. 이때
　　샤세 투 라이트 한다.

여자: 왼발을 옆으로 밀고, 양쪽 무릎을
　　펴며 힙의 중심은 왼쪽으로 옮기
　　며 움직이기 시작한다. 이때 샤세
　　투 레프트 한다.

스텝4 카운트 &

남자: 왼발을 오른발에 반쯤 모으
　　고 힙의 중심은 가운데에 둔
　　다.

여자: 오른발을 왼발에 반쯤 모으
　　고 힙의 중심은 가운데에 둔
　　다.

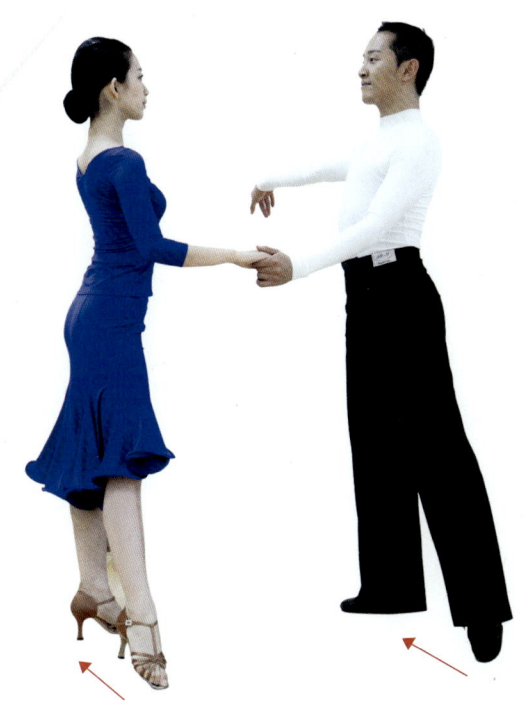

스텝5 카운트 1

남자: 오른발을 옆으로 벌리고 여자와 마주본다. 이때
　　힙의 중심은 오른쪽에 두고 샤세 투 라이트 한다.

여자: 왼발을 옆으로 벌리고 남자와 마주본다. 이때 힙
　　의 중심은 왼쪽에 두고 샤세 투 레프트 한다.

Dance Sport / Latin

PART 3

삼바
Samba

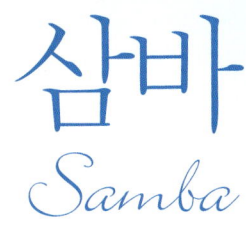

삼바는 브라질 북부 비히야 지방 일대 사탕수수 농장에서 일하던 흑인노예들에 의해 만들어진 뒤 일반화 되어, 지금은 브라질의 대표적인 춤으로 자리 잡았다. 삼바는 강렬하고 독특한 율동을 지닌 생동감 넘치는 특성을 가진 춤이다. 춤의 템포는 매우 빠르며 기본적으로 보폭을 작게 하고 작은 스텝을 많이 이용한다. 경쾌한 음악으로 활력 있는 분위기를 만들어 보자.

■ Samba Routine

1. 삼바 휘스크(Samba Whisk) 2소절
2. 프롬나드 보타포고스(Promenade Bota Fogos) 3소절
3. 사이드 & 프롬나드 & 사이드 삼바 웍스(Side & Promenade & Side Samba Walks) 3소절
4. 섀도우 보타 포고스(Shadow Bota Fogos) 4소절
5. 트레블링 볼타스 레프트 & 라이트(Traveling Voltas L & R) 4소절
6. 삼바 휘스크(Samba Whisk) 1소절
7. 네추럴 롤(Natural Roll) 3소절
8. 백워드 록스(Backward Rocks) 2소절(두번 반복)
9. 플레이트(Plait) 3소절(SS QQS, SS QQS, SS QQS)
10. 리버스 턴(Reverse Turn) 1소절
11. 삼바 휘스크(Samba Whisk) 2소절

1. 삼바 휘스크(Samba Whisk) 2소절

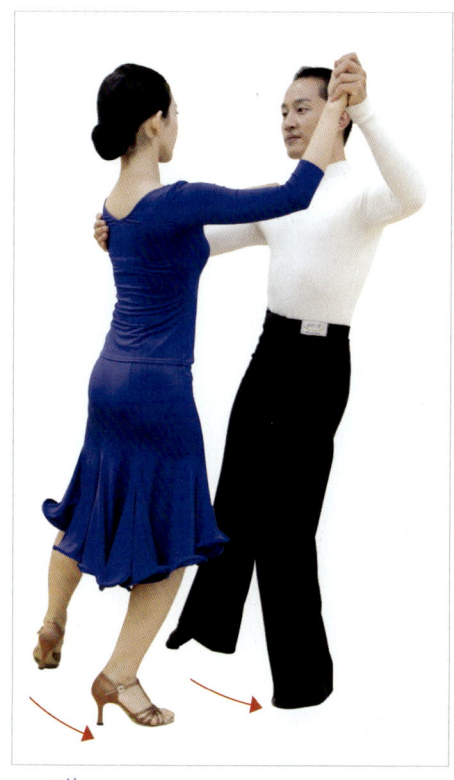

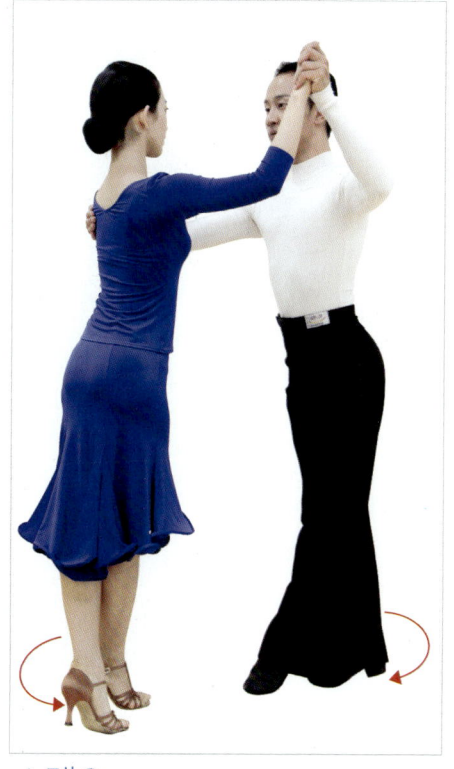

스텝1 카운트 1

남자: 왼발을 옆으로 사이드 스텝하며 힙의
　　 중심을 왼쪽에 둔다.

여자: 오른발을 옆으로 사이드 스텝하며 힙의
　　 중심을 오른쪽에 둔다.

▶Check Point

　축이 되는 발을 바닥에 강하게 딛고 몸을
연다.

스텝2 카운트 a

남자: 오른발을 왼발 뒤로 가로지른다. 체중의
　　 일부만 딛고 라틴 크로스 한다.

여자: 왼발을 오른발 뒤로 가로지른다. 체중의
　　 일부만 딛고 라틴 크로스 한다.

▶Check Point

　발을 교차할 때 무릎이 열리지 않도록 한다.

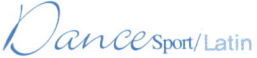

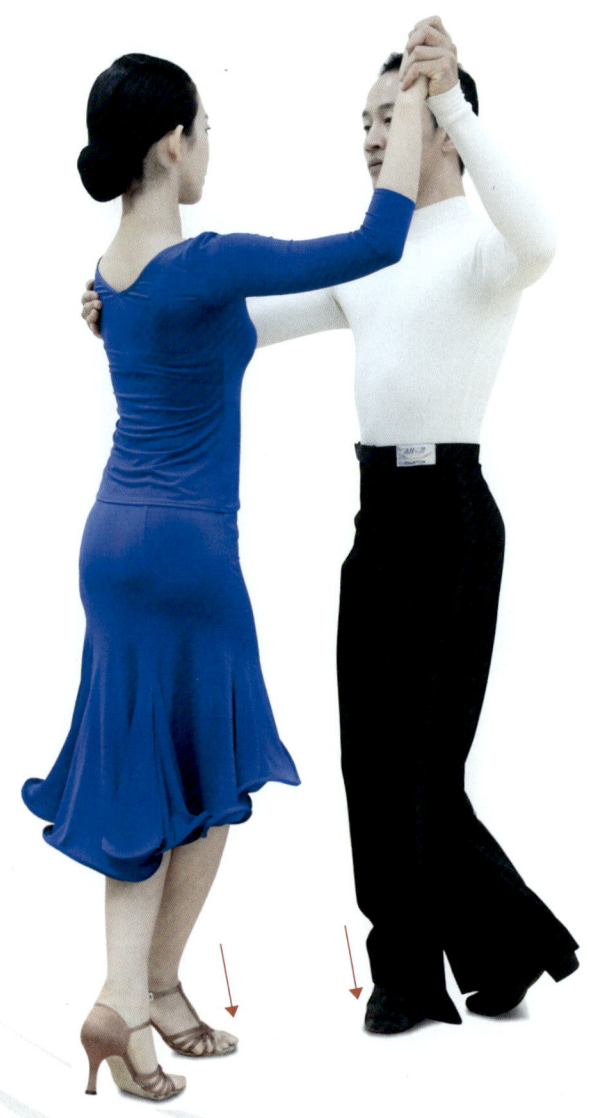

스텝3 카운트 2

남자: 왼발을 제자리에 두고 왼쪽으로 체중을 옮긴다.

여자: 오른발을 제자리에 두고 오른쪽으로 체중을 옮긴다.

▶Check Point

무릎을 깊이 굽혀준다.

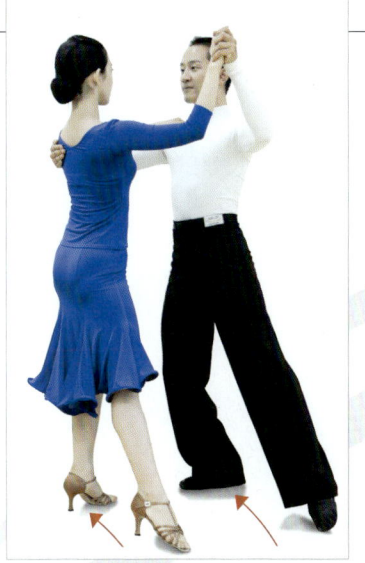

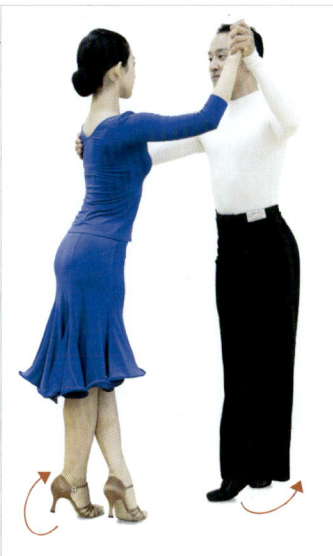

스텝5 카운트 a

남자: 왼발을 오른발 뒤로 가로지른다. 체중의 일부만 딛고 라틴 크로스 한다.

여자: 오른발을 왼발 뒤로 가로지른다. 체중의 일부만 딛고 라틴 크로스 한다.

▶Check Point

발을 교차할 때 무릎이 열리지 않도록 한다.

스텝4 카운트 2

남자: 오른발을 옆으로 옮기면서 사이드 스텝하며 힙의 중심을 오른쪽에 둔다.

여자: 왼발을 옆으로 옮기면서 사이드 스텝하며 힙의 중심을 왼쪽에 둔다.

▶Check Point

축이 되는 발로 바닥을 강하게 딛고 몸을 연다.

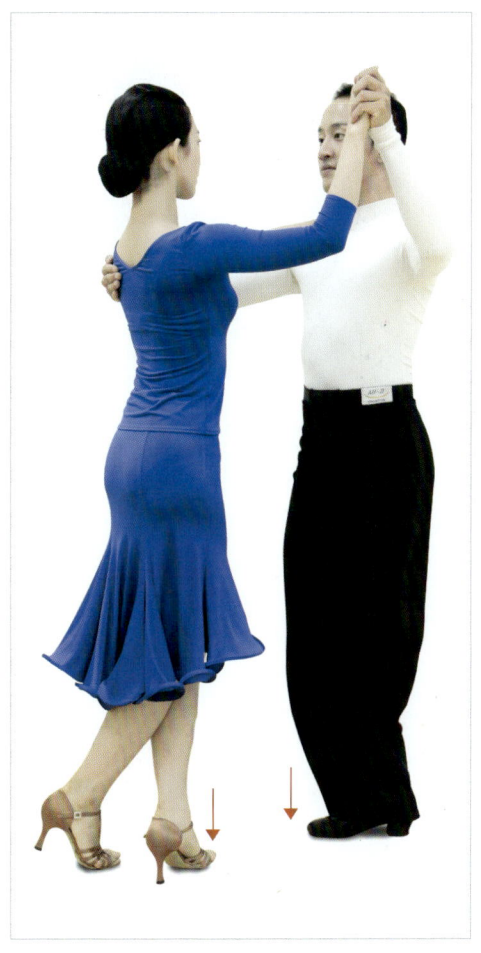

스텝6 카운트 2

남자: 오른발을 제자리에 두고 체중을 오른쪽으로 옮긴다.

여자: 왼발을 제자리에 두고 체중을 왼쪽으로 옮긴다.

▶Check Point

무릎을 깊이 굽혀준다.

발을 교차할 때 무릎이 열리지 않도록 주의한다.

2. 프롬나드 보타포고스(Promenade Bota Fogos) 3소절

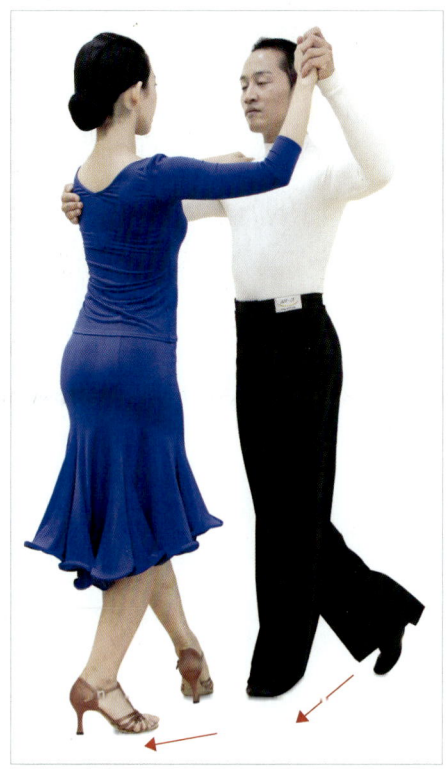 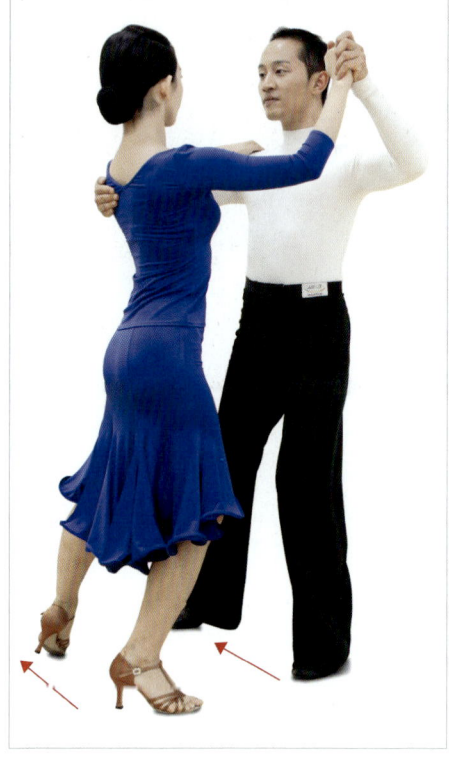

스텝1 카운트 1

남자: 왼발을 앞으로 내딛고 체중을 옮긴다.
여자: 오른발을 뒤로 빼고 체중을 옮긴다.

▶Check Point
발목과 무릎의 바운스를 주어 이동한다.

스텝2 카운트 a

남자: 오른발을 옆으로 내딛고 체중의 일부를
옮긴다.
여자: 왼발을 옆으로 내딛고 체중의 일부를
옮긴다.

▶Check Point
옆으로 내미는 발의 풋 웍은 인사이드 엣지
오브 토이다.

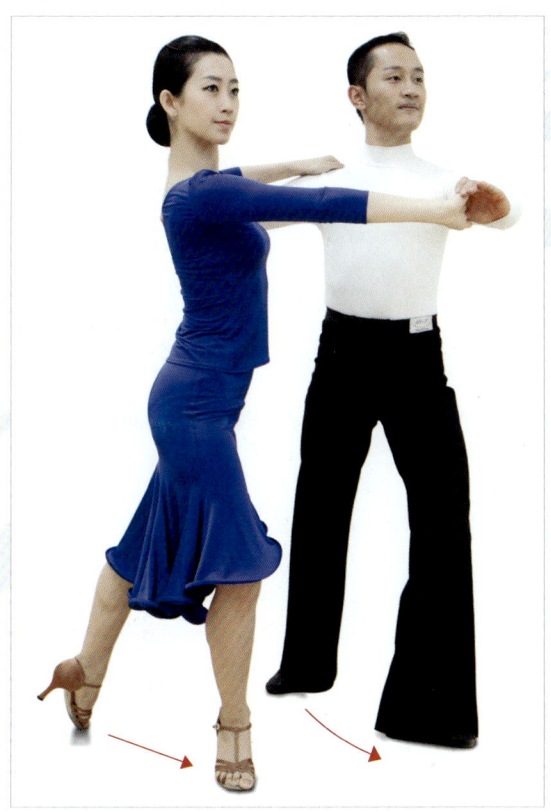

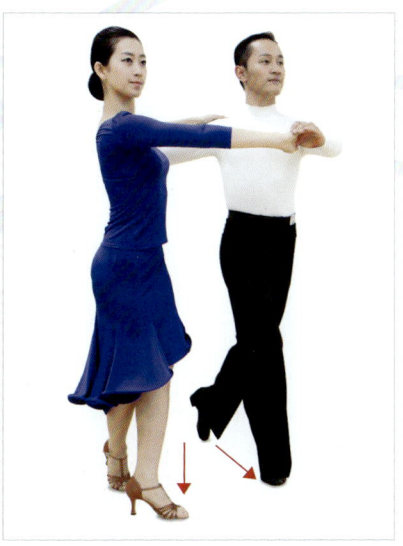

스텝4 카운트 2

남자: 오른발을 앞으로 가로지른다.
여자: 왼발을 앞으로 가로지른다.

▶Check Point

이 때, PP(Promenade Position)자세를
유지한다.

스텝3 카운트 2

남자: 왼발에 체중을 그대로 두고 PP(Promenade Position)
　　자세를 한다.
여자: 오른발에 체중을 그대로 두고 PP(Promenade
　　Position)자세를 한다.

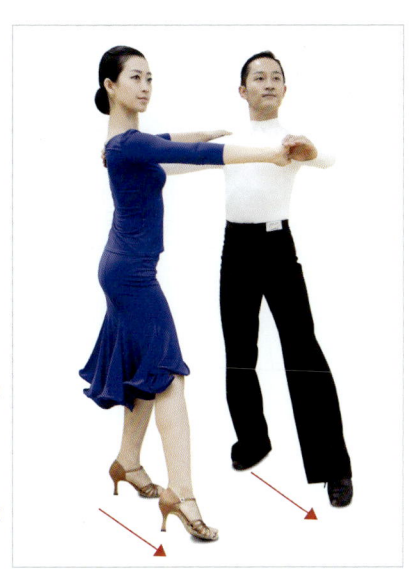

스텝5 카운트 a

남자: 왼발을 옆으로 내딛고 체중의 일부를 옮긴다.
여자: 오른발을 옆으로 내딛고 체중의 일부를 옮긴다.

▶Check Point

옆으로 내미는 발의 풋 웍은 인사이드 엣지 오브 토이다.

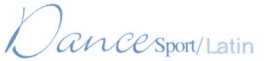

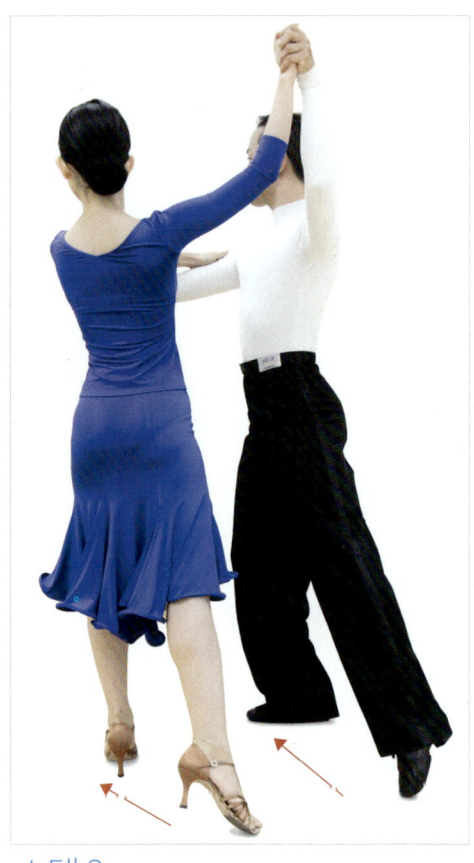

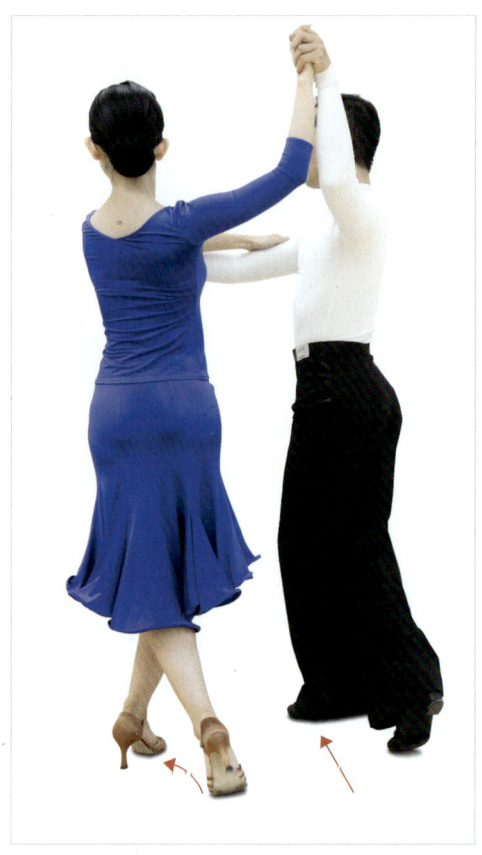

스텝6 카운트 2

남자: 오른발에 체중을 싣고 CPP(Counter
Promenade Position)자세를 한다.

여자: 왼발에 체중을 싣고 CPP(Counter
Promenade Position)자세를 한다.

▶Check Point

잡은 손은 높이 올려준다.

스텝7 카운트 3

남자: 왼발을 앞으로 가로지른다.

여자: 오른발을 앞으로 가로지른다.

▶Check Point

이 때, CPP(Counter Promenade Position)자세
를 유지한다.

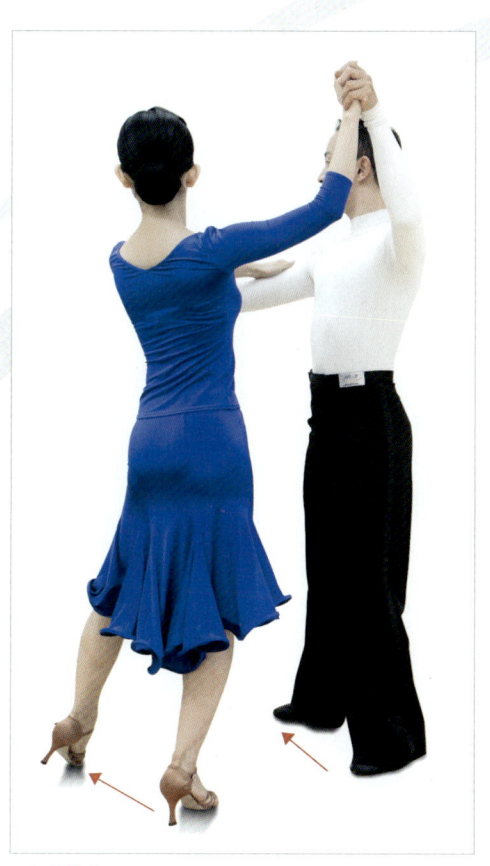 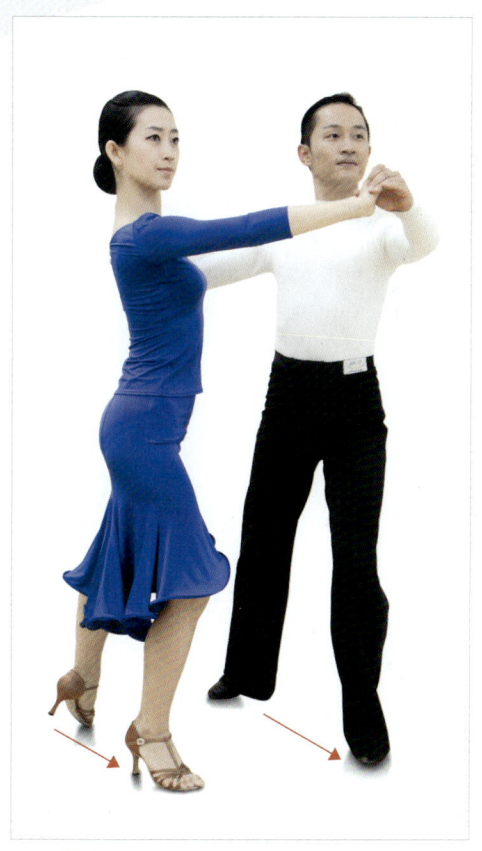

스텝8 카운트 a

남자: 오른발을 옆으로 내딛고 체중의 일부를 옮
　　긴다.

여자: 왼발을 옆으로 내딛고 체중의 일부를 옮긴
　　다.

▶Check Point

　옆으로 내미는 발의 풋 웍은 인사이드 엣지
오브 토이다.

스텝9 카운트 2

남자: 왼발에 체중을 싣고 PP(Promenade
　　Position)자세를 한다.

여자: 오른발에 체중을 싣고 PP(Promenade
　　Position)자세를 한다.

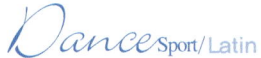

3. 사이드 & 프롬나드& 사이드 삼바 웍스
(Side & Promenade & Side Samba Walks) 3소절

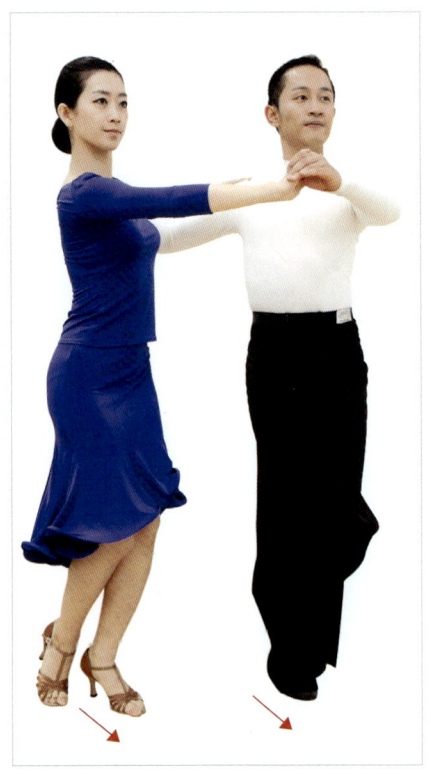

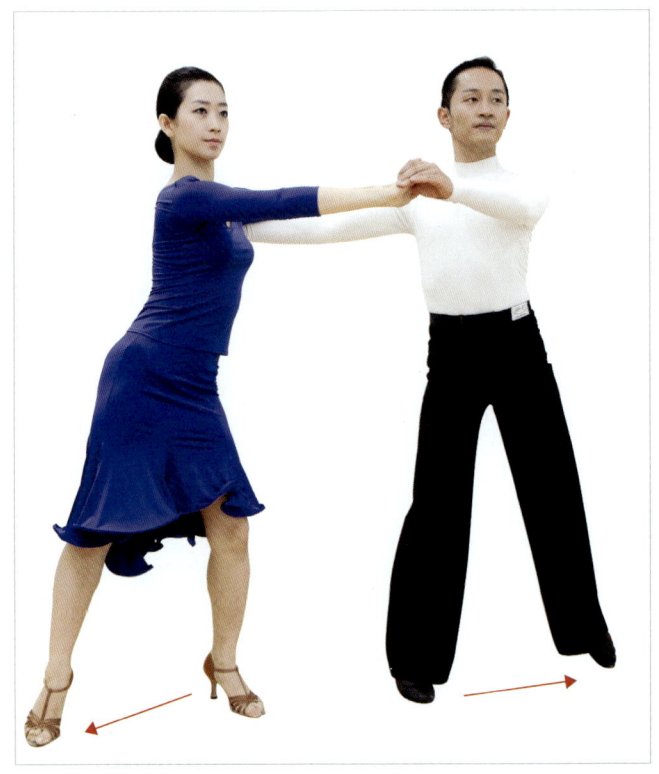

스텝1 카운트 1

남자: 오른발을 앞으로 끌어모으며, 반족장 앞으로 밟는다. 왼쪽 무릎을 오른쪽 무릎에 모은다.

여자: 왼발을 앞으로 끌어모으며, 반족장 앞으로 밟는다. 오른쪽 무릎을 왼쪽 무릎에 모은다.

▶Check Point

반족장은 8cm 정도 앞으로 내미는 스텝간격이다. 무릎은 살짝 굽히고, PP(Promenade Position) 자세를 유지한다.

스텝2 카운트 a

남자: 왼발을 옆으로 내딛고 체중의 일부를 옮긴다.

여자: 오른발을 옆으로 내고 체중의 일부를 옮긴다.

▶Check Point

PP(Promenade Position) 자세를 유지한다.

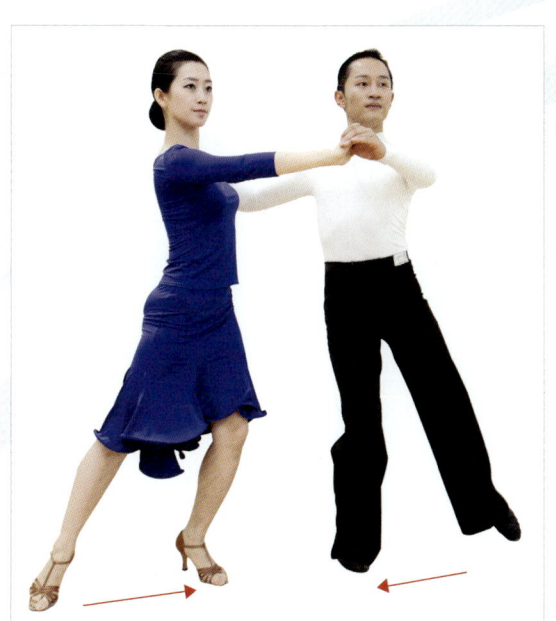

스텝3 카운트 2

남자: 오른발을 왼쪽으로 약간 끌어온다.
여자: 왼발을 오른쪽으로 약간 끌어온다.

▶Check Point

발은 8cm 정도 끌어오고, 골반은 제자리
로 돌아오며, PP(Promenade Position) 자
세를 유지한다.

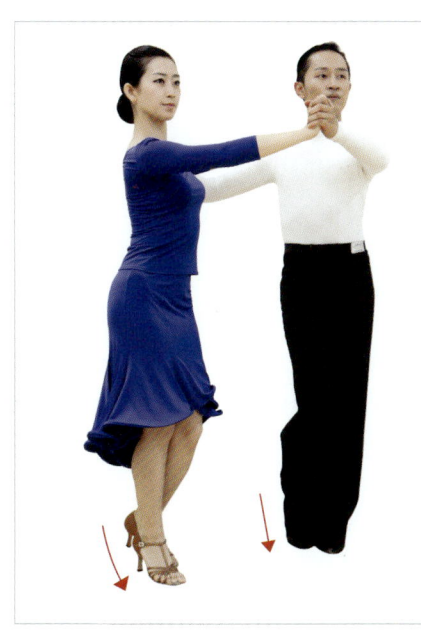

스텝4 카운트 2

남자: PP에서 왼발을 끌어 모으며, 반족장 앞으로 밟는
　　　다. 오른쪽 무릎을 왼쪽 무릎에 모은다.
여자: PP에서 오른발을 끌어 모으며, 반족장 앞으로 밟는
　　　다. 왼쪽 무릎이 오른쪽 무릎에 모은다.

▶Check Point

반족장은 8cm 정도 앞으로 발을 밟는 스텝의 길이다.
남자 왼팔과 여자 오른팔은 수평을 유지하도록 한다.
무릎은 살짝 굽힌다.

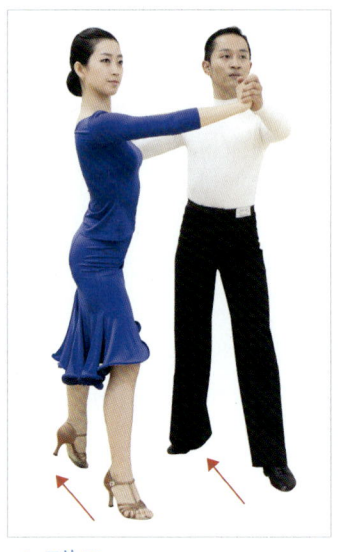
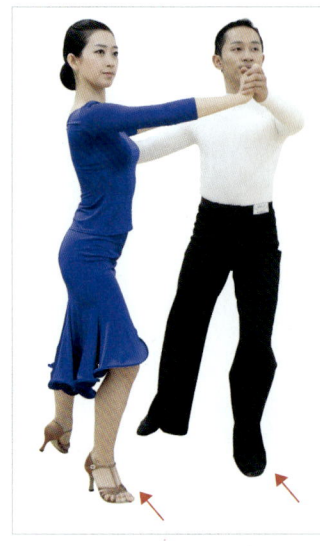

스텝6 카운트 2

남자: 오른발을 뒤로 빼면서 왼발을 반족장 끌어당긴다.

여자: 왼발을 뒤로 빼면서 오른발을 반족장 끌어당긴다.

▶ Check Point

스텝의 반족장(8cm) 만큼 뒤로 살짝 끌어당긴다. 골반은 정상으로 되돌아오며, 풋 웍은 플랫(Flat)을 한다.

스텝5 카운트 a

남자: 오른발을 뒤로 빼고 체중의 일부를 옮긴다.
여자: 왼발을 뒤로 빼고 체중의 일부를 옮긴다.

▶ Check Point

남녀의 거리를 유지한다. 뒤로 한 발 빼는 풋 웍은 인사이드 엣지 오브 투이다.

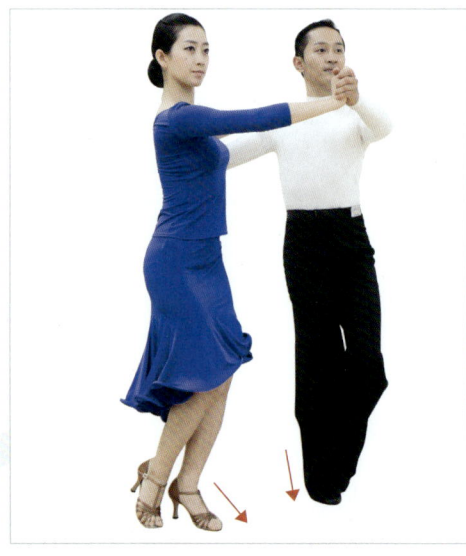

스텝7 카운트 3

남자: 오른발을 앞으로 끌어모으며, 반족장 앞으로 밟는다. 이때 왼쪽 무릎을 오른쪽 무릎에 모은다.
여자: 왼발을 앞으로 끌어모으며, 반족장 앞으로 밟는다. 이때 오른쪽 무릎을 왼쪽 무릎에 모은다.

▶ Check Point

반족장은 8cm 정도 앞으로 내미는 스텝간격이다. 무릎은 살짝 굽히고, PP(Promenade Position) 자세를 유지한다.

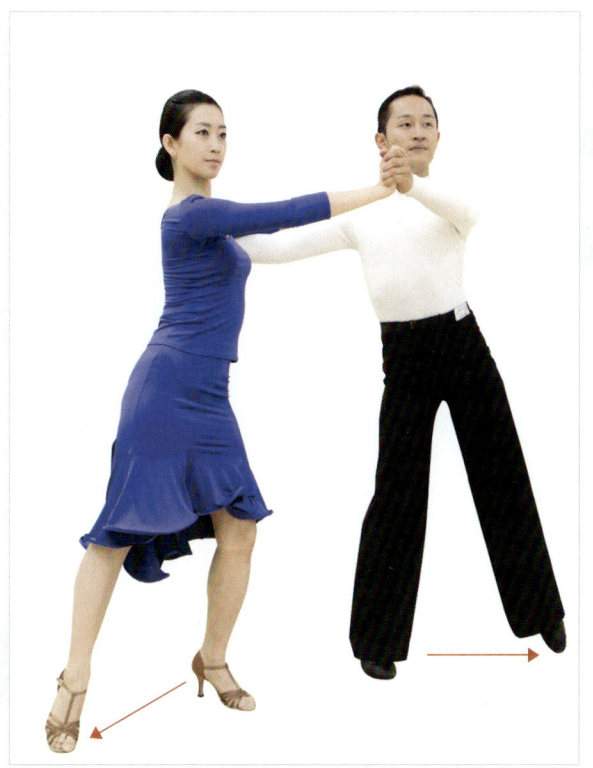

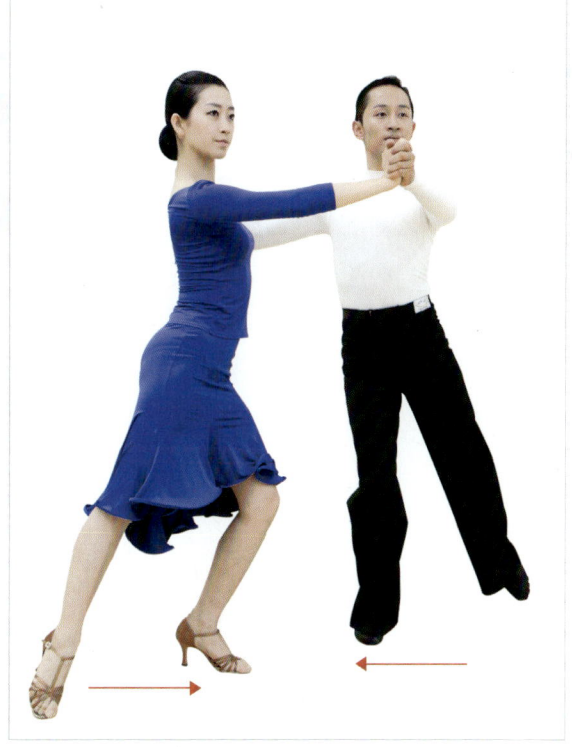

스텝8 카운트 a

남자: 왼발을 옆으로 내밀고 체중의 일부를 옮긴
　　다.

여자: 오른발을 옆으로 내밀고 체중의 일부를 옮
　　긴다.

▶Check Point

　PP(Promenade Position) 자세를 유지한다.

스텝9 카운트 3

남자: 오른발을 왼쪽으로 약간 끌어온다.

여자: 왼발을 오른쪽으로 약간 끌어온다.

▶Check Point

　발은 8cm 정도 끌어오고, 골반은 제자리로 돌
　아오며, PP(Promenade Position) 자세를 유지
　한다.

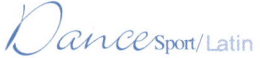

4. 새도우 보타 포고스(Shadow Bota Fogos) 4소절

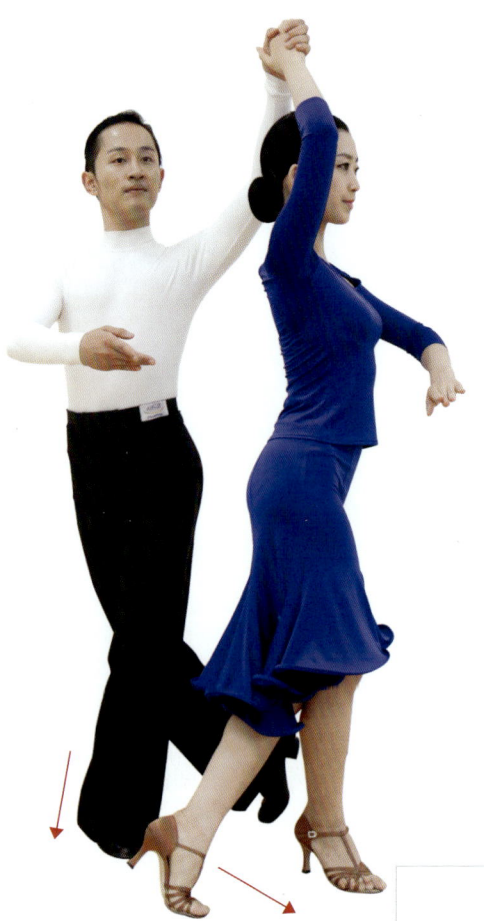

스텝1 카운트 1

남자: 왼발을 앞으로 라틴 크로스 한다.
여자: 오른발을 앞으로 라틴 크로스 한다.

▶Check Point

  남자는 앞으로 스텝하며 잡은 손을 들
어주고 여자 뒤로 이동한다.

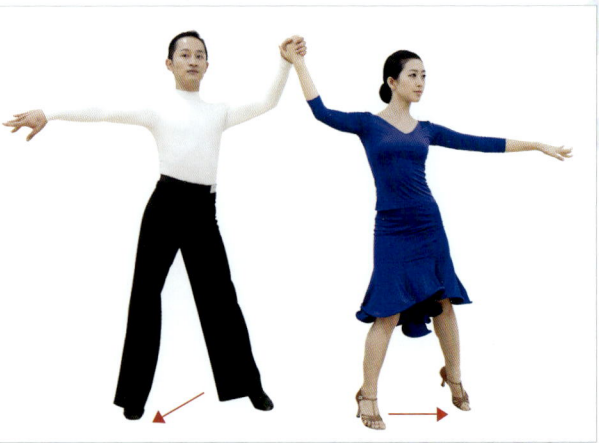

스텝2 카운트 a

남자: 오른발을 옆, 약간 앞으로 내딛고
체중의 일부를 옮긴다.
여자: 왼발을 옆, 약간 앞으로 내딛고 체중의 일
부를 옮긴다.

▶Check Point

내민 발의 풋 웍은 인사이드 엣지 오브 토이다.

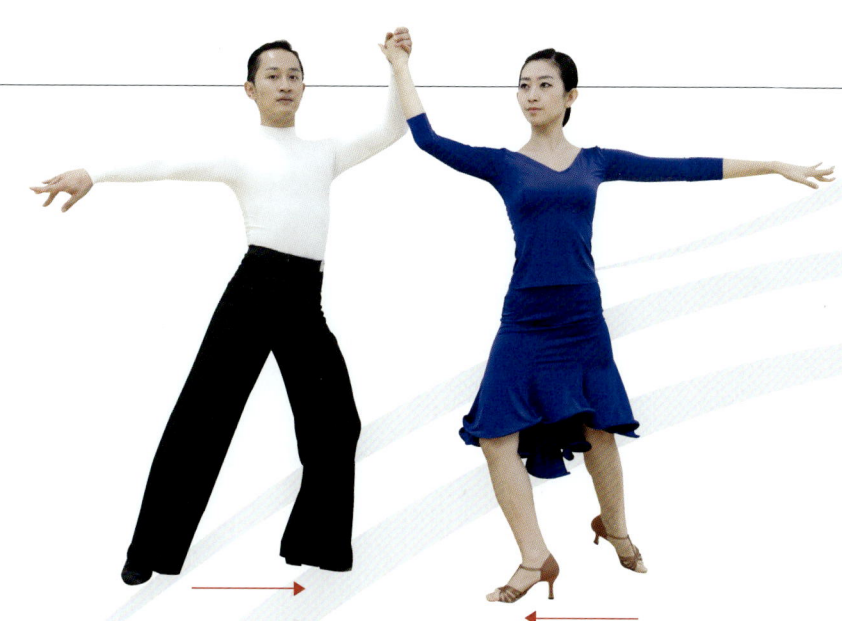

스텝3 카운트 2

남자: 왼발을 제자리에 둔 채
　　로 체중을 옮긴다.

여자: 오른발을 제자리에 둔
　　채로 체중을 옮긴다.

▶Check Point

　스텝 2,3에 오른쪽으로
1/4(90°) 턴한다.

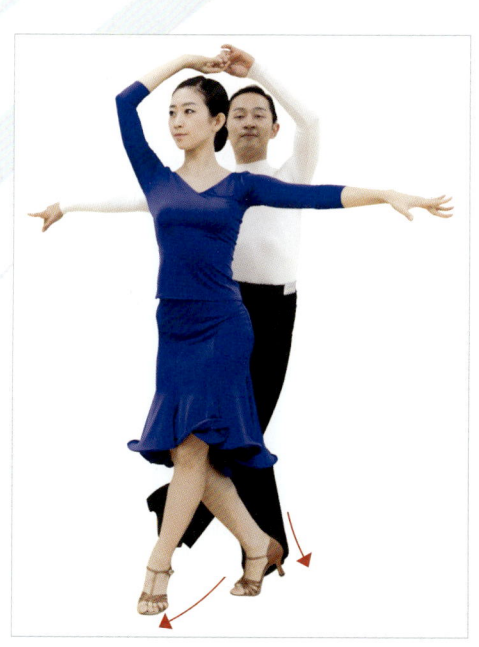

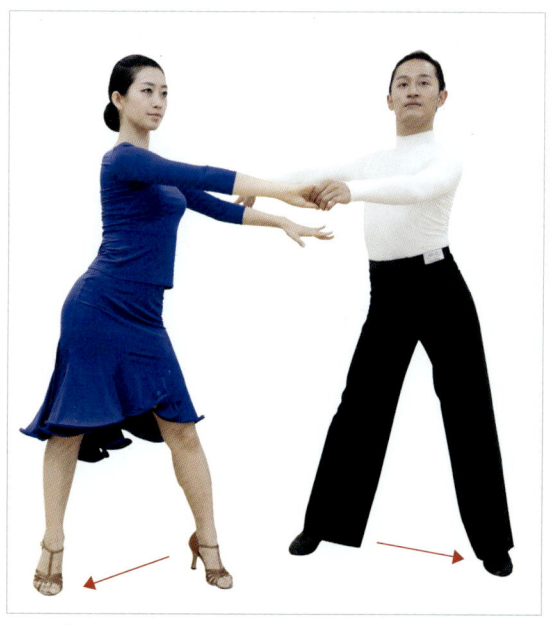

스텝4 카운트 2

남자: 오른발을 앞으로 라틴 크로스한다.

여자: 왼발을 앞으로 라틴 크로스한다.

▶Check Point

　남자는 여자가 편히 움직일 수 있도록
팔을 들어주고, 파트너와의 거리 간격
을 맞춘다.

스텝5 카운트 a

남자: 왼발을 옆, 약간 앞으로 내딛고 체중의 일부를 옮
　　긴다.

여자: 오른발을 옆, 약간 앞으로 내딛고 체중의 일부를
　　옮긴다.

▶Check Point

　내민 발의 풋 웍은 인사이드 엣지 오브 토이다.

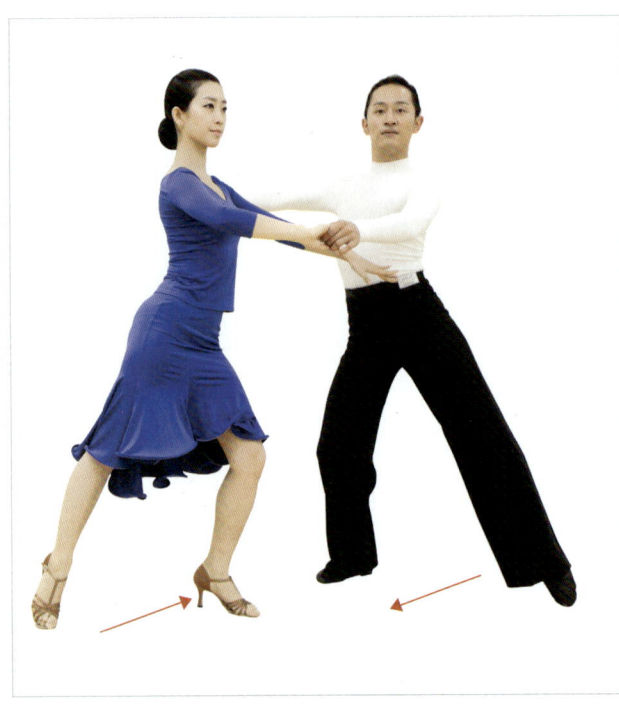

스텝6 카운트 2

남자: 오른발을 제자리에 둔 채로
　　　체중을 옮긴다.
여자: 왼발을 제자리에 둔 채로 체
　　　중을 옮긴다.

▶Check Point
　스텝 5,6에 왼쪽으로 1/4(90°) 턴
　한다.

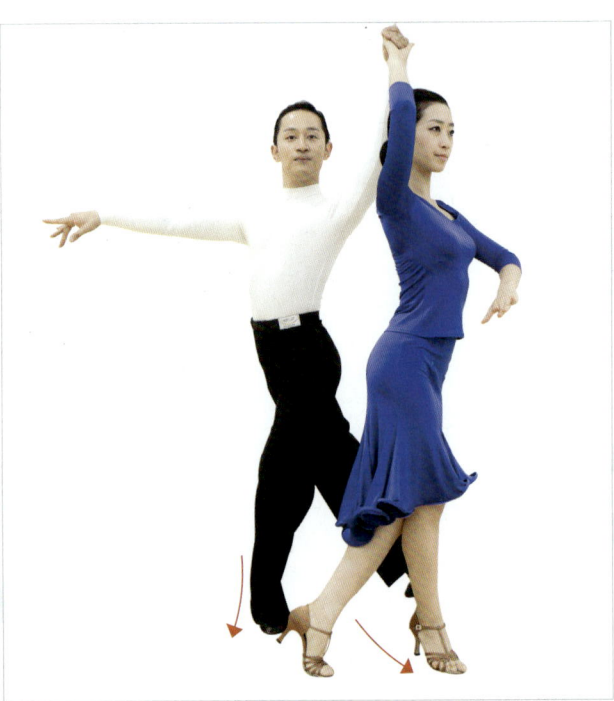

스텝7 카운트 3

남자: 왼발을 앞으로 라틴 크로스한다.
여자: 오른발을 앞으로 라틴 크로스한다.

▶Check Point
　남자는 앞으로 스텝하며 잡은 손을 들
　어주고 여자 뒤로 이동한다.

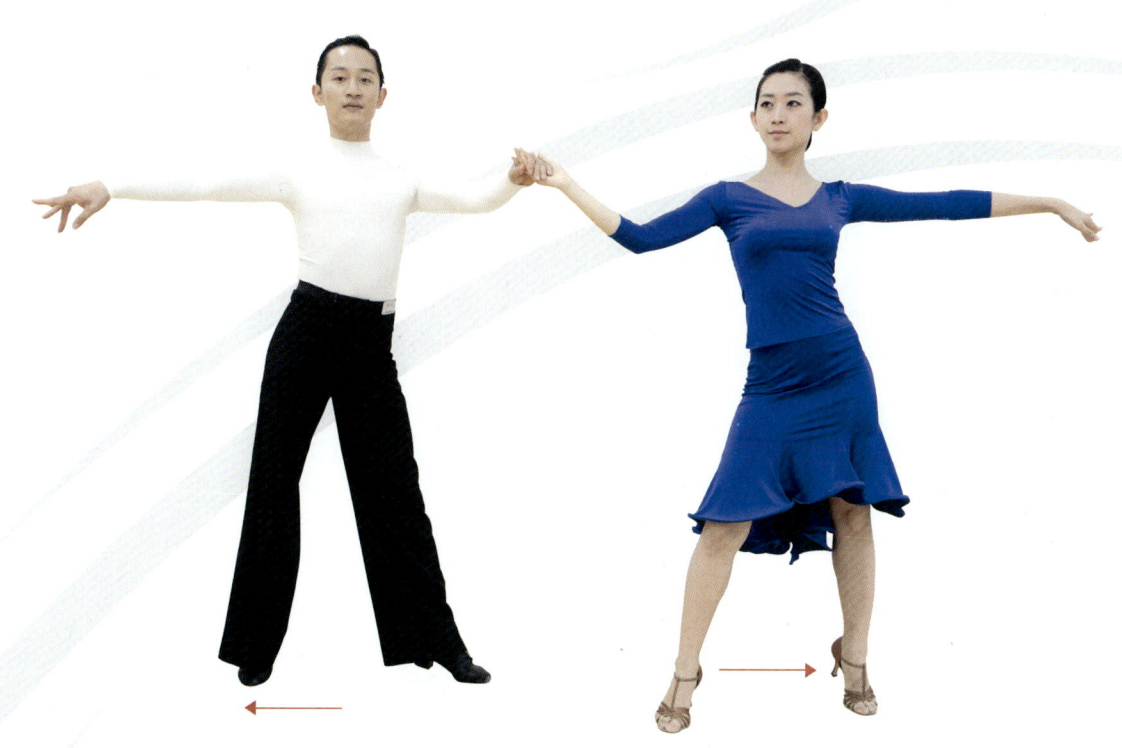

스텝8 카운트 a

남자: 오른발을 옆, 약간 앞으로 내딛고 체중의 일부를 옮긴다.
여자: 왼발을 옆, 약간 앞으로 내딛고 체중의 일부를 옮긴다.

▶Check Point

　내민 발의 풋 웍은 인사이드 엣지 오브 토(Inside edge of Toe)이다.

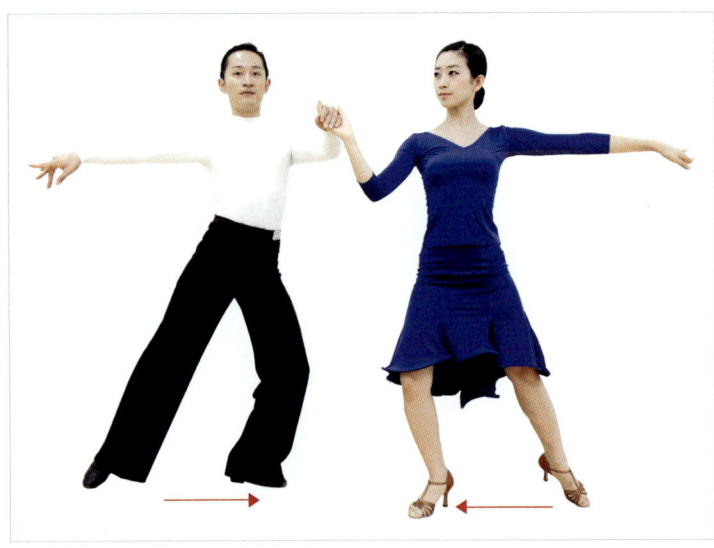

스텝9 카운트 2

남자 : 왼발을 제자리에 둔 채로 체중을 옮긴다.

여자 : 오른발을 제자리에 둔 채로 체중을 옮긴다.

▶ Check Point

스텝 8, 9에 오른쪽으로 1/4(90°) 턴한다.

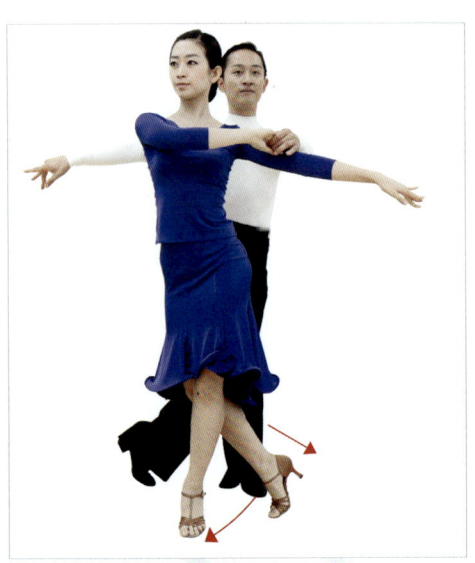

스텝10 카운트 4

남자 : 오른발을 앞으로 라틴 크로스한다.

여자 : 왼발을 앞으로 라틴 크로스한다.

▶ Check Point

남자는 여자가 편히 움직일 수 있도록 팔을 들어주고, 파트너와의 거리 간격을 맞춘다.

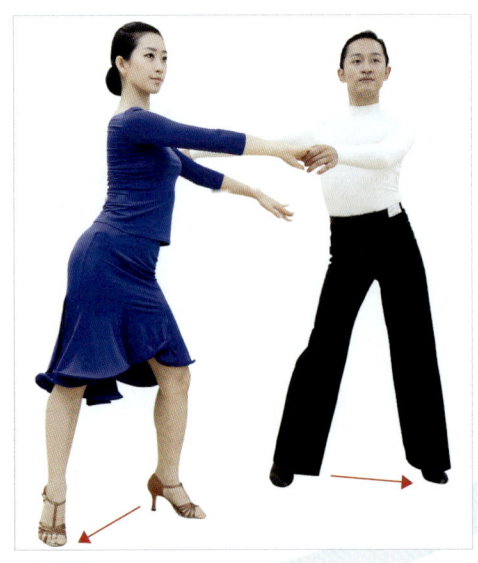

스텝11 카운트 a

남자 : 왼발을 옆, 약간 앞으로 내딛고 체중의 일부를 옮긴다.

여자 : 오른발을 옆, 약간 앞으로 내딛고 체중의 일부를 옮긴다.

▶ Check Point

내민 발의 풋 웍은 인사이드 엣지 오브 토이다.

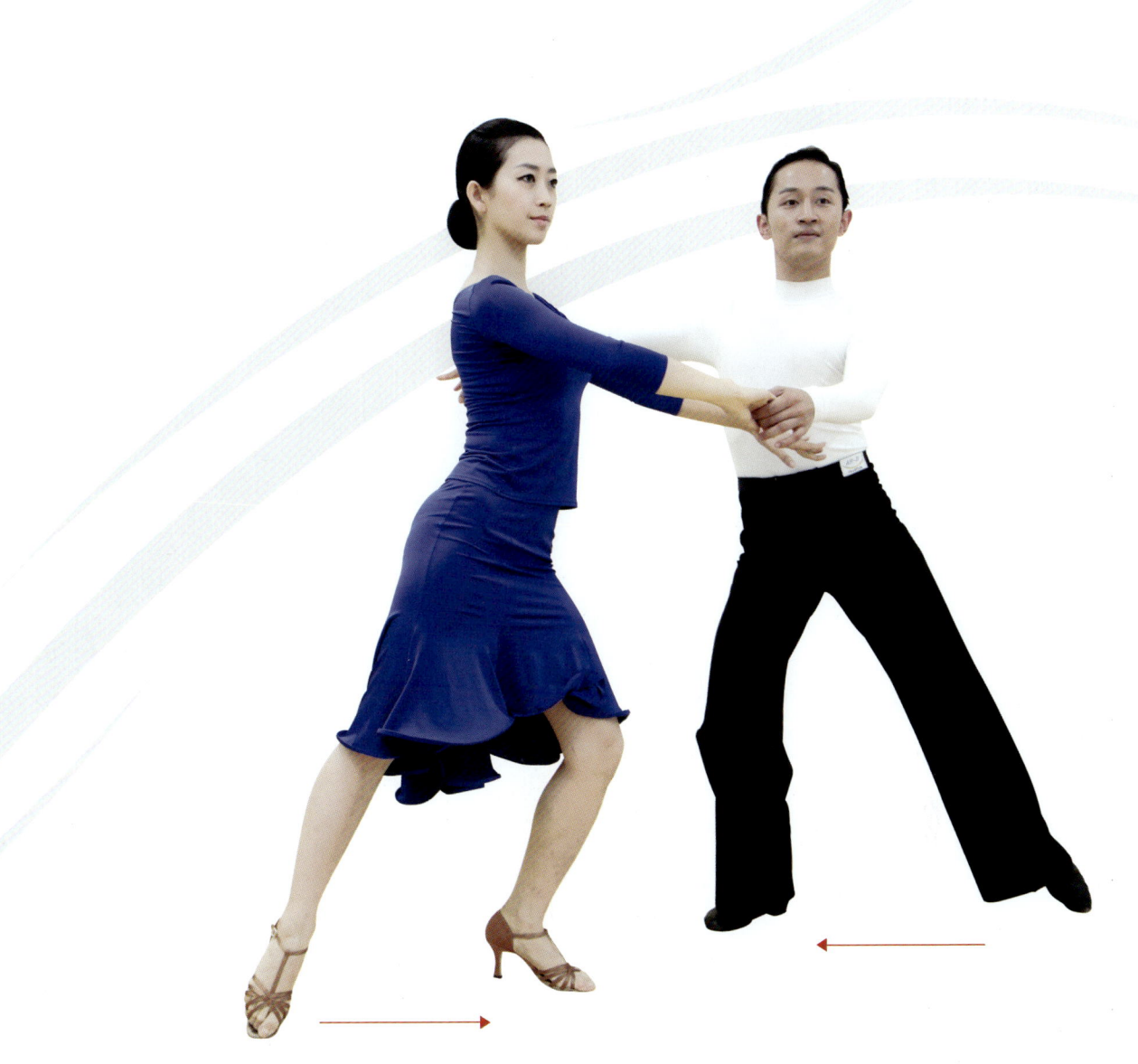

스텝12 카운트 2

남자: 오른발을 제자리에 둔 채로 체중을 옮긴다.

여자: 왼발을 제자리에 둔 채로 체중을 옮긴다.

▶Check Point

스텝 11, 12에 왼쪽으로 1/4(90°) 턴한다.

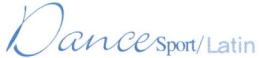

5. 트레블링 볼타스 레프트 & 라이트 (Traveling Voltas L & R) 4소절

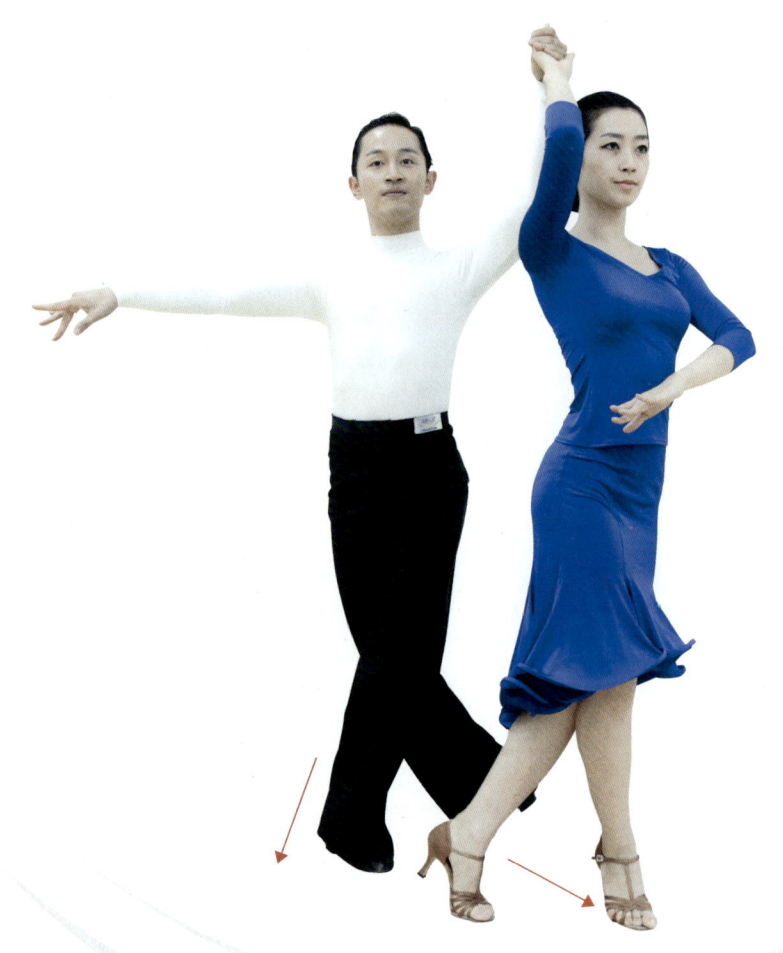

스텝1 카운트 2

남자 : 왼발을 오른발 앞에 가로질러 놓는다.

여자 : 오른발을 왼발 앞에 가로질러 놓는다.

▶Check Point

라틴 크로스(Latin Cross)를 한다.

남자는 여자가 왼쪽으로 돌아갈 때 머리 위로 팔을 들어준다.

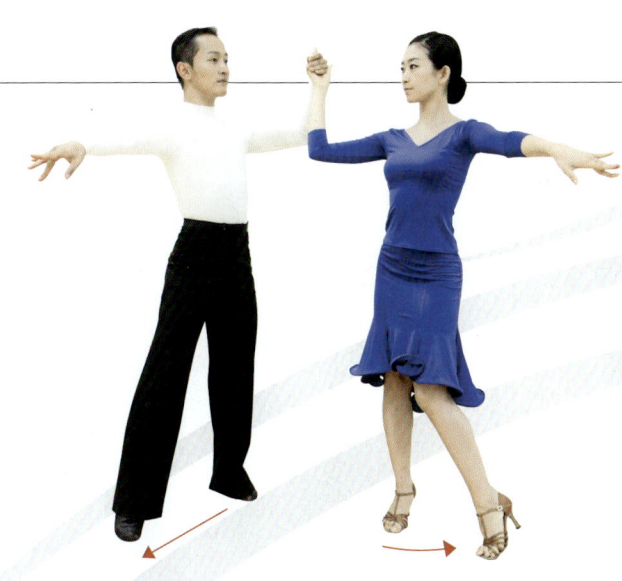

스텝2 카운트 a

남자: 오른발을 옆, 약간 뒤로 내
딛고 체중의 일부를 옮긴다.
여자: 왼발을 옆, 약간 뒤로 내딛
고 체중의 일부를 옮긴다.

▶Check Point

이 때, 풋 웍은 토(Toe)이다.

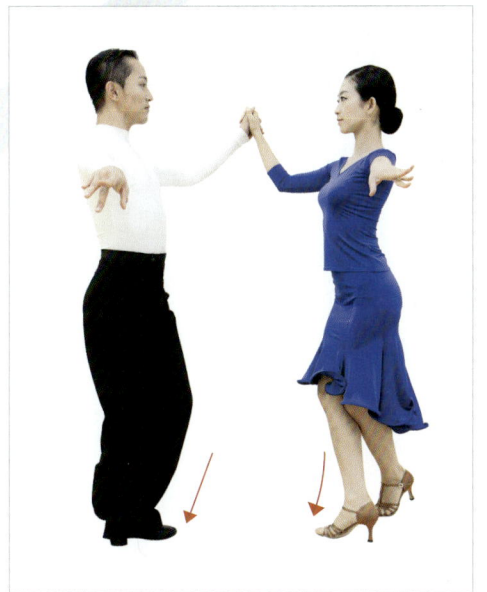

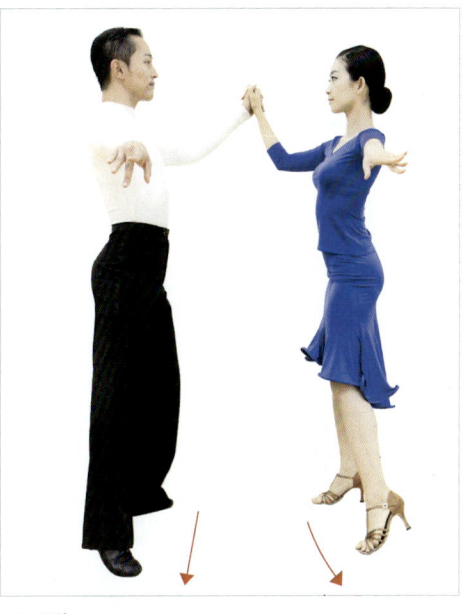

스텝3 카운트 2

남자: 왼발을 오른발 앞에 가로질러 놓는다.
여자: 오른발을 왼발 앞에 가로질러 놓는다.

▶Check Point

서로 마주보고, 라틴 크로스(Latin Cross)를
한다.

스텝4 카운트 a

남자: 오른발을 옆, 약간 뒤로 내딛고 체중의 일
부를 옮긴다.
여자: 왼발을 옆, 약간 뒤로 내딛고 체중의 일부
를 옮긴다.

▶Check Point

이 때, 풋 웍은 토(Toe)이다.

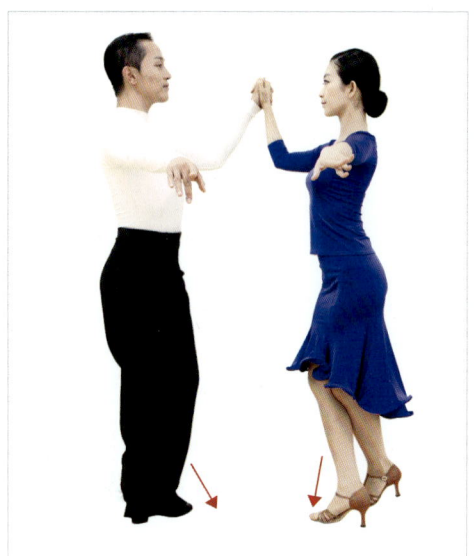

스텝5 카운트 3

남자 : 왼발을 오른발 앞에 가로질러 놓는다.
여자 : 오른발을 왼발 앞에 가로질러 놓는다.

▶Check Point
　라틴 크로스(Latin Cross)를 한다.

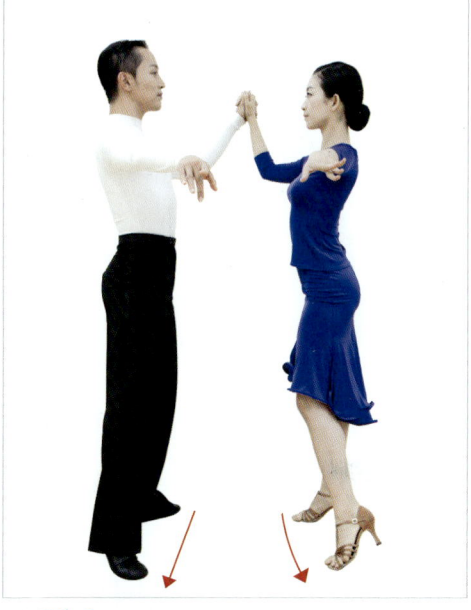

스텝6 카운트 a

남자 : 오른발을 옆, 약간 뒤로 내딛고 체중의 일
　　 부를 옮긴다.
여자 : 왼발을 옆, 약간 뒤로 내민다.

▶Check Point
　이 때, 풋 웍은 토(Toe)이다.

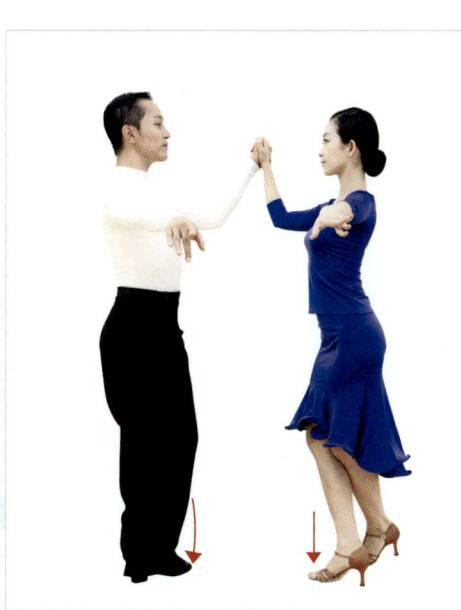

스텝7 카운트 4

남자 : 왼발을 오른발 앞에 가로질러 놓는다.
여자 : 오른발을 왼발 앞에 가로질러 놓는다.

▶Check Point
　라틴 크로스(Latin Cross)를 한다.
　스텝 1~7까지 왼쪽으로 1/4(90°) 턴한다.

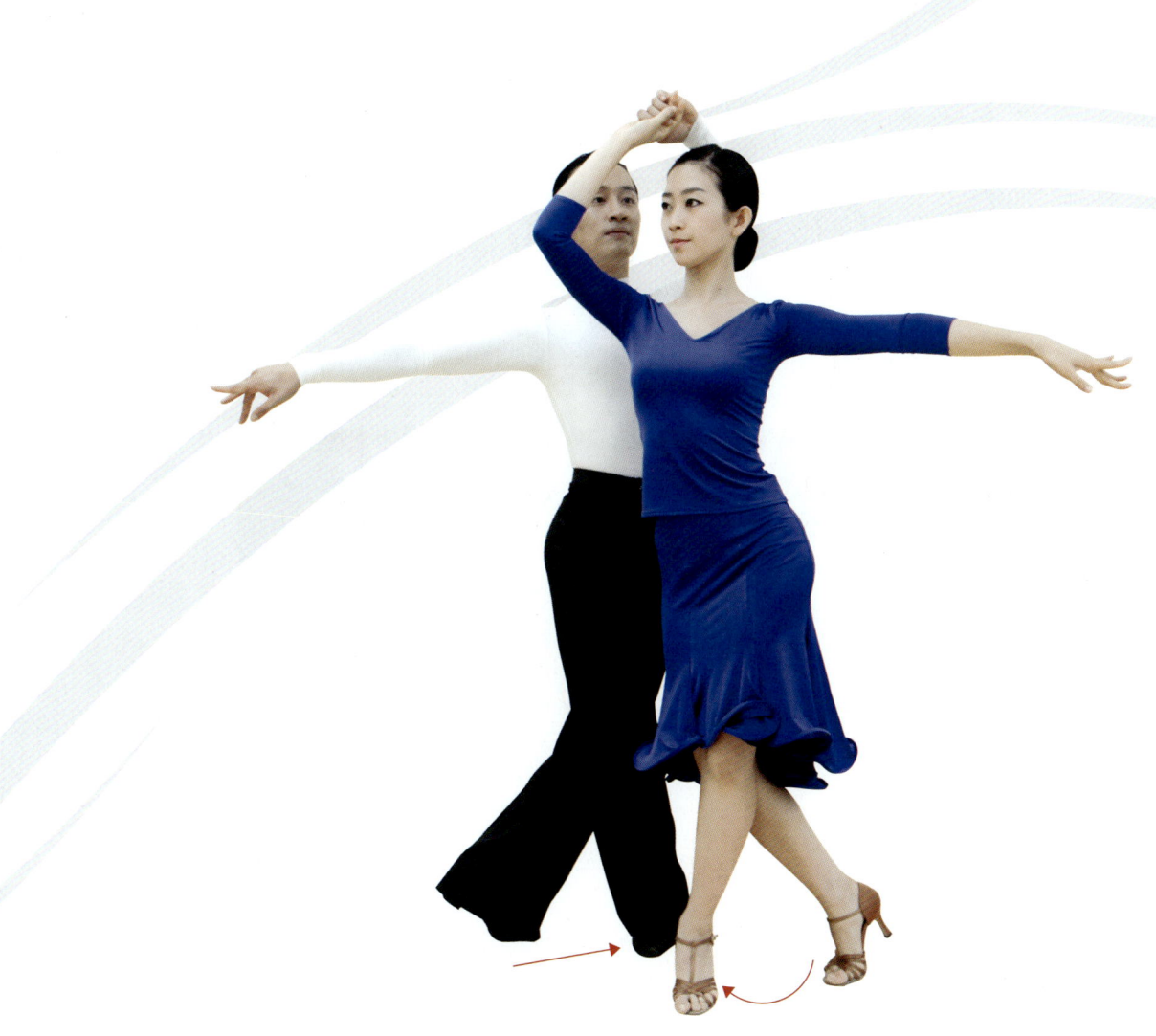

스텝8 카운트 5

남자: 오른발을 왼발 앞에 가로질러 놓는다.
여자: 왼발을 오른발 앞에 가로질러 놓는다.

▶**Check Point**

라틴 크로스(Latin Cross)를 한다.
남자는 여자가 왼쪽으로 돌아갈 때 머리 위로 팔을 들어준다.

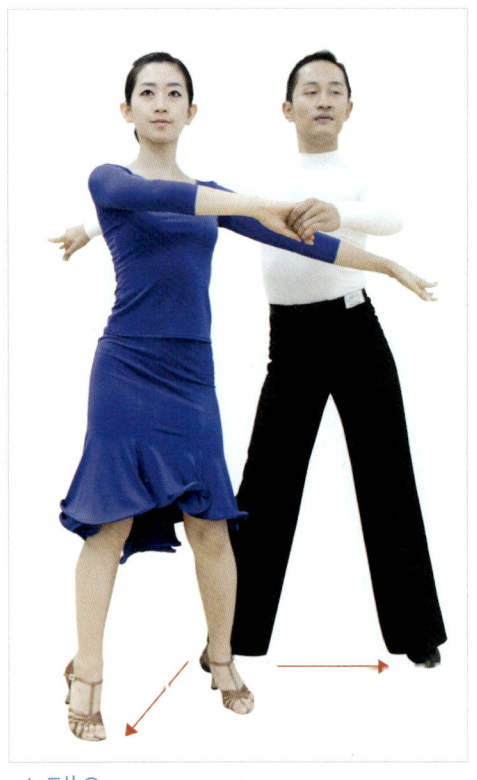

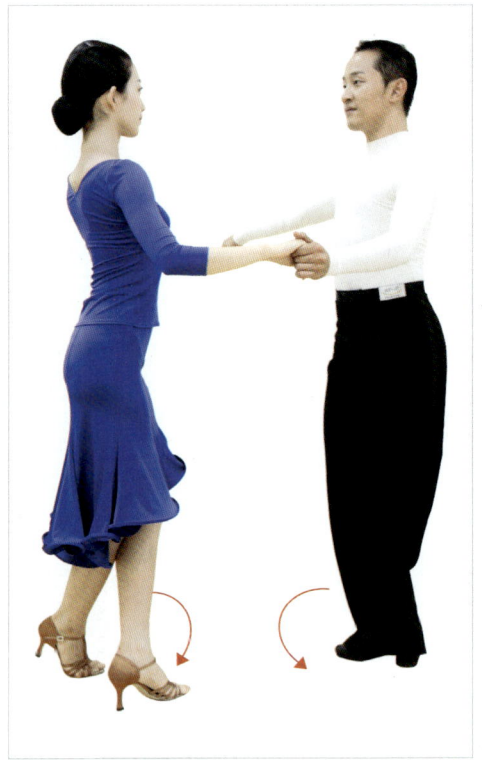

스텝9 카운트 a

남자: 왼발을 옆, 약간 뒤로 내딛고 체중의 일부
　　를 옮긴다.

여자: 오른발을 옆, 약간 뒤로 내딛고 체중의 일
　　부를 옮긴다.

▶Check Point

　이 때, 풋 웍은 토(Toe)이다.

스텝10 카운트 6

남자: 오른발을 왼발 앞에 가로질러 놓는다.

여자: 왼발을 오른발 앞에 가로질러 놓는다.

▶Check Point

　서로 마주보고 라틴 크로스(Latin Cross)를 한다.

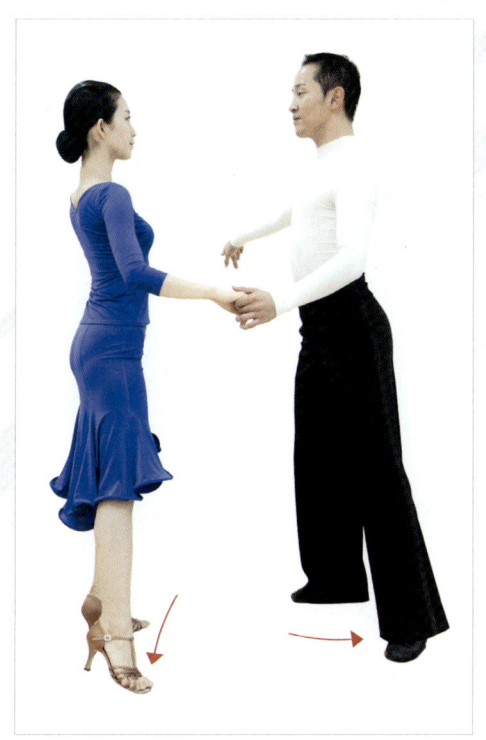

스텝11 카운트 a

남자: 왼발을 옆, 약간 뒤로 내딛고 체중의 일부
　　　를 옮긴다.

여자: 오른발을 옆, 약간 뒤로 내딛고 체중의 일
　　　부를 옮긴다.

▶Check Point

　이 때, 풋 웍은 토(Toe)이다.

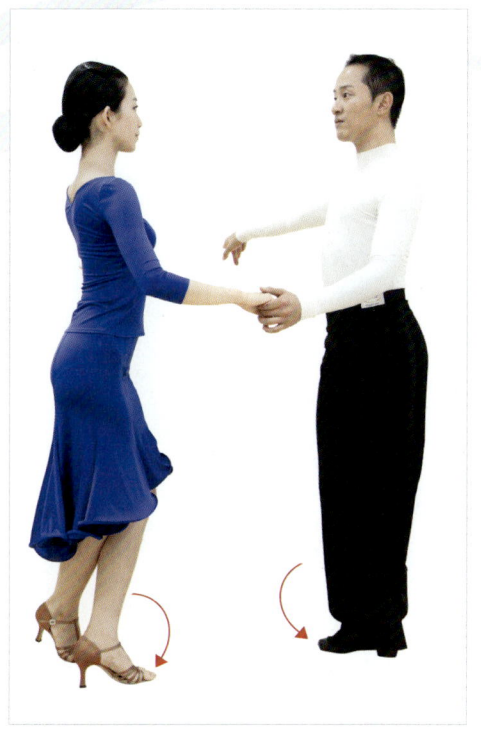

스텝12 카운트 7

남자: 오른발을 왼발 앞에 가로질러 놓는다.

여자: 왼발을 오른발 앞에 가로질러 놓는다.

▶Check Point

　서로 마주보고 라틴 크로스(Latin Cross)를 한다.

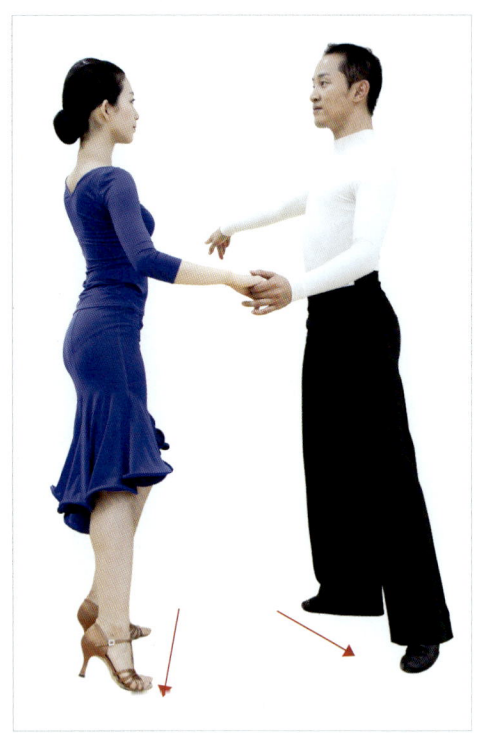

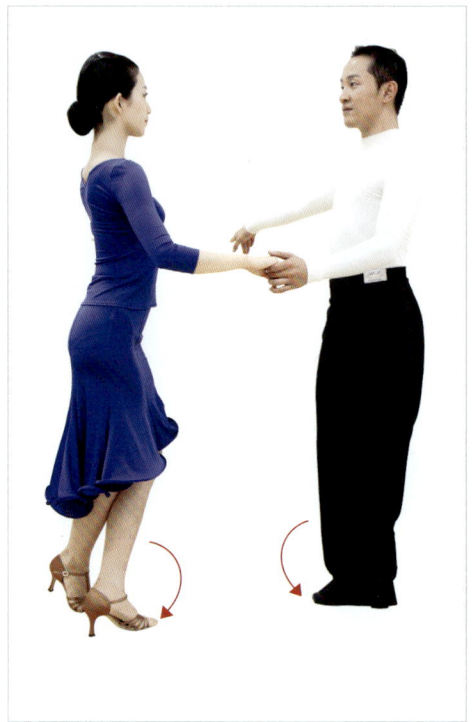

스텝13 카운트 a

남자: 왼발을 옆, 약간 뒤로 내딛고 체중의 일부를 옮긴다.

여자: 오른발을 옆, 약간 뒤로 내딛고 체중의 일부를 옮긴다.

▶Check Point

　이 때, 풋 웍은 토(Toe)이다.

스텝14 카운트 8

남자: 오른발을 왼발 앞에 가로질러 놓는다.

여자: 왼발을 오른발 앞에 가로질러 놓는다.

▶Check Point

　라틴 크로스(Latin Cross)를 한다.

　스텝 8~14까지 오른쪽으로 1/4(90°) 턴한다.

6. 삼바 휘스크(Samba Whisk) 1소절

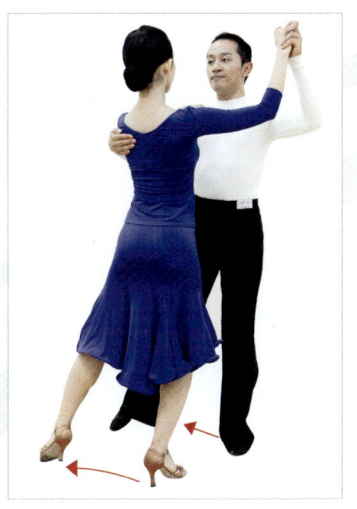

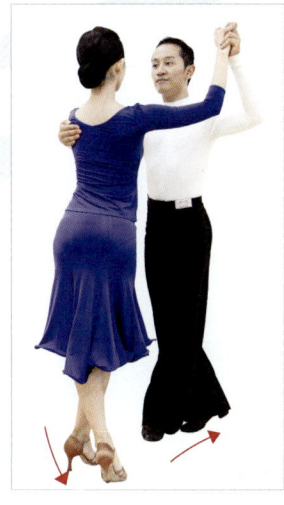

스텝2 카운트 a

남자 : 오른발을 왼발 뒤로 가로지른다. 체중의 일부만 딛고 라틴 크로스 한다.

여자 : 왼발을 오른발 뒤로 가로지른다. 체중의 일부만 딛고 라틴 크로스 한다.

▶Check Point

발을 교차할 때 무릎이 열리지 않도록 한다.

스텝1 카운트 1

남자 : 왼발을 옆으로 사이드 스텝하며 힙의 중심을 왼쪽에 둔다.

여자 : 오른발을 옆으로 사이드 스텝하며 힙의 중심을 오른쪽에 둔다.

▶Check Point

축이 되는 발을 바닥에 강하게 딛고 몸을 연다.

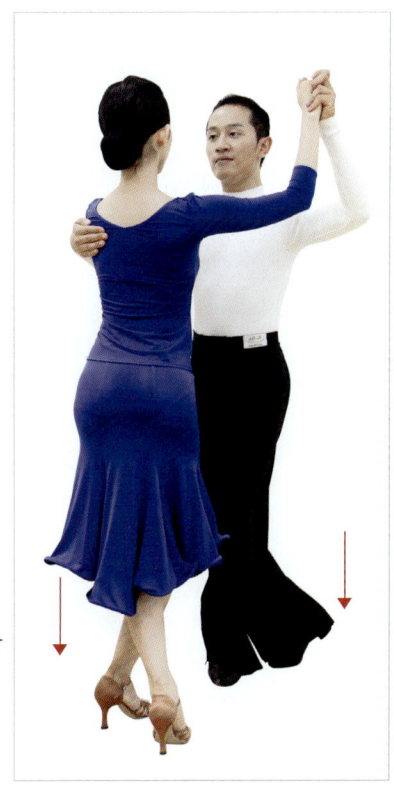

스텝3 카운트 2

남자 : 왼발을 제자리에 두고 왼쪽으로 체중을 옮긴다.

여자 : 오른발을 제자리에 두고 오른쪽으로 체중을 옮긴다.

▶Check Point

무릎을 깊이 굽혀준다.

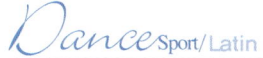

7. 네추럴 롤(Natural Roll) 3소절

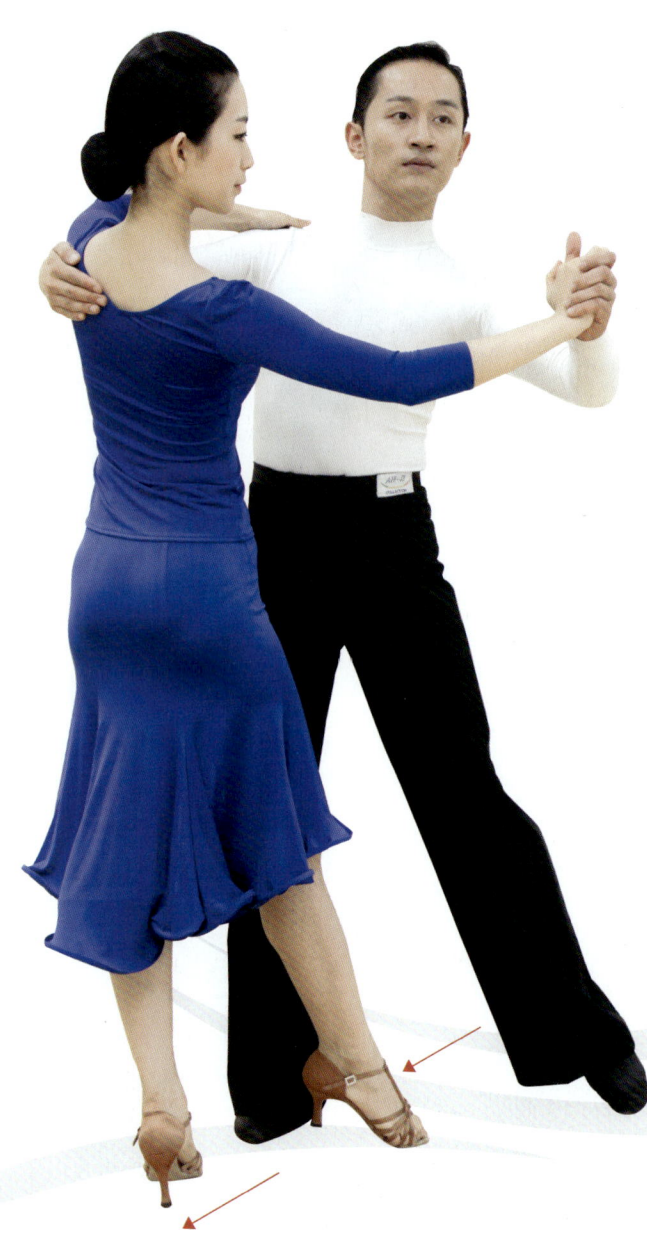

스텝1 카운트 S

남자: 오른발을 앞으로 내밀
고 포워드 스텝한다.

여자: 왼발을 뒤로 빼고 백
워드 스텝한다.

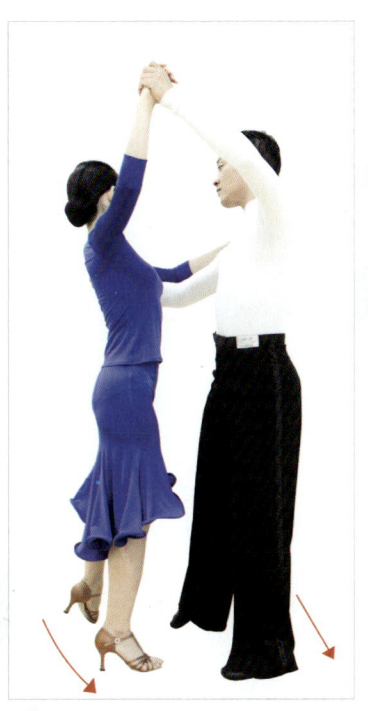 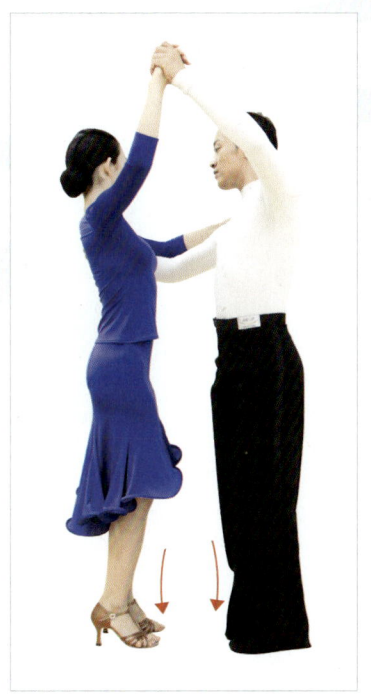 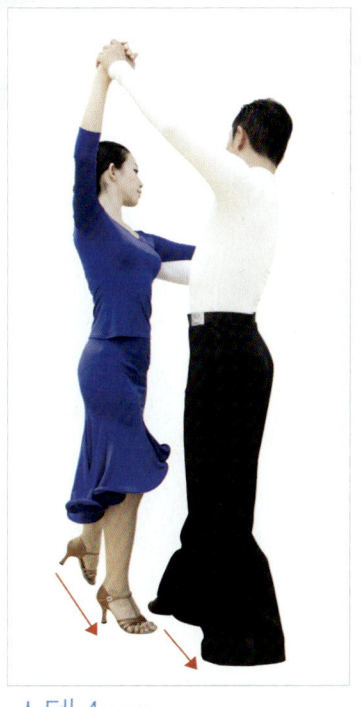

스텝2 카운트 Q

남자: 왼발을 옆으로 하고 포
워드 스텝터닝한다.

여자: 오른발을 옆으로 하고
백워드 스텝 터닝한다.

▶Check Point

여자는 뒤로 1/4(90°) 정도
터닝을 해준다. 남자는 오
른쪽, 여자는 왼쪽을
Sway(스웨이) 하면서 한
다. Sway를 하는 이유는
터닝을 쉽게 하기 위함이
다.

스텝3 카운트 Q

남자: 오른발을 왼발에 모으면서 체
중을 바꾼다.

여자: 왼발을 오른발에 모으면서 체
중을 바꾼다.

▶Check Point

왼쪽 팔을 높이 들고, 몸을 붙인
상태에서 2,3보에 남자는 오른
쪽, 여자는 왼쪽으로 스웨이를 한
다. 스텝 1,2,3에서 오른쪽으로
1/4(90°) 턴한다.

스텝4 카운트 S

남자: 왼발을 뒤로 빼면서 백워드 스
텝한다.

여자: 오른발을 앞으로 내밀면서 포
워드 스텝한다.

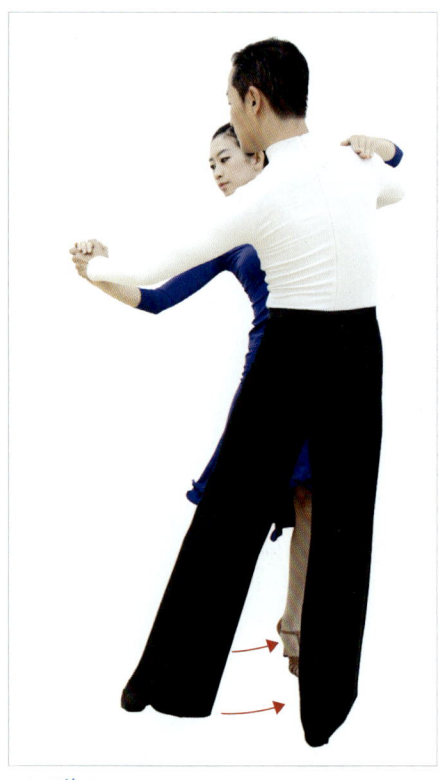

스텝5 카운트 Q

남자:오른발을 옆으로 놓으면서 백워드 스텝
　　터닝한다.
여자:왼발을 옆으로 놓으면서 포워드 스텝
　　터닝한다.

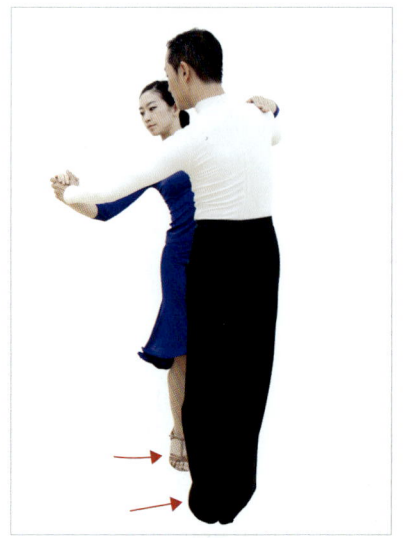

스텝6 카운트 Q

남자:왼발을 오른발에 모으면서 체중을 바꾼다.
여자:오른발을 왼발에 모으면서 체중을 바꾼다.

▶Check Point

　스텝 4, 5, 6에서 오른쪽으로 1/4(90°) 터닝하고,
　5, 6보에 남사는 왼쪽, 여자는 오른쪽으로 스웨
　이를 한다.

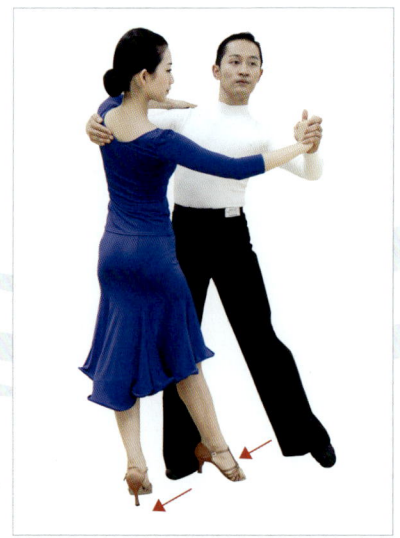

스텝7 카운트 S

남자:오른발을 앞으로 내밀고 포워드 스텝한다.
여자:왼발을 뒤로 빼고 백워드 스텝한다.

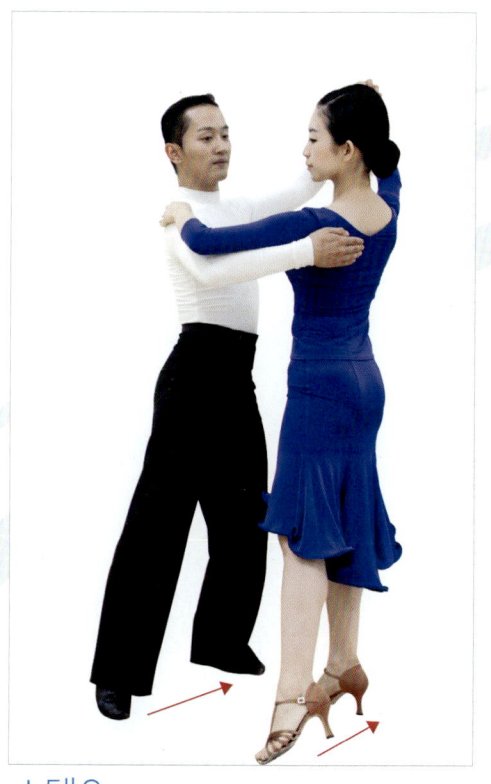

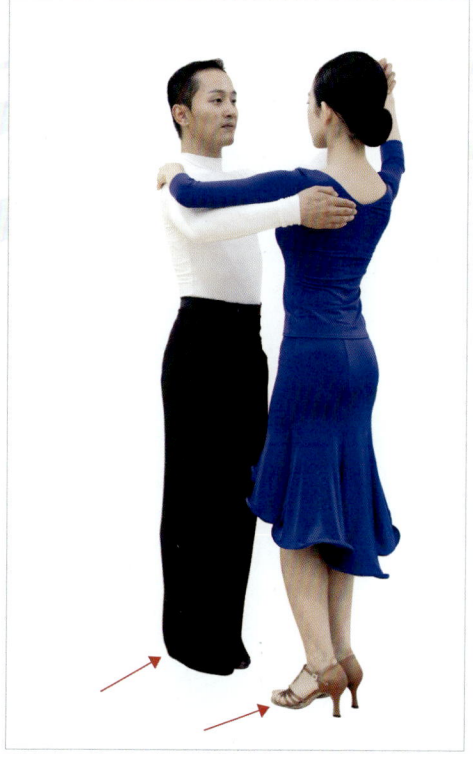

스텝8 카운트 Q

남자: 왼발을 옆으로 하고 포워드 스텝터닝한다.

여자: 오른발을 옆으로 하고 백워드 스텝 터닝한다.

▶Check Point

여자는 뒤로 1/4(90°) 정도 터닝을 해준다. 남자는 오른쪽, 여자는 왼쪽을 Sway(스웨이) 하면서 한다. Sway를 하는 이유는 터닝을 쉽게 하기 위함이다.

스텝9 카운트 Q

남자: 오른발을 왼발에 모으면서 체중을 바꾼다.

여자: 왼발을 오른발에 모으면서 체중을 바꾼다.

▶Check Point

왼쪽 팔을 높이 들고, 몸을 붙인 상태에서 8, 9보에 남자는 오른쪽, 여자는 왼쪽으로 스웨이를 한다. 스텝 7, 8, 9에서 오른쪽으로 1/4(90°) 턴한다.

＊ 특정한 방향을 설정하고자 할 때 회전량을 가감할 수 있다. 바운스 액션은 사용하지 않는다.

8. 백워드 록스(Backward Rocks) 2소절(두번 반복)

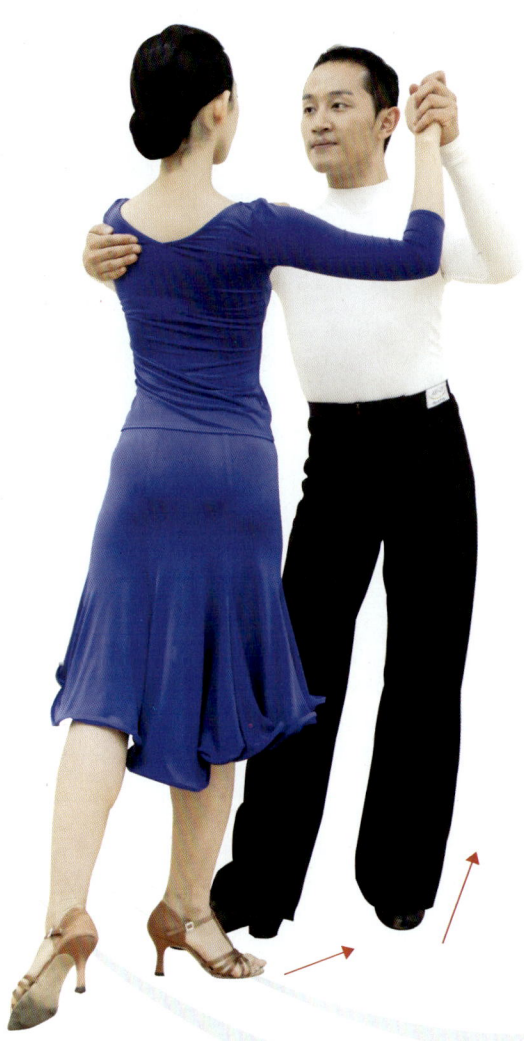

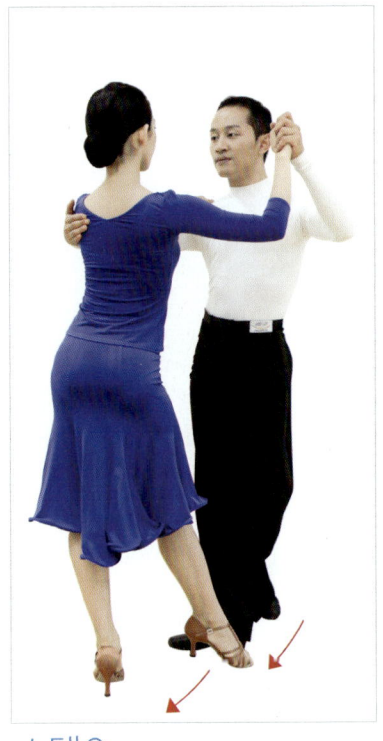

스텝2 카운트 Q

남자:오른발을 앞, 약간 옆으로 하여
     체중을 옮긴다. 오른쪽 골반을
     앞, 약간 옆으로 튕기듯 내민다.

여자:왼발을 뒤, 약간 옆으로 하여 체
     중을 옮긴다. 왼쪽 골반을 뒤,
     약간 옆으로 튕기듯 내민다.

▶Check Point
남자는 Flat, 여자는 Ball Flat을
한다.

스텝1 카운트 S

남자:왼발을 뒤로 한다.

여자:오른발을 앞으로 한다.

▶Check Point
Backward Rocks는 바운스가 없다.

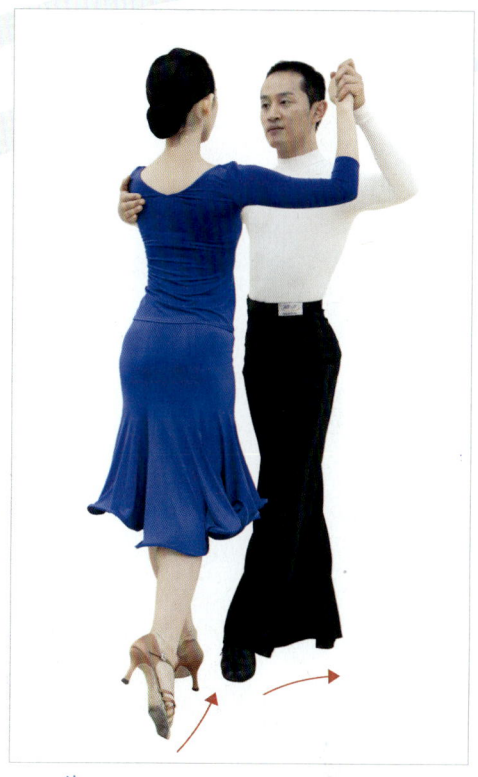

스텝4 카운트 S

남자: 오른발을 뒤로 한다.
여자: 왼발을 앞으로 한다.

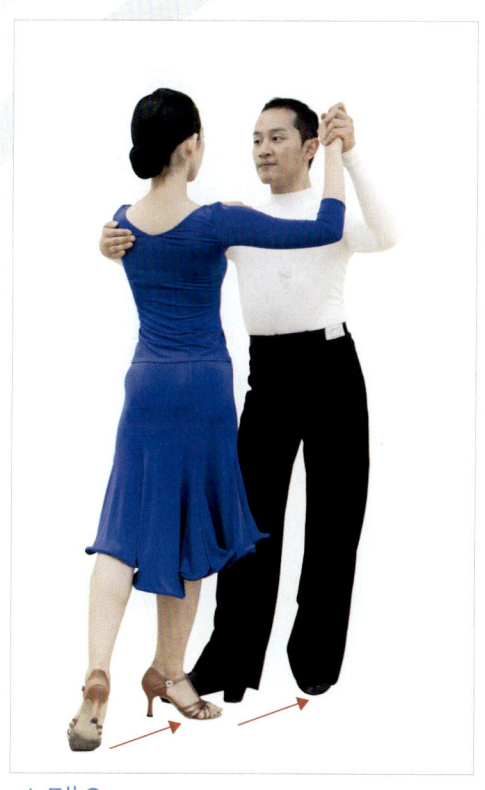

스텝3 카운트 Q

남자: 왼발에 체중을 싣는다. 왼쪽 골반을 뒤, 약간 옆으로 튕기듯 내민다.
여자: 오른발에 체중을 싣는다. 오른쪽 골반을 앞, 약간 옆으로 튕기듯 내민다.

▶Check Point

　스텝 2, 3에 오른쪽으로 1/8(45°) 턴한다.

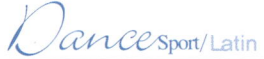

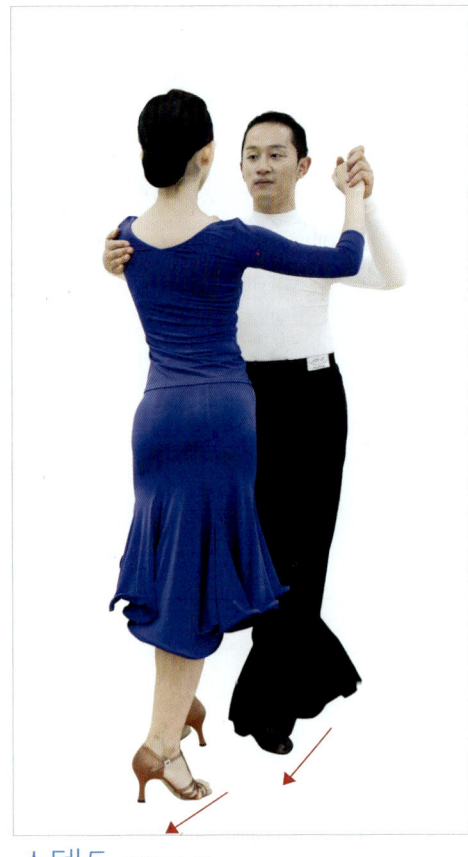

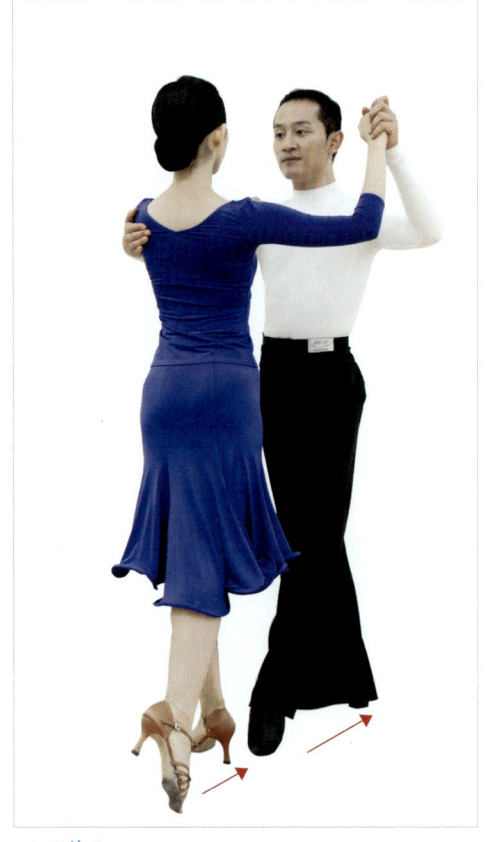

스텝5 카운트 Q

남자: 왼발을 앞, 약간 옆으로 하여 체중을 옮긴
다. 왼쪽 골반을 앞, 약간 옆으로 튕기듯
내민다.

여자: 오른발을 뒤, 약간 옆으로 하여 체중을 옮
긴다. 오른쪽 골반을 뒤, 약간 옆으로 튕기
듯 내민다.

▶Check Point

왼쪽으로 1/8(45°) 턴한다.

남자는 Flat, 여자는 Ball Flat을 한다.

스텝6 카운트 Q

남자: 오른발에 체중을 싣는다. 오른쪽 골반을
뒤, 약간 옆으로 튕기듯 내민다.

여자: 왼발에 체중을 싣는다. 왼쪽 골반을 앞, 약
간 옆으로 튕기듯 내민다.

▶Check Point

스텝 5, 6에 왼쪽으로 1/8(45°) 턴한다.

9. 플레이트(Plait) 3소절(SS QQS, SS QQS, SS QQS)

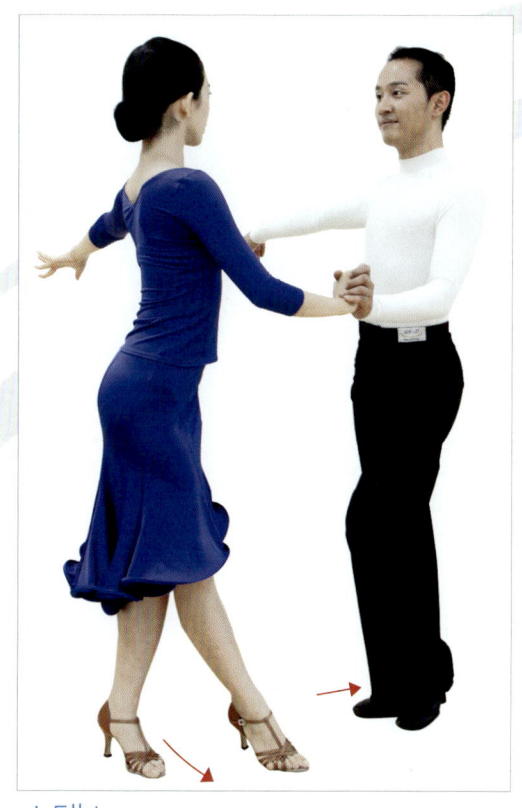

스텝1 카운트 S

남자:왼발을 오른발 약간 뒤로 찍으며 체중을 옮긴
　　다.

여자:오른발을 앞으로 한다.

▶Check Point

　남자의 풋 웍은 모두 토 플랫(Toe Flat)이고, 여자
의 풋 웍은 모두 볼 플랫(Ball Flat)이다. 남자는
메렝게 액션(Merengue action)을 하고 여자는 무
빙 풋 브러쉬(moving foot brushes) 스텝을 한다.
스텝1에서 여자는 오른쪽으로 1/8(45°) 턴한다.

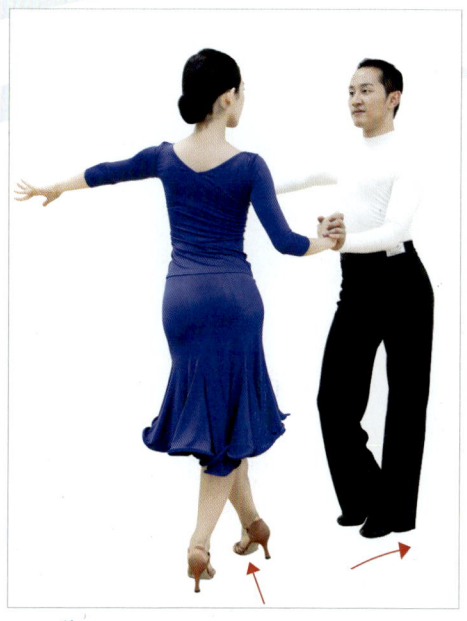

스텝2 카운트 S

남자:오른발을 왼발 약간 뒤로 한다.

여자:왼발을 앞으로 한다.

▶Check Point

　여자는 왼쪽으로 1/4(90°) 턴한다.

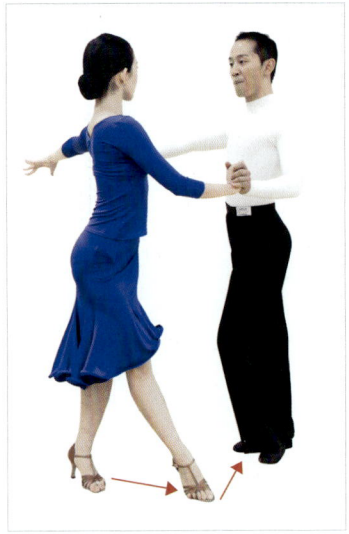

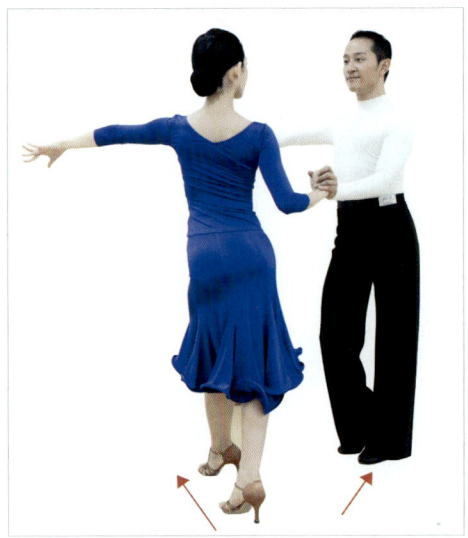

스텝3 카운트 Q

남자: 왼발을 오른발 약간 뒤로 한다.
여자: 오른발을 앞으로 한다.

▶Check Point
　여자는 오른쪽으로 1/4(90°) 턴한다.

스텝4 카운트 Q

남자: 오른발을 왼발 약간 뒤로 한다.
여자: 왼발을 앞으로 한다.

▶Check Point
　여자는 왼쪽으로 1/4(90°) 턴한다.

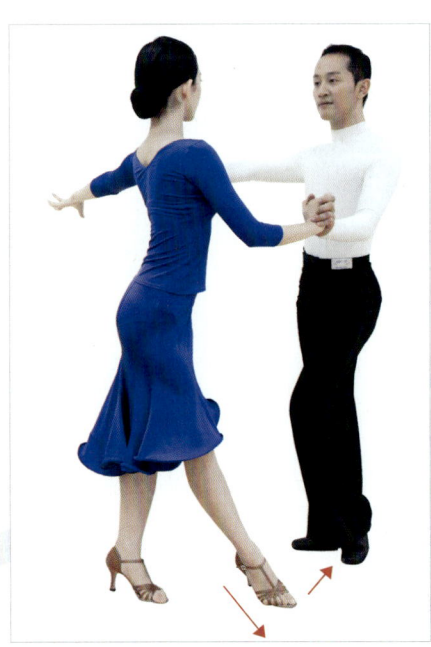

스텝5 카운트 S

남자: 왼발을 오른발 약간 뒤로 한다.
여자: 오른발을 앞으로 한다.

▶Check Point
　여자는 오른쪽으로 1/4(90°) 턴한다.

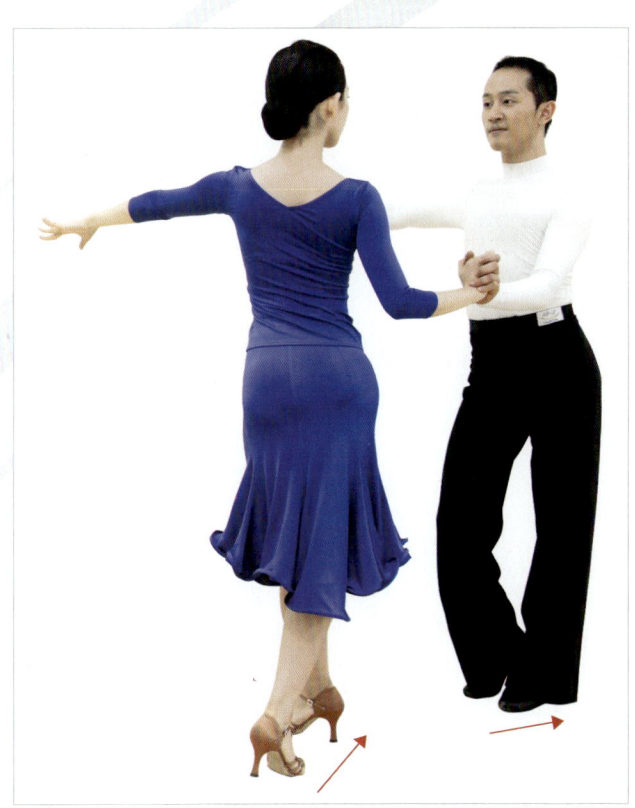

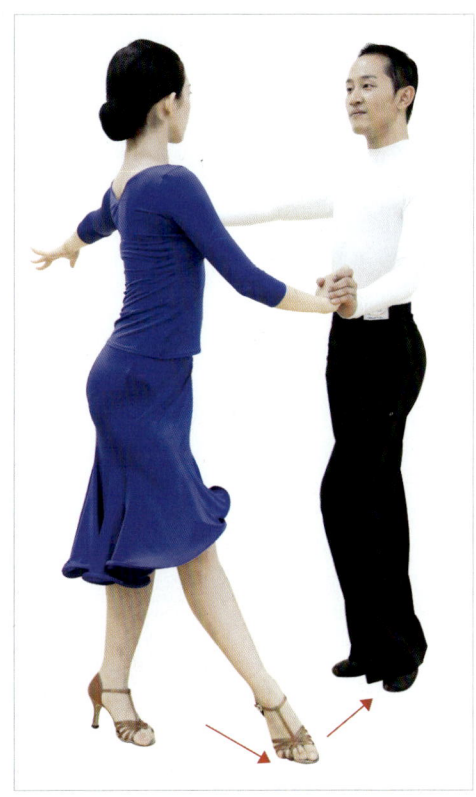

스텝6 카운트 S

남자: 오른발을 왼발 약간 뒤로 한다.
여자: 왼발을 앞으로 한다.

▶Check Point
여자는 왼쪽으로 1/4(90°) 턴한다.

스텝7 카운트 S

남자: 왼발을 오른발 약간 뒤로 한다.
여자: 오른발을 앞으로 한다.

▶Check Point
여자는 오른쪽으로 1/4(90°) 턴한다.

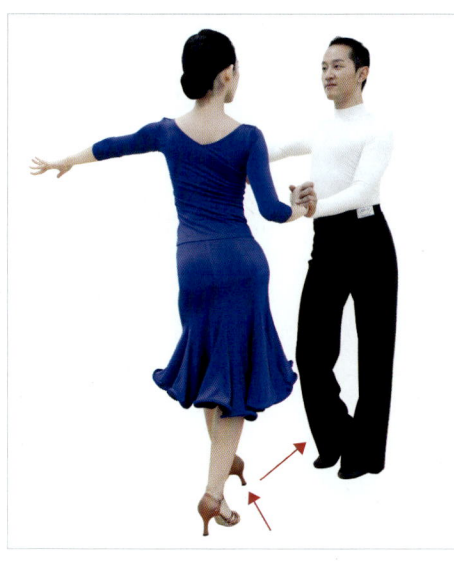

스텝8 카운트 Q

남자:오른발을 왼발 약간 뒤로 한다.

여자:왼발을 앞으로 한다.

▶Check Point

여자는 왼쪽으로 1/4(90°) 턴한다.

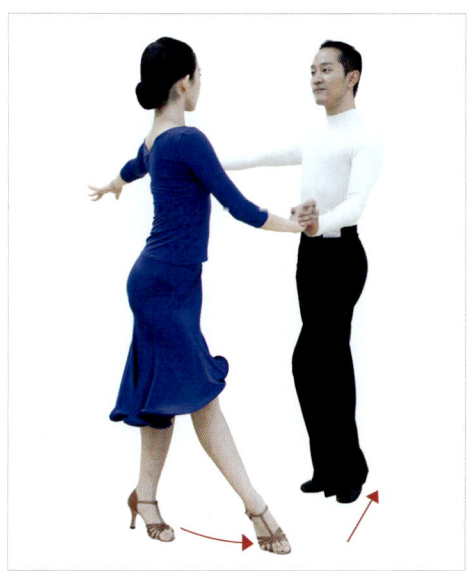

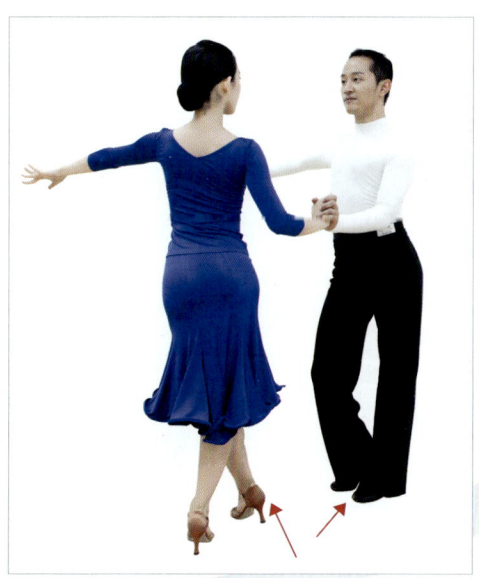

스텝9 카운트 Q

남자:왼발을 오른발 약간 뒤로 한다.

여자:오른발을 앞으로 한다.

▶Check Point

여자는 오른쪽으로 1/4(90°) 턴한다.

스텝10 카운트 S

남자:오른발을 왼발 약간 뒤로 한다.

여자:왼발을 앞으로 한다.

▶Check Point

여자는 왼쪽으로 1/4(90°) 턴한다.

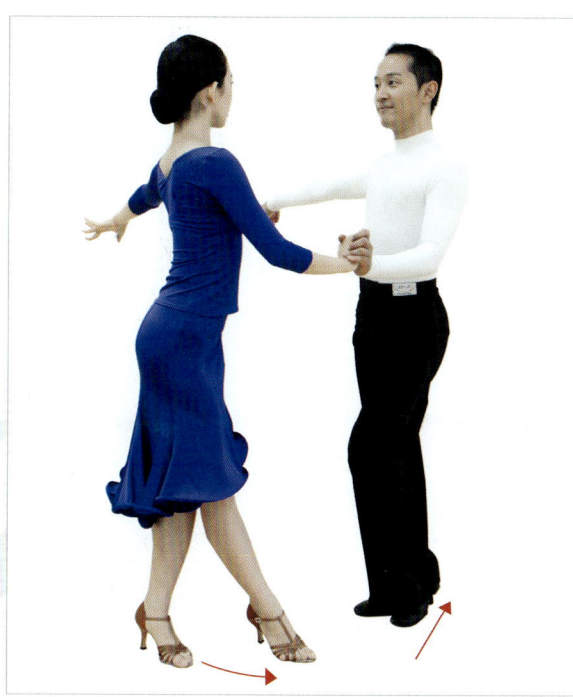

스텝11 카운트 S

남자: 왼발을 오른발 약간 뒤로 한다.
여자: 오른발을 앞으로 한다.

▶Check Point
여자는 오른쪽으로 1/4(90°) 턴한다.

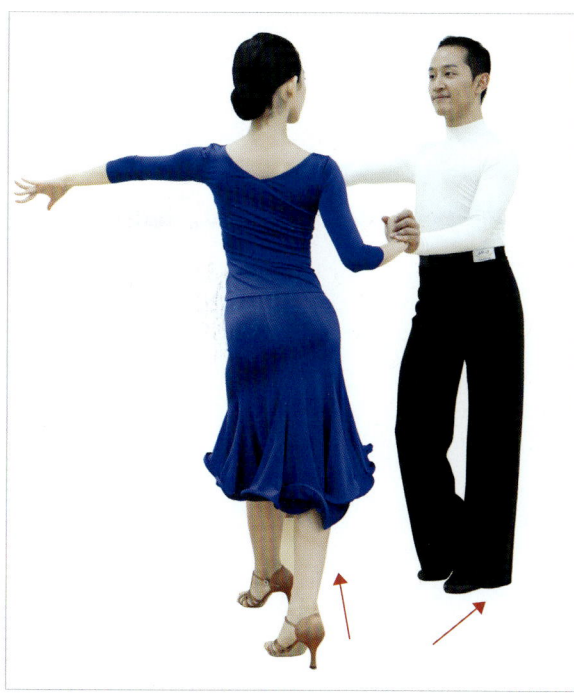

스텝12 카운트 S

남자: 오른발을 왼발 약간 뒤로 한다.
여자: 왼발을 앞으로 한다.

▶Check Point
여자는 왼쪽으로 1/4(90°) 턴한다.

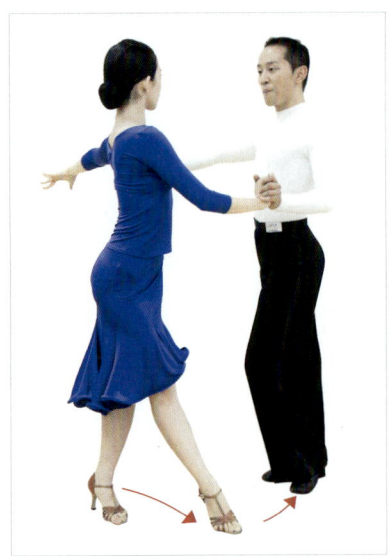

스텝13 카운트 Q

남자: 왼발을 오른발 약간 뒤로 한다.
여자: 오른발을 앞으로 한다.

▶Check Point
　여자는 오른쪽으로 1/4(90°) 턴한다.

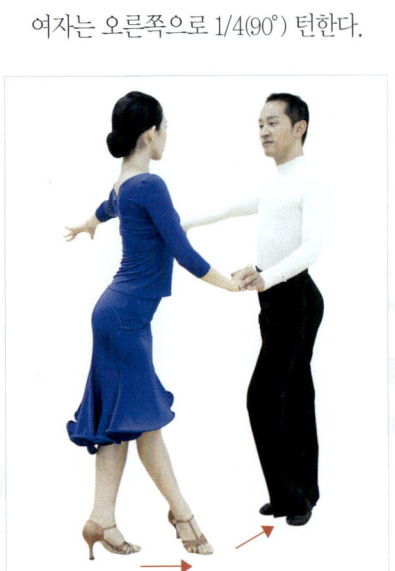

스텝14 카운트 Q

남자: 오른발을 왼발 약간 뒤로 한다.
여자: 왼발을 앞으로 한다.

▶Check Point
　여자는 왼쪽으로 1/4(90°) 턴한다.

스텝15 카운트 S

남자: 왼발을 오른발 약간 뒤로 한다.
여자: 오른발을 앞으로 한다.

▶Check Point
　여자는 오른쪽으로 1/4(90°) 턴한다.

10. 리버스 턴(Reverse Turn) 1소절

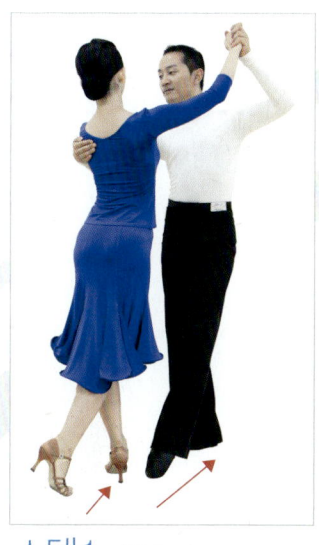

스텝1 카운트 1

남자 : 오른발을 뒤로 빼면서 백
워드 스텝한다.
여자 : 왼발을 앞으로 내밀면서
포워드 스텝한다.

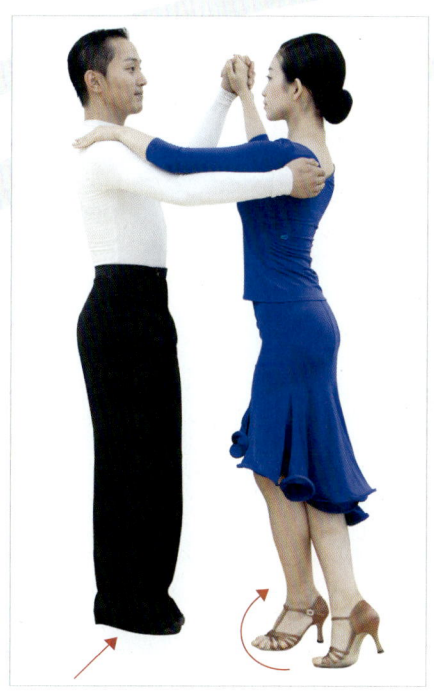

스텝3 카운트 2

남자 : 오른발을 왼발에 모으고 체중을 오른쪽으로 옮긴다.
여자 : 왼발이 오른발 앞을 가로질러 놓으면서 라틴 크로스
한다.

▶Check Point

파트너와 가까이 선다.
스텝1,2,3에 왼쪽으로 1/4(90°) 턴한다.

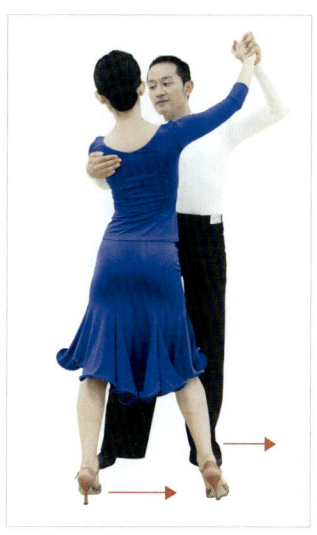

스텝2 카운트 a

남자 : 왼발을 옆으로 내밀면서 사이드 스텝하며, 체중의 일부
만 딛는다.
여자 : 오른발을 옆으로 내밀며 약간 뒤로 빼면서 사이드 스텝
하며 체중의 일부만 딛는다.

11. 삼바 휘스크(Samba Whisk) 2소절

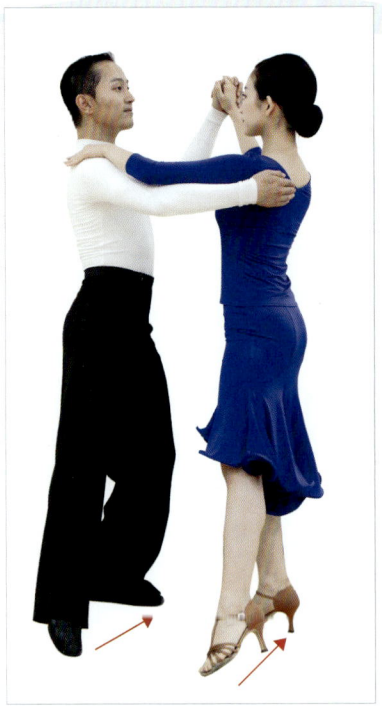 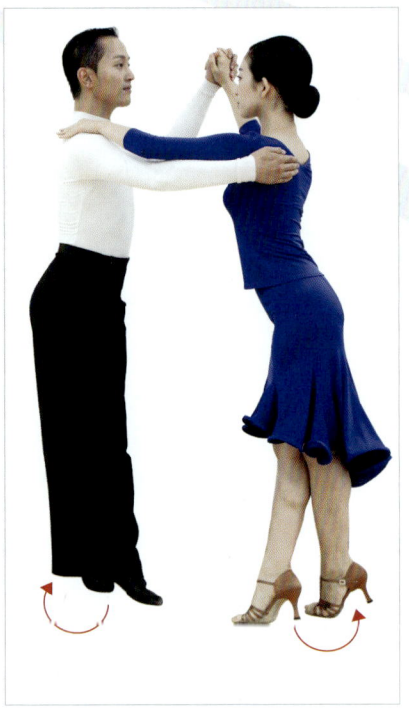 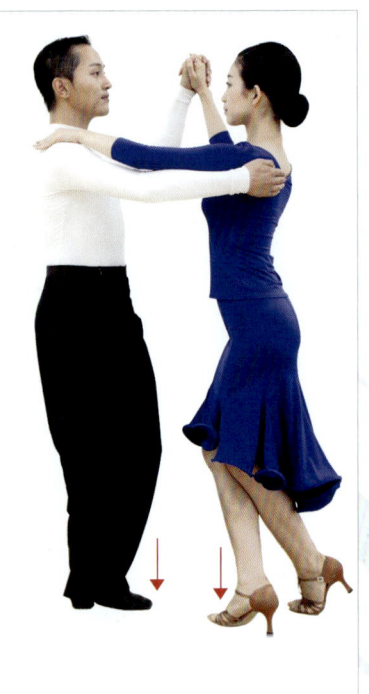

스텝1 카운트 1

남자:왼발을 옆으로 사이드 스
텝하며 힙의 중심을 왼쪽
에 둔다.

여자:오른발을 옆으로 사이드
스텝하며 힙의 중심을 오
른쪽에 둔다.

▶Check Point

축이 되는 발을 바닥에 강하
게 딛고 몸을 연다.

스텝2 카운트 a

남자:오른발을 왼발 뒤로 가로지른다.
체중의 일부만 딛고 라틴 크로스
한다.

여자:왼발을 오른발 뒤로 가로지른다.
체중의 일부만 딛고 라틴 크로스
한다.

▶Check Point

발을 교차할 때 무릎이 열리지 않도록
한다.

스텝3 카운트 2

남자:왼발을 제자리에
두고 왼쪽으로 체
중을 옮긴다.

여자:오른발을 제자리
에 두고 오른쪽으
로 체중을 옮긴
다.

▶Check Point

무릎을 깊이 굽혀준
다.

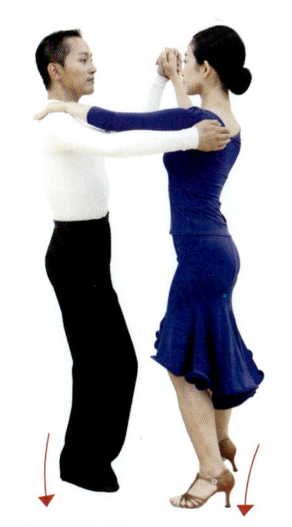

스텝4 카운트 2

남자: 오른발을 옆으로 옮기면서 사이드 스텝하며 힙의 중심을 오른쪽에 둔다.

여자: 왼발을 옆으로 옮기면서 사이드 스텝하며 힙의 중심을 왼쪽에 둔다.

▶Check Point

축이 되는 발로 바닥을 강하게 딛고 몸을 연다.

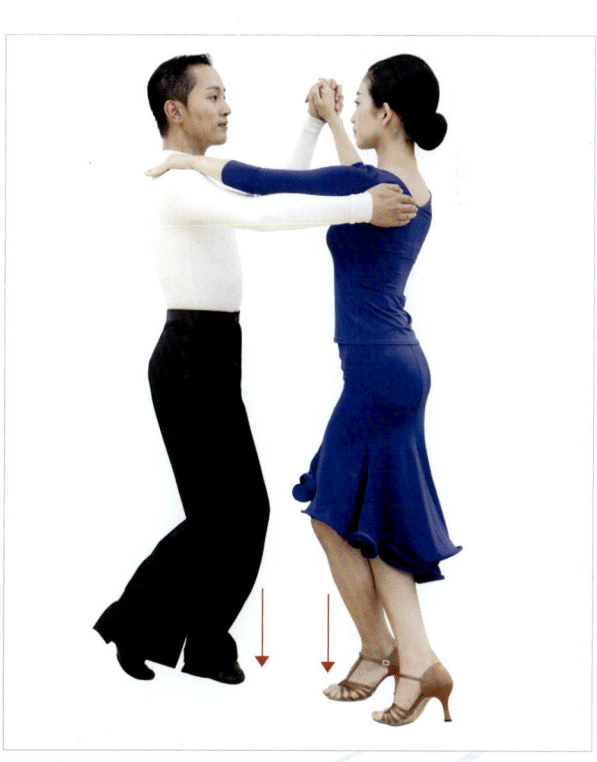

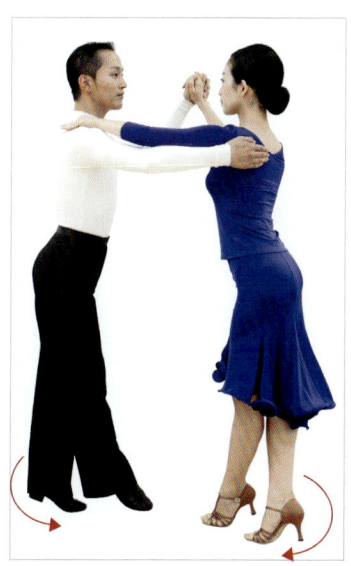

스텝5 카운트 a

남자: 왼발을 오른발 뒤로 가로지른다. 체중의 일부만 딛고 라틴 크로스 한다.

여자: 오른발을 왼발 뒤로 가로지른다. 체중의 일부만 딛고 라틴 크로스 한다.

▶Check Point

발을 교차할 때 무릎이 열리지 않도록 한다.

스텝6 카운트 2

남자: 오른발을 제자리에 두고 체중을 오른쪽으로 옮긴다.

여자: 왼발을 제자리에 두고 체중을 왼쪽으로 옮긴다.

▶Check Point

무릎을 깊이 굽혀준다.

발을 교차할 때 무릎이 열리지 않도록 주의한다.

Dance Sport/Latin

PART 4

파소도블레
PasoDoble

스페인어로 '파소(Paso)'는 영어의 '스텝(Step)'을 뜻하고 '도블레(Doble)'는 '더블(Double)', 즉, '더블 스텝(Double step)'을 뜻한다. 파소도블레는 투우를 묘사한 춤으로 강렬하고 격정적인 정서를 특징으로 한다. 몇 스텝은 프랑스 명칭을 가지고 있다. 앞부분에 나오는 '서플레이스(sur place)'는 '제자리에서'라는 뜻이고, '위트(huit)'는 '숫자 8'이라는 뜻이며, '어펠(Appel)'은 '무릎'이라는 뜻이다.

■ Paso Doble Routine

1. 프롬나드 투 카운트 프롬나드(Promenade to Counter Promenade) 12345678
2. 그랜드 서클(Grand Circle) 12345678
3. 프롬나드 클로즈드(Promenade Closed) 1234
4. 식스틴(Sixteen) 12345678 12345678
5. 어택 & 서플레이스(Attack & Surplace) 12345678
6. 세퍼레이션(Separation) 12345678
7. 싱코페티드 세퍼레이션(Syncopated Separation) 12345678 ala2QQS,1234 12n34
8. 서 플레이스(Sur place) 1234
9. 라파세(La Passe) 12345678 12345678
10. 밴드릴러스(Banderillas) 12345678
11. 폴어웨이 휘스크(Fallaway Whisk) 1234
12. 스페니쉬 라인(Spanish Line) 12345678
13. 프롬나드 클로즈드(Promenade Closed) 1234

1. 프롬나드 투 카운트 프롬나드
(Promenade to Counter Promenade) 12345678

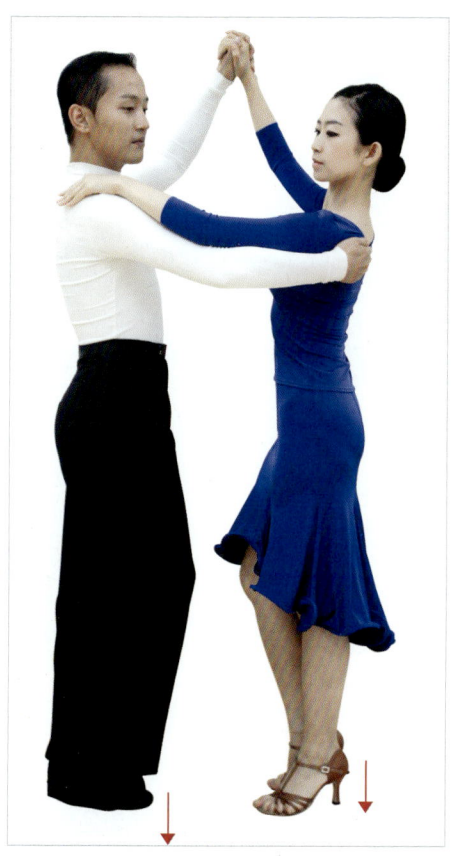

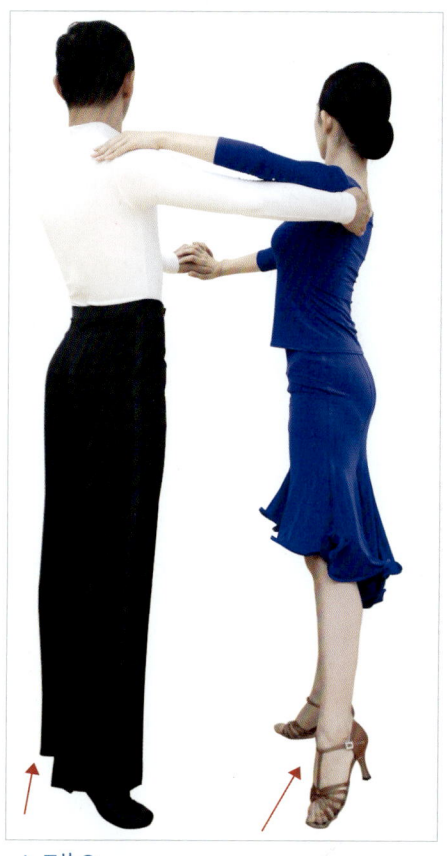

스텝1 카운트 1

남자 : 오른발을 제자리에서 어펠한다.

여자 : 왼발을 제자리에서 어펠한다.

▶ Check Point

1보에 클로즈드 홀드자세로 시작해서 2보
에 PP를 하고, 5보에 CPP를 하며, 마지막
8보에 PP자세로 끝낸다.

스텝2 카운트 2

남자 : PP에서 왼발을 옆으로 전진(march)한
다. 왼쪽으로 1/8 턴한다.

여자 : PP에서 오른발을 옆으로 전진(march)
한다. 오른쪽으로 1/8턴한다.

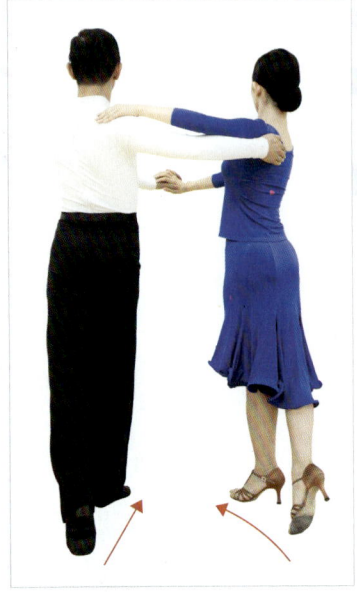

스텝3 카운트 3

남자: PP에서 오른발을 앞으로 가
로질러 전진(march)한다.

여자: PP에서 왼발을 앞으로 가로
질러 전진(march)한다.

▶Check Point

남자와 여자는 전진할 때 상대방
의 진행 방향에 방해가 되지 않도
록 주의한다.

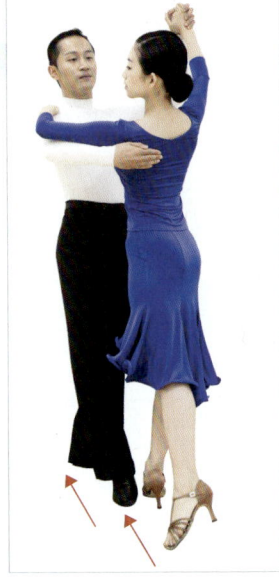

스텝4 카운트 4

남자: 왼발을 옆, 약간 뒤로
포워드 스텝하며 터닝
한다. 풋웍은 볼(Ball)
이다.

여자: 오른발을 앞으로 전진
(march)한다.

▶Check Point

남자는 여자 앞을 사선으
로 가로질러 막아선다. 이
때 여자는 스텝 보폭을 너
무 크지 않게 밟는다. 이
때 남자는 오른쪽, 여자는
왼쪽으로 스웨이(Sway)를
하면서 고개를 들어 멀리
본다.

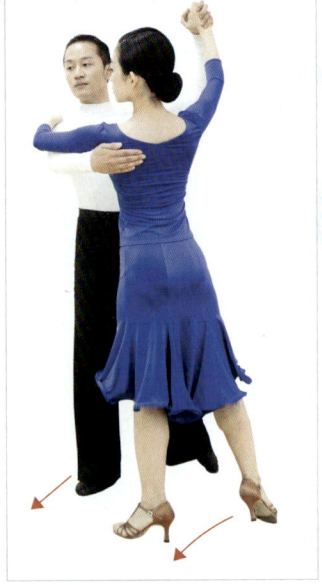

스텝5 카운트 5

남자: 오른발을 옆으로 하고
CPP(Counter Promenade
Position)를 한다.

여자: 왼발을 옆으로 하고
CPP(Counter Promenade
Position)를 한다.

▶Check Point

남자는 사이드 스텝(Side
Step)하고, 4보에 오른쪽으로
1/4(90°), 5보에 오른쪽으로
1/4(90°)턴한다.

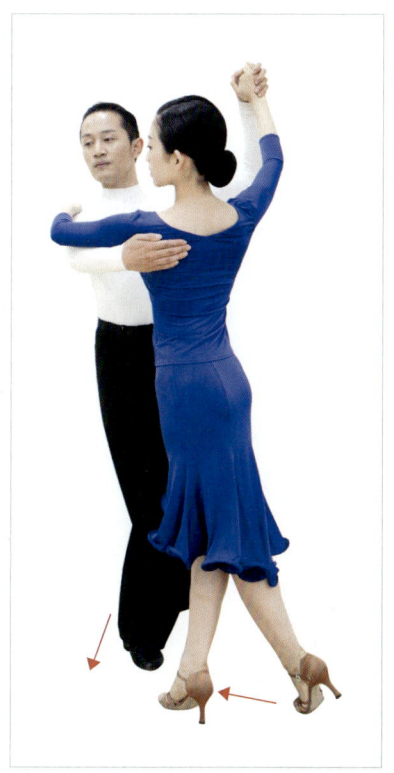

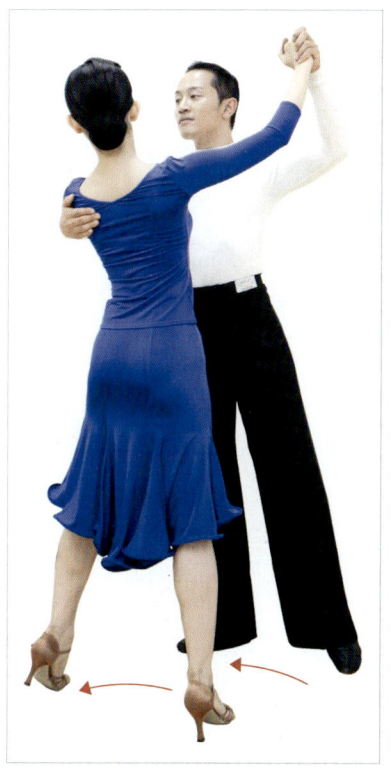

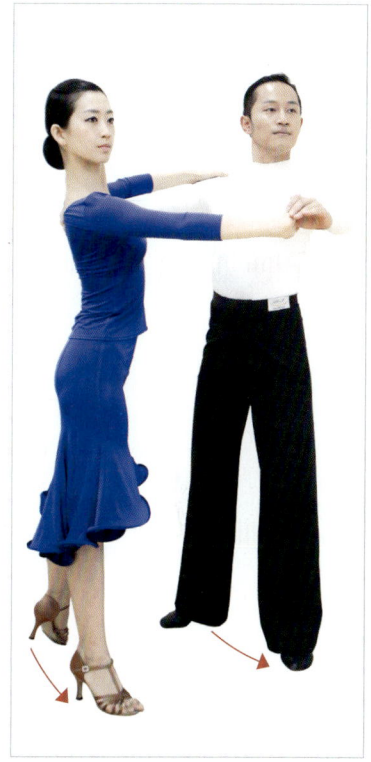

스텝6 카운트 6

남자:왼발을 앞으로 가로지르며, CPP(Counter Promenade Position) 를 한다.

여자:오른발을 앞으로 가로지르며, CPP(Counter Promenade Position) 를 한다.

▶Check Point

발을 이동하면서 홀드가 흐트러지지 않도록 주의한다.

스텝7 카운트 7

남자:오른발을 앞으로 한다.

여자:왼발을 옆, 약간 뒤로 한다. 이때 풋웍은 볼(Ball)이다.

▶Check Point

남자는 오른쪽으로 1/8(45°)턴하고, 여자는 오른쪽으로 1/4(90°) 포워드 스텝 터닝한다.

스텝8 카운트 8

남자:왼발을 옆으로 하고, PP 자세로 끝낸다.

여자:오른발을 옆으로 하고, PP자세로 끝낸다.

▶Check Point

PP를 했을 때 앞으로 기울 어지지 않도록 자세를 수평 으로 유지한다.

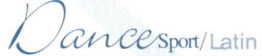

2. 그랜드 서클(Grand Circle) 12345678

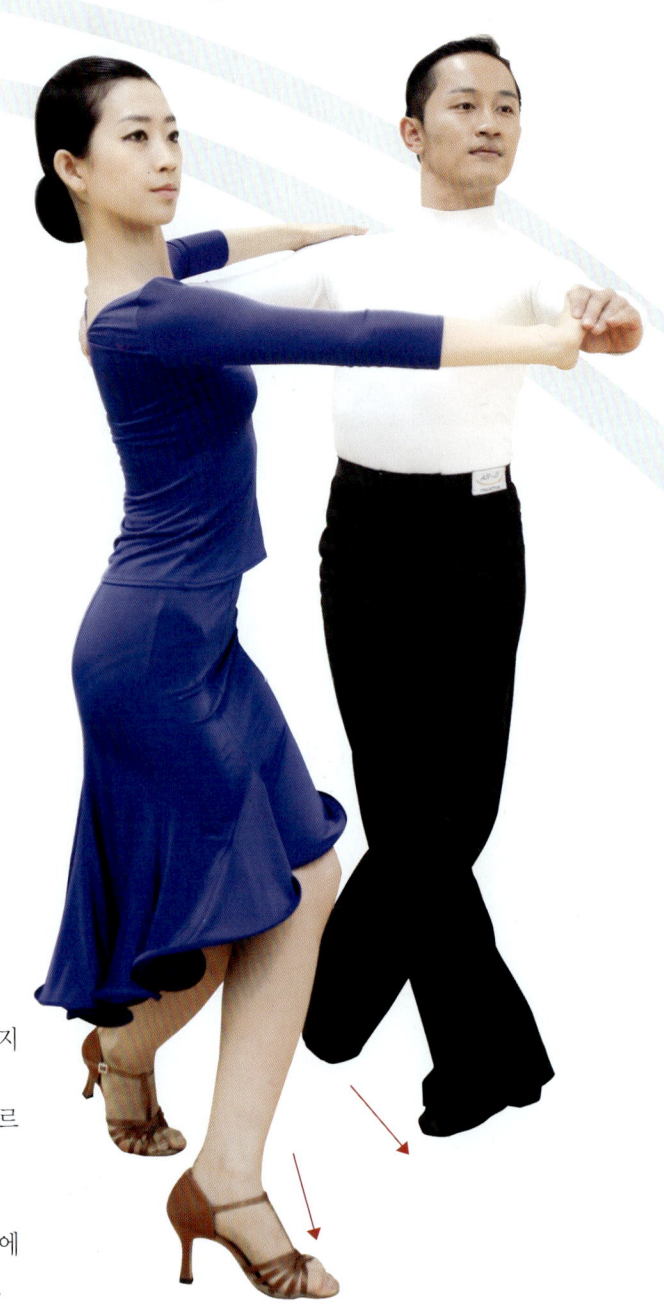

스텝1 카운트 1

남자: 오른발을 앞으로 가로지
르며 PP한다.

여자: 왼발을 앞으로 가로지르
며 PP한다.

▶ Check Point

1보에 PP자세를 하고, 8보에
클로즈드 홀드하여 끝낸다.

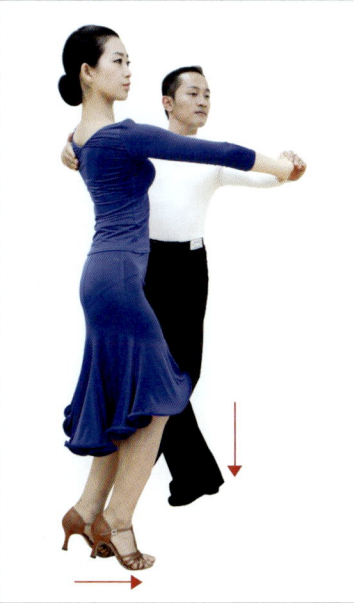

스텝2 카운트 2
남자:1보와 같은 자세로 홀드를 유지한다.
여자:오른발을 앞으로 내밀고 PP한다. 풋웍은 볼(Ball)이다.

▶Check Point
남자는 자세를 유지하며 2, 3, 4보에 왼쪽으로 1/8(45˚) 턴한다. 여자는 2, 3, 4, 5, 6보에 풋웍이 볼(Ball)이고, 왼쪽으로 베이직 무브먼트 포워드하며 1/2(180˚) 턴한다.

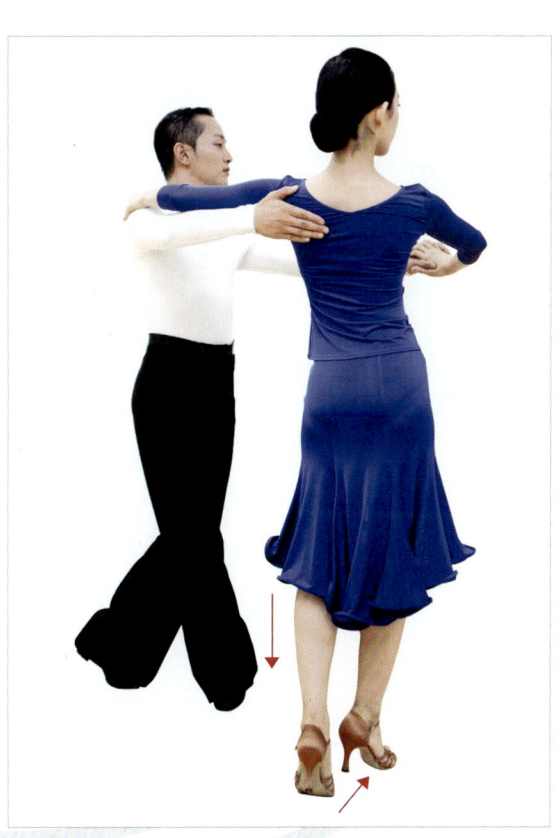

스텝3 카운트 3
남자:1보와 같은 자세로 홀드를 유지한다.
여자:왼발을 앞으로 내밀고 PP한다. 풋웍은 볼(Ball)이다.

스텝4 카운트 4
남자:1보와 같은 자세로 홀드를 유지한다.
여자:오른발을 앞으로 내밀고 PP한다. 풋웍은 볼(Ball)이다.

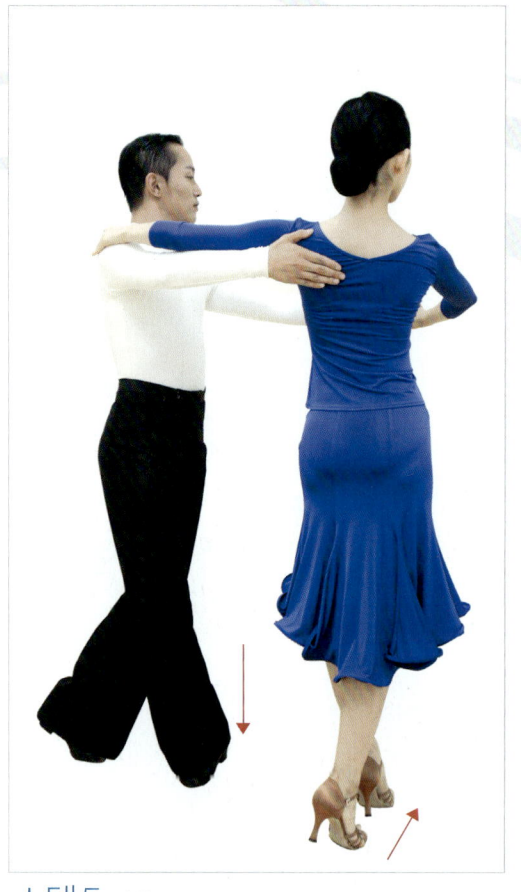 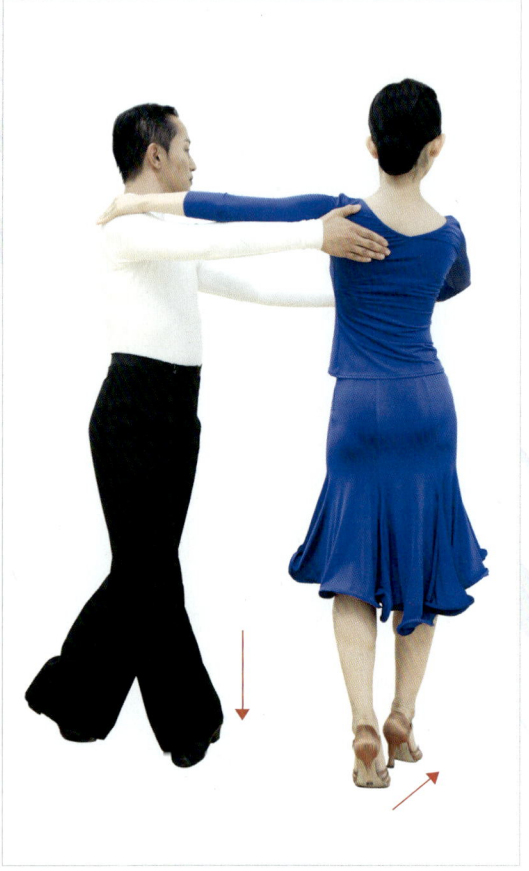

스텝5 카운트 5

남자: 양쪽 발을 그대로 둔 채 왼쪽으로 턴하고 PP
　　로 끝낸다.

여자: 왼발을 앞으로 내밀고 PP한다. 풋웍은 볼(Ball)
　　이다.

▶Check Point
　　남자의 양 발은 볼(Ball)로 딛는다.

스텝6 카운트 6

남자: 왼발에 체중을 옮긴다.

여자: 오른발을 앞으로 내밀고 PP한다. 풋웍
　　은 볼(Ball)이다.

▶Check Point
　　남자의 왼발을 볼 플랫(B flat) 한다.

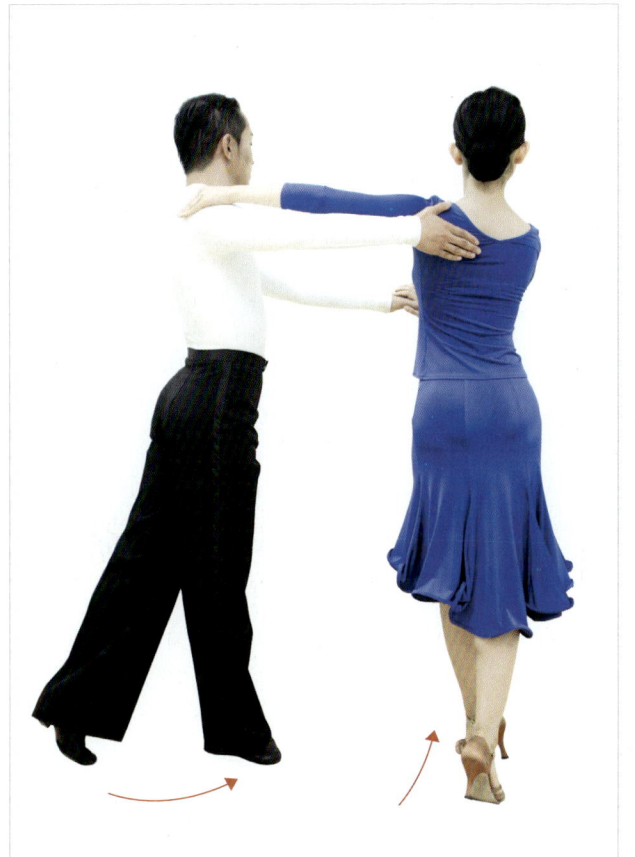

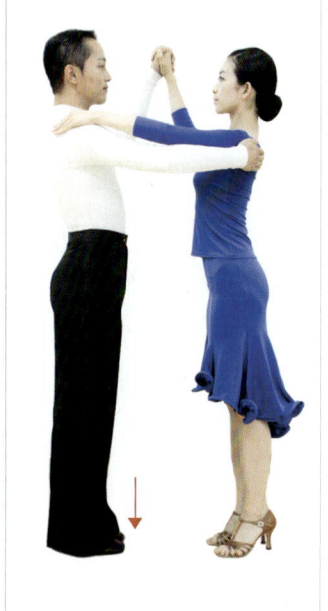

스텝7 카운트 7

남자 : 오른발을 앞으로 가로지르고, PP한다.
여자 : 왼발을 앞으로 가로지르고, PP한다.

▶Check Point
　남자와 여자의 풋웍은 힐 플랫(H flat)이다.

스텝8 카운트 8

남자 : 왼발을 오른발에 모은다.
여자 : 오른발을 왼발에 모은다.

▶Check Point
　남자는 왼쪽으로, 여자는 오른
쪽으로 1/8(45°) 턴한다.

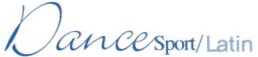

3. 프롬나드 클로즈드(Promenade Closed) 1234

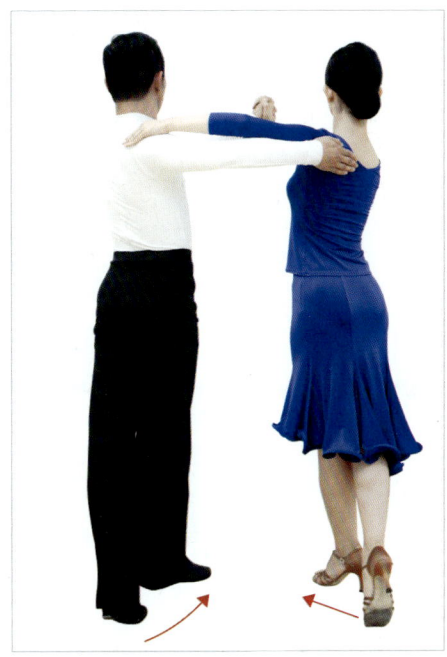

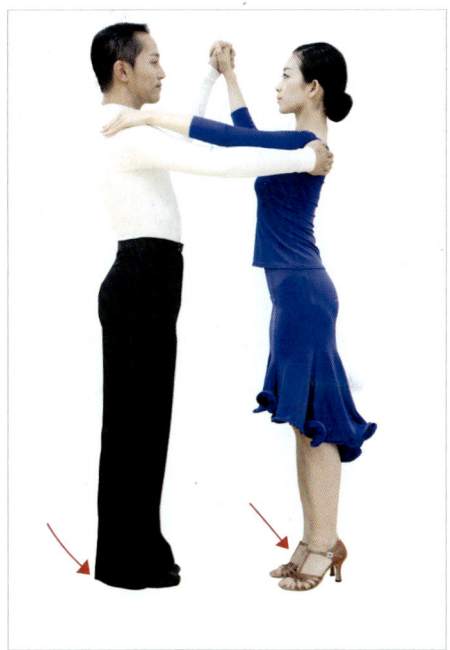

스텝1 기운드 1

남자: 오른발을 앞으로 가로질러 놓고, PP한
     다.

여자: 왼발을 앞으로 가로질러 놓고, PP한다.

▶Check Point

　남자, 여자의 풋웍은 힐 플랫(H flat)이다.

스텝2 카운트 2

남자: 왼발을 오른발에 모은다.

여자: 오른발을 왼발에 모은다.

▶Check Point

　남자는 오른쪽, 여자는 왼쪽으로 1/8(45°)
　턴한다.

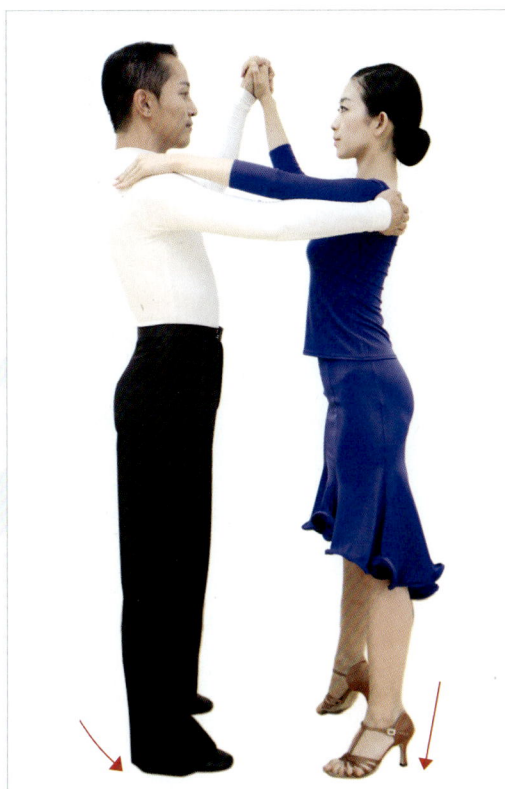

스텝3 카운트 3
남자:오른발을 옆으로 한다.
여자:왼발을 옆으로 한다.

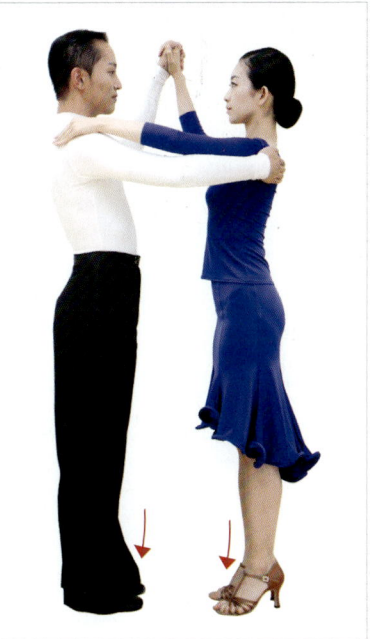

스텝4 카운트 4
남자:왼발을 오른발에 모은다.
여자:오른발을 왼발에 모은다.

▶Check Point
1보에 PP로 시작하여, 4보에 클로즈드 홀드로 끝낸다.

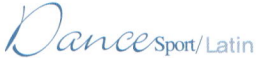

4. 식스틴(Sixteen) 12345678 12345678

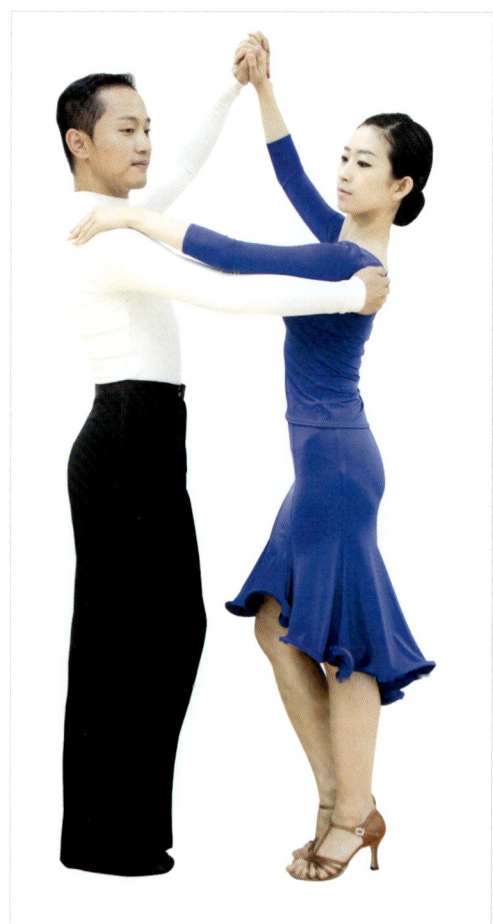

스텝1 카운트 1
남자: 오른발을 제자리에 놓고 어펠한다.
여자: 왼발을 제자리에 놓고 어펠한다.

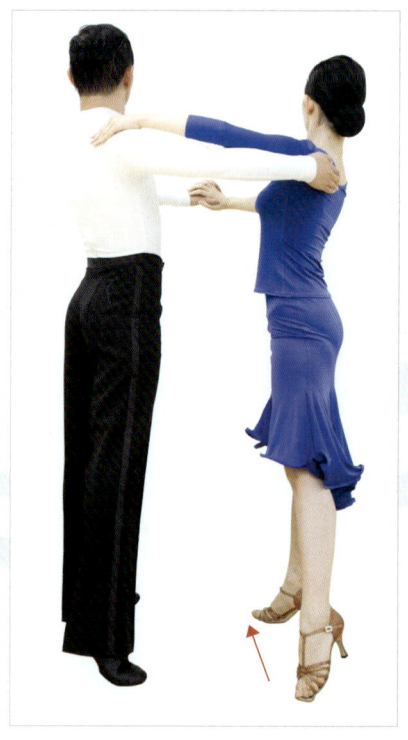

스텝2 카운트 2
남자: PP에서 왼발을 옆으로 내밀며 전진(march)한다.
여자: PP에서 오른발을 옆으로 내밀며 전진(march)한다.

▶Check Point
남자는 2보에 1/8(45°)을 왼쪽, 여자는 2보에 오른쪽으로 1/8(45°) 턴한다.

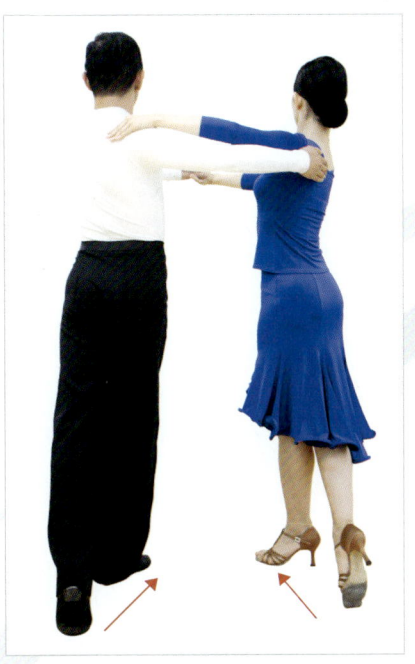 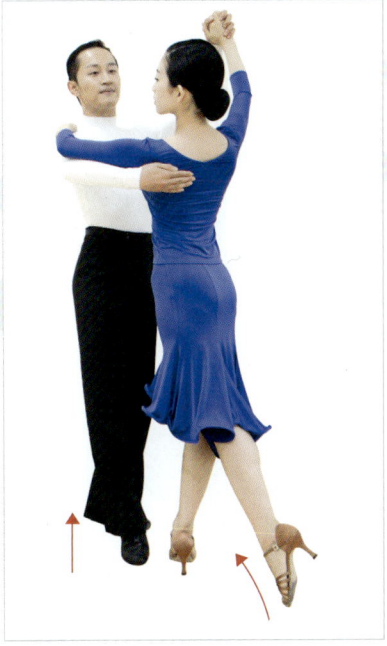

스텝4 카운트 4

남자: 왼발을 옆, 약간 뒤로빼면서 포워드 스텝 터닝한다.

여자: 오른발을 앞으로 전진(march)한다.

스텝3 카운트 3

남자: PP에서 오른발을 가로지르며 전진(march)한다.

여자: PP에서 왼발을 가로지르며 전진(march)한다.

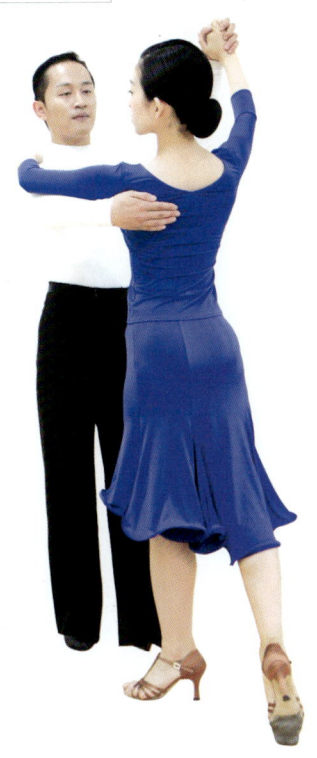

스텝5 카운트 5

남자: 오른발을 뒤로 오른쪽 숄더 리드하며 백워드 스텝한다.

여자: 왼발을 앞으로 왼쪽 숄더 리드하며 전진(march)한다.

▶Check Point

남자는 4,5보에 오른쪽으로 3/8(135°)을, 여자는 4,5보에 오른쪽으로 1/8(45°) 턴한다.

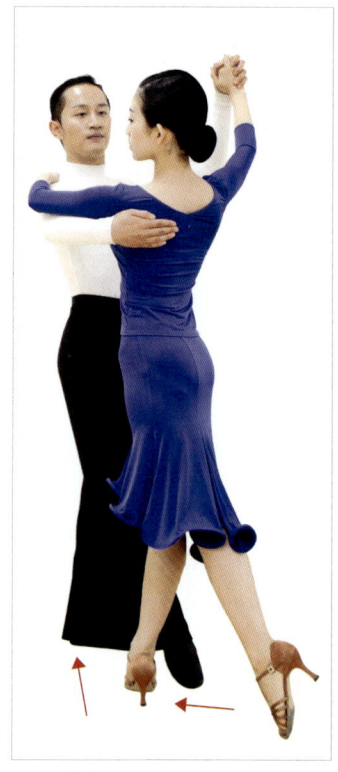

스텝6 카운트 6

남자: 오른발을 상대방의 바깥쪽 뒤로 빼면서 백워드 스텝한 다. 왼발에 체중을 둔다.

여자: 오른발을 상대방 바깥쪽 앞 으로 전진(march)한다.

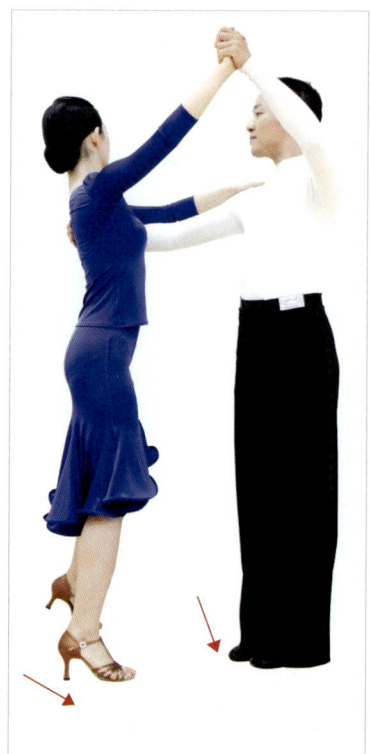

스텝7 카운트 7

남자: 오른발을 왼발에 모으면서 오 른발에 체중을 바꾼다.

여자: 왼발을 옆으로 내밀면서 포워 드 스텝 터닝한다.

▶Check Point

남자는 오른쪽으로 1/4(90°) 턴한 다.

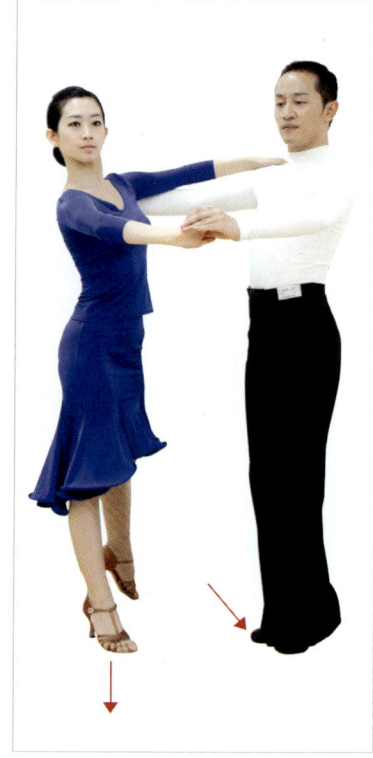

스텝8 카운트 8

남자: 왼발을 제자리에 놓 고 서 플레이스 한다.

여자: PP에서 오른발을 제 자리에 놓고 체중을 옮긴다.

▶Check Point

여자는 7, 8보에 오른쪽 으로 3/8(135°) 턴한다.

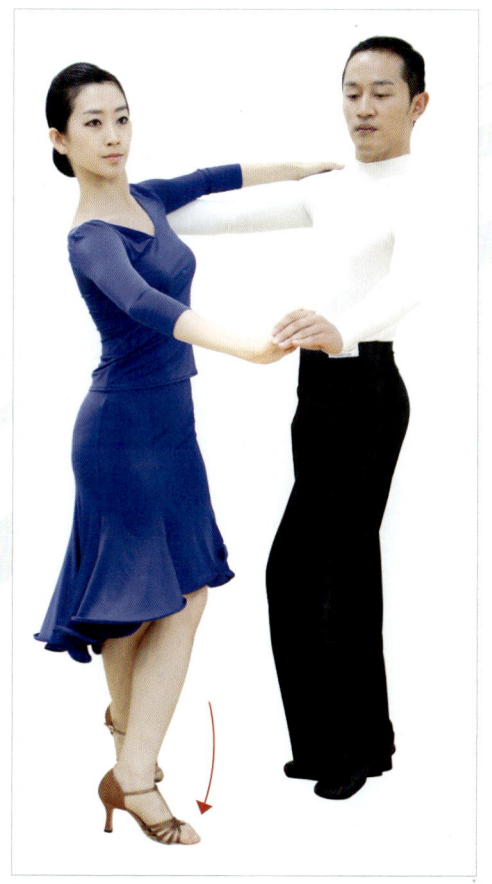

스텝9 카운트 1
남자 : 오른발을 제자리에 놓고 서 플레이스한다.
여자 : PP에서 왼발을 앞으로 가로지른다.

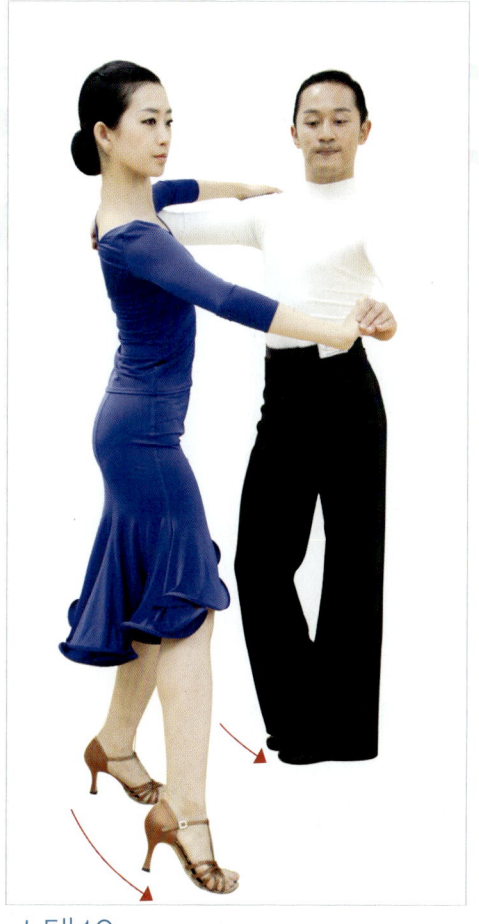

스텝10 카운트 2
남자 : 왼발을 오른발에 모으고 체중을 바꾼다.
여자 : 오른발을 옆으로 내밀면서 포워드 스텝 터닝한다.

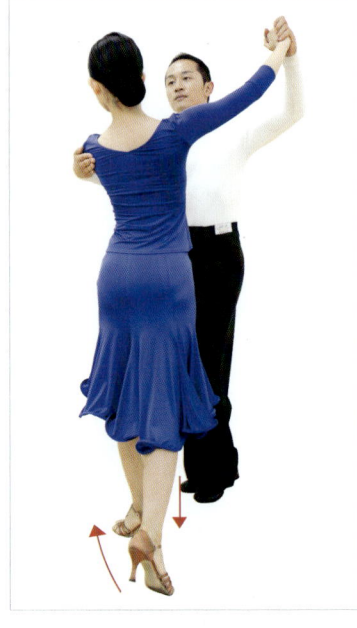

스텝11 카운트 3

남자: 오른발을 제자리에 놓고 서 플레이스한다.

여자: CPP에서 왼발을 제자리에 놓고 체중을 옮긴다.

▶Check Point

　여자는 스텝2, 3보에 왼쪽으로 1/4(90°)턴한다.

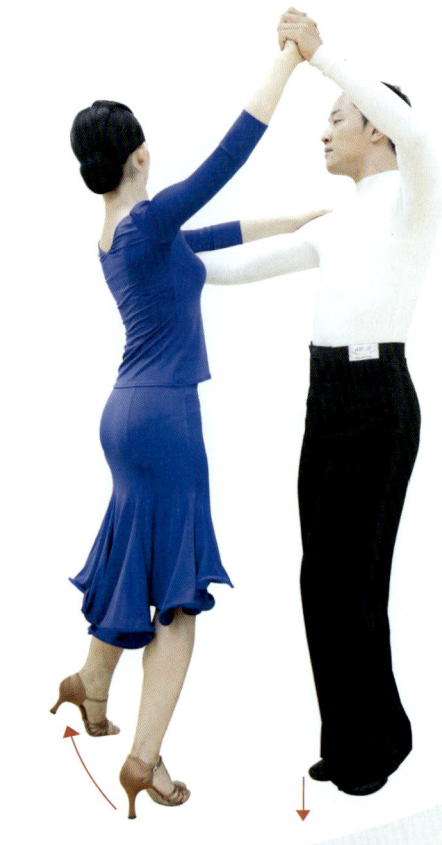

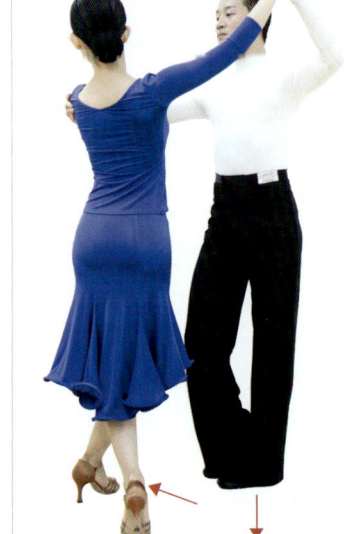

스텝12 카운트 4

남자: 왼발을 제자리에 놓고 서 플레이스 한다.

여자: CPP에서 오른발을 앞으로 가로 지른다.

스텝13 카운트 5

남자: 오른발을 제자리에 놓고 서 플레이한다.

여자: 왼발을 옆으로 내밀면서 포워드스텝 터닝한다.

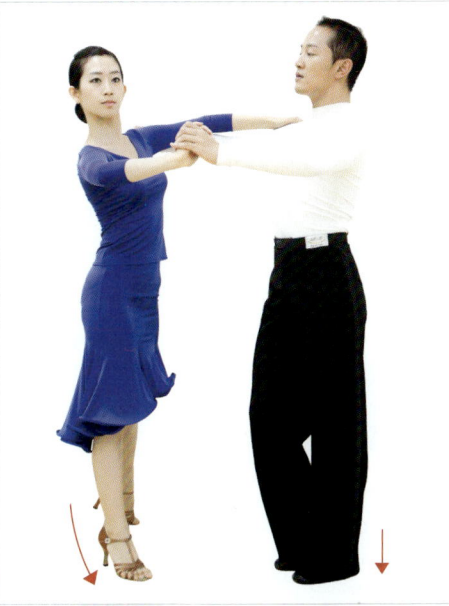

스텝14 카운트 6

남자: 왼발을 제자리에 놓고 서 플레이스 한다.
여자: PP에서 오른발을 제자리에 놓고 체중을 옮긴다.

▶Check Point
   여자는 스텝 5, 6보에 오른쪽으로 1/4(90°) 턴한다.

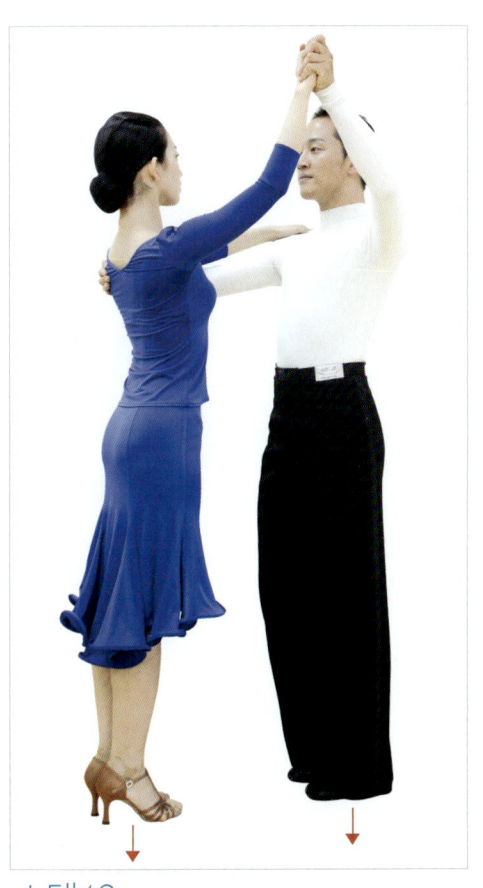

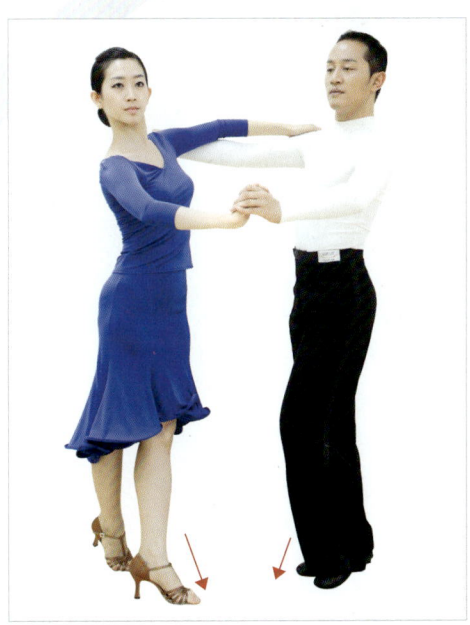

스텝15 카운트 7

남자: 오른발을 제자리에 놓고 서 플레이스한다.
여자: 왼발을 상대쪽 앞으로 내민다.

스텝16 카운트 8

남자: 왼발을 제자리에 놓고 서 플레이스 한다.
여자: 오른발을 왼발에 모으고 체중을 바꾼다.

▶Check Point
   여자스텝 7, 8보에 왼쪽으로 1/8(45°)턴한다. 후반부는 휘트(Huit)와 동일하다.

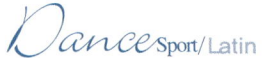

5. 어택 & 서플레이스(Attack & Surplace) 12345678

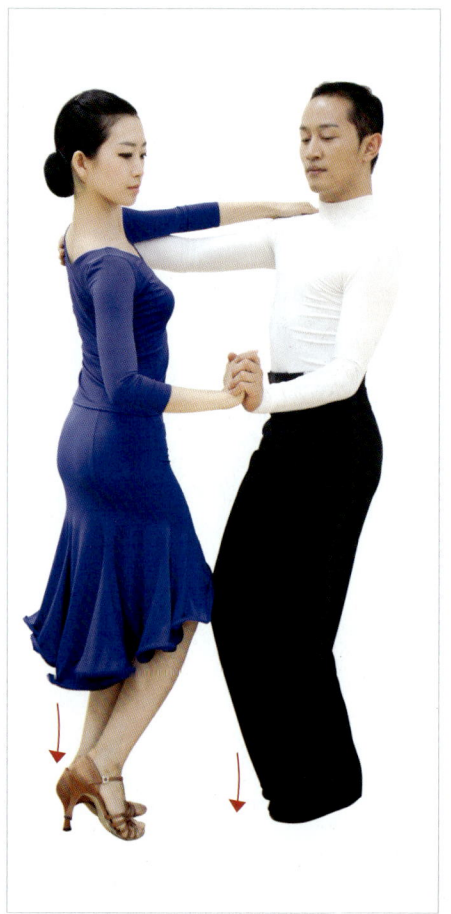

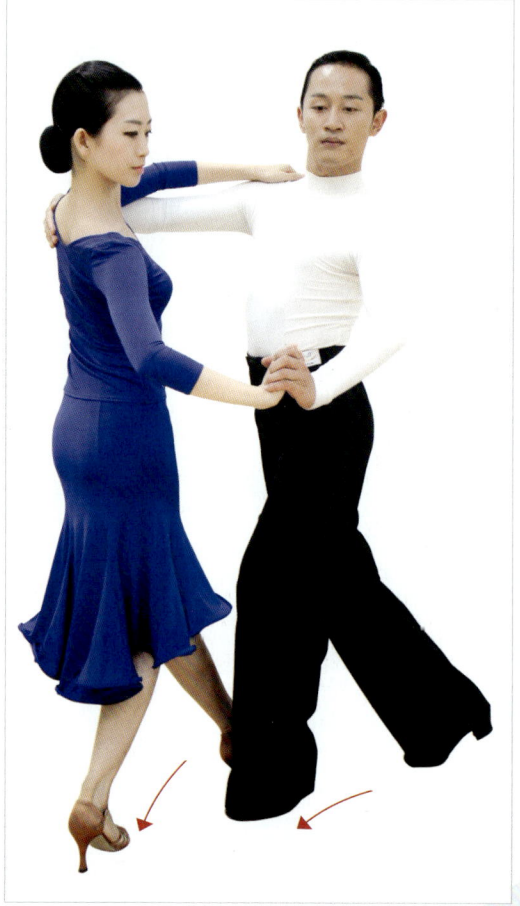

스텝1 카운트 1

남자 : 오른발을 제자리에서 어펠한다.

여자 : 왼발을 제자리에서 어펠한다.

▶Check Point

　이 때 손 잡은 팔을 허리선까지 내려준다.

스텝2 카운트 2

남자 : 왼발을 앞으로 전진(march)한다.

여자 : 왼발을 뒤로 뺀다.

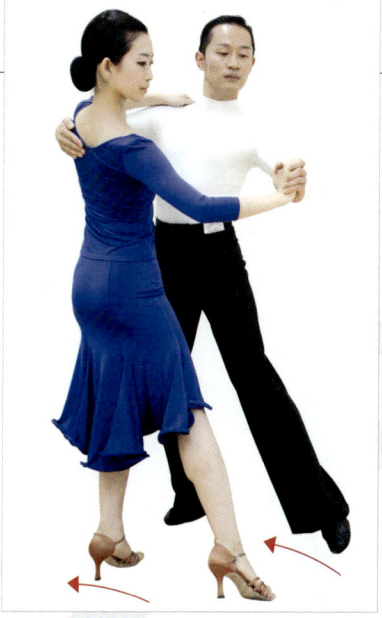

스텝3 카운트 3

남자: 오른발을 옆으로 한다.
여자: 왼발을 옆으로 한다.

▶Check Point

2, 3보에 왼쪽으로 1/4(90°) 턴한다.
풋웍은 볼(Ball)이다.

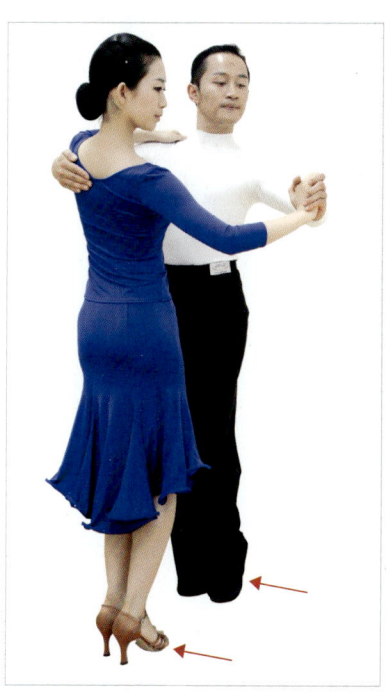

스텝4 카운트 4

남자: 왼발을 오른발에 모은다.
여자: 오른발을 왼발에 모은다.

스텝5 카운트 5

남자: 오른발을 옆으로 한다.
여자: 왼발을 옆으로 한다.

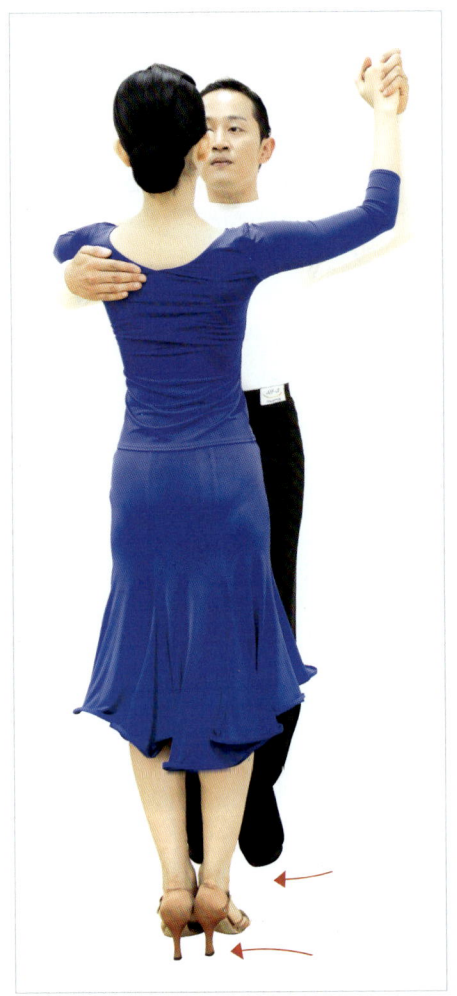

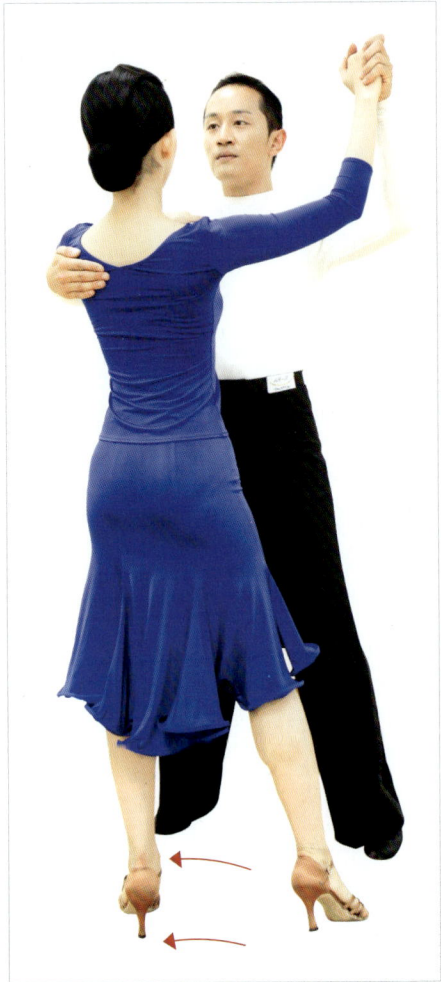

스텝6 카운트 6
남자: 왼발을 오른발에 모은다.
여자: 오른발을 왼발에 모은다.

스텝7 카운트 7
남자: 오른발을 옆으로 한다.
여자: 왼발을 옆으로 한다.

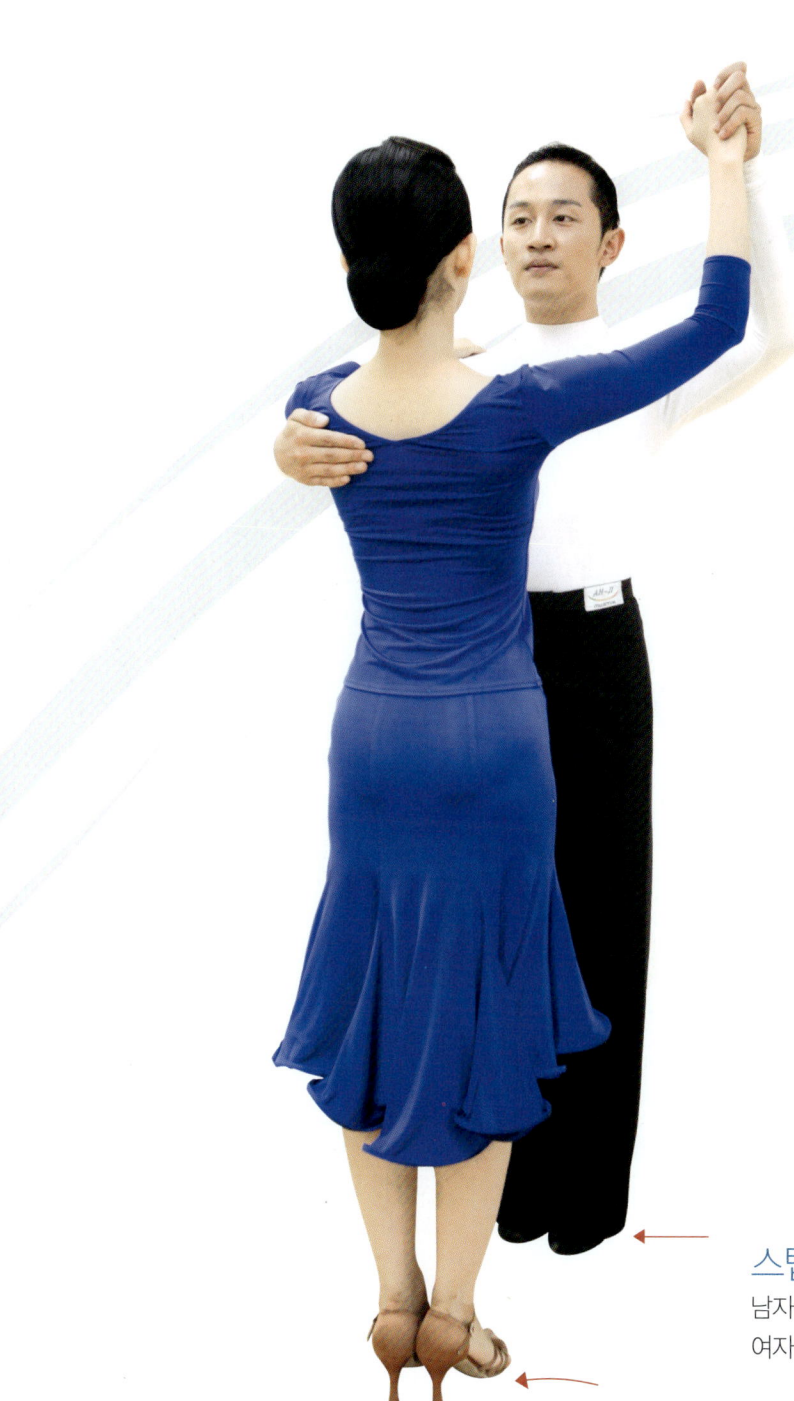

스텝8 카운트 8

남자: 왼발을 오른발에 모은다.
여자: 오른발을 왼발에 모은다.

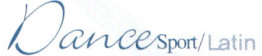

6. 세퍼레이션(Separation) 12345678

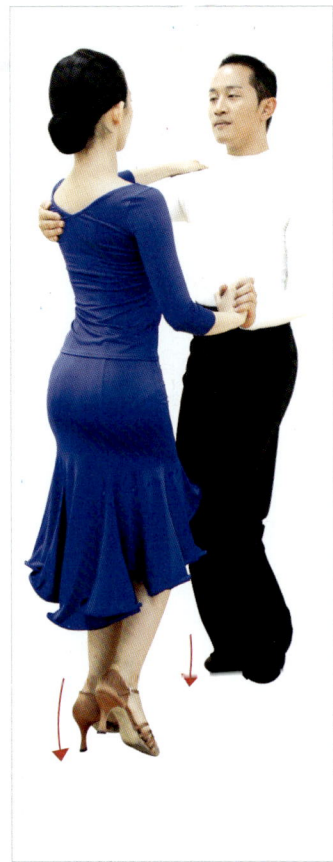

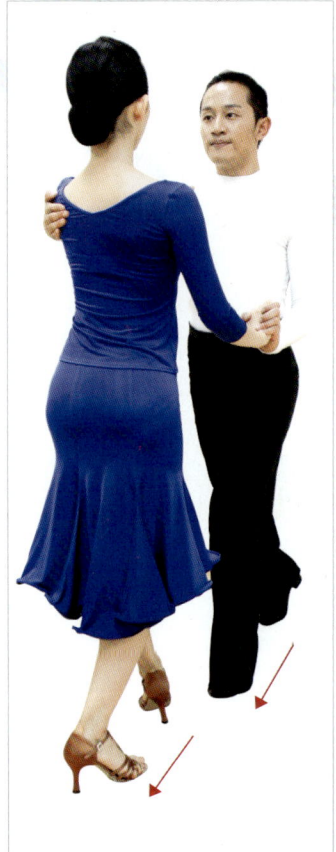

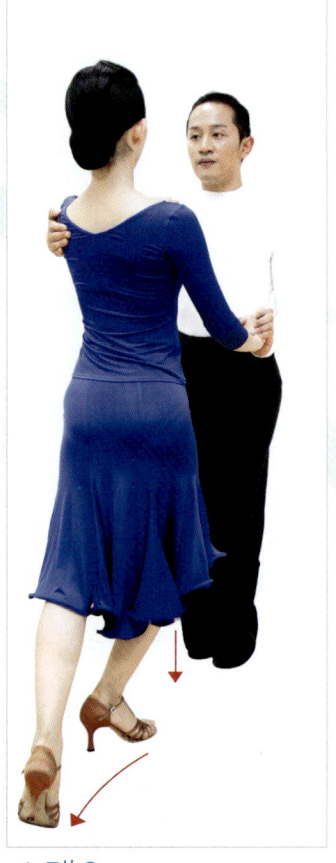

스텝1 카운트 1
남자:오른발을 제자리에 놓고, 어펠한다.

여자:왼발을 제자리에 놓고 어펠한다.

스텝2 카운트 2
남자:왼발을 앞으로 내밀면서 전진(march)한다.

여자:오른발을 뒤로 빼면서 백워드 스텝한다.

스텝3 카운트 3
남자:오른발을 왼발에 모으고 오른발에 체중을 바꾼다.

여자:왼발을 뒤로 빼면서 백워드 스텝한다.

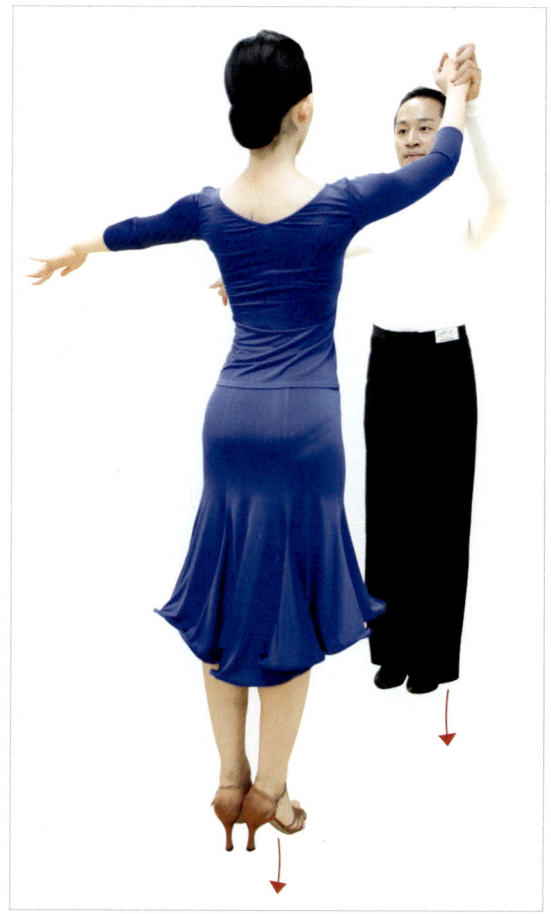

스텝4 카운트 4

남자: 왼발을 제자리에 놓고 서 플레이스한다.
여자: 오른발을 왼발에 모으고 체중을 바꾼다.

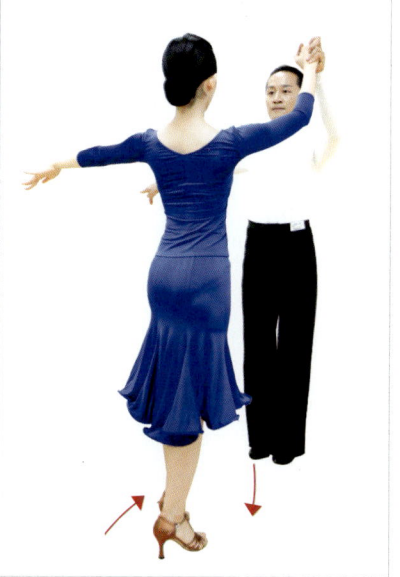

스텝5 카운트 5

남자: 오른발을 제자리에 놓고 서 플레이
　　스 한다.
여자: 왼발을 앞으로 반 스텝 내민다.

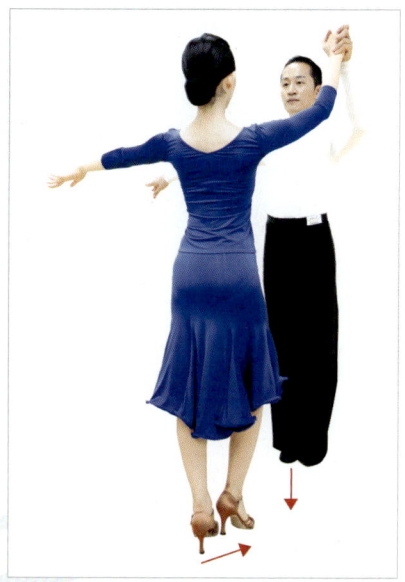

스텝6 카운트 6

남자: 왼발을 제자리에 놓고 서 플레이스
　　한다.
여자: 왼발을 앞으로 반 스텝 내민다.

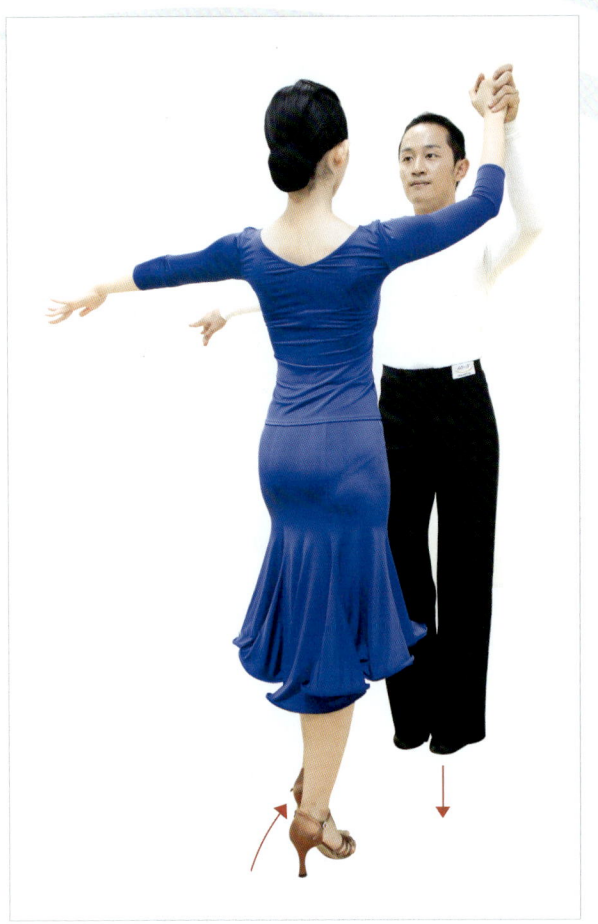

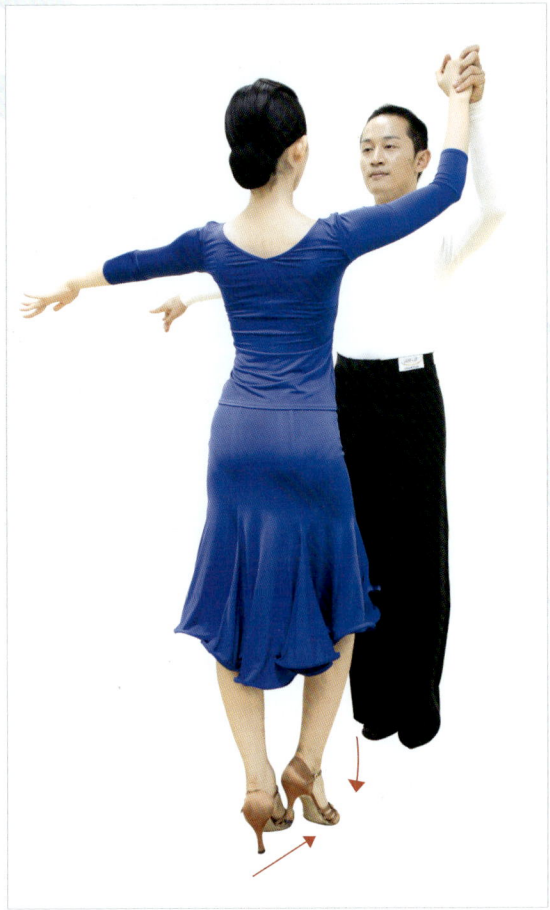

스텝7 카운트 7

남자 : 오른발을 제자리에 놓고 서 플레이스 한다.
여자 : 오른발을 앞으로 내민다.

스텝8 카운트 8

남자 : 왼발을 제자리에 놓고 서 플레이스한다.
여자 : 왼발을 앞으로 내민다.

7. 싱코페티드 세퍼레이션(Syncopated Separation)
12345678 ala2QQS,1234 12n34

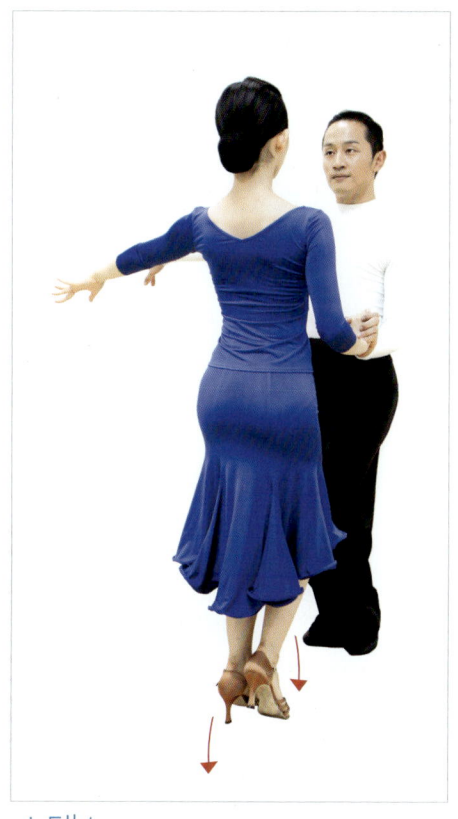

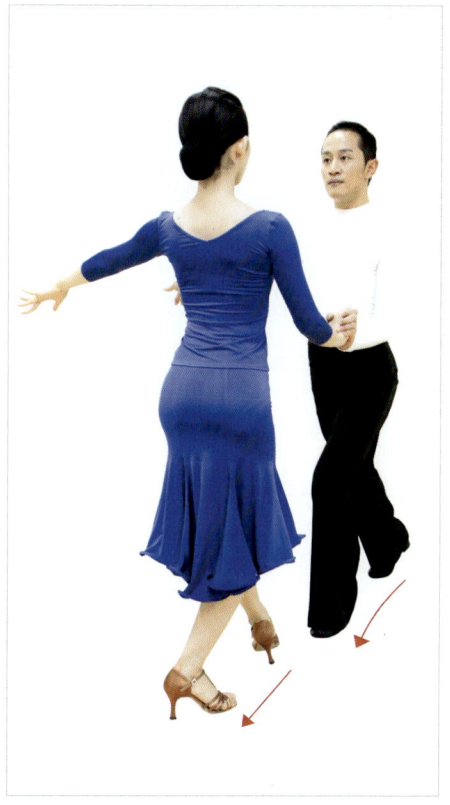

스텝1 카운트 1
남자: 오른발을 제자리에 놓고, 어펠한다.
여자: 왼발을 제자리에 놓고 어펠한다.

스텝2 카운트 2
남자: 왼발을 앞으로 내밀면서 전진(march)한다.
여자: 오른발을 뒤로 빼면서 백워드 스텝한다.

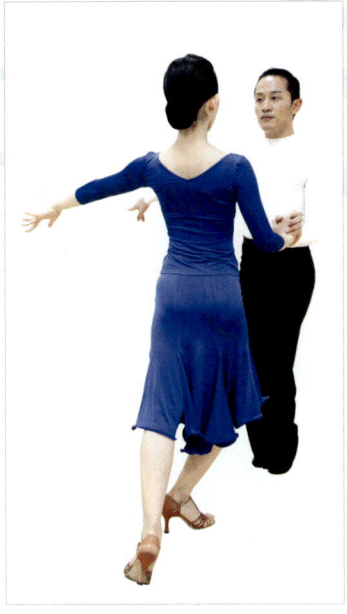

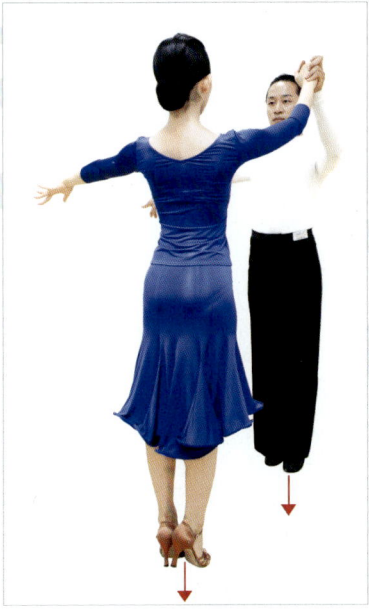

스텝4 카운트 4

남자: 왼발을 제자리
　　에 놓고 서 플레
　　이스한다.

여자: 오른발을 왼발
　　에 모으고 체중
　　을 바꾼다.

스텝3 카운트 3

남자: 오른발을 왼발에 모으고 체중
　　을 바꾼다.

여자: 왼발을 뒤로 빼면서 백워드 스
　　텝한다.

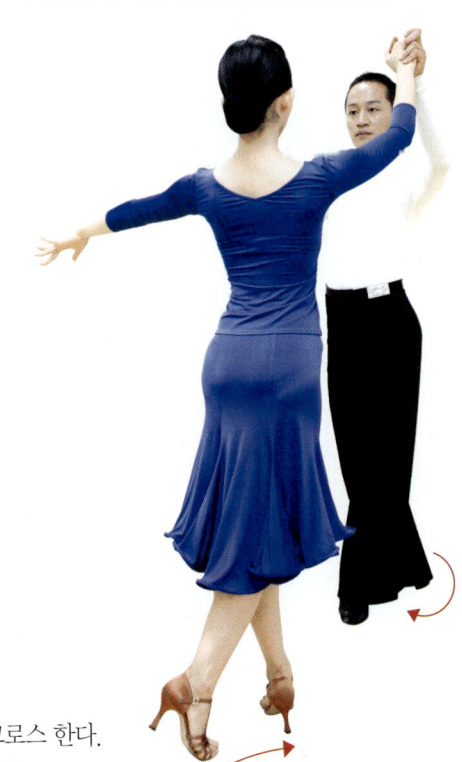

스텝5 카운트 5

남자: 오른발을 왼발 뒤로 라틴 크로스 한다.

여자: 왼발을 가로질러 앞으로 한다.

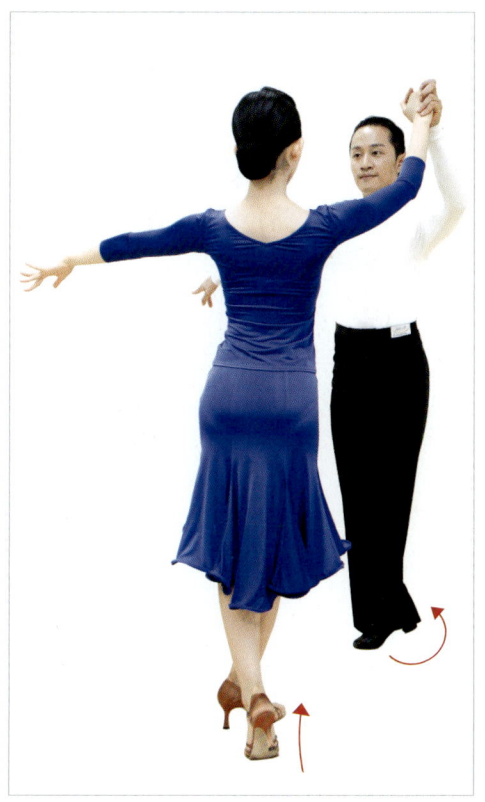

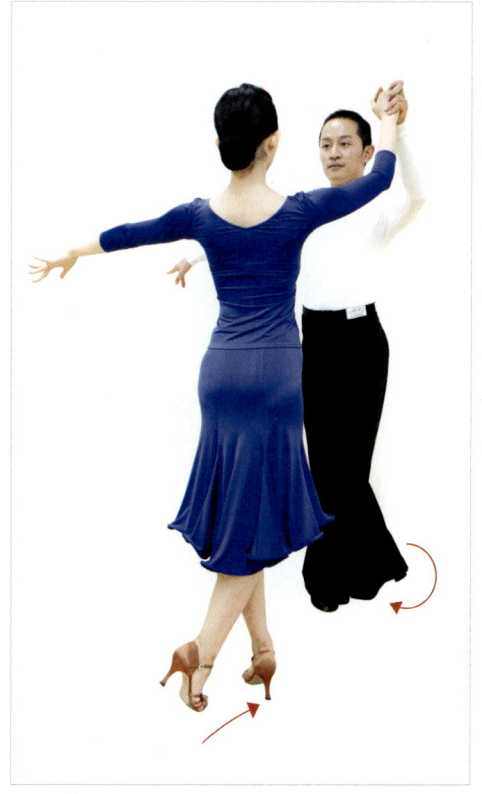

스텝6 카운트 6

남자 : 왼발을 왼발 뒤로 라틴 크로스 한다.

여자 : 오른발을 가로질러 앞으로 한다.

스텝7 카운트 7

남자 : 오른발을 왼발 뒤로 라틴 크로스 한다.

여자 : 왼발을 가로질러 앞으로 한다.

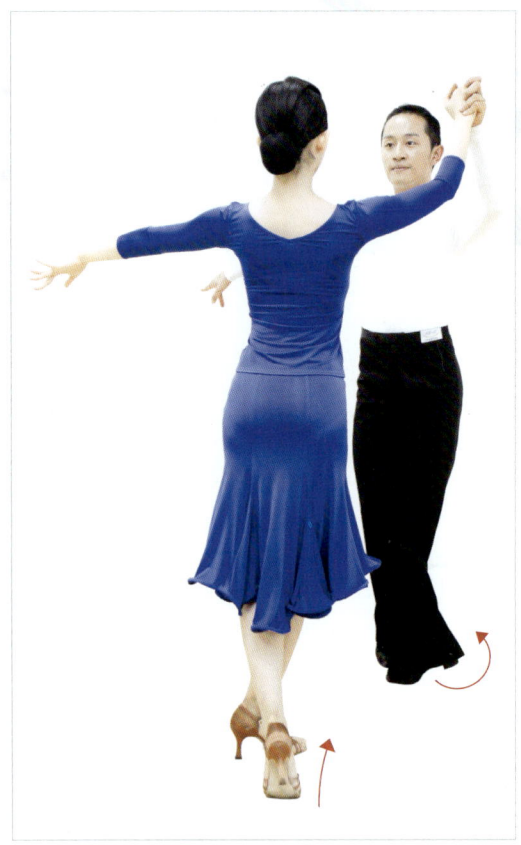 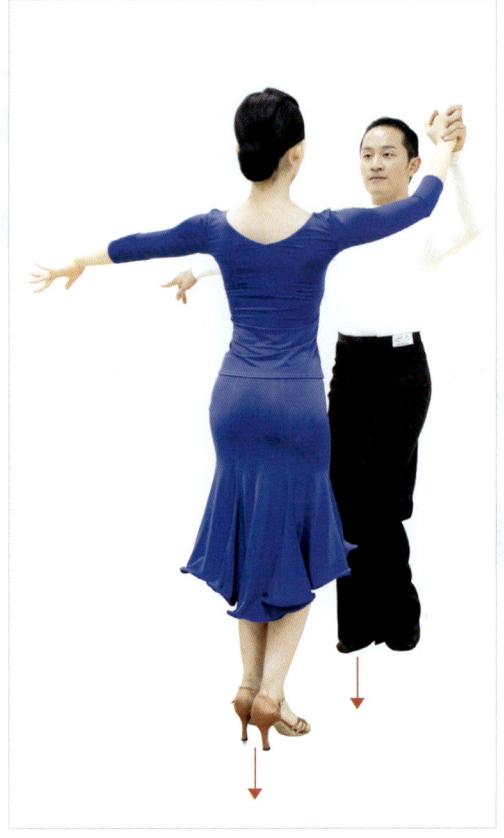

스텝8 카운트 8

남자 : 왼발을 오른발 뒤로 라틴 크로스 한다.
여자 : 오른발을 가로질러 앞으로 한다.

▶Check Point

　5, 6, 7, 8보의 풋워크는 토 플랫(T flat)이다.

스텝9 카운트 a

남자 : 오른발을 왼발에 모으고 체중을 바꾼다.
여자 : 왼발을 오른발에 모은다.

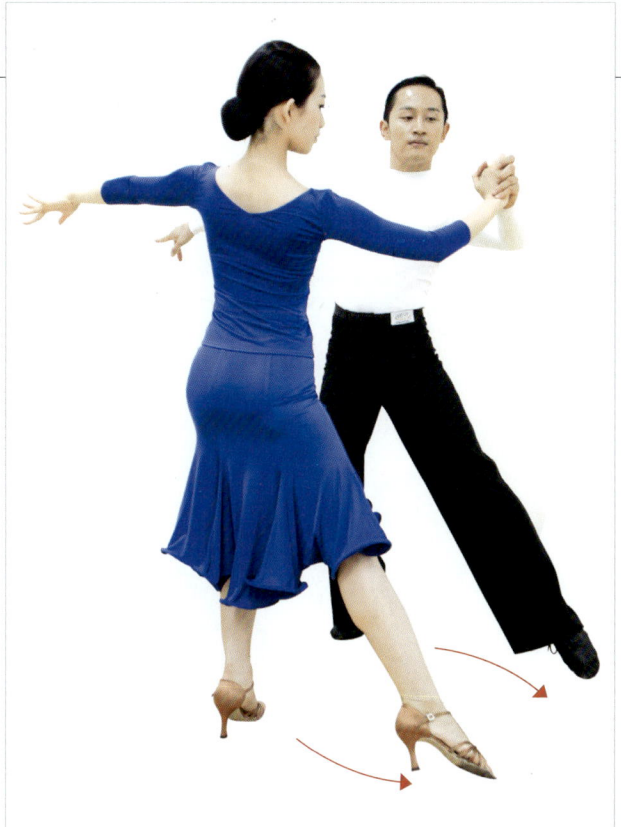

스텝10 카운트 1

남자:왼발을 체중없이 옆으로 내민다.
여자:오른발을 체중없이 옆으로 내민다.

▶Check Point
이 때 풋웍은 인사이드 엣지 오브 토이다.
남자 오른쪽 무릎과 여자 왼쪽 무릎을 살짝
굽힌다.

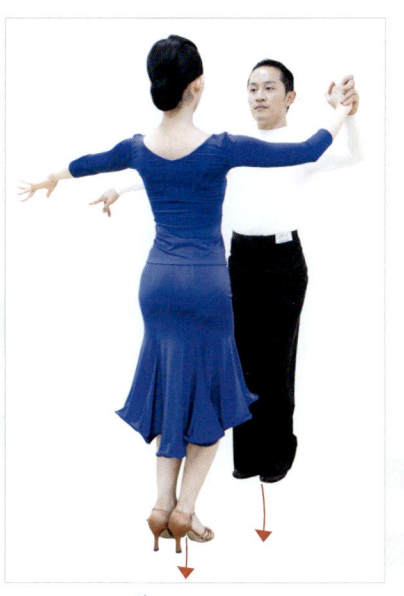

스텝11 카운트 a

남자:왼발을 오른발에 모으고 체중을 바꾼다.
여자:오른발을 왼발에 모은다.

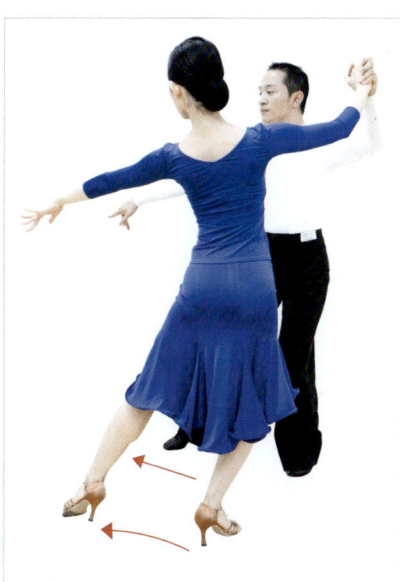

스텝12 카운트 2

남자:오른발을 체중없이
옆으로 내민다.
여자:왼발을 체중없이
옆으로 내민다.

▶Check Point
이 때 풋웍은 인사이
드 엣지 오브 토이다.
남자 왼쪽 무릎과 여
자 오른쪽 무릎을 살
짝 굽힌다.

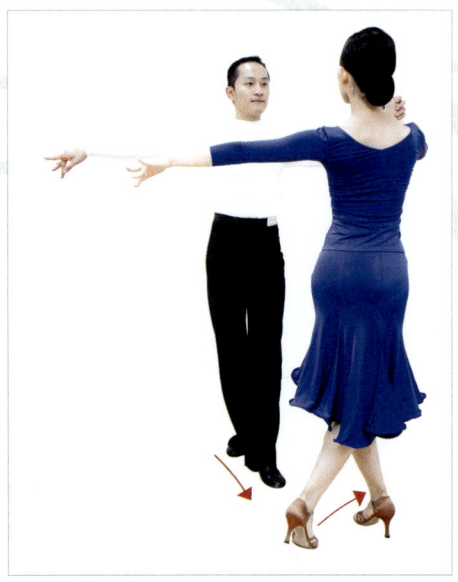

스텝13 카운트 Q

남자:파트너의 왼쪽 옆으로 오른발을 뒤로 뺀다.

여자:파트너의 왼쪽 옆으로 왼발을 가로질러 앞으로 내민다.

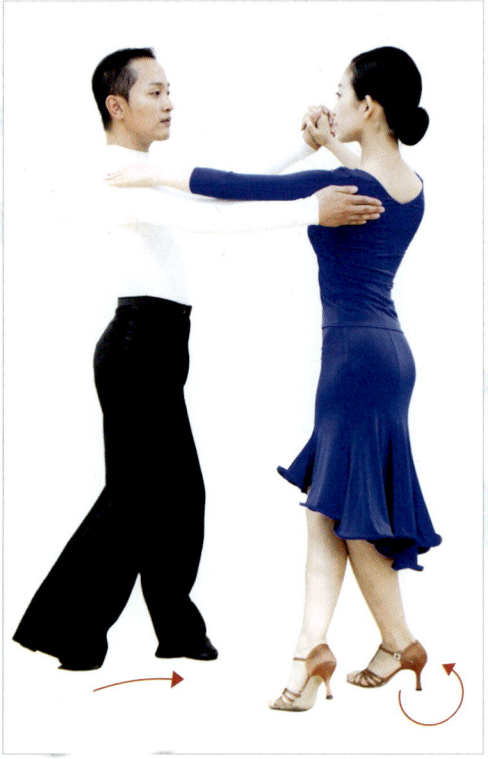

스텝15 카운트 S

남자:오른발을 가로질러 앞으로 한다.

여자:왼발을 뒤로 뺀다.

▶Check Point

13, 14, 15보에 남녀 모두 왼쪽으로 1/4(90°) 턴 한다.

남자의 오른발은 아웃사이드 파트너 여성은 파트너 아웃사이드를 한다.

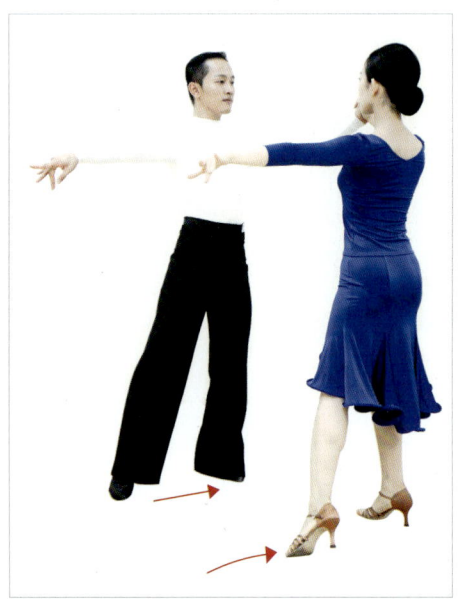

스텝14 카운트 Q

남자:왼발을 옆, 약간 앞으로 한다.

여자:오른발을 옆, 약간 뒤로 한다.

▶Check Point

이 때, 풋웍은 볼(Ball)이다.

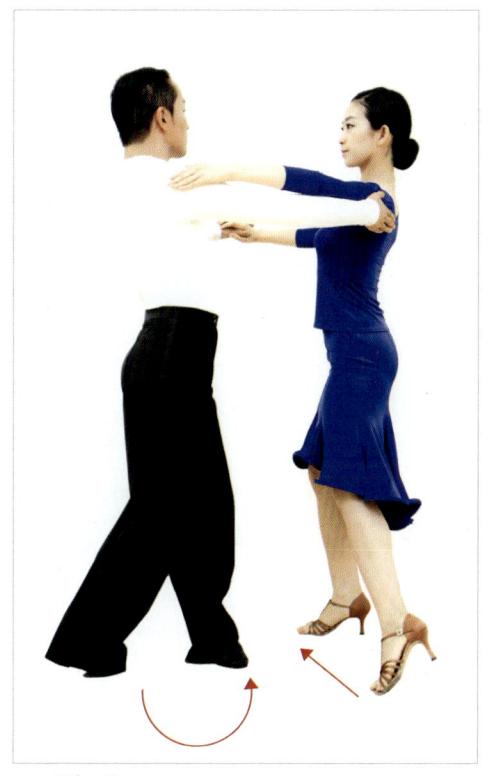 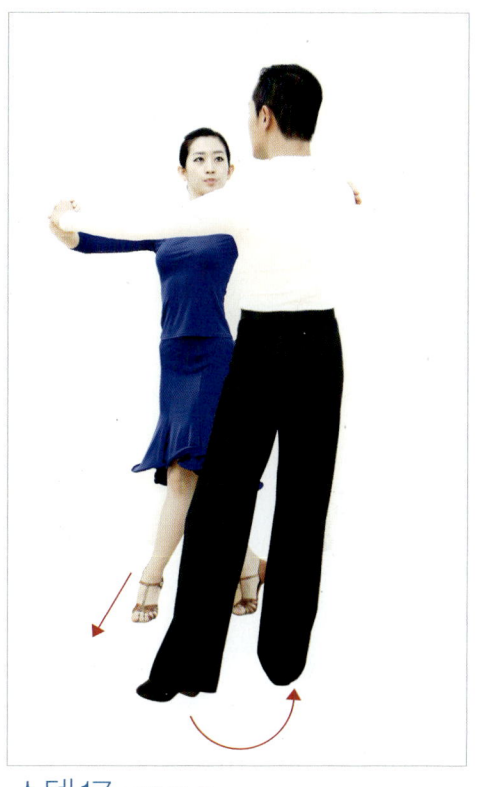

스텝16 카운트 1

남자:양쪽 발을 볼(Ball)로 두고 제자리에서 왼
　　　쪽으로 서서히 돈다.

여자:오른발을 옆, 약간 앞으로 사이드 스텝
　　　(Side Step)한다.

스텝17 카운트 2

남자:양쪽 발을 볼(Ball)로 두고 제자리에서 왼쪽
　　　으로 서서히 돈다.

여자:왼발을 앞으로 한다.

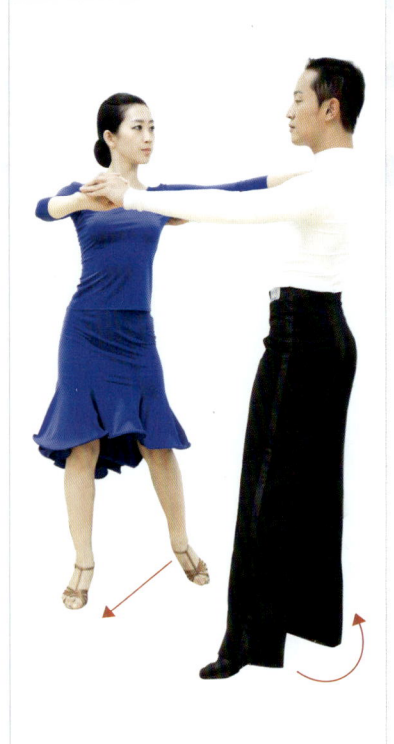

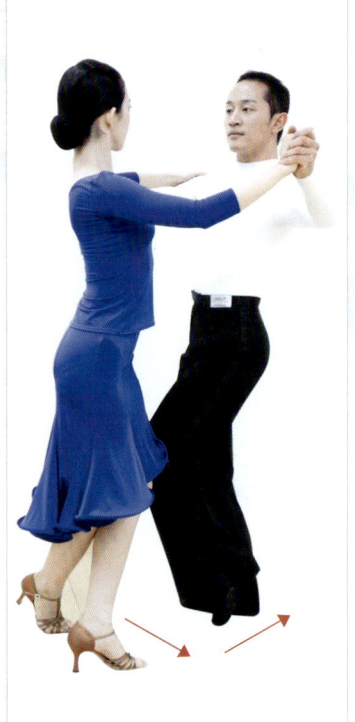

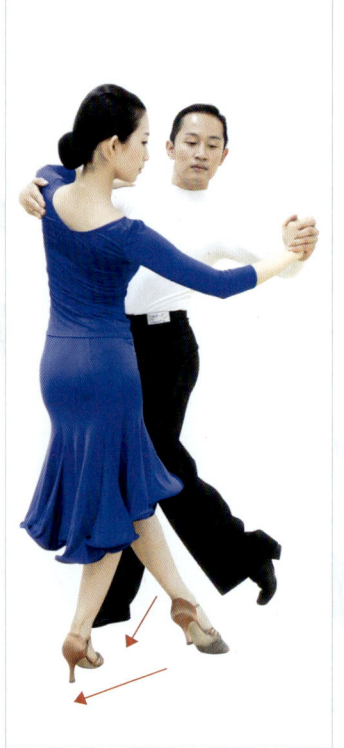

스텝18 카운트 3

남자: 양쪽 발을 볼(Ball)로 두고 제자리
에서 왼쪽으로 서서히 돈다.

여자: 오른발을 앞으로 한다.

▶ Check Point

남자는 왼쪽으로 천천히 돌면서, 왼
발은 볼 플랫(Ball flat)을 한다.

스텝19 카운트 4

남자: 오른발을 뒤로 백 스텝(back
step)한다. 풋 웍은 볼 플랫
(Ball flat)이다.

여자: 왼발을 앞으로 한다.

▶ Check Point

남녀 모두 16, 17, 18, 19보에 왼
쪽으로 3/8(135°) 턴 한다. 여자
는 17, 18, 19보에 파트너를 돌며
베이직 무브먼트 포워드(Basic
Movement forword)한다.

스텝20 카운트 1

남자: 왼발을 앞으로 힐
플랫(Heel flat)한다.

여자: 오른발을 뒤로 한
다.

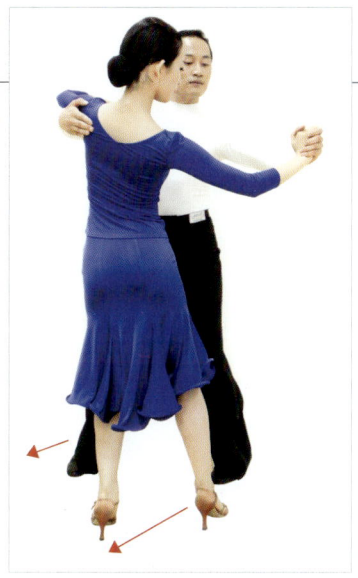

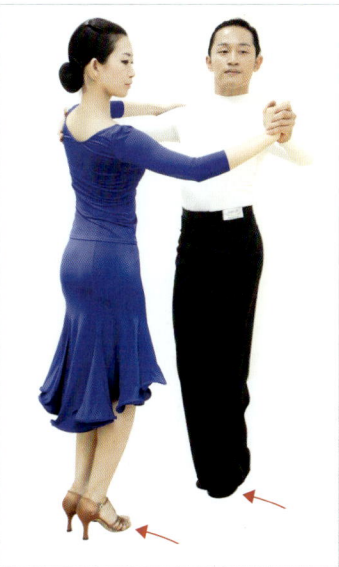

스텝21 카운트 2
남자: 오른발을 옆으로 한다.
여자: 왼발을 옆으로 한다.

▶Check Point
　풋 윅은 볼(Ball)이다.

스텝22 카운트 n
남자: 왼발을 오른발에 모은다.
여자: 오른발을 왼발에 모은다.

▶Check Point
　풋 윅은 볼(Ball)이다.

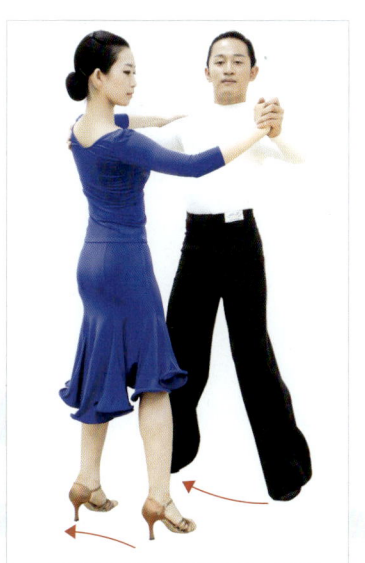

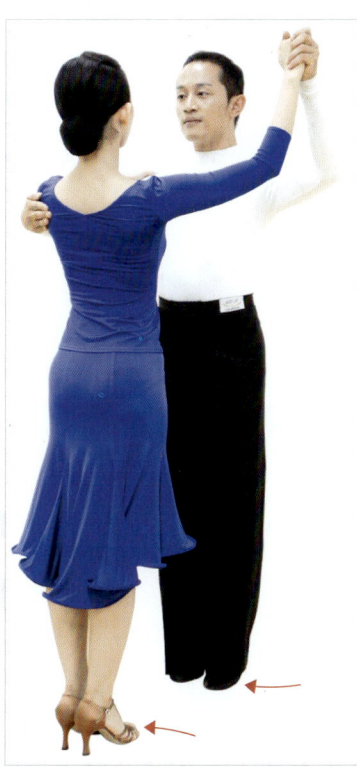

스텝23 카운트 3
남자: 오른발을 옆으로 한다.
여자: 왼발을 옆으로 한다.

▶Check Point
　풋 윅은 볼(Ball)이다.

스텝24 카운트 4
남자: 왼발을 오른발에 모은다.
여자: 오른발을 왼발에 모은다.

▶Check Point
　풋 윅은 볼 플랫(Ball flat)이다.

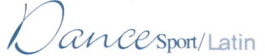

8. 서 플레이스(Sur place) 1234

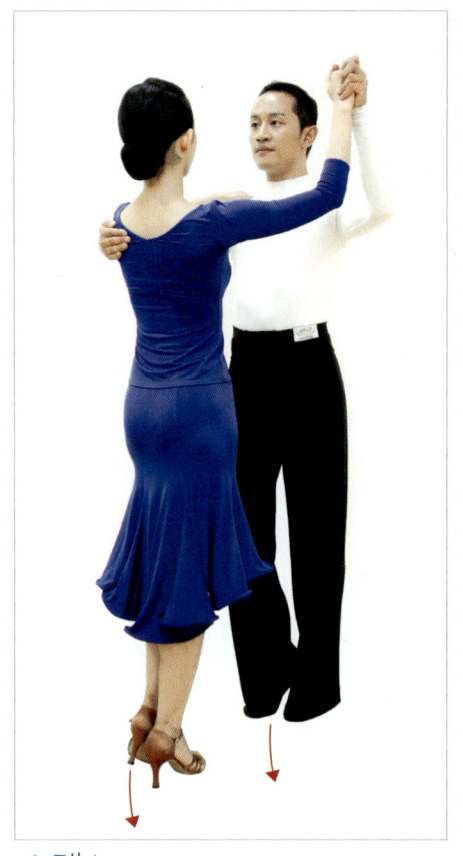

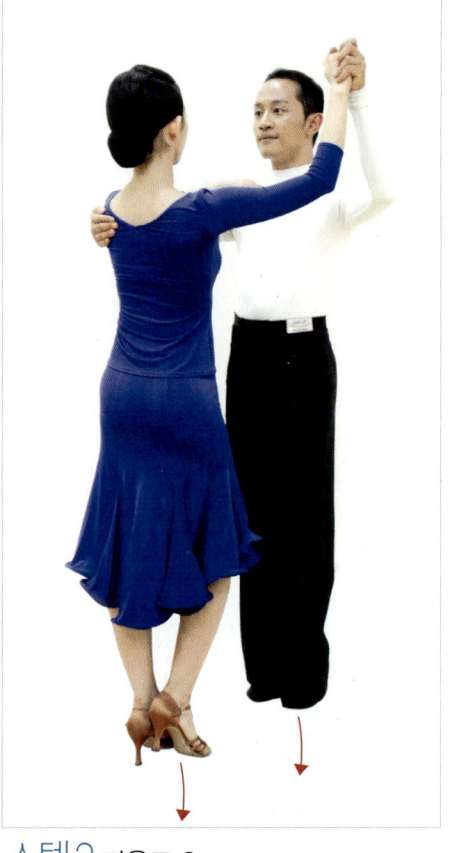

스텝1 카운트 1

남자: 오른발을 제자리에 놓고 서플레이스 한다.
여자: 왼발을 제자리에 놓고 서플레이스 한다.

스텝2 카운트 2

남자: 왼발을 제자리에 놓고 서플레이스 한다.
여자: 오른발을 제자리에 놓는다.

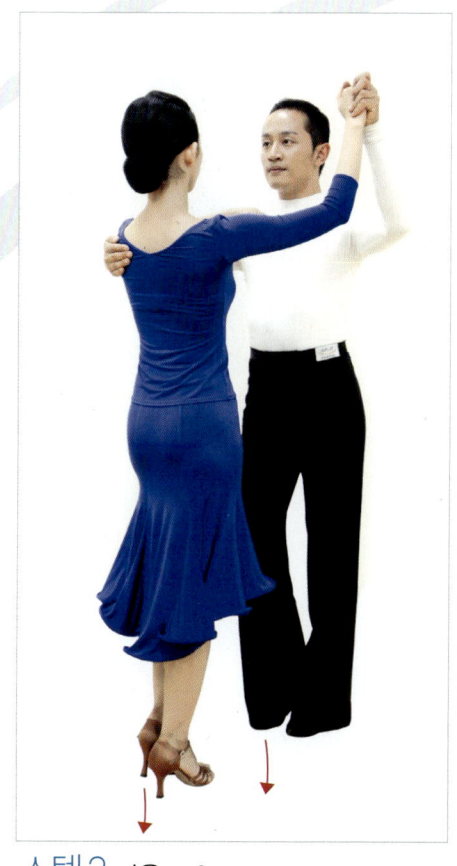

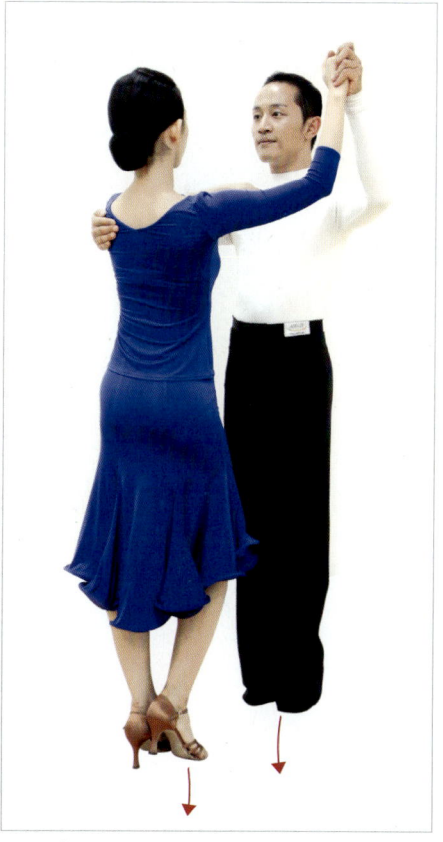

스텝3 카운트 3
남자: 오른발을 제자리에 놓고 서플레이스 한다.
여자: 왼발을 제자리에 놓는다.

스텝4 카운트 4
남자: 왼발을 제자리에 놓고 서플레이스 한다.
여자: 오른발을 제자리에 놓는다.

▶Check Point
풋 웍은 볼(Ball)이다. 1, 2, 3, 4보에 오른쪽으로 1/4(90°) 턴한다.

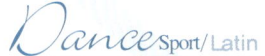

9. 라파세(La Passe) 12345678 12345678

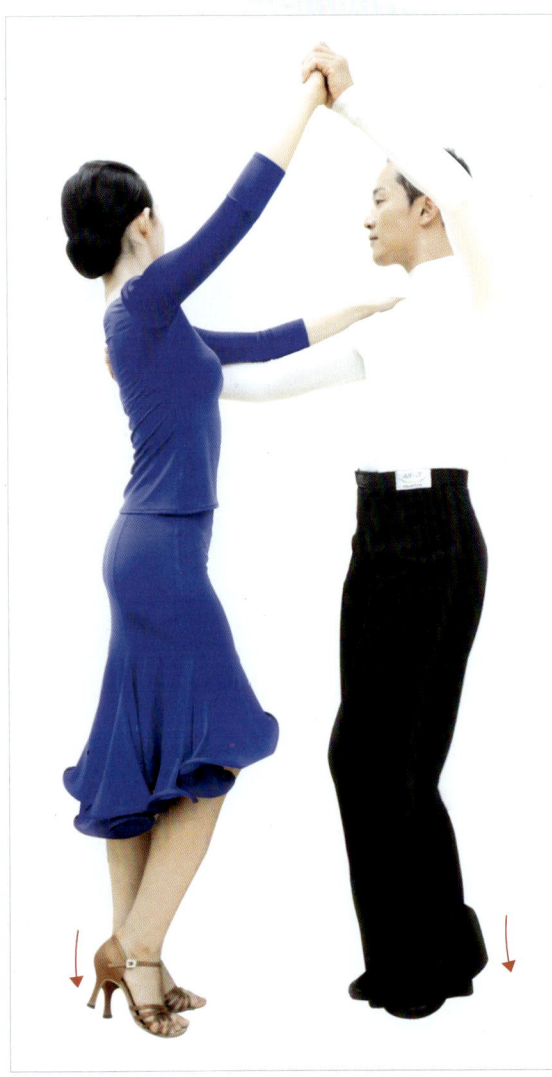

스텝1 카운트 1

남자: 오른발을 제자리에 놓고 어팰한다.

여자: 왼발을 제자리에 놓고 어팰한다.

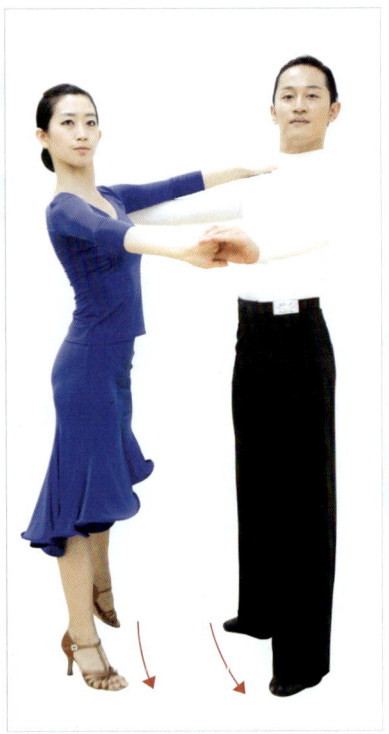

스텝2 카운트 2

남자: PP에서 왼발을 옆으로 내밀며 전진(march)한다.

여자: PP에서 오른발을 옆으로 내밀며 전진(march)한다.

▶Check Point

남자는 2보에 왼쪽으로 1/8(45°), 여자는 2보에 오른쪽으로 1/8(45°) 턴한다.

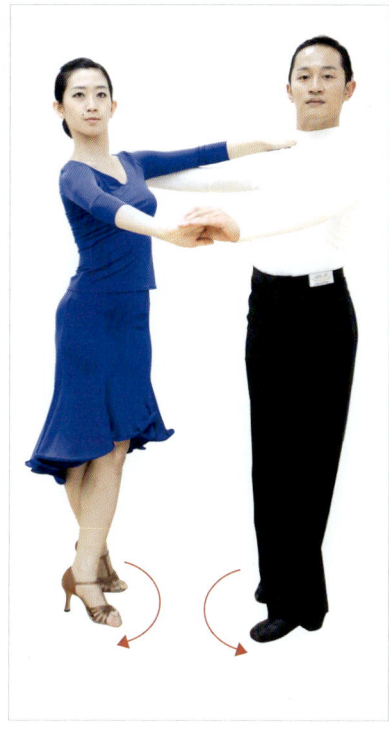

스텝3 카운트 3

남자 : PP에서 오른발을 앞으로 가로지르며 전진(march)한다.
여자 : PP에서 왼발을 앞으로 가로지르며 전진(march)한다.

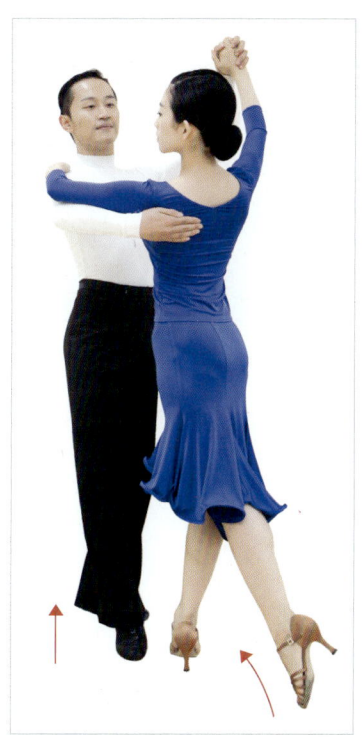

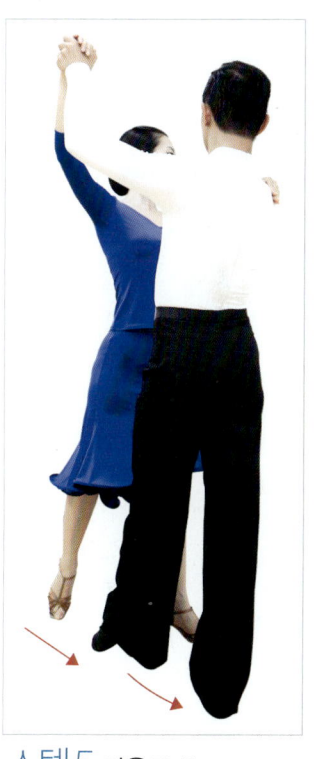

스텝4 카운트 4

남자 : 왼발을 옆, 약간 뒤로 빼면서
포워드 스텝 터닝한다.
여자 : 오른발을 앞으로 전진(march)
한다.

스텝5 카운트 5

남자 : 오른발을 뒤로 오른쪽 숄
더 리드하며 백워드 스텝
한다.
여자 : 왼발을 앞으로 왼쪽 숄더
리드하며 전진(march)한
다.

▶Check Point
남자는 4, 5보에 오른쪽으로
3/8(135°)을, 여자는 4,5보에
오른쪽으로 1/8(45°) 턴한다.

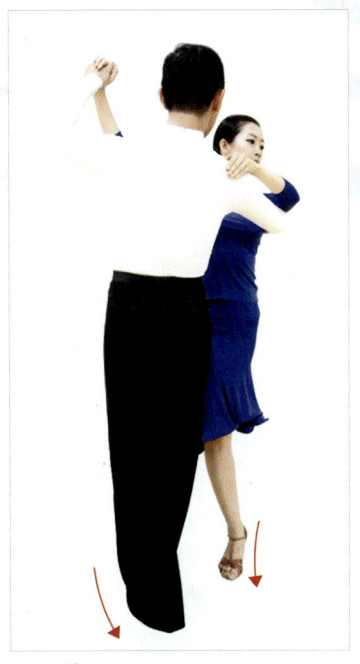

스텝6 카운트 6
남자:왼발을 상대방의 바깥쪽 뒤로
　　빼면서 백워드 스텝한다.
여자:오른발을 상대방 바깥쪽 앞으
　　로 전진(march)한다.

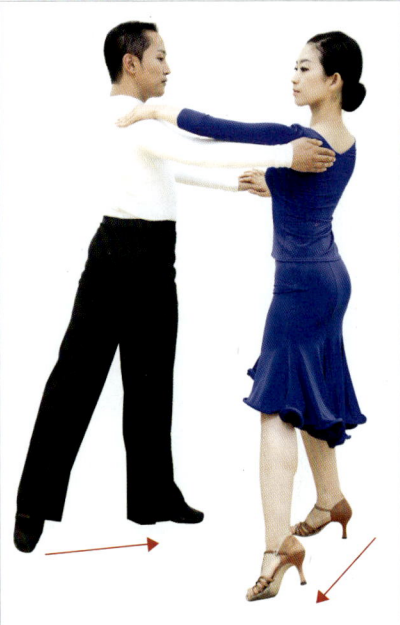

스텝7 카운트 7
남자:오른발을 앞으로
　　한다.
여자:왼발을 옆, 약간
　　뒤로 한다. 풋웍
　　은 볼(ball)이다.

▶Check Point
　남자는 6, 7보에 오
른쪽으로 1/4(90°) 턴
한다.

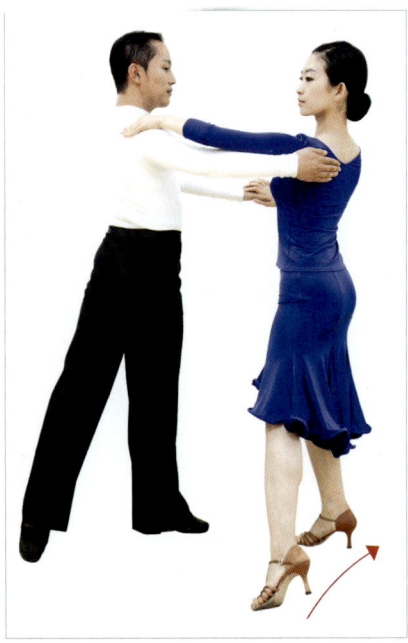

스텝8 카운트 8
남자:오른발의 체중을
　　그대로 유지한다.
여자:오른발을 옆, 약
　　간 앞으로 하며
　　pp자세를 한다.
　　보폭은 작게 한
　　다.

▶Check Point
　여자는 7, 8보에 오
른쪽으로 3/8(135°)
턴한다.

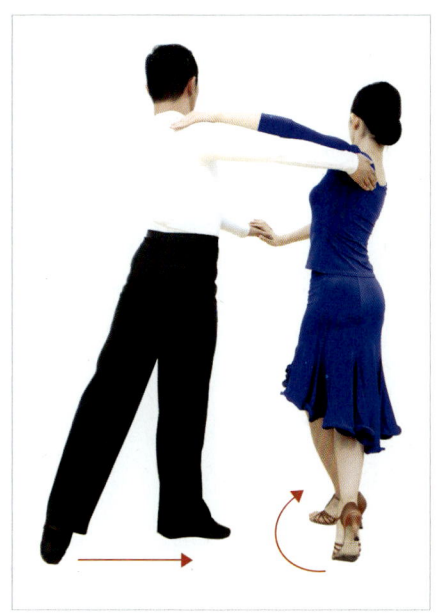

스텝9 카운트 1

남자 : 오른발의 체중을 그대로 유지한다.

여자 : 왼발을 오른발에 가로지르며 전진 (march)하고, PP 자세를 한다.

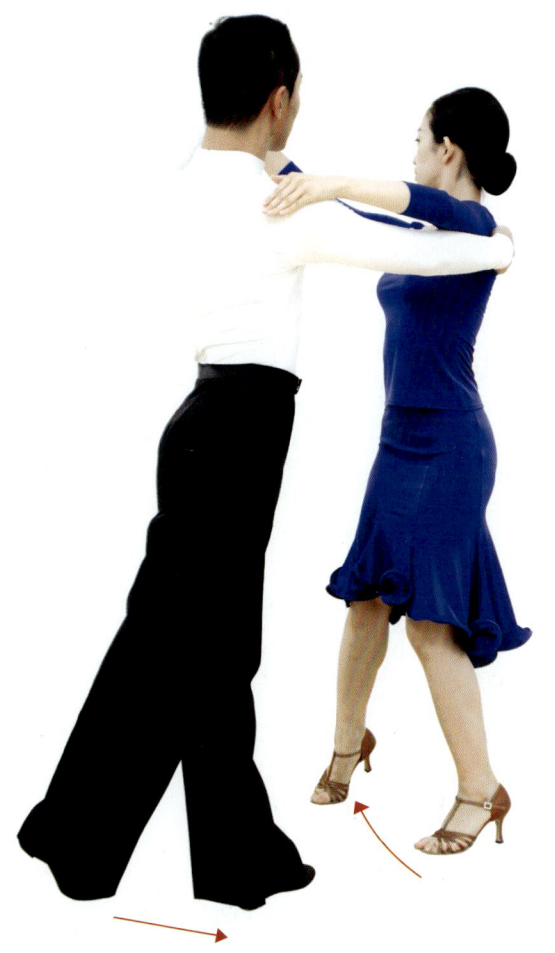

스텝10 카운트 2

남자 : 왼발을 앞으로 한다.

여자 : 오른발을 옆, 약간 뒤로 한다. 풋웍은 볼(ball)이다.

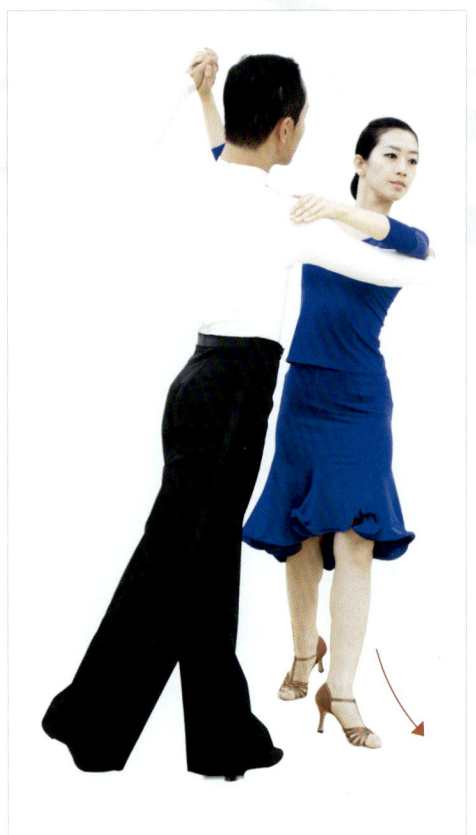

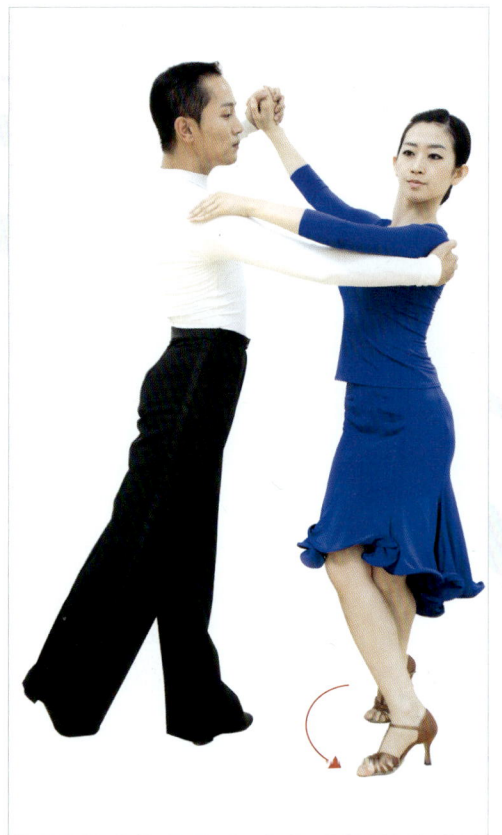

스텝11 카운트 3

남자: 왼발의 체중을 그대로 유지한다.

여자: 왼발을 옆, 약간 앞으로 하고 CPP 자세를
한다.

▶Check Point

여자는 10, 11보에 왼쪽으로 1/4(90°) 턴한다.

스텝12 카운트 4

남자: 왼발의 체중을 그대로 유지한다.

여자: 오른발을 왼발에 가로지르며 전진(march)
하고, CPP 자세를 한다.

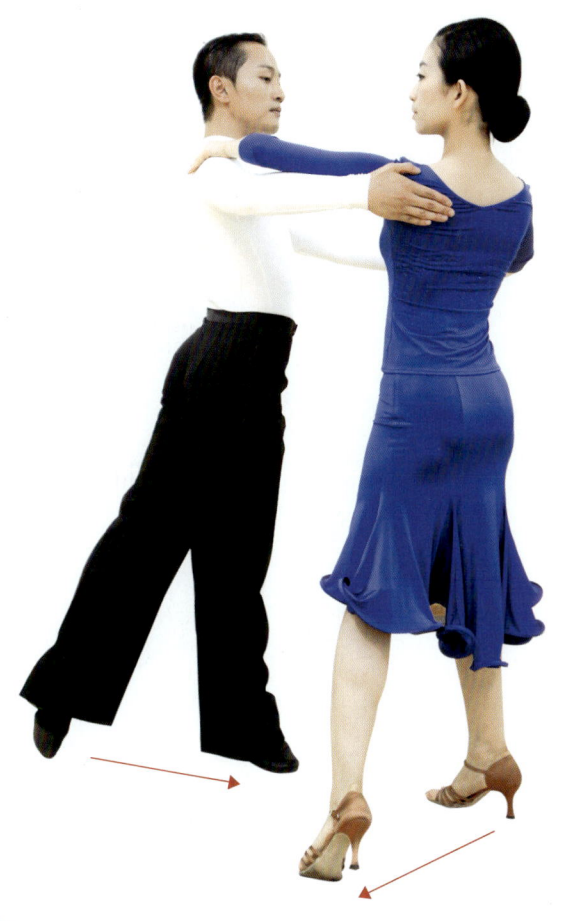

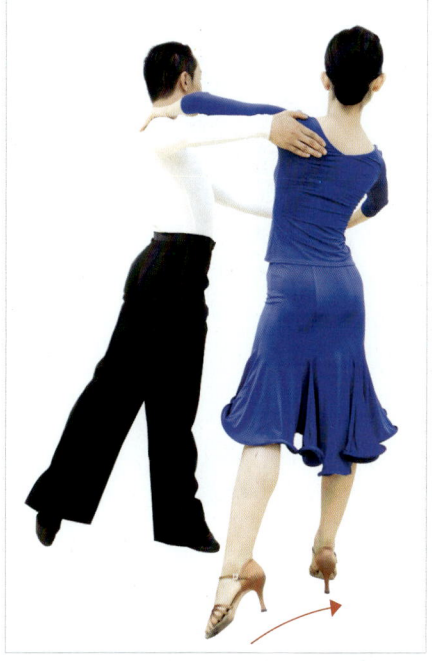

스텝13 카운트 5

남자 : 오른발을 앞으로 한다.

여자 : 왼발을 옆, 약간 뒤로 한다. 풋웍은 볼(ball)이다.

스텝14 카운트 6

남자 : 오른발의 체중을 그대로 유지한다.

여자 : 오른발을 옆, 약간 앞으로 하며 PP자
세를 한다. 보폭은 작게 한다.

▶Check Point

여자는 13, 14보에 오른쪽으로 1/4(90°)
턴한다.

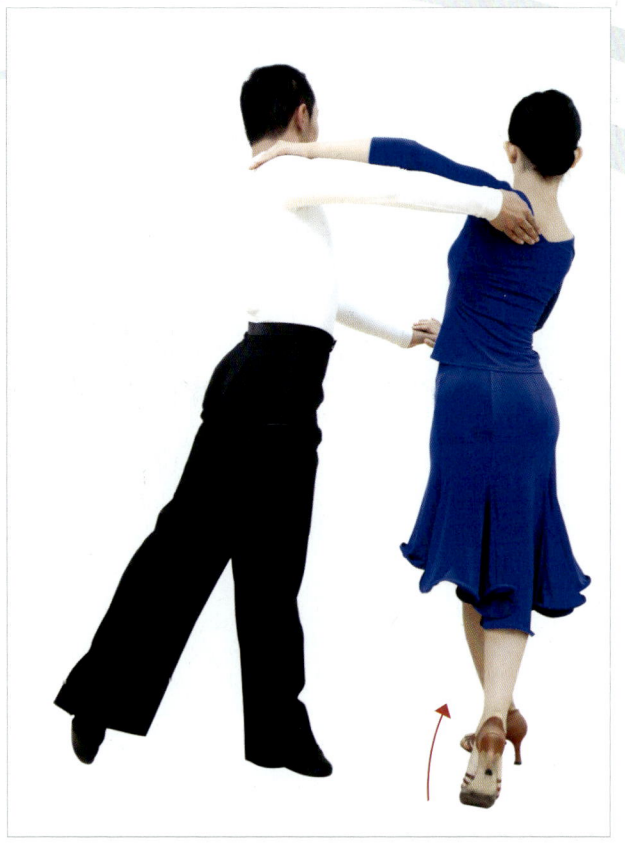

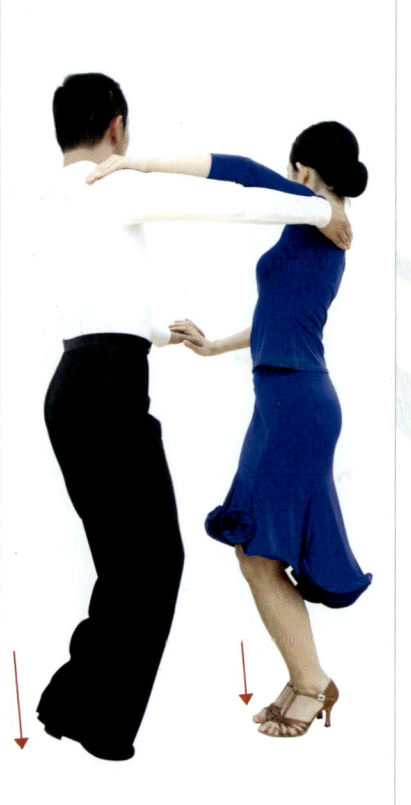

스텝15 카운트 7

남자: 오른발의 체중을 그대로 유지한다.

여자: 왼발을 상대쪽 앞으로 내민다. 이때 풋웍은 힐 플
랫(Heel Flat)이다.

스텝16 카운트 8

남자: 왼발을 오른발에 모은다.

여자: 오른발을 왼발에 모은다.

▶Check Point

여자는 왼쪽으로 1/8(45°) 턴한다.

10. 밴드릴러스(Banderillas) 12345678

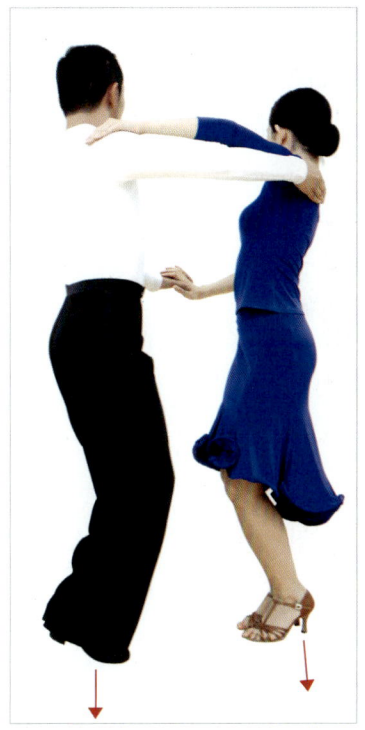

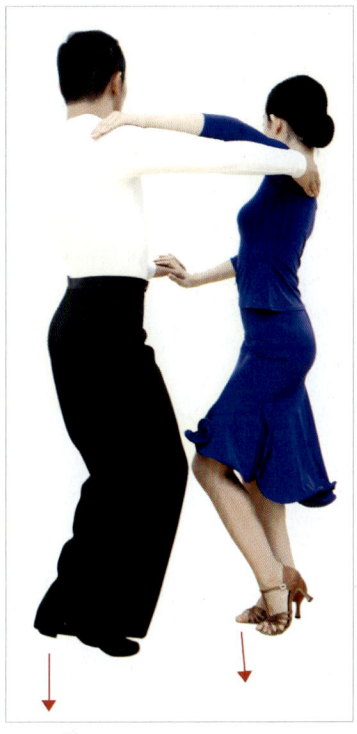

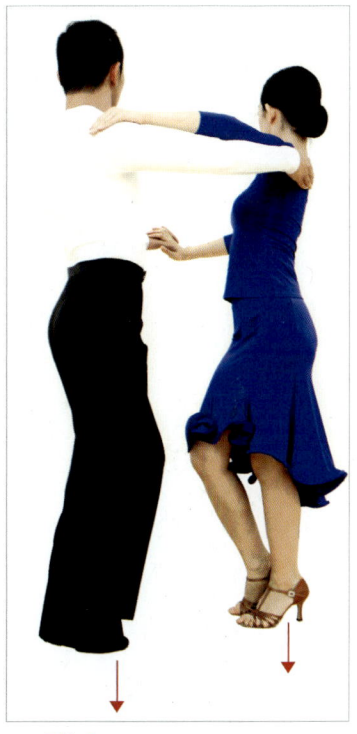

스텝1 카운트 1

남자: 오른발을 제자리에 놓
는다.(Sur Place)

여자: 왼발을 제자리에 놓는
다.(Sur Place)

▶Check Point

남자의 풋웍은 토(toe), 여
자의 풋웍은 볼(Ball)이다.

스텝2 카운트 2

남자: 왼발을 제자리에 놓는다.(Sur
Place)

여자: 오른발을 제자리에 놓는
다.(Sur Place)

▶Check Point

풋웍은 토(toe), 여자의 풋웍은 볼
(Ball)이다.

스텝3 카운트 3

남자: 오른발을 제자리에 놓는
다.(Sur Place)

여자: 왼발을 제자리에 놓는다.(Sur
Place)

▶Check Point

남자의 풋웍은 토(toe), 여자의 풋
웍은 볼(Ball)이다.

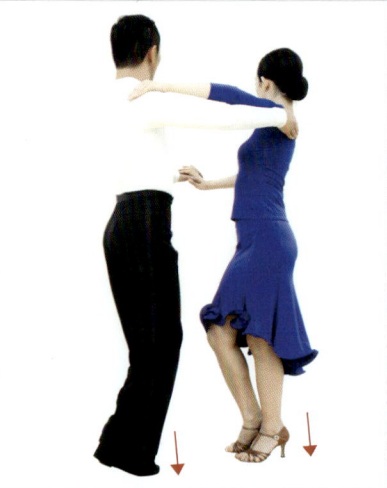

스텝5 카운트 5
남자: 오른발을 제자리에서 어펠(Appel)한다.
여자: 왼발을 제자리에서 어펠(Appel)한다.

▶Check Point
　남자의 풋웍은 토(toe), 여자의 풋웍은 볼
(Ball)이다.

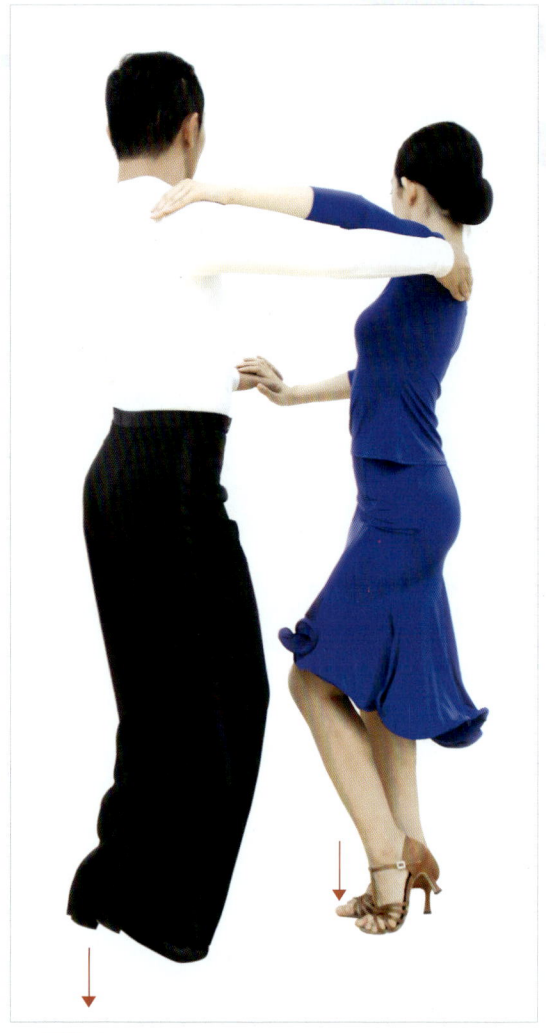

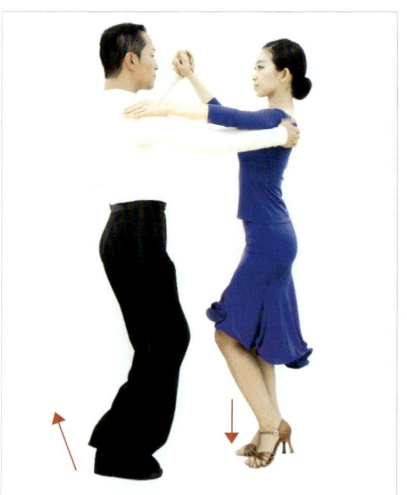

스텝4 카운트 4
남자: 왼발을 제자리에 놓는다.(Sur Place)
여자: 오른발을 제자리에 놓는다.(Sur Place)

▶Check Point
　남자의 풋웍은 토(toe), 여자의 풋웍은 볼(Ball)이다.

스텝6 카운트 6
남자: 왼발을 옆으로 한다.
여자: 오른발을 제자리에 놓는다.(Sur Place)

▶Check Point
　남자의 풋웍은 토(toe), 여자의 풋웍은 볼
(Ball)이다.

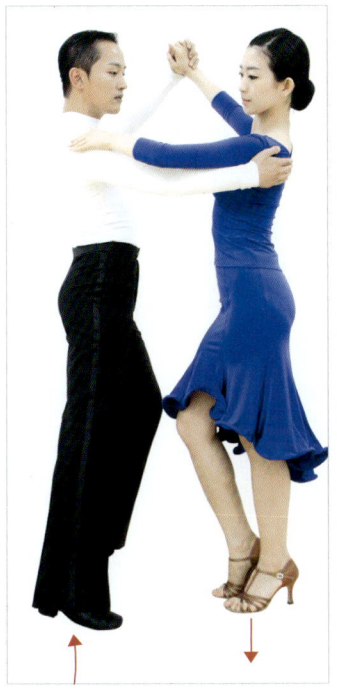

스텝7 카운트 7

남자 : 오른발을 왼발에 모으고 체중을 옮긴다.

여자 : 왼발을 제자리에 놓는다.(Sur Place)

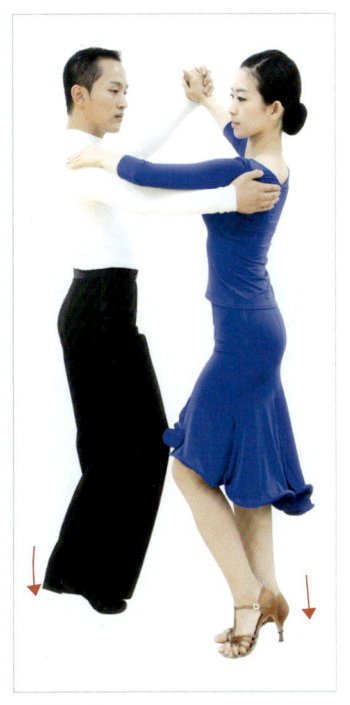

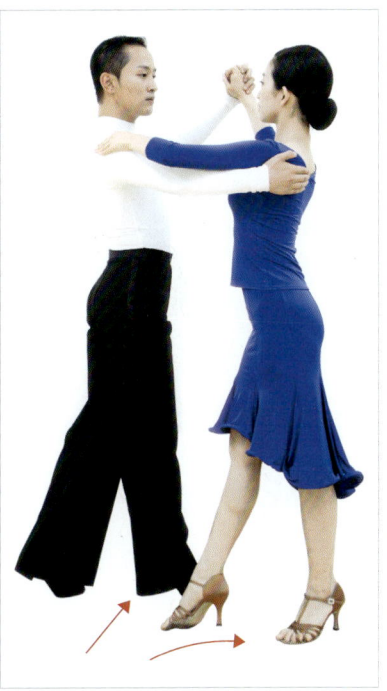

스텝8 카운트 8

남자 : 왼발을 제자리에 놓는다.(Sur Place)

여자 : 오른발을 제자리에 놓는다.(Sur Place)

▶Check Point

남자의 풋웍은 토 플랫(Toe flat), 여자의 풋웍은 볼 플랫(Ball flat)이다.

스텝9 카운트 9

남자 : 파트너 옆으로 오른발을 전진 (March) 한다.

여자 : 왼발을 백스텝(Back step)한다.

▶Check Point

남자의 풋웍은 토 플랫(Toe flat), 여자의 풋웍은 볼 플랫(Ball flat)이다.

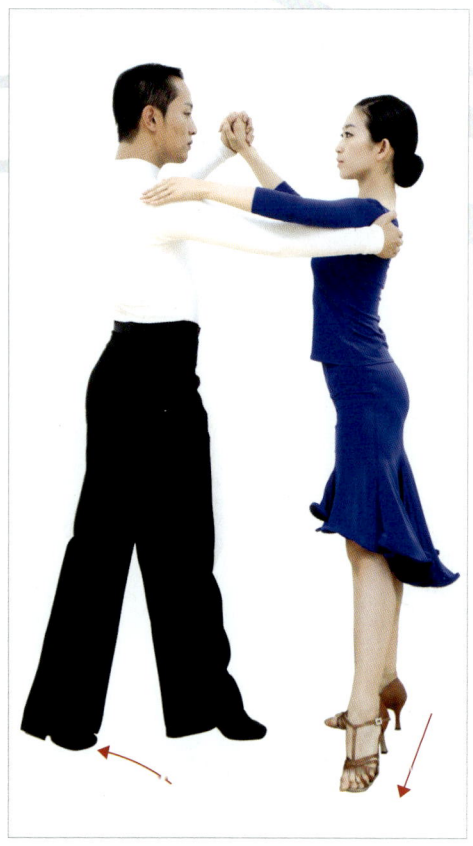 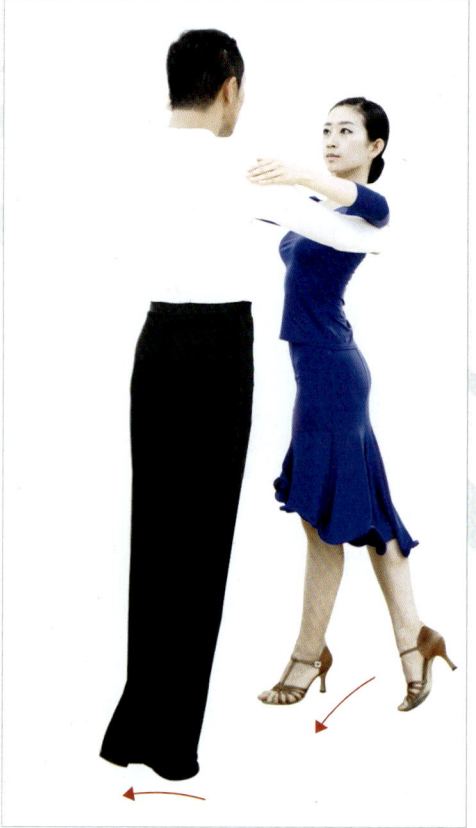

스텝 10 카운트 10

남자 : 왼발을 옆, 약간 뒤로 한다.

여자 : 오른발을 옆, 약간 앞으로 한다.

▶Check Point

　남자, 여자 모두 사이드 스텝(Side step)한다.

스텝 11 카운트 11

남자 : 오른발을 뒤로하고, 파트너가 왼쪽 옆으로
　　　지나가도록 한다.

여자 : 왼발을 앞으로 한다. 파트너가 왼쪽에 있
　　　어야 한다.

▶Check Point

　남자는 백 스텝(Back step)한다. 여자는 11부
　터 16보까지 왼쪽으로 베이직 무브먼트 포워
　드(Basic Movement forword)하며 돈다.

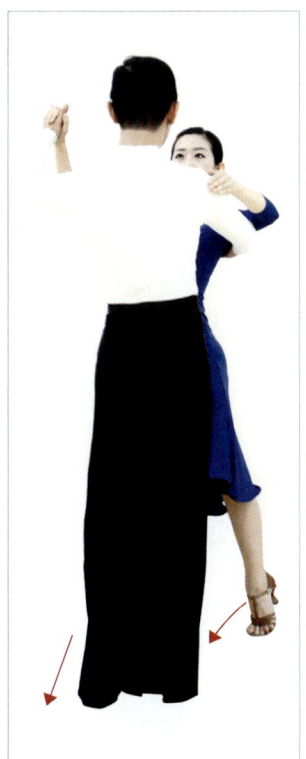 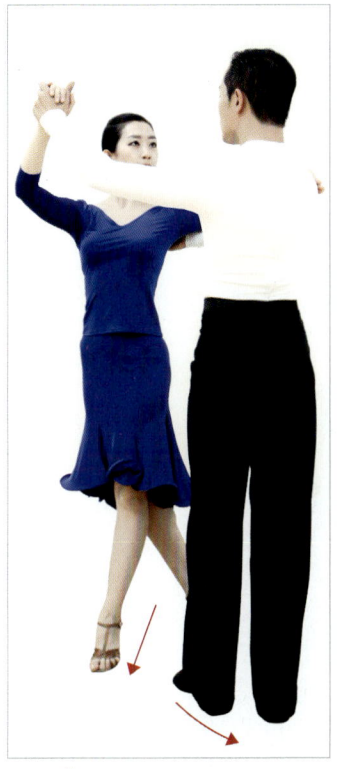 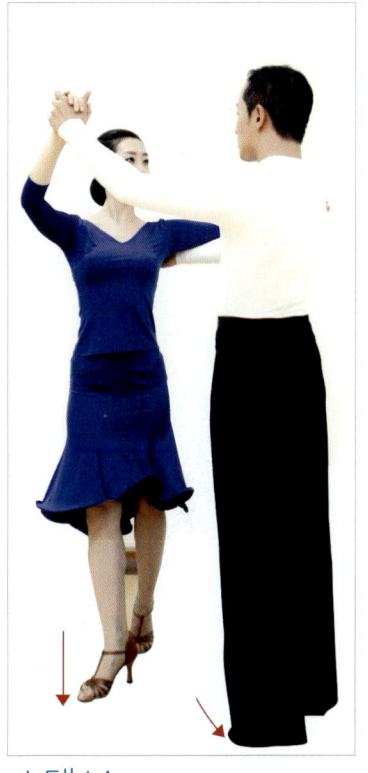

스텝12 카운트 12
남자 : 왼발을 뒤로 한다.
여자 : 오른발을 앞으로 한다.

▶Check Point
남자는 12부터 16보까지 왼
쪽으로 베이직 무브먼트 백
워 드 (Basic Movement
backword)하며 돈다.

스텝13 카운트 13
남자 : 오른발을 뒤로 한다.
여자 : 왼발을 앞으로 한다.

스텝14 카운트 14
남자 : 왼발을 뒤로 한다.
여자 : 오른발을 앞으로 한다.

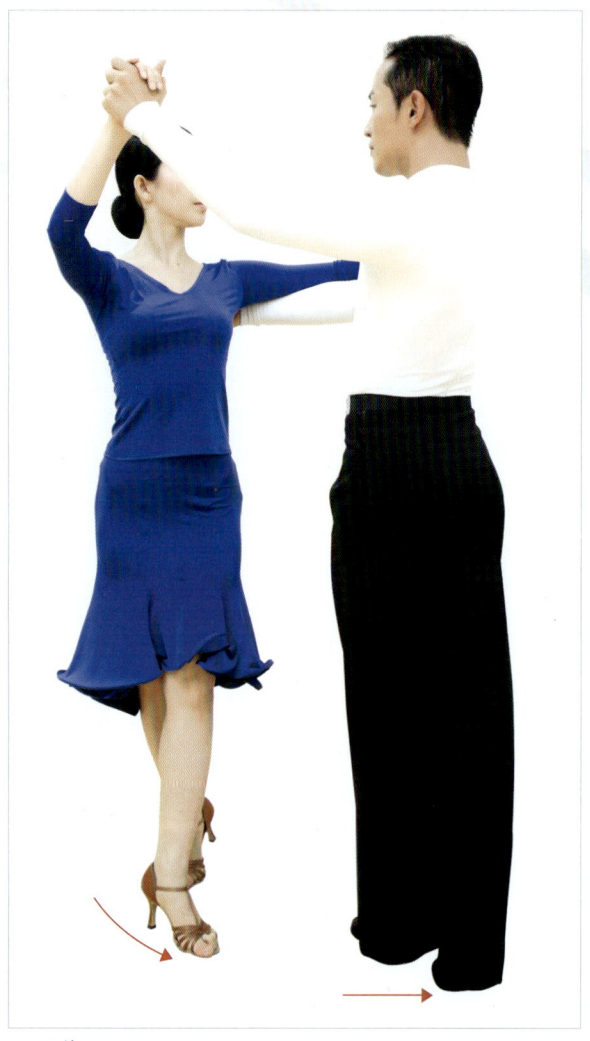

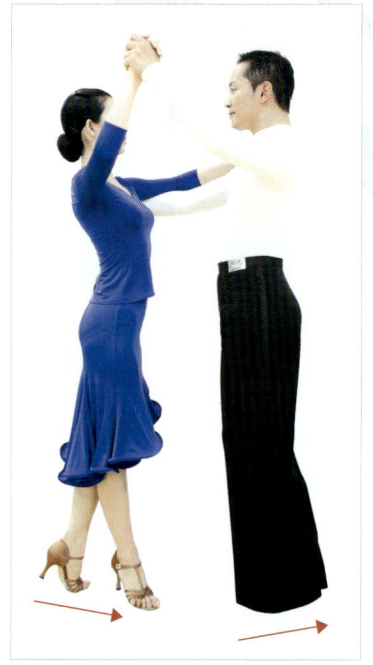

스텝15 카운트 15

남자: 오른발을 뒤로 한다.

여자: 왼발을 앞으로 한다.

스텝16 카운트 16

남자: 왼발을 뒤로 한다.

여자: 오른발을 앞으로 한다.

▶Check Point

스텝 11부터 16까지의 풋 웍은 볼
(Ball)이다.

11. 폴어웨이 휘스크(Fallaway Whisk) 1234

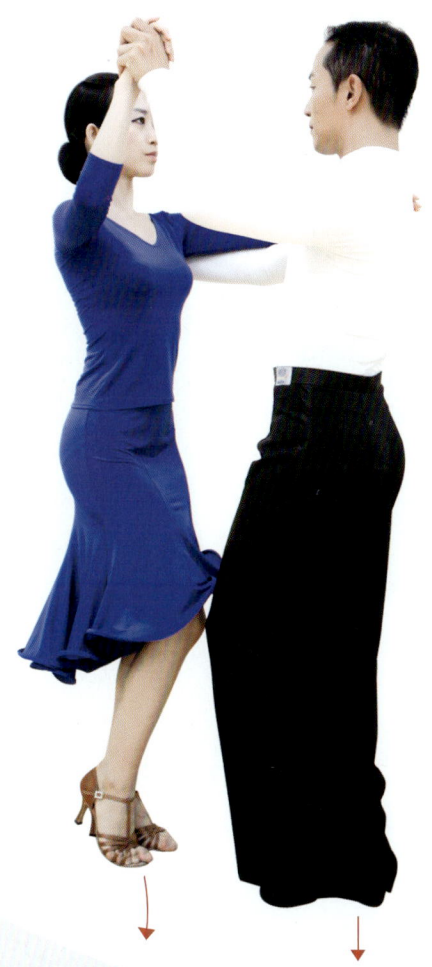
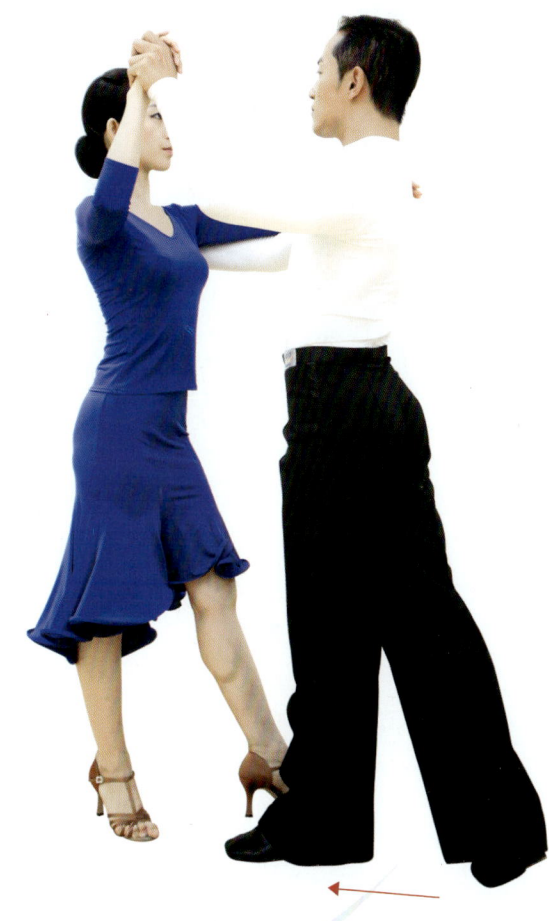

스텝1 카운트 1

남자 : 오른발을 제자리에 놓고 어펠한다.

여자 : 왼발을 제자리에 놓고 어펠한다.

스텝2 카운트 2

남자 : 왼발을 앞으로 내밀며 전진(march)한다.

여자 : 오른발을 뒤로 빼면서 백워드 스텝한다.

▶Check Point

남자의 풋웍은 힐 플랫(Heel flat)이다.

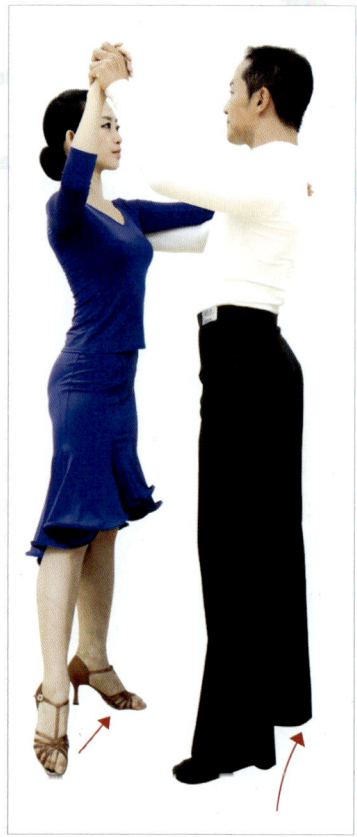

스텝3 카운트 3

남자: 오른발을 옆, 약간 앞으로 내
　　민다.

여자: 왼발을 옆, 약간 뒤로 내민다.

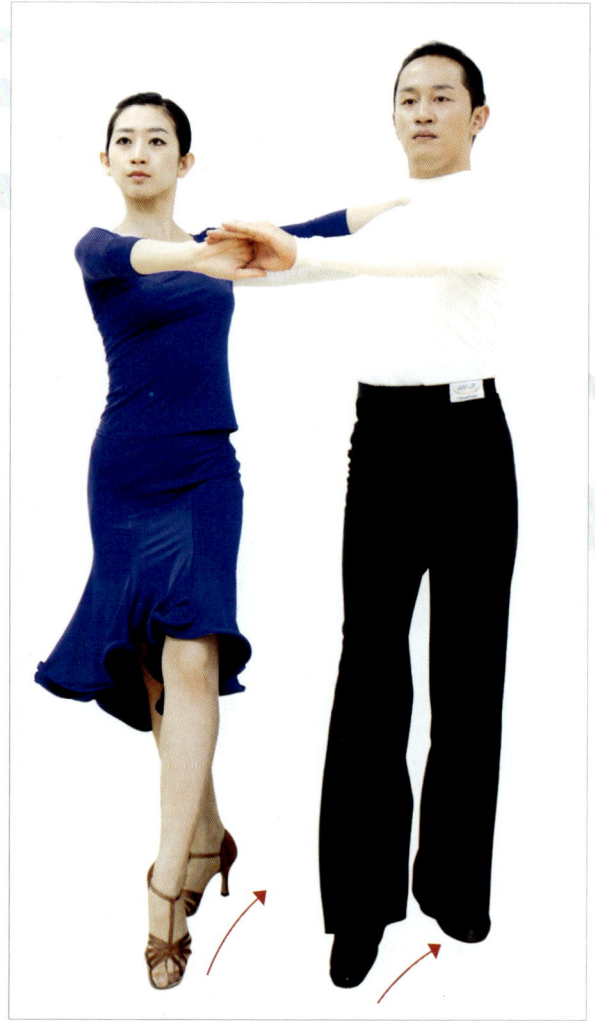

스텝4 카운트 4

남자: 왼발을 오른발 뒤로 놓으며, 팔어웨이 포지션(Fallaway
　　Position)을 한다.

여자: 오른발을 왼발 뒤로 놓으며, 팔어웨이 포지션(Fallaway
　　Position)을 한다.

▶**Check Point**

　3, 4보에 남자는 왼쪽으로, 여자는 오른쪽으로 1/8(45°) 턴
한다.

12. 스페니쉬 라인(Spanish Line) 12345678

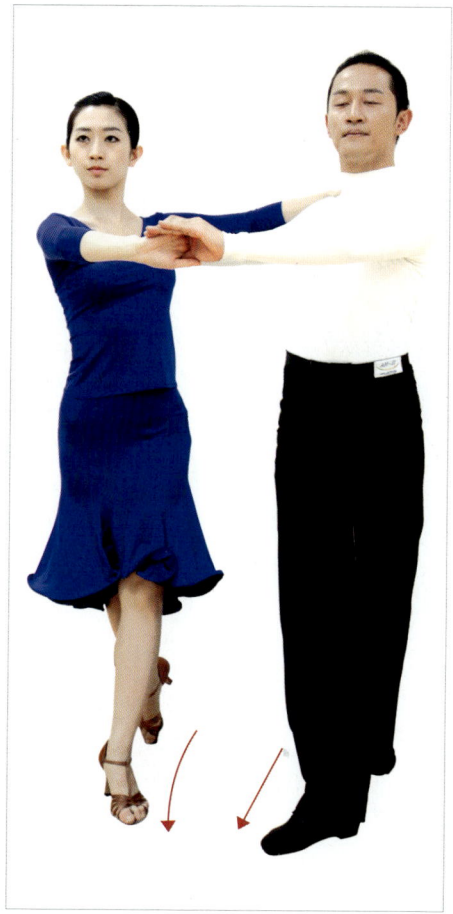 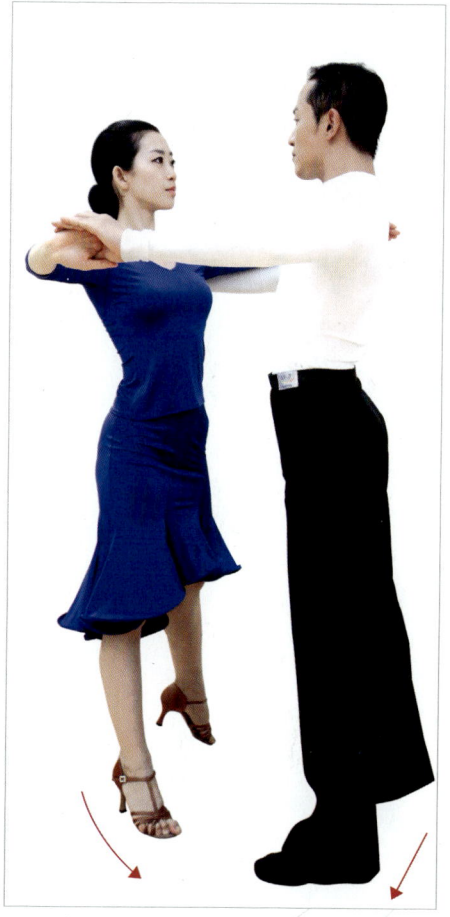

스텝1 카운트 1

남자: 오른발에 체중을 싣고, PP에서 왼발을
　　　가로지르며 전진(march)한다.
여자: 왼발에 체중을 싣고, PP에서 오른발을
　　　가로지르며 전진(march)한다.

스텝2 카운트 2

남자: 왼발을 옆으로 한다.
여자: 오른발을 옆으로 한다.

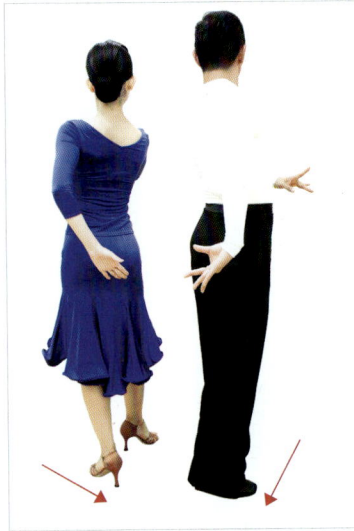

스텝3 카운트 3

남자: 오른발을 뒤로하며, 토 턴 아웃(toe turned out)한다.

여자: 왼발을 뒤로하며, 토 턴 아웃(toe turned out)한다.

▶Check Point

　홀드(Hold)했던 팔을 풀어준다.

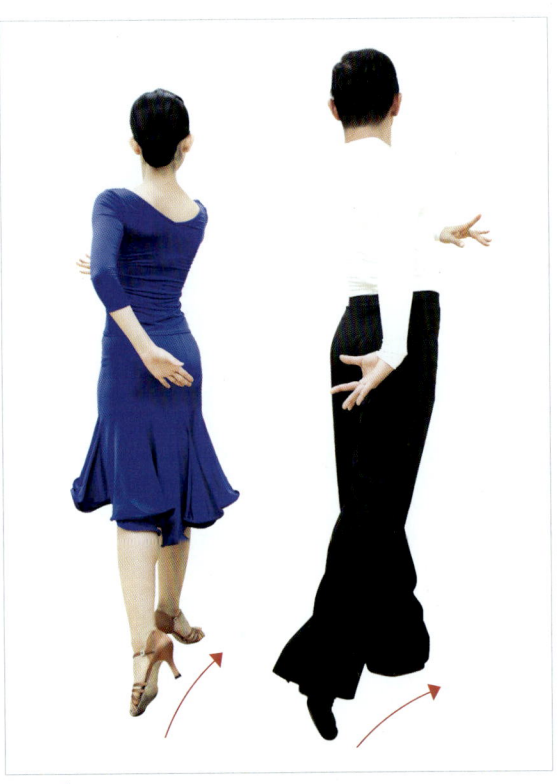

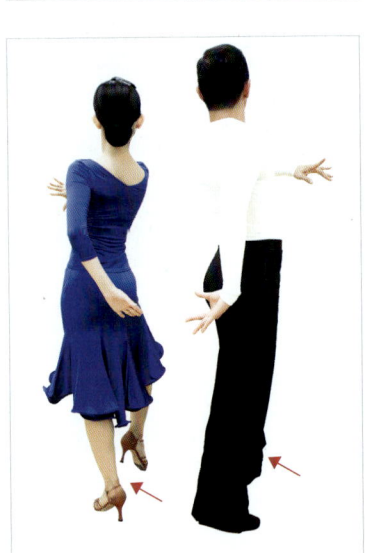

스텝5 카운트 5

남자: Open CPP하며 왼발을 앞으로 한다.

여자: Open CPP하며 오른발을 앞으로 한다.

스텝4 카운트 4

남자: 오른발을 약간 가로지르며, 왼쪽 발끝을 높게 세운다.

여자: 왼발을 약간 가로지르며, 오른쪽 발끝을 높게 세운다.

▶Check Point

　2, 3, 4보에 남자는 오른쪽으로, 여자는 왼쪽으로 1/2(180°) 턴 한다.

　스페니쉬 라인(Spanish line)을 한다.

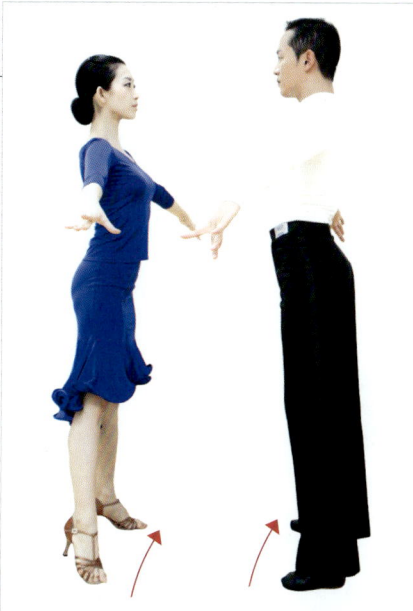

스텝6 카운트 6
남자: 오른발을 옆으로 한다.
여자: 왼발을 옆으로 한다.

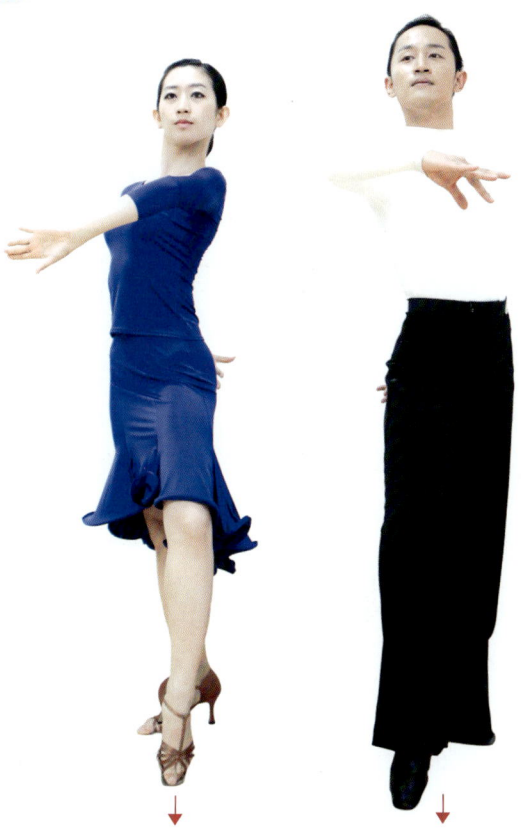

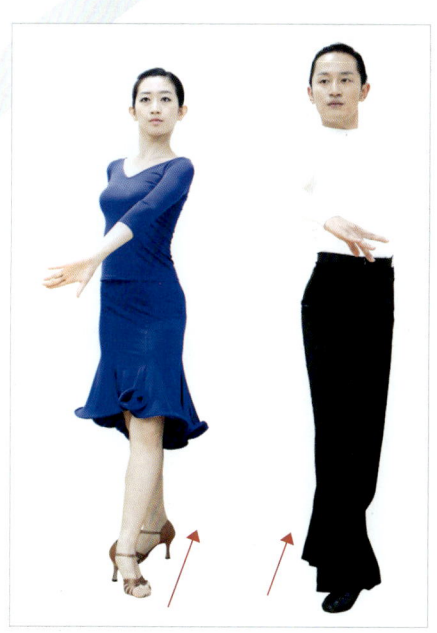

스텝7 카운트 7
남자: 왼발을 뒤로하며, 토 턴 아웃(toe turned out)한다.
여자: 오른발을 뒤로하며, 토 턴 아웃(toe turned out)한다.

스텝8 카운트 8
남자: 왼발을 약간 가로지르며, 오른쪽 발끝을 높게 세운다.
여자: 오른발을 약간 가로지르며, 왼쪽 발끝을 높게 세운다.

▶Check Point
스페니쉬 라인(Spanish line)을 한다.

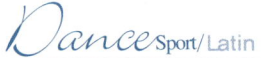

13. 프롬나드 클로즈드(Promenade Closed) 1234

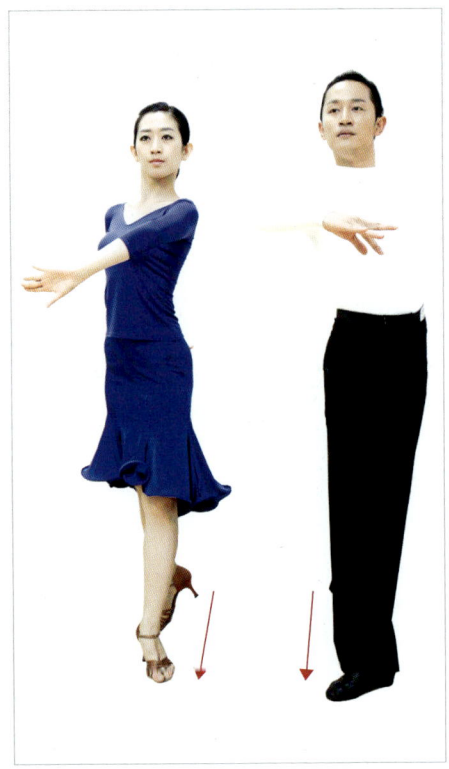

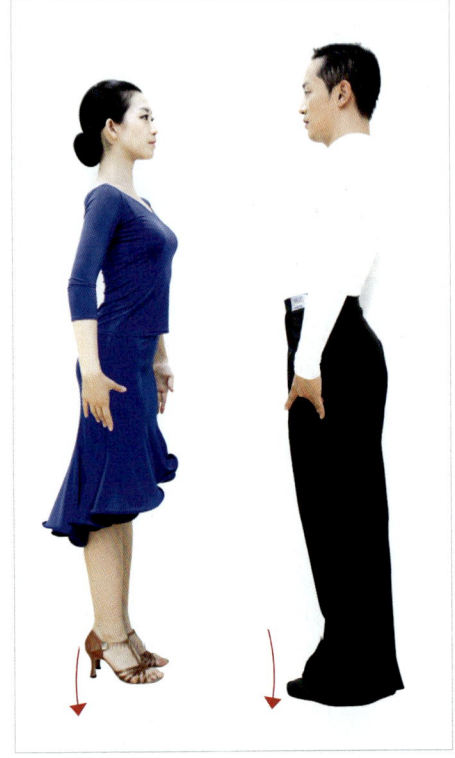

스텝1 카운트 1

남자: 앞으로 전진하며 오른발에 체중을 옮긴다.

여자: 앞으로 전진하며 왼발에 체중을 옮긴다.

스텝2 카운트 2

남자: 왼발을 오른발에 모으고 체중을 바꾼다. 파트너를 마주 본다.

여자: 오른발을 왼발에 모으고 파트너를 마주 본다.

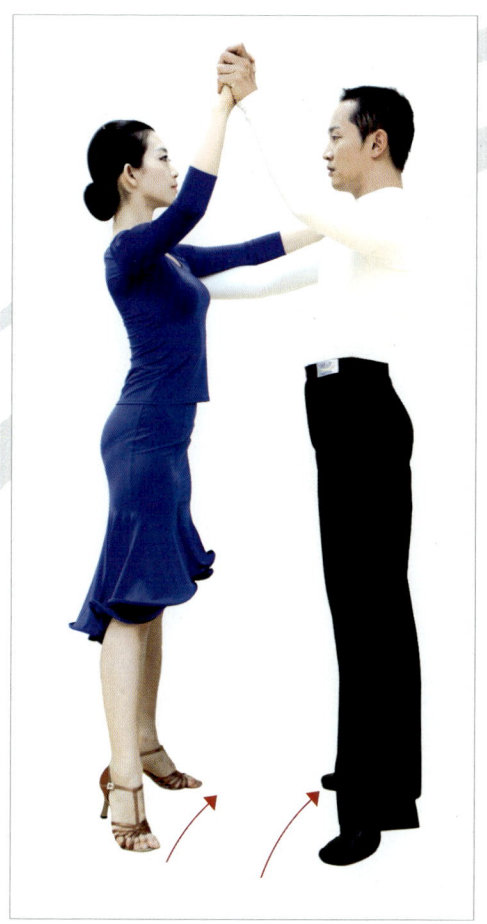 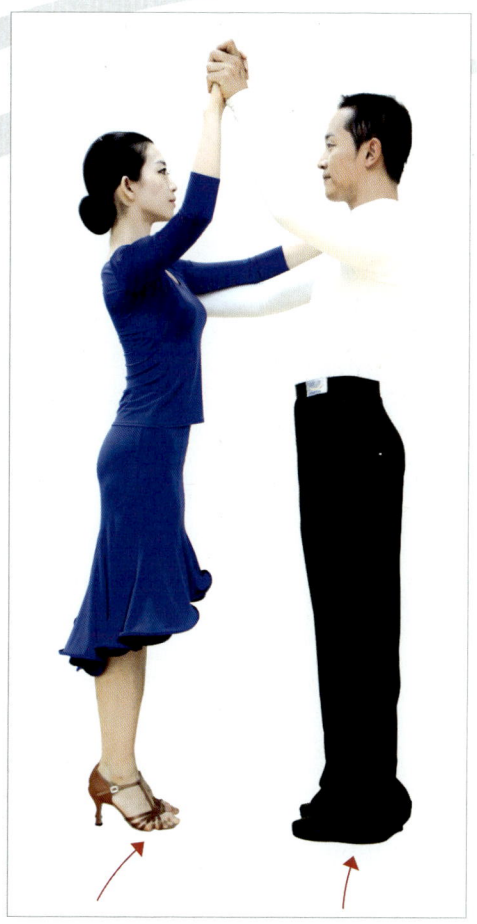

스텝3 카운트 3

남자:오른발을 옆으로 한다.

여자:왼발을 옆으로 한다.

▶Check Point

   클로즈 홀드(Close Hold)한다.

스텝4 카운트 4

남자:왼발을 오른발에 모은다.

여자:오른발을 왼발에 모은다.

Dance Sport / Latin

PART 5

자이브

Jive

자이브는 춤의 진행 방향과는 상관없이 자유롭게 작은 공간에서도 좌우로 춤을 출 수 있으며, 4/4박자로 된 모든 음악에 맞추어 흥겹고 신나게 출 수 있다. 자이브는 록앤롤, 스윙, 지터박 등의 춤과 같은 의미로 주로 자이브 샤세(Jive Chasse)를 한다. 샤세를 하는 동안에는 약간의 바운스 액션이 사용되는 것이 특징이다.

■ Jive Routine

1. 베이직 인 폴어웨이(Basic in Fallaway)
2. 폴어웨이 쓰로어웨이(Fallaway Throwaway)
3. 윈드밀(Windmill)
4. 스페니쉬 암스(Spanish Arms)
5. 체인지 오브 플레이스 레프트 투 라이트(Change of Place L to R)
6. 롤링 오브 디 암(Rolling off the Arm) 2회
7. 체인지 오브 플레이스 레프트 투 라이트(Change of Place L to R)
8. 심플 스핀(Simple Spin)
9. 폴어웨이 쓰로어웨이(Fallaway Throwaway)
10. 컬리 윕(Curly Whip)

1. 베이직 인 폴어웨이(Basic in Fallaway)

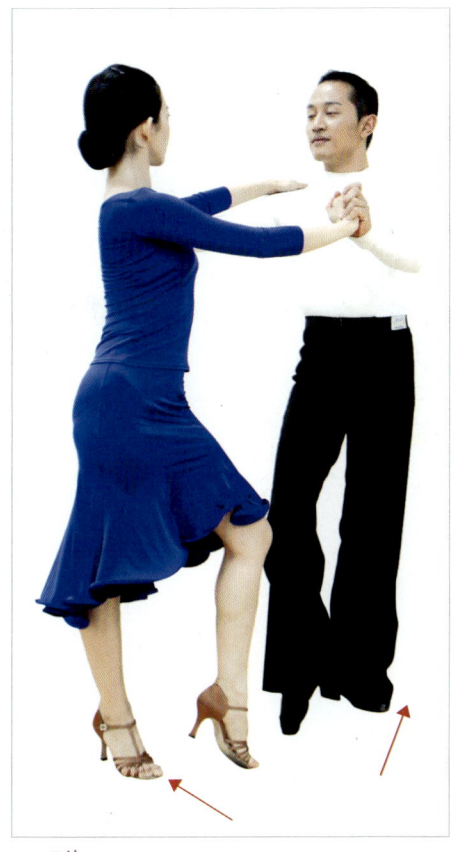

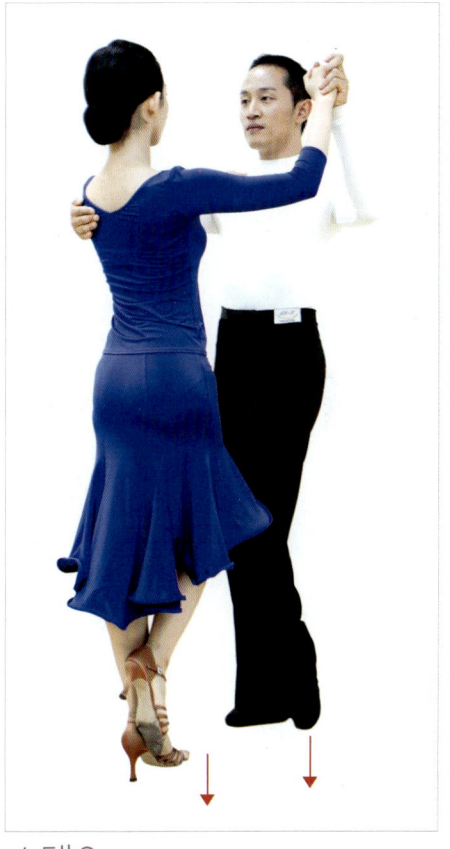

스텝1 카운트 1

남자: 폴어웨이 포지션에서 왼발을 뒤로 뺀다. 이때 체중은 왼쪽에 둔다.

여자: 폴어웨이 포지션에서 오른발을 뒤로 뺀다. 이때 체중은 오른쪽에 둔다.

▶Check Point

남자는 왼발을 뒤로, 여자는 오른발을 뒤로 놓을 때 보폭이 크지 않게 한다.

스텝2 카운트 2

남자: 오른발을 제자리에 놓는다. 이때 체중은 오른쪽에 둔다.

여자: 왼발을 제자리에 놓는다. 이때 체중은 왼쪽에 둔다.

▶Check Point

악센트가 2&4박자에 있으므로 2박자에 발을 바닥에서 들어올리고 복숭아 뼈가 무릎 가까이에 가도록 한다. 이때 발끝은 밑을 향한다.

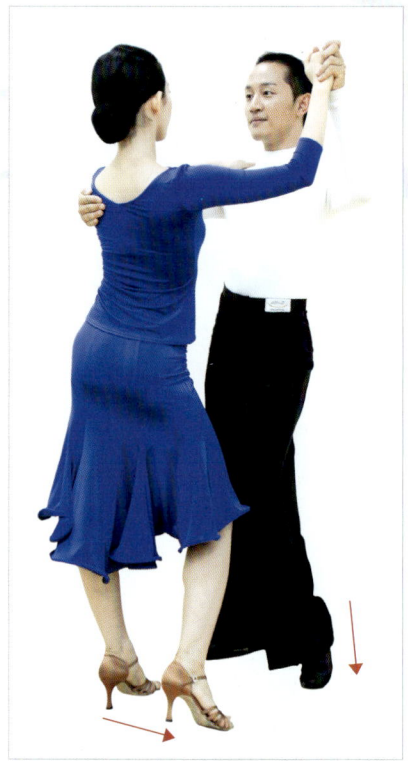

스텝3 카운트 3

남자 : 왼발을 옆으로 딛는다.

여자 : 오른발을 옆으로 딛는다.

▶Check Point

체중을 남자는 왼쪽, 여자는 오른쪽으로 싣고, 무릎은 앞을 보게 한다.

이때 무릎이 안쪽이나 바깥쪽을 향하면 안된다. 남자는 왼쪽 무릎을, 여자는 오른쪽 무릎을 굽히면서 힙의 중심은 반대쪽으로 눌러 상체와 하체를 분류한다. 특히 상체가 쓰러지지 않게 똑바로 평형을 유지한다.

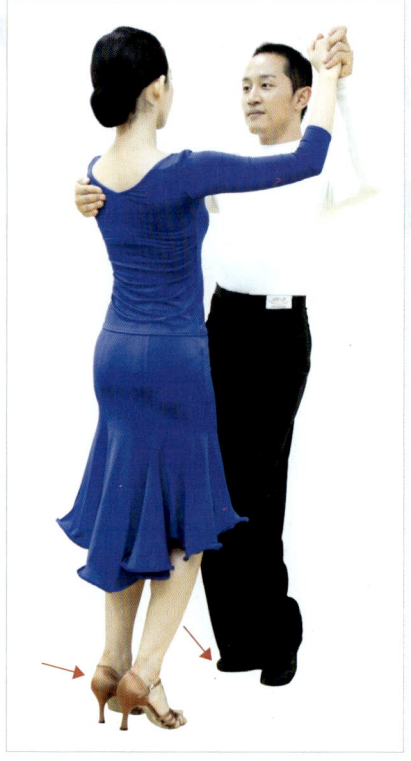

스텝4 카운트 a

남자 : 왼발에 체중을 실어 오른발을 왼발에 살짝 끌어서 모은다.

여자 : 오른발에 체중을 실어 왼발을 오른발에 살짝 끌어서 모은다.

▶Check Point

이때 체중은 남자는 왼쪽, 여자는 오른쪽에 그대로 두고, 다른 한발만 가볍게 살짝 끌어서 모은다.

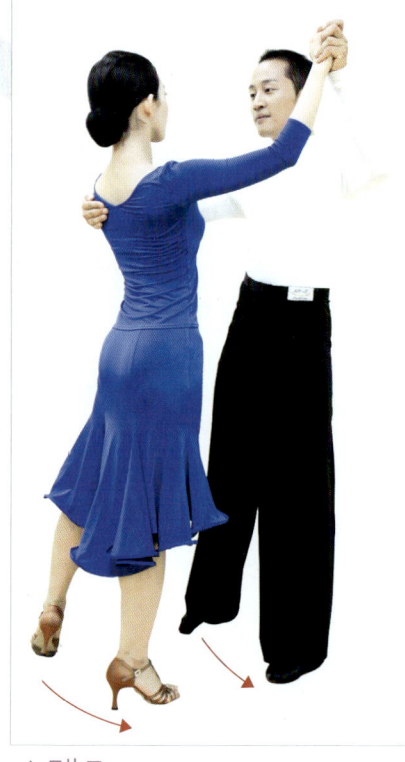

스텝5 카운트 4

남자 : 왼발을 옆으로 밟는다.

여자 : 오른발을 옆으로 밟는다.

▶Check Point

악센트가 2&4 박자에 있으므로 2박자에 발을 바닥에서 들어올린 다음 복숭아 뼈가 무릎 가까이에 가도록 한다. 이때, 발끝은 밑을 향하게 만든다.

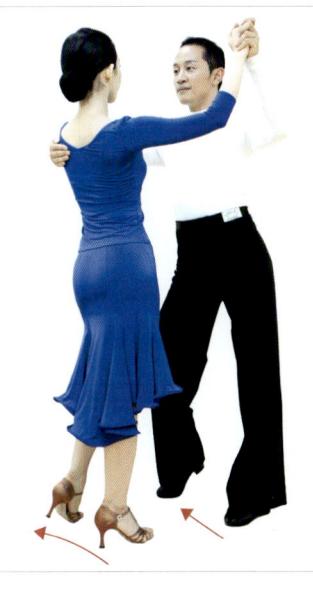

스텝6 카운트 3

남자:오른발을 옆으로 딛는다.
여자:왼발을 옆으로 딛는다.

▶Check Point

체중은 남자는 오른쪽, 여자는 왼쪽에 두고 무릎은 앞쪽으로 모은다. 이때 무릎이 안쪽이나 바깥쪽을 향하게 하면 안된다. 힙의 중심은 남녀 무릎을 굽힌 반대쪽으로 눌러 상체와 하체를 나눈다. 특히 상체가 쓰러지지 않게 똑바로 평형을 유지한다.

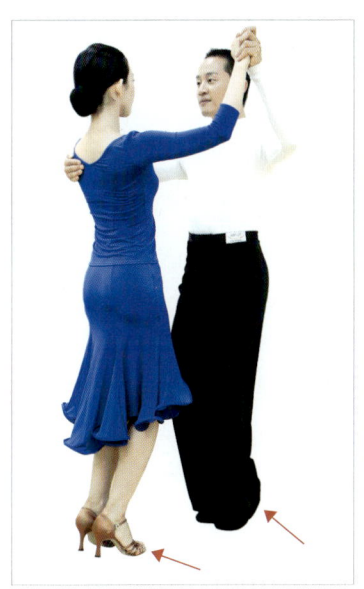

스텝7 카운트 a

남자:오른발에 체중을 실어 왼발을 오른발에 살짝 끌어서 모은다.
여자:왼발에 체중을 실어 오른발을 왼발에 살짝 끌어서 모은다.

▶Check Point

이때 체중은 남자는 왼쪽, 여자는 오른쪽에 그대로 두고, 다른 한 발만 가볍게 살짝 끌어서 모은다.

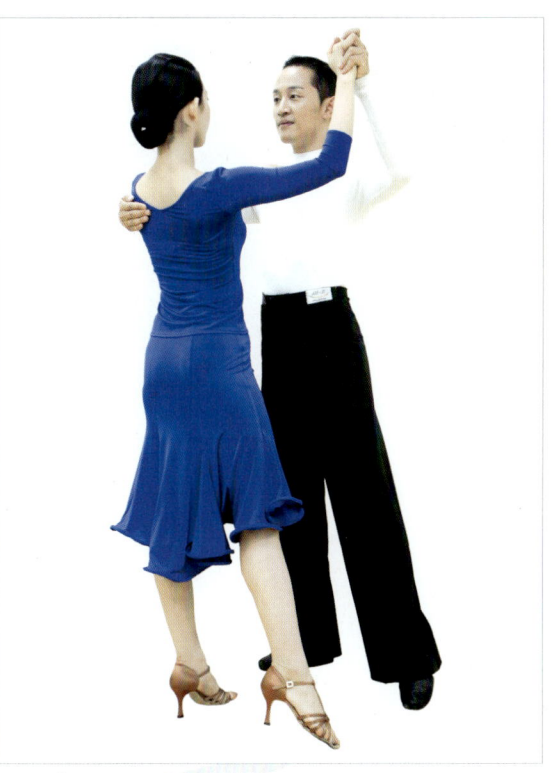

스텝8 카운트 4

남자:오른발을 옆으로 밟는다.
여자:왼발을 옆으로 밟는다.

▶Check Point

3a4(카운트) 남녀 모두 풋웍은 볼—볼—볼 플랫이다.

2. 폴어웨이 쓰로어웨이(Fallaway Throwaway)

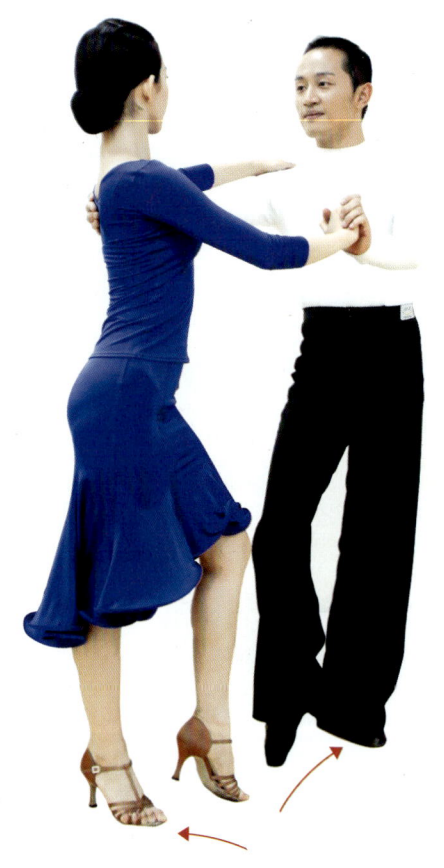

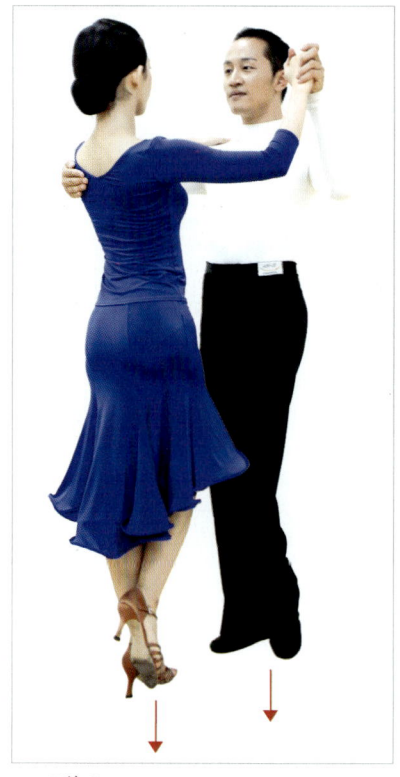

스텝1 카운트 1

남자 : 폴어웨이 포지션에서 왼발을 뒤로 뺀다. 이때
　　　힙의 중심은 왼쪽에 둔다.
여자 : 폴어웨이 포지션에서 오른발을 뒤로 뺀다. 이
　　　때 힙의 중심은 오른쪽에 둔다.

▶Check Point
　　　발을 뒤로 놓을 때 보폭이 크지 않도록 한다.

스텝2 카운트 2

남자 : 오른발을 제자리에 놓는다..
여자 : 왼발을 제자리에 놓는다.

▶Check Point
　　　남자 오른발과 여자 왼발의 복숭아
　　　뼈가 반대편 다리 무릎 가까이에 가
　　　도록 한다. 이때, 발끝은 바닥을 향하
　　　게 내린다.

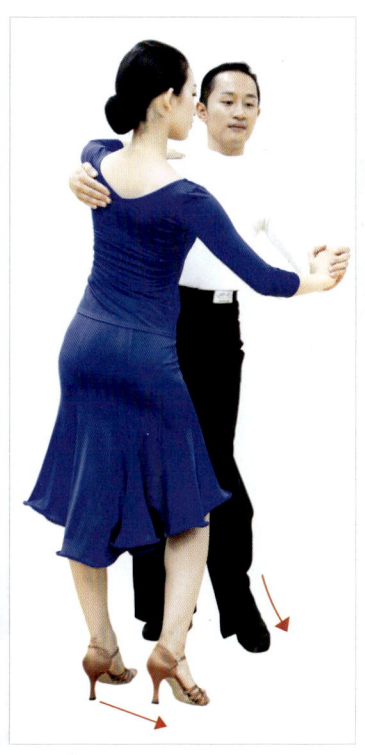

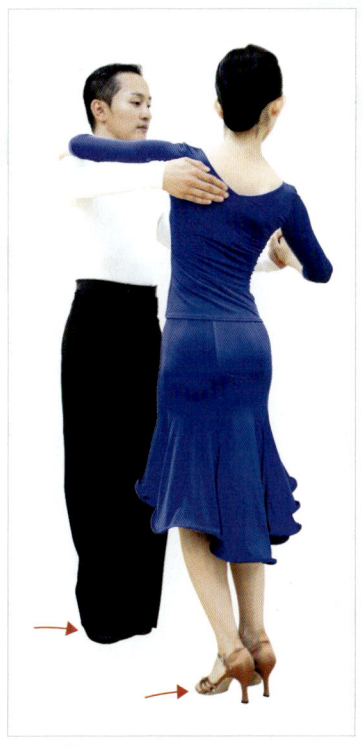

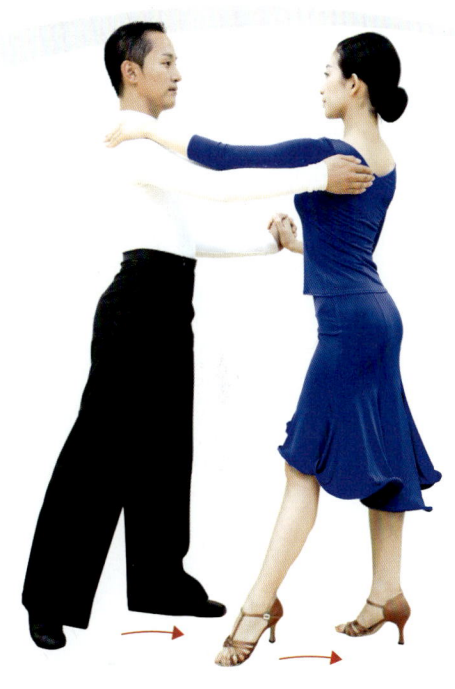

스텝3 카운트 3

남자: PP에서 왼발을 앞으로 딛는다.

여자: PP에서 오른발을 앞으로 딛는다.

▶Check Point

3, 4, 5보에 남자가 여자의 손을 내려준다.

PP(-Promenade Position) 3, 4, 5 보에 남자는 왼쪽으로, 여자는 오른쪽으로 스웨이 한다. 이때 남자가 여자의 손을 내려준다.

스텝4 카운트 a

남자: 왼발에 체중을 실어 오른발을 왼발에 살짝 끌어서 모은다.

여자: 오른발에 체중을 실어 왼발을 오른발에 살짝 끌어서 모은다.

스텝5 카운트 4

남자: PP에서 왼발을 앞으로 밟는다.

여자: 오른발을 뒤로 빼면서 약간 옆으로 밟는다.

▶Check Point

남자 2, 3, 4, 5보에서 왼쪽으로 1/8(45°), 여자는 5보에서 왼쪽으로 3/8(135°) 터닝한다. 남자가 여자보다 앞서 나가지 않도록 주의한다.

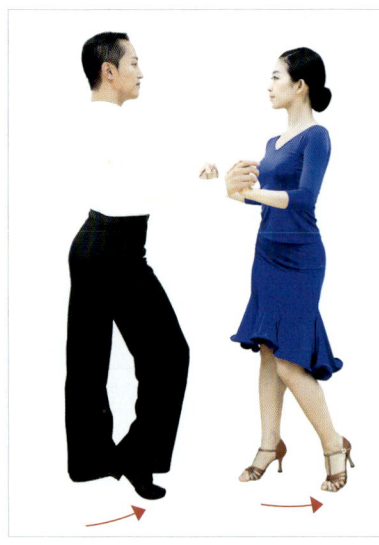

스텝6 카운트 3
남자:오른발을 앞으로 딛는다.
여자:왼발을 뒤로 딛는다.

▶Check Point
남자가 여자의 보폭에 따라 거리를 맞추면서 전진한다.
다음 동작을 위해 남자 오른손, 여자 왼손을 잡는다.

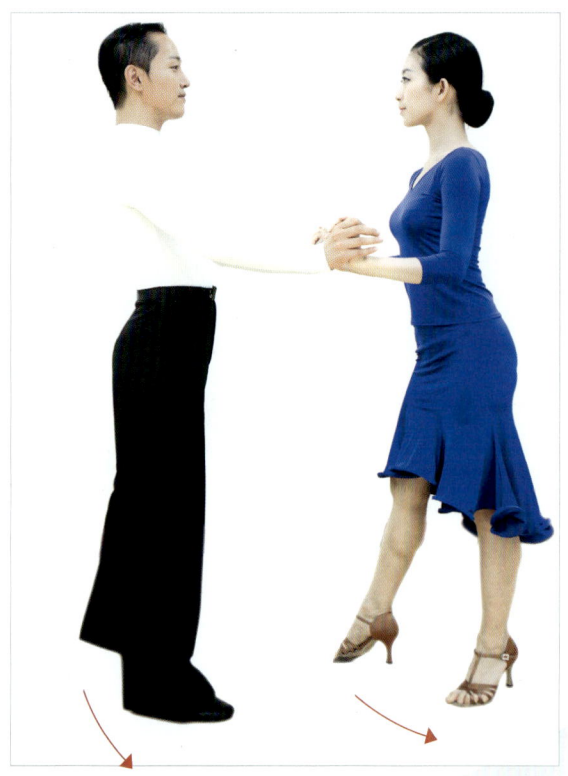

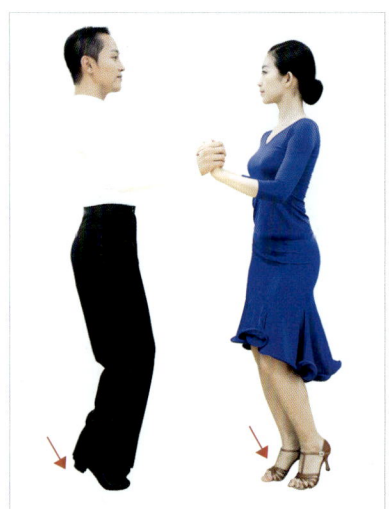

스텝7 카운트 a
남자:오른발에 체중을 실어 왼발을 오른발에 살짝 끌어서 모은다.
여자:왼발에 체중을 실어 오른발을 왼발에 살짝 끌어서 모은다.

▶Check Point
남자가 여자의 보폭을 맞추어 따라간다.

스텝8 카운트 4
남자:오른발을 앞으로 밟는다.
여자:오른발을 뒤로 밟는다.

▶Check Point
남녀 모두 6, 7, 8보에 왼쪽으로 1/8(45°) 터닝한다. 남자 오른손, 여자 왼손을 자연스럽게 잡는다.

3. 윈드밀(Windmill)

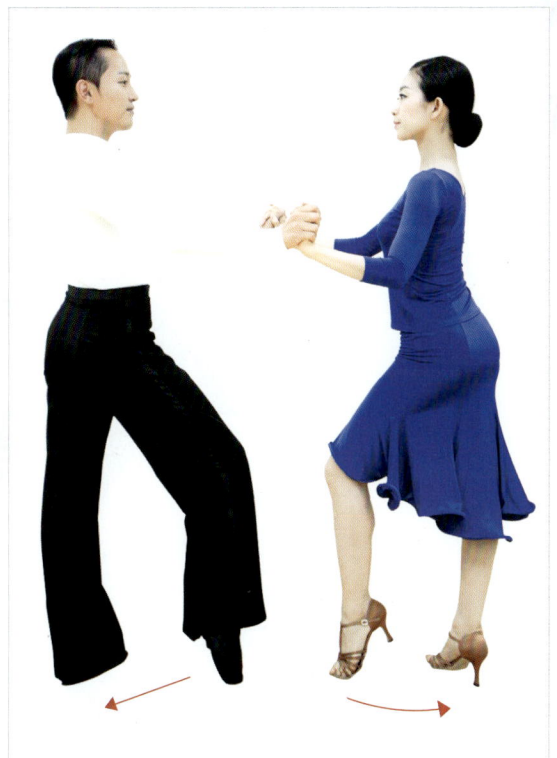

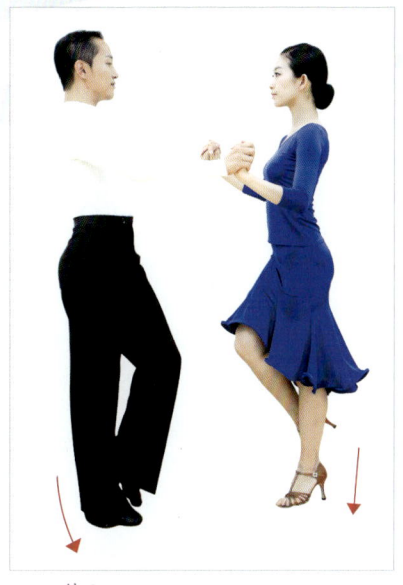

스텝1 카운트 1
남자: 왼발을 뒤로 뺀다.
여자: 오른발을 뒤로 뺀다.

스텝2 카운트 2
남자: 오른발을 제자리에 놓는다.
여자: 왼발을 제자리에 놓는다.

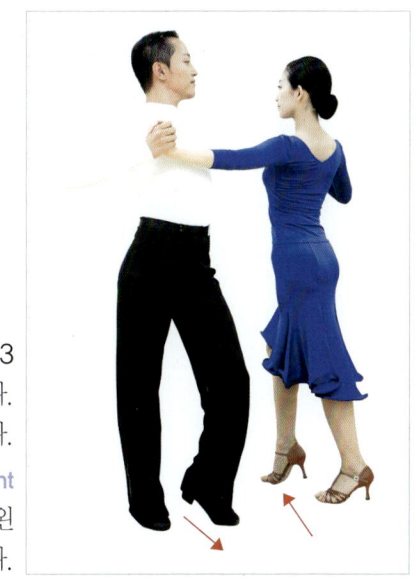

스텝3 카운트 3
남자: 왼발을 앞으로 딛는다.
여자: 오른발을 앞으로 딛는다.
▶Check Point
왼팔을 펴고 오른팔은 굽혀서 파트너가 왼
쪽으로 지나가도록 한다.

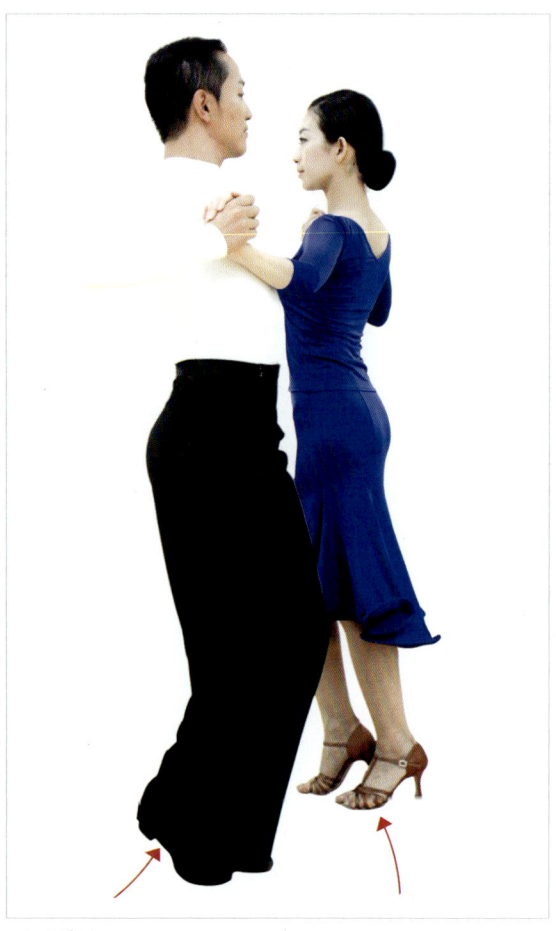

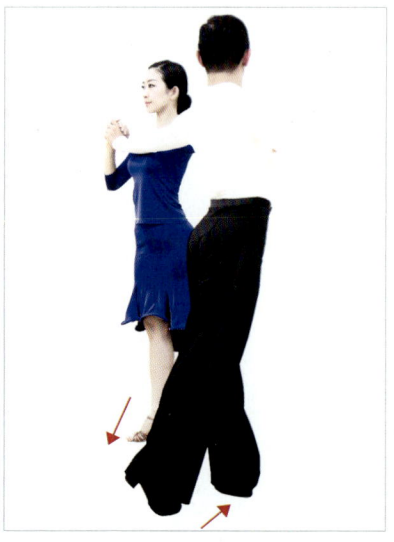

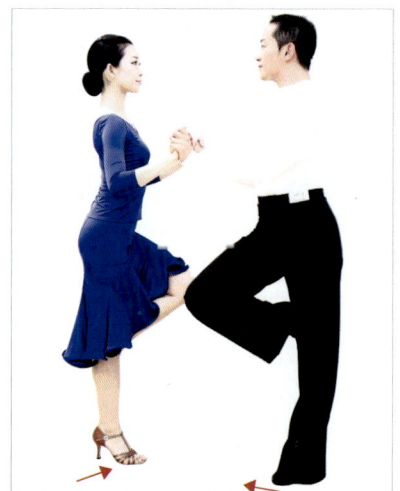

스텝 4 카운트 a

남자 : 오른발을 왼발 뒤로 살짝 끌어 모은다.
여자 : 왼발을 오른발 뒤로 살짝 끌어 모은다.

스텝 5 카운트 4

남자 : 왼발을 앞으로 밟는다.
여자 : 오른발을 앞으로 밟는다.

▶ Check Point

남자는 2, 3, 4, 5에 왼쪽으로 1/4(90°),
여자는 2, 3, 4보에 왼쪽으로 1/8(45°),
5보에 3/8(135°) 강하게 터닝한다.

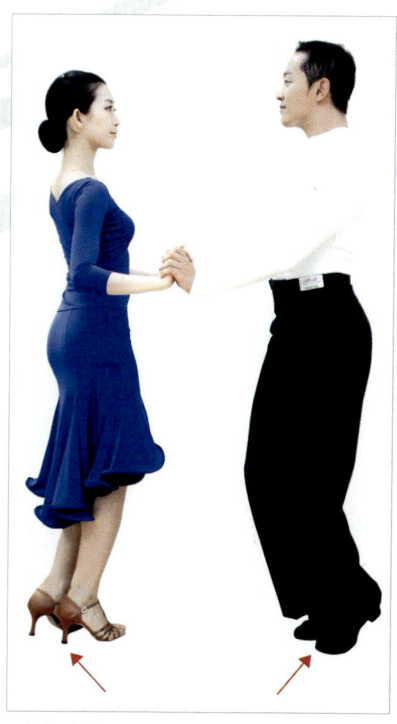

스텝7 **카운트 a**

남자 : 왼발을 오른발 뒤에 살짝 끌어 모
은다.

여자 : 오른발을 왼발 앞에 살짝 끌어 모
은다.

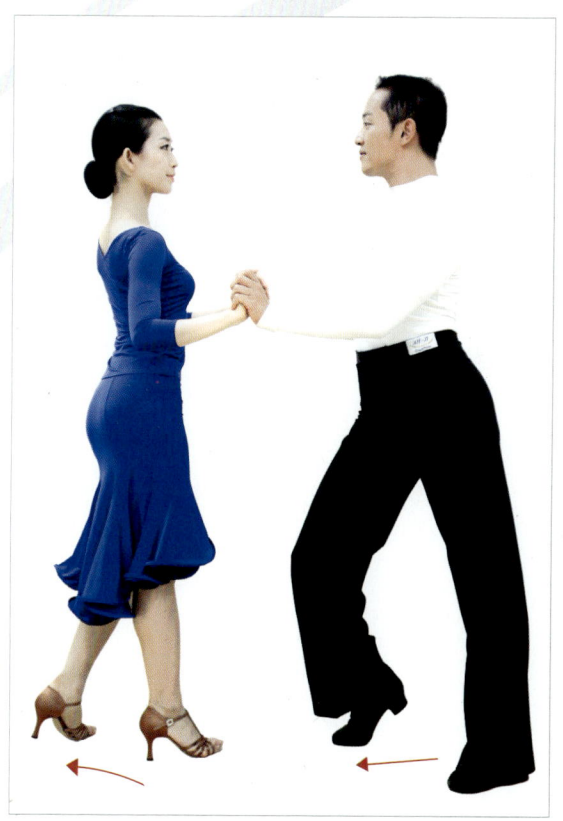

스텝6 **카운트 3**

남자 : 오른발을 앞으로 딛는다.

여자 : 왼발을 뒤로 딛는다.

▶Check Point

　남자는 여자의 보폭을 따라 앞으로 나간다.

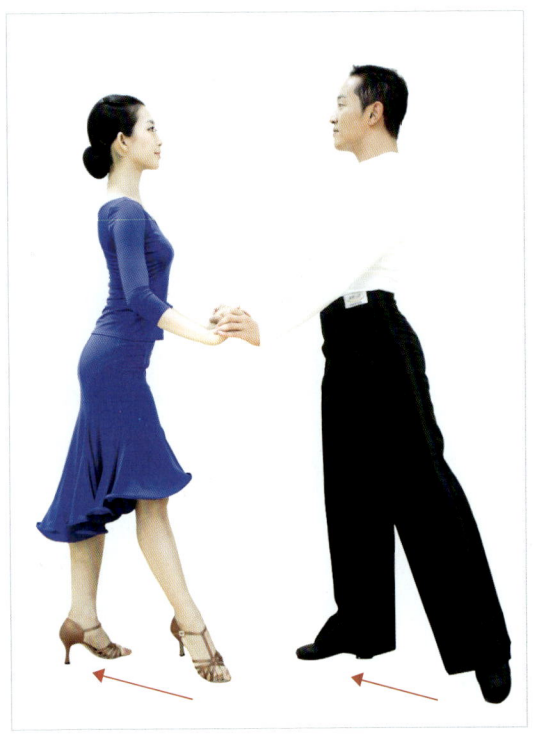

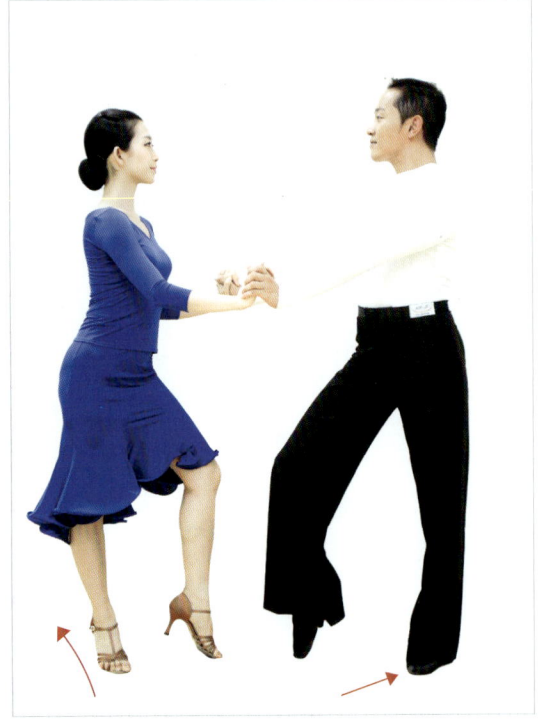

스텝8 카운트 4

남자:오른발을 앞으로 밟는다.

여자:왼발을 뒤로 밟는다.

스텝9 카운트 1

남자:왼발을 뒤로 뺀다.

여자:오른발을 뒤로 뺀다.

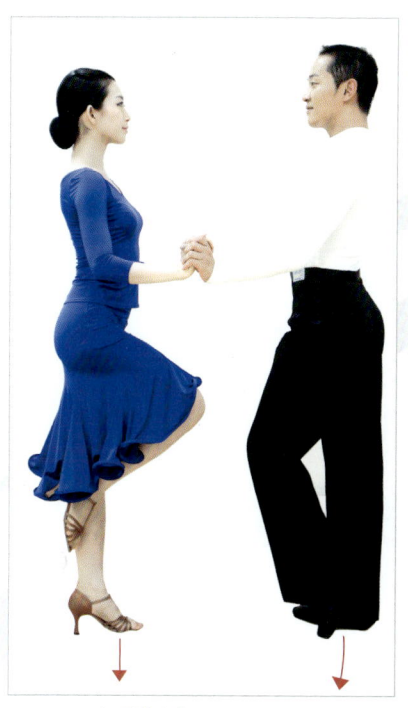

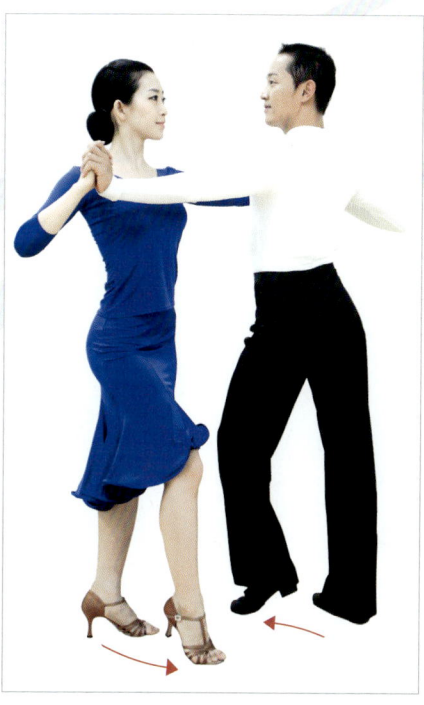

스텝11 카운트 3
남자 : 왼발을 앞으로
　　　딛는다.
여자 : 오른발을 앞으
　　　로 딛는다.

▶Check Point
　왼팔을 펴고 오른
　팔은 굽혀서 파트
　너가 왼쪽으로 지
　나가도록 한다.

스텝10 카운트 2
남자 : 오른발에 체중을 옮긴다.
여자 : 왼발에 체중을 옮긴다.

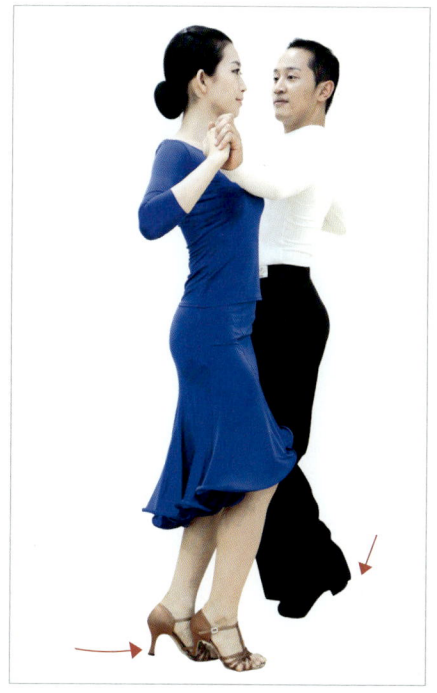

스텝12 카운트 a
남자 : 오른발을 왼발
　　　뒤로 살짝 끌어
　　　모은다.
여자 : 왼발을 오른발
　　　뒤로 살짝 끌어
　　　모은다.

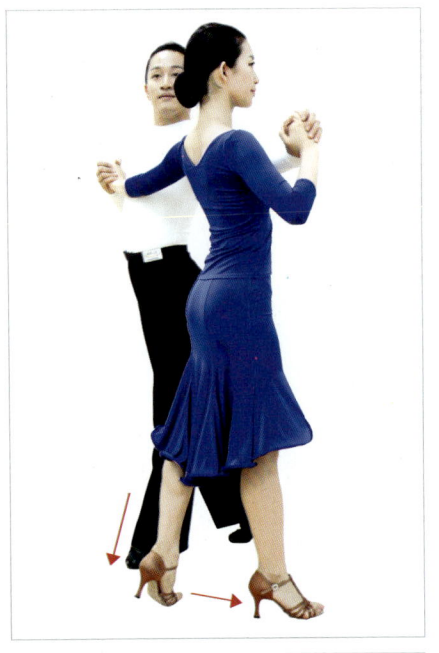

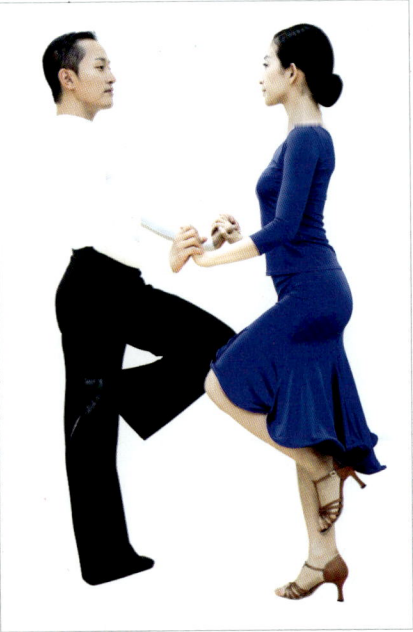

스텝14 카운트 3

남자: 오른발을 앞으로 딛는다.
여자: 왼발을 뒤로 딛는다.

스텝13 카운트 4

남자: 왼발을 앞으로 밟는다.
여자: 오른발을 앞으로 밟는다.

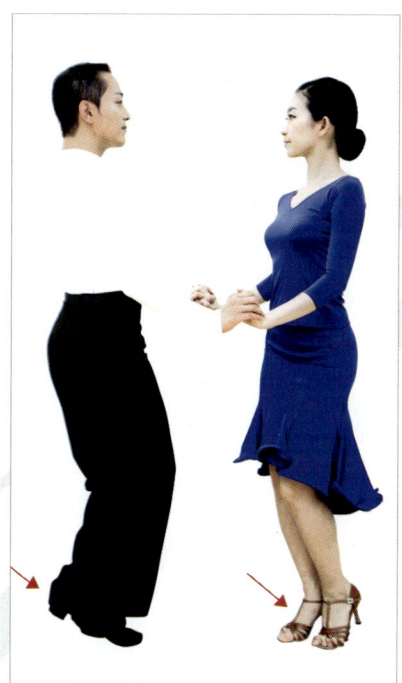

스텝15 카운트 a

남자: 왼발을 오른발 뒤에 살짝 끌어 모
     은다.

여자: 오른발을 왼발 뒤에 살짝 끌어 모
     은다.

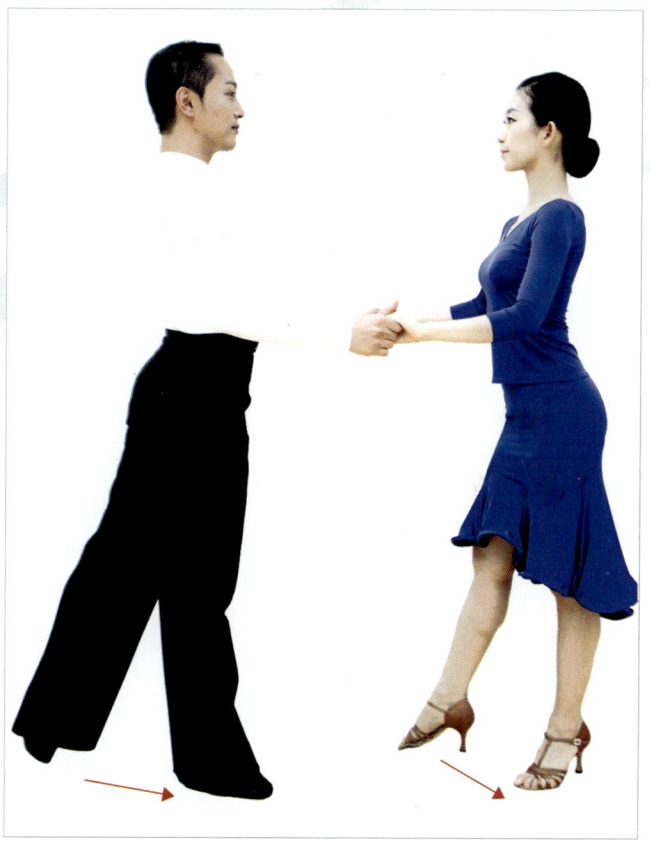

스텝16 카운트 4

남자: 오른발을 앞으로 밟는다.

여자: 왼발을 뒤로 밟는다.

▶Check Point

    남자는 10, 11, 12, 13에 왼쪽으로 1/4(90°), 여자는 10, 11, 12보
에 왼쪽으로 1/8(45°), 13보에3/8(135°) 강하게 터닝한다.

▶Check Point

    남자 손이 여자의 손을 받쳐 잡는다.

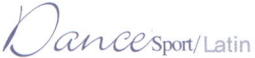

4. 스페니쉬 암스(Spanish Arms)

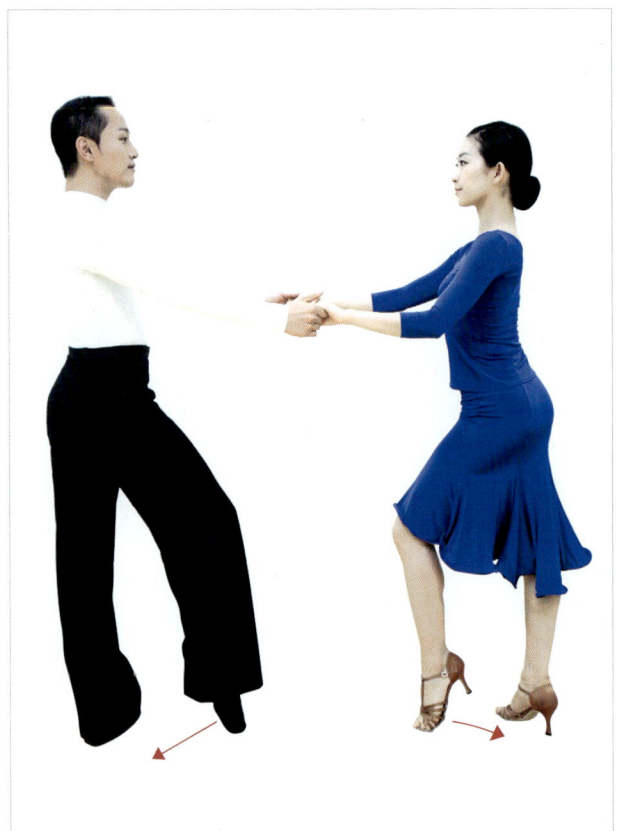

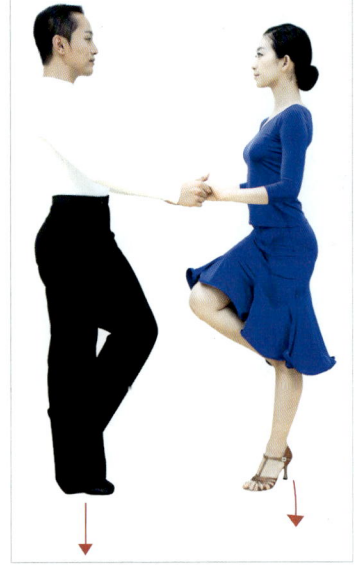

스텝1 카운트 1

남자 : 왼발을 뒤로 뺀다.

여자 : 오른발을 뒤로 뺀다.

스텝2 카운트 2

남자 : 오른발을 제자리에 놓는다.

여자 : 왼발을 제자리에 놓는다.

▶Check Point

다음 동작을 위해 남자가 여자

손 밑으로 잡아 준다.

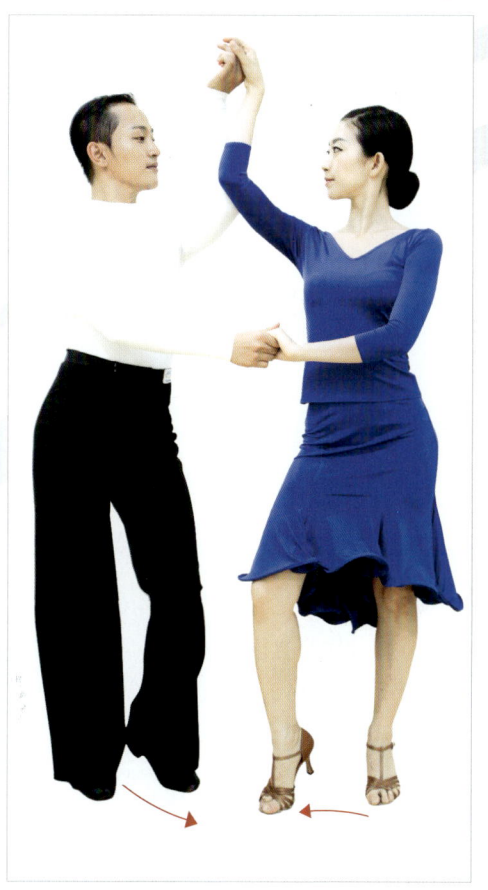

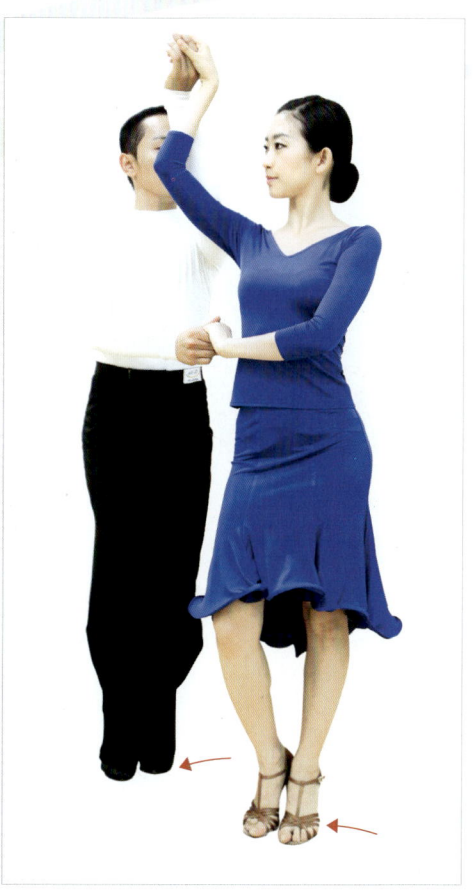

스텝 3 카운트 3

남자: 왼발을 앞으로 딛는다.

여자: 오른발을 앞으로 딛는다.

▶Check Point

　남자가 왼팔을 들어 여자를 리드한다.

스텝 4 카운트 a

남자: 오른발을 왼발에 살짝 끌어 모은다.

여자: 왼발을 오른발에 살짝 끌어 모은다.

▶Check Point

　남자가 오른손을 안쪽으로 살짝 당기며 여자
를 리드한다.

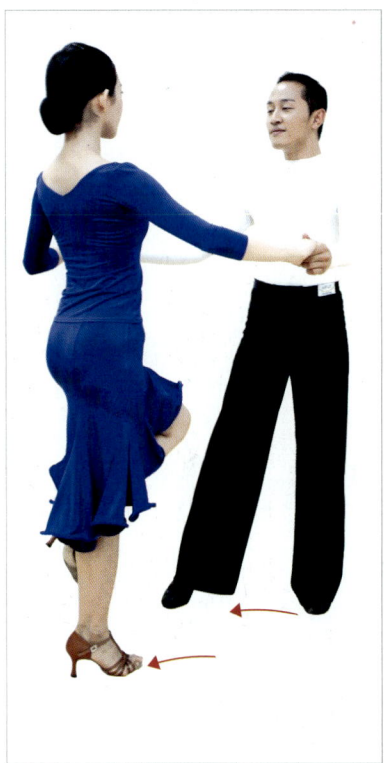

스텝5 카운트 4

남자:왼발을 비스듬히 앞으로 밟는다.
여자:오른발을 비스듬히 뒤로 밟는다.

▶Check Point

남자는 3, 4, 5보에 오른쪽으로 1/8(45°), 여자는 3, 4보에
오른쪽으로 3/8(135°), 5보에 3/8(135°) 강하게 터닝한다.

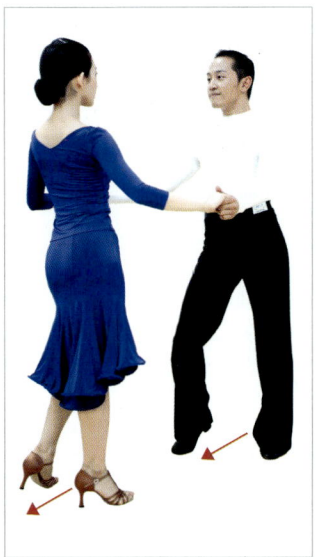

스텝6 카운트 3

남자:오른발을 앞으로 딛는다.
여자:왼발을 뒤로 딛는다.

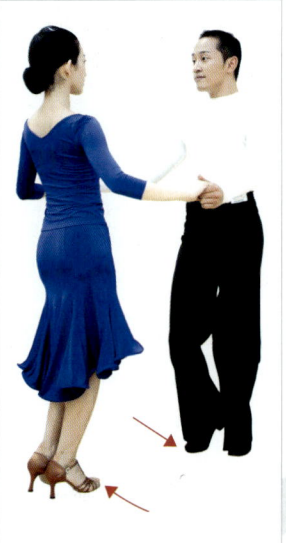

스텝7 카운트 a

남자:왼발을 오른발 뒤에
　　 살짝 끌어 모은다.
여자:오른발을 왼발 앞에
　　 살짝 끌어 모은다.

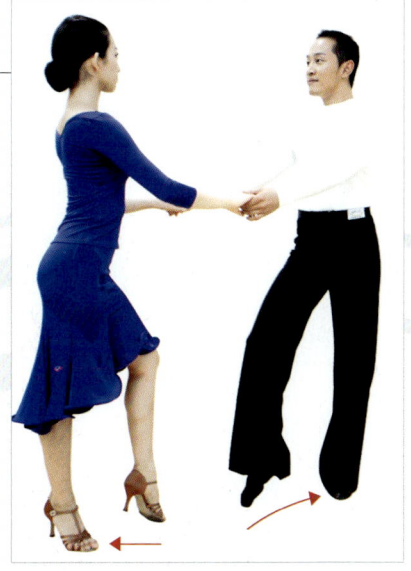

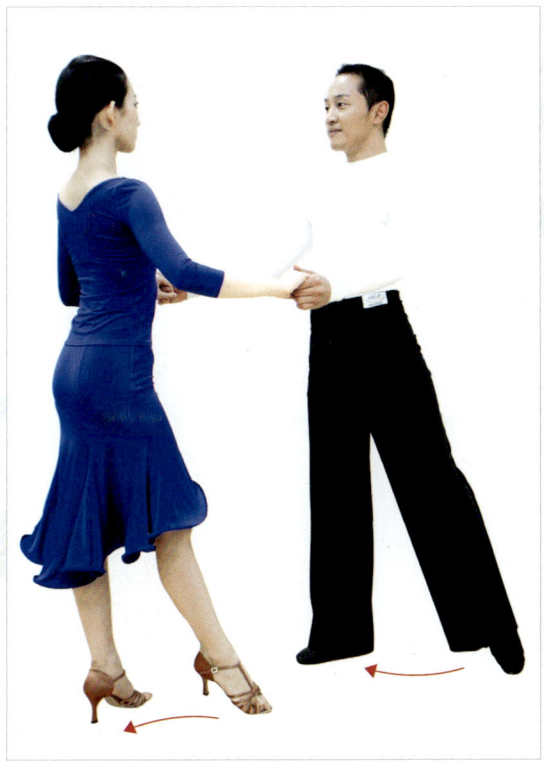

스텝9 카운트 1

남자: 왼발을 뒤로 뺀다.

여자: 오른발을 뒤로 뺀다.

스텝8 카운트 4

남자: 오른발을 앞으로 밟는다.

여자: 왼발을 뒤로 밟는다.

▶**Check Point**

남자는 6, 7, 8보에 오른쪽으로 1/4(90°), 여자는 6, 7, 8보에 오른쪽으로 3/8(135°) 터닝한다.

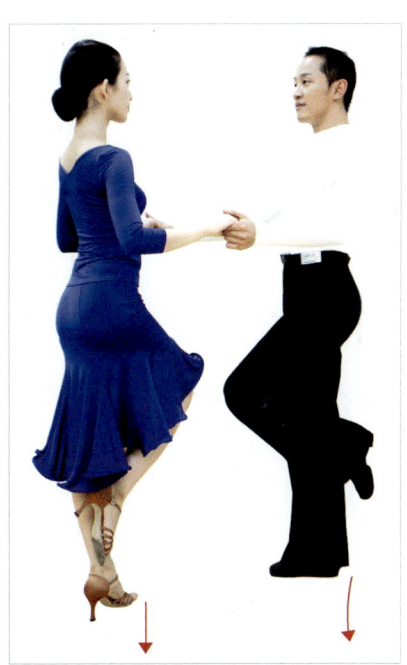

스텝10 카운트 2

남자: 오른발을 제자리에 놓는다.

여자: 왼발을 제자리에 놓는다.

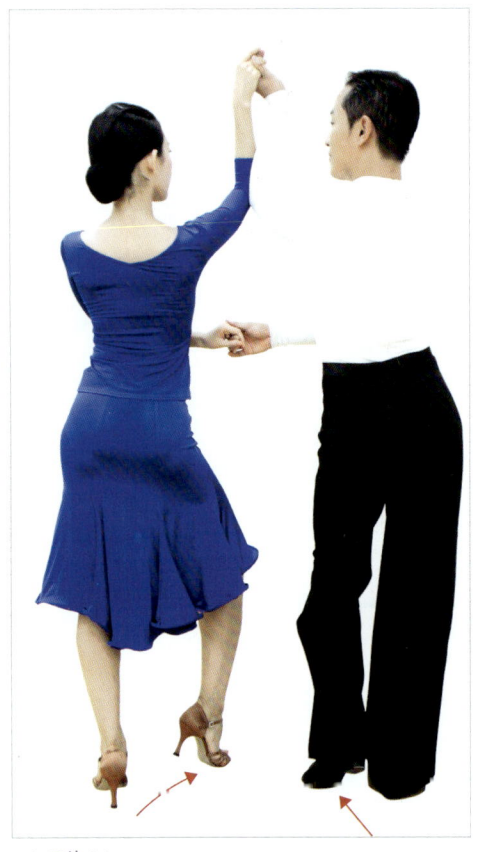

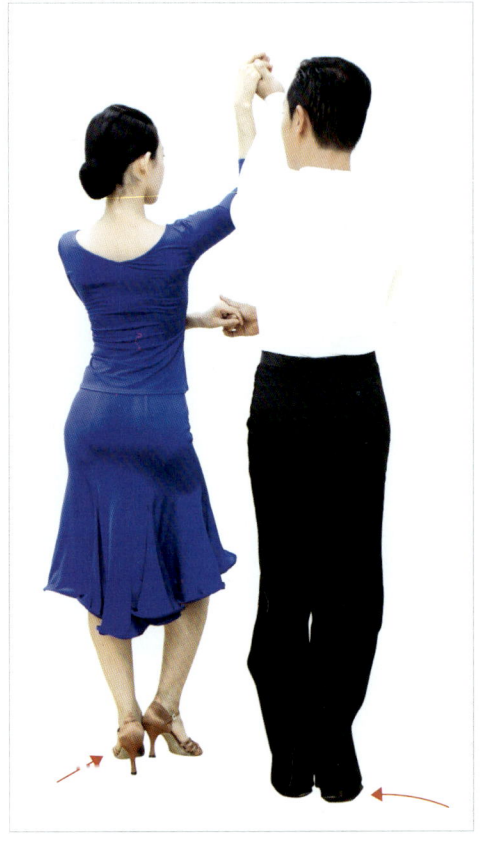

스텝11 카운트 3

남자: 왼발을 앞으로 딛는다.

여자: 오른발을 앞으로 딛는다.

▶Check Point

  남자가 왼팔을 들어 여자를 리드한다.

스텝12 카운트 a

남자: 오른발을 왼발에 살짝 끌어 모은다.

여자: 왼발을 오른발에 살짝 끌어 모은다.

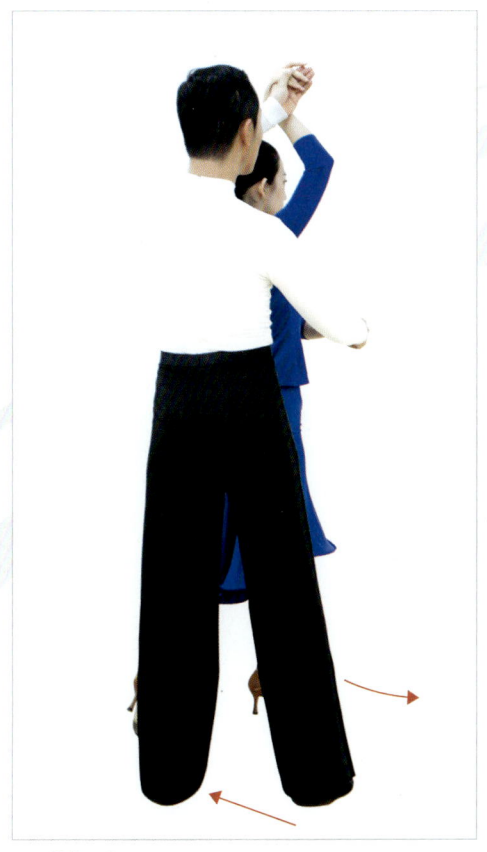 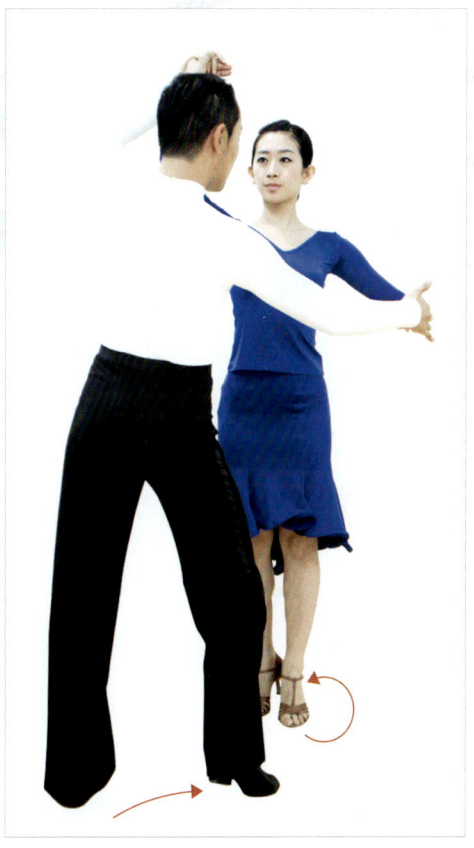

스텝13 카운트 4

남자: 왼발을 비스듬히 앞으로 딛는다.

여자: 오른발을 비스듬히 앞으로 내밀고 하고 마지막에 강하게 터닝한다.

▶Check Point

남자는 11, 12, 13보에 오른쪽으로 1/8(45°), 여자는 11, 12보에 왼쪽으로 3/8(135°), 13보에 3/4(270°) 강하게 터닝한다.

남자가 오른손을 안으로 살짝 잡아당기며 여자를 리드한다.

스텝14 카운트 3

남자: 오른발을 앞으로 딛는다.

여자: 왼발부터 쓰리스텝 턴 한다.

▶Check Point

여자가 쉽게 돌수 있도록 남자가 여자 머리 위로 손을 들어준다.

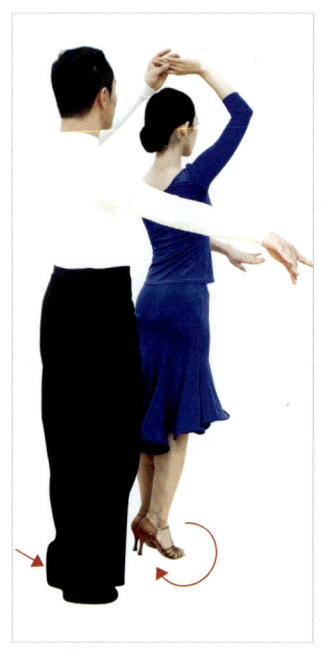

스텝 15 카운트 a

남자: 왼발을 오른발에 살짝 끌
　　어 모은다.

여자: 오른발을 제자리에 놓으
　　며 오른쪽으로 강하게 터
　　닝한다.

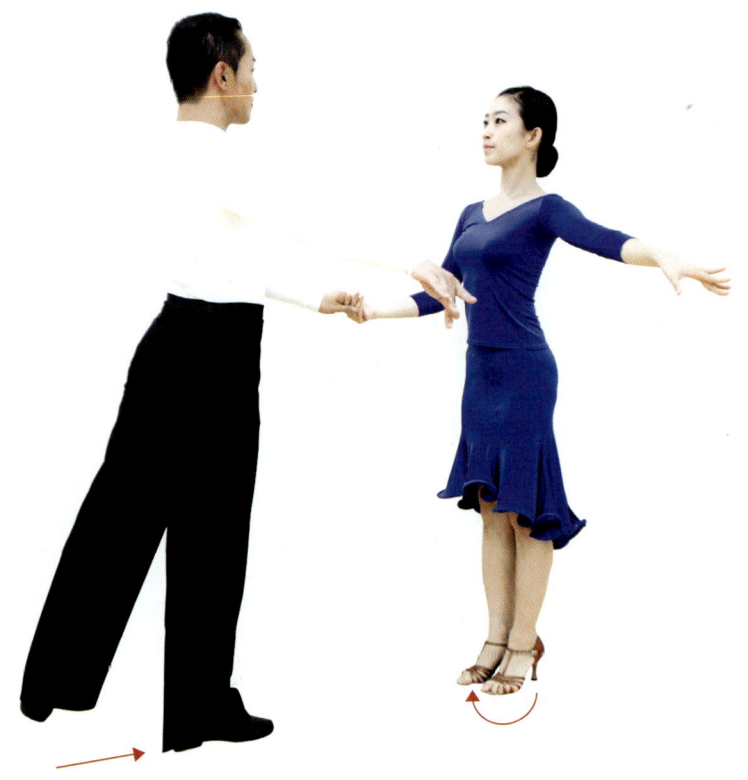

스텝 16 카운트 4

남자: 오른발을 앞으로 딛는다.

여자: 왼발을 모으며 터닝한다.

▶Check Point

　남자는 14, 15, 16보에 오른쪽으로 1/4(90°), 여자는 14, 15, 16
보에 오른쪽으로 쓰리스텝 턴하며 한바퀴 반 돈다.

5. 체인지 오브 플레이스 레프트 투 라이트(Change of Place L to R)

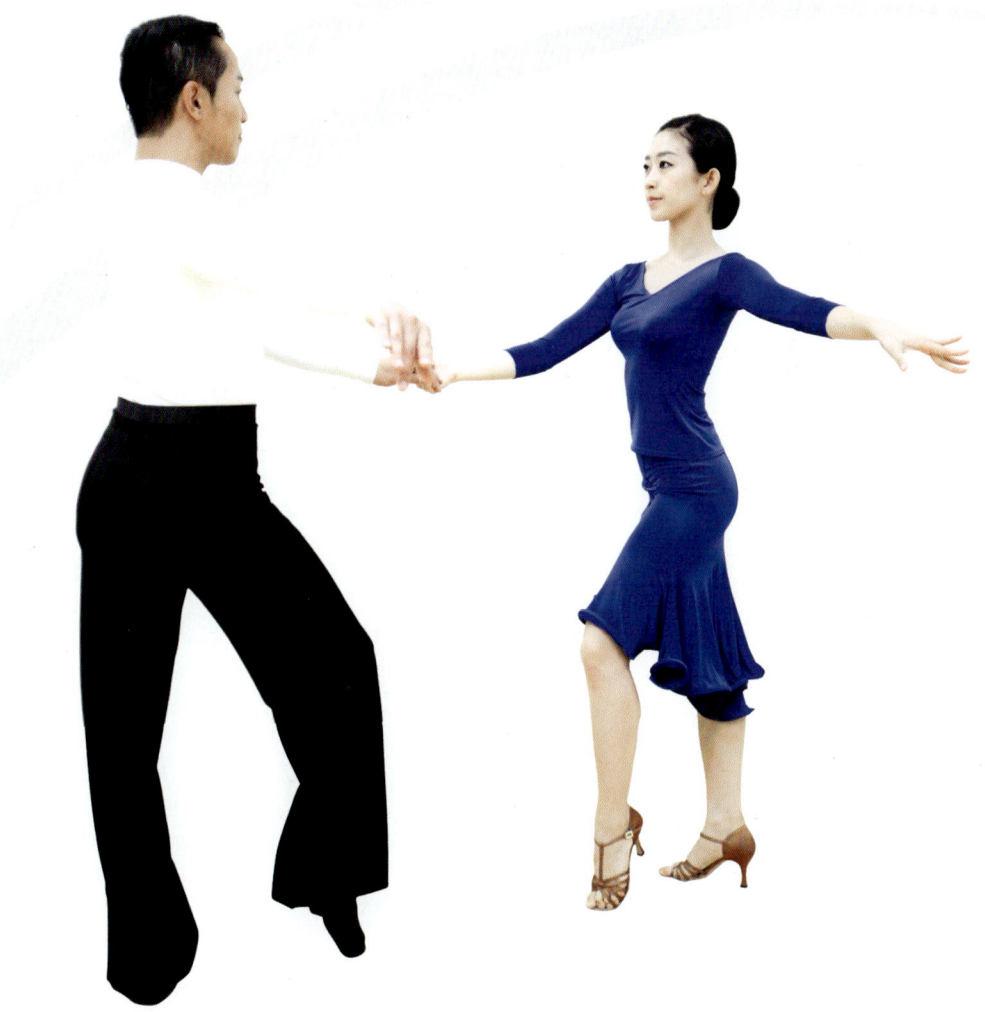

스텝1 카운트 1

남자 : 왼발을 뒤로 뺀다.

여자 : 오른발을 뒤로 뺀다.

▶Check Point

남자는 왼발을 뒤로, 여자는 오른발을 뒤로 놓을 때 보폭이 크지 않게 한다.

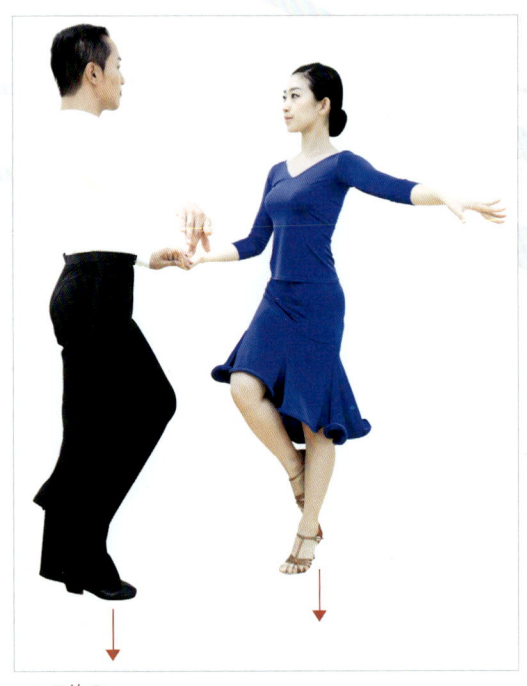

스텝2 카운트 2

남자 : 오른발을 제자리에 놓는다.
여자 : 왼발을 제자리에 놓는다.

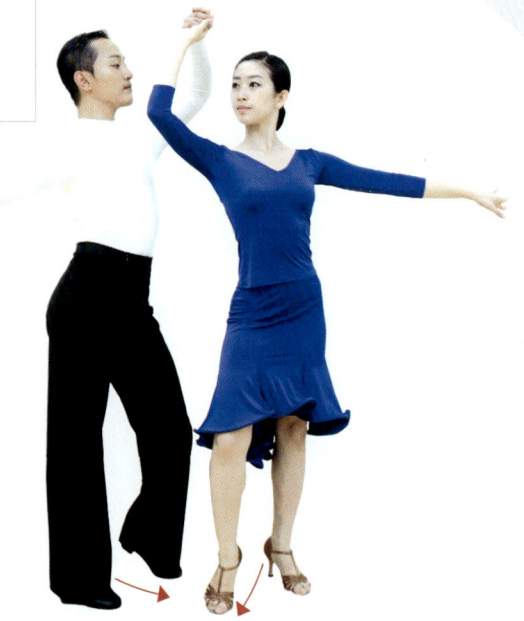

스텝3 카운트 3

남자 : 왼발을 앞으로 딛는다.
여자 : 오른발을 앞으로 딛는다.

▶Check Point

여자가 쉽게 돌수 있도록 남자가 여자 머리 위로 손을 들어준다.

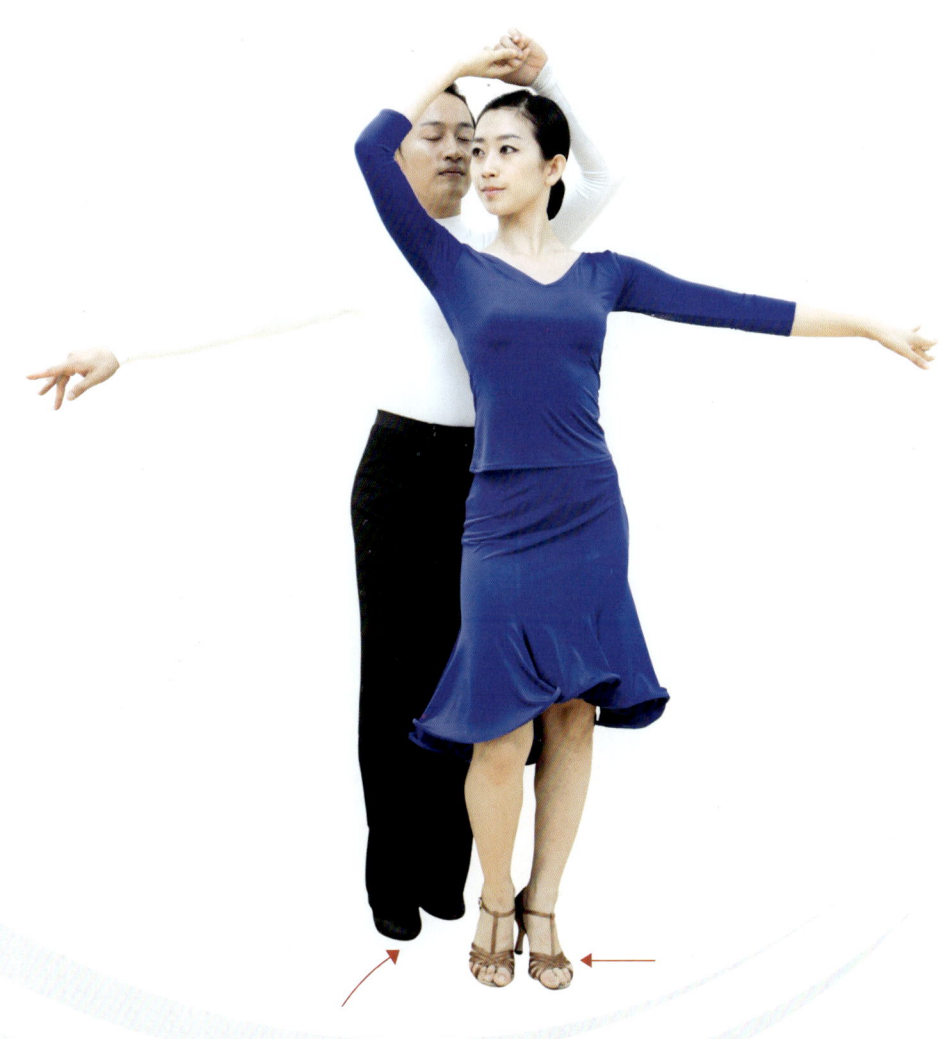

스텝4 카운트 a

남자 : 왼발에 체중을 실어 오른발을 왼발에 살짝 끌어서 모은다.

여자 : 오른발에 체중을 실어 왼발을 오른발에 살짝 끌어서 모은다.

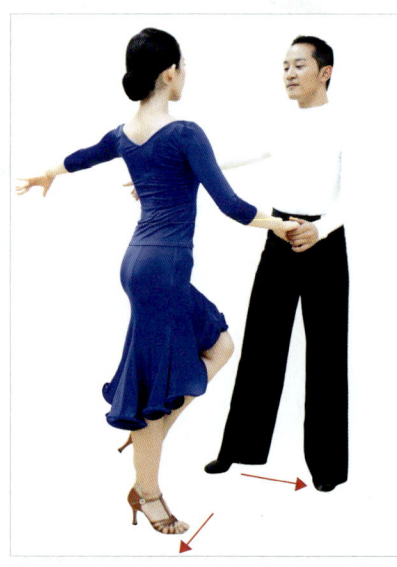

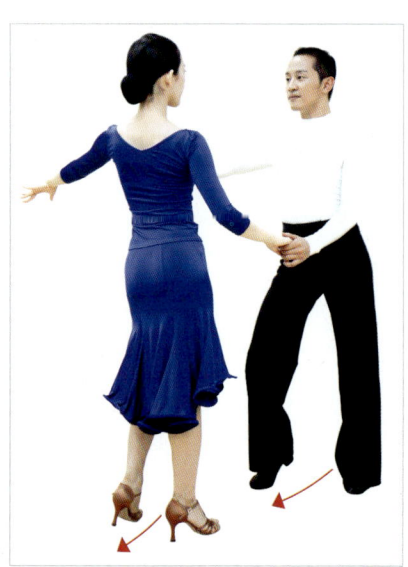

스텝5 카운트 4

남자:왼발을 뒤, 약간 옆으로 밟는다.

여자:오른발을 뒤로 빼며 터닝한다.

▶Check Point

마지막 스텝에 남자는 오른쪽으로 3/8(135°), 여자는 왼쪽으로 1/2(180°) 강하게 터닝한다.

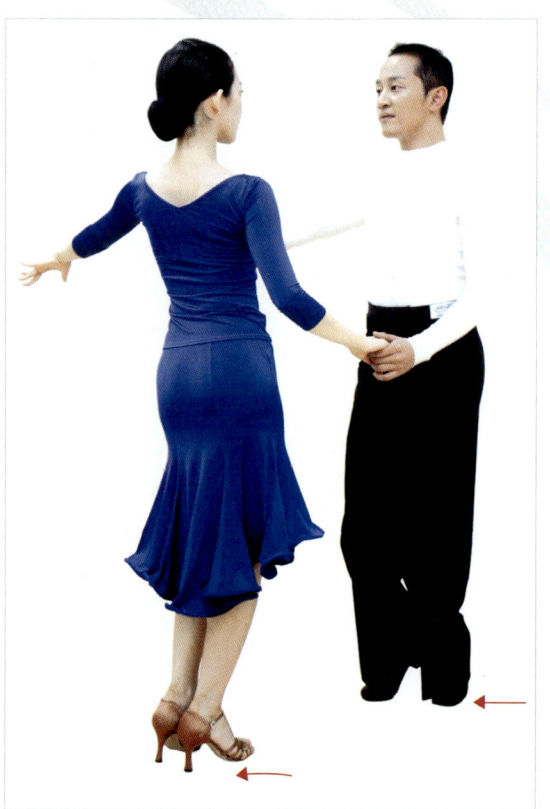

스텝6 카운트 3

남자:오른발을 앞으로 딛는다.

여자:왼발을 뒤로 딛는다.

▶Check Point

남자가 여자 보폭에 따라 거리를 맞추면서 전진한다.

스텝7 카운트 a

남자:오른발에 체중을 실어 왼발을 오른발에 살짝 끌어서 모은다.

여자:왼발에 체중을 실어 오른발을 왼발에 살짝 끌어서 모은다.

▶Check Point

남자가 여자보다 앞서 나가지 않도록 주의한다.

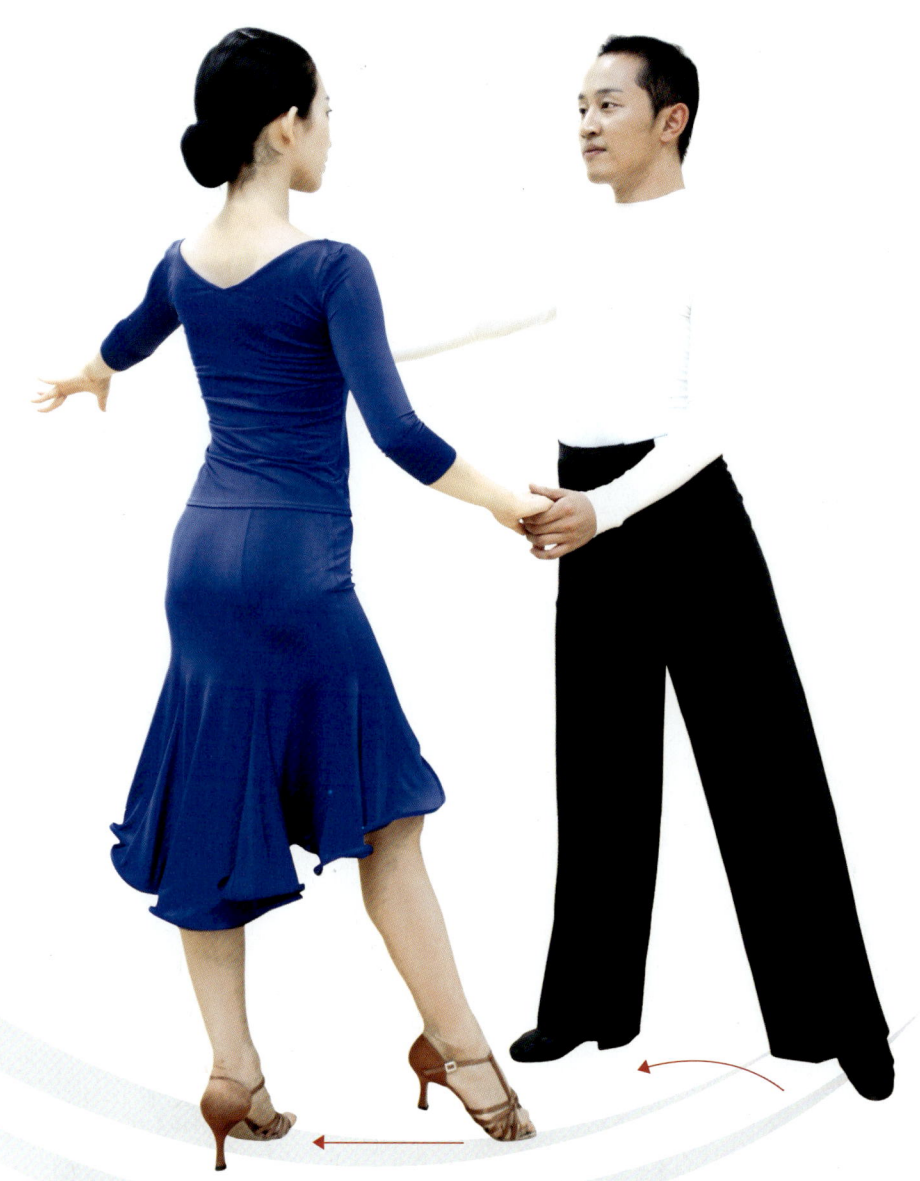

스텝8 카운트 4

남자 : 오른발을 앞으로 밟는다.

여자 : 왼발을 뒤로 뺀다.

▶Check Point

이 부분에서 남자가 앞으로 전진한다.

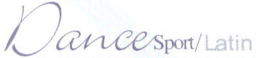

6. 롤링 오브 디 암(Rolling off the Arm) 2회

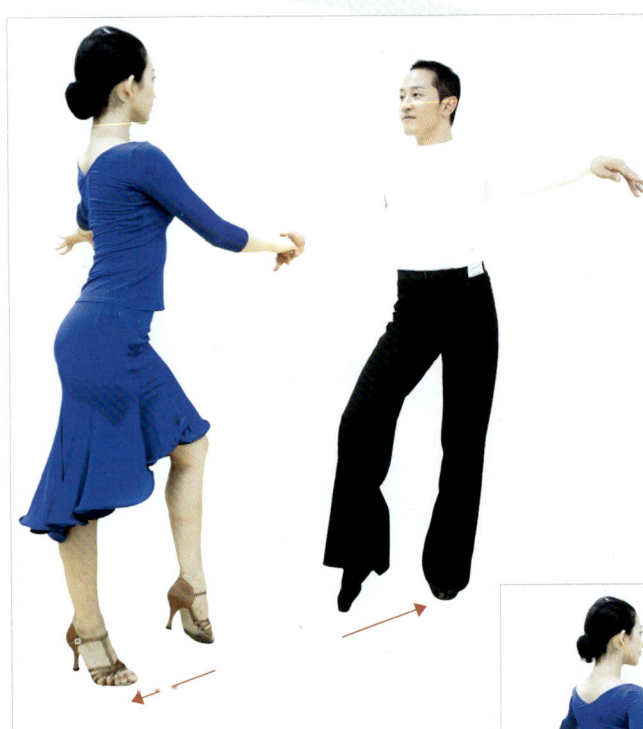

스텝1 카운트 1

남자: 왼발을 뒤로 뺀다.

여자: 오른발을 뒤로 뺀다.

▶Check Point

　남자, 여자 모두 오른손으로 바꿔잡는다.

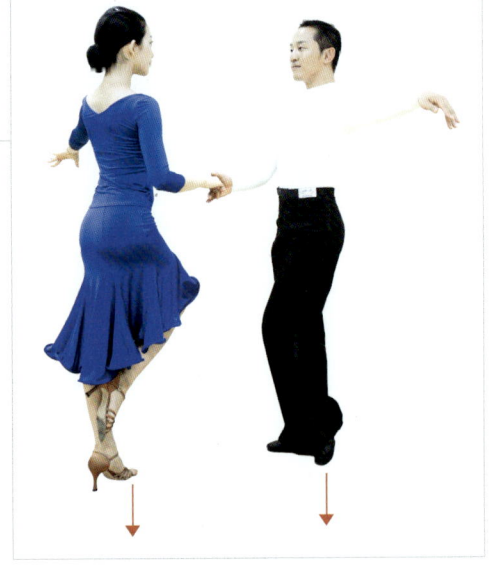

스텝2 카운트 2

남자: 오른발을 제자리에 놓는다.

여자: 왼발을 제자리에 놓는다.

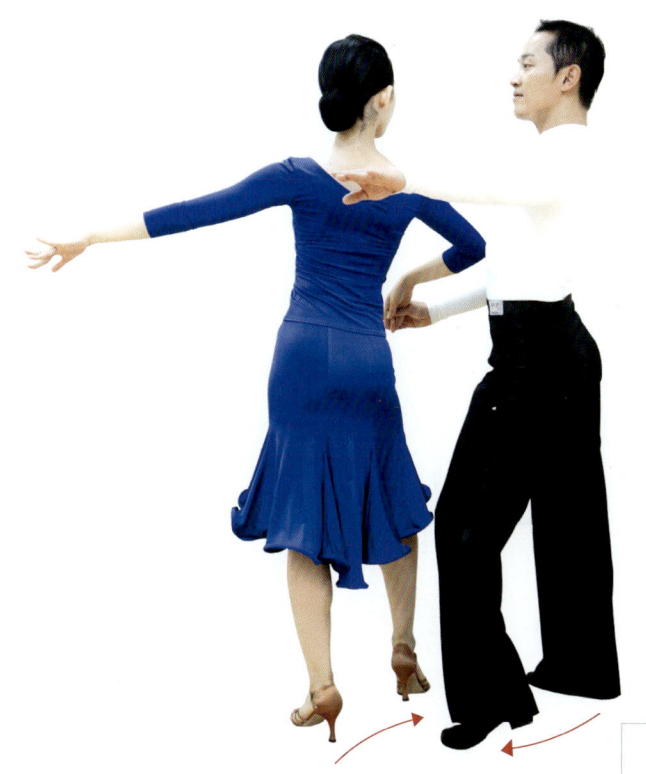

스텝3 카운트 3

남자 : 왼발을 앞, 약간 옆으로 한다.
여자 : 오른발을 앞, 약간 옆으로 한다.

▶Check Point

여자가 남자 오른편으로 쉽게 올 수
있도록 오른쪽 팔꿈치를 들어준다.
이때 여자가 편히 들어올 수 있도록
길을 막지 않도록 한다.

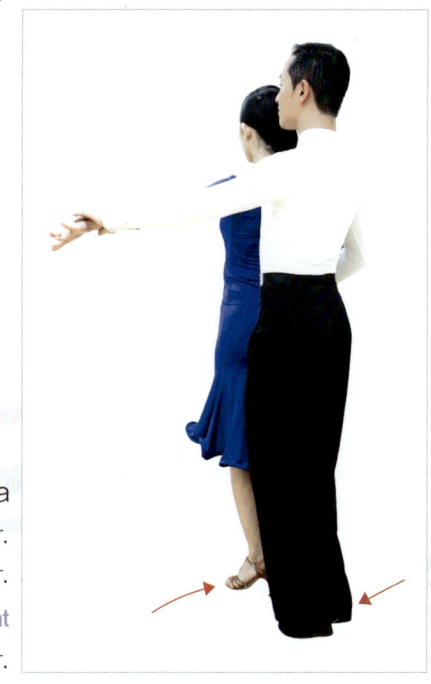

스텝4 카운트 a

남자 : 오른발을 왼발에 살짝 끌어서 모은다.
여자 : 왼발을 오른발에 살짝 끌어서 모은다.

▶Check Point

새도우(Shadow) 포지션을 한다.

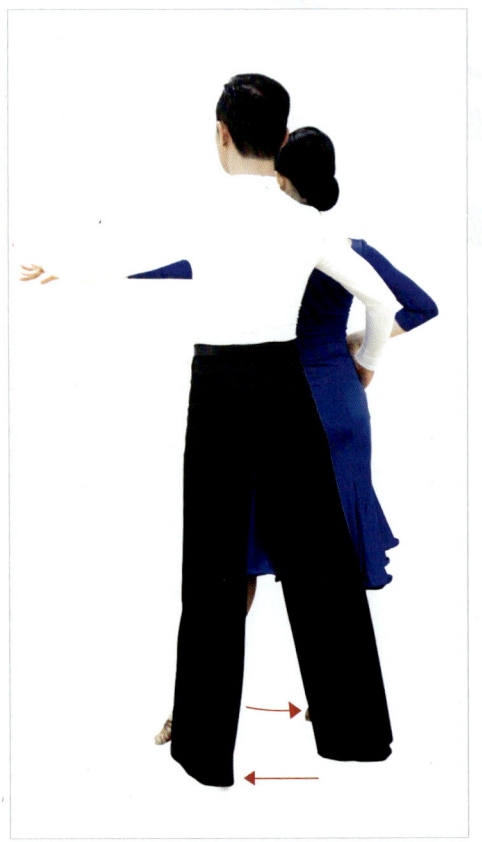 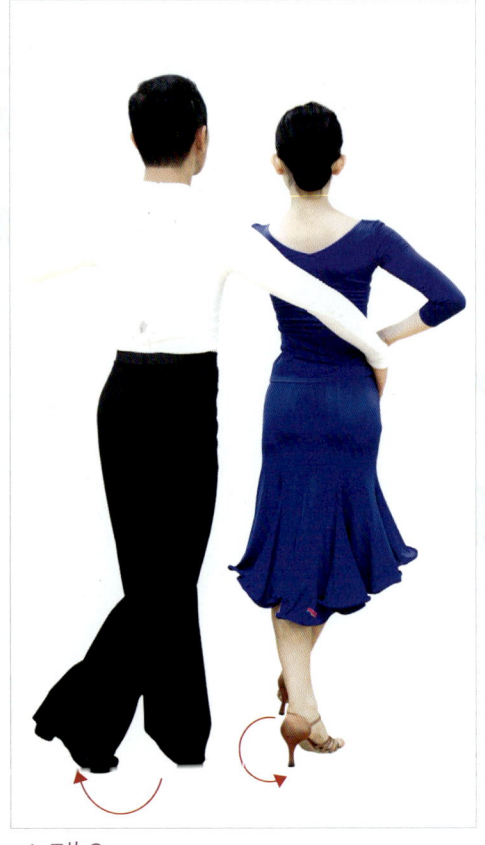

스텝5 카운트 4

남자: 왼발을 비스듬히 앞으로 딛는다.

여자: 오른발을 뒤, 약간 옆으로 딛는다.

▶Check Point

남자는 3, 4, 5보에 오른쪽으로 1/8(45°), 여자
는 왼쪽으로 3/8(135°) 터닝하며 남자 오른쪽
옆구리에 낀다.

스텝6 카운트 1

남자: 오른발을 왼발 뒤로 라틴 크로스 한다.

여자: 왼발을 뒤로 한다.

▶Check Point

남자는 여자 발에 밟히지 않도록 간격을 조절
하여 오른발을 뒤로 뺀다.

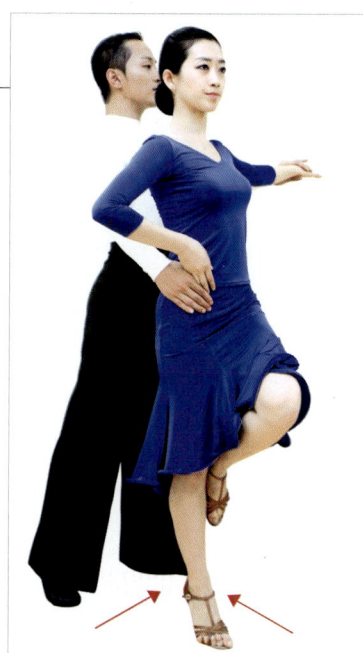

스텝7 카운트 2

남자: 왼발을 옆으로 한다.

여자: 오른발을 왼발 뒤로 라틴 크로스하며 오른쪽으로 강하
　　게 돈다.

▶Check Point

　6, 7보에 오른쪽으로 1/2(180°) 터닝한다.

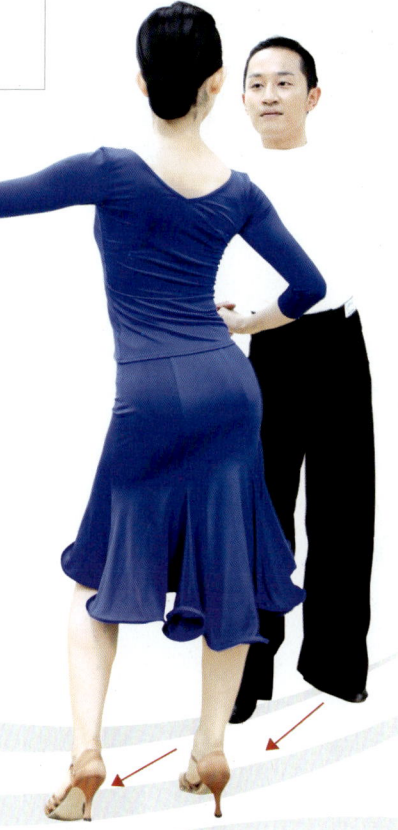

스텝8 카운트 3

남자: 오른발을 앞으로 딛는다.

여자: 왼발을 비스듬히 뒤로 딛는다.

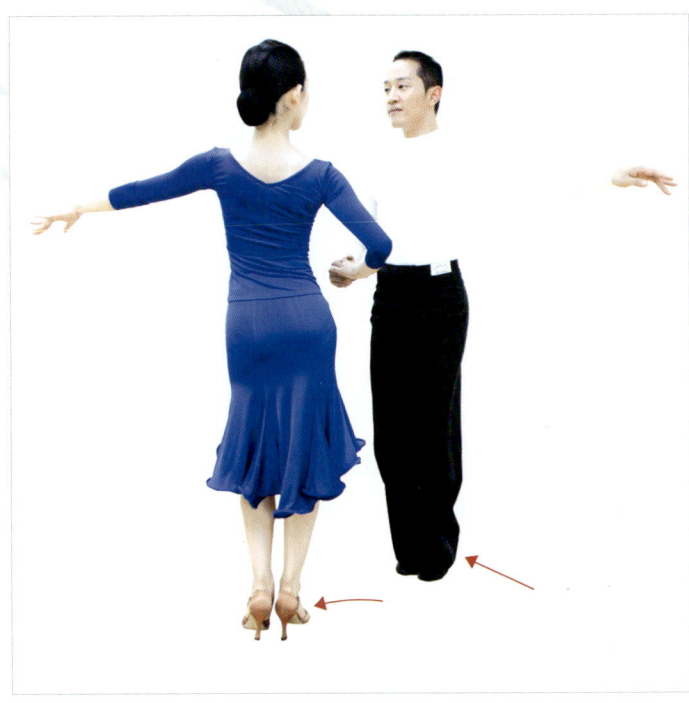

스텝9 카운트 a

남자 : 왼발을 오른발에 살짝
　　　끌어서 모은다.
여자 : 오른발을 왼발에 살짝
　　　끌어서 모은다.

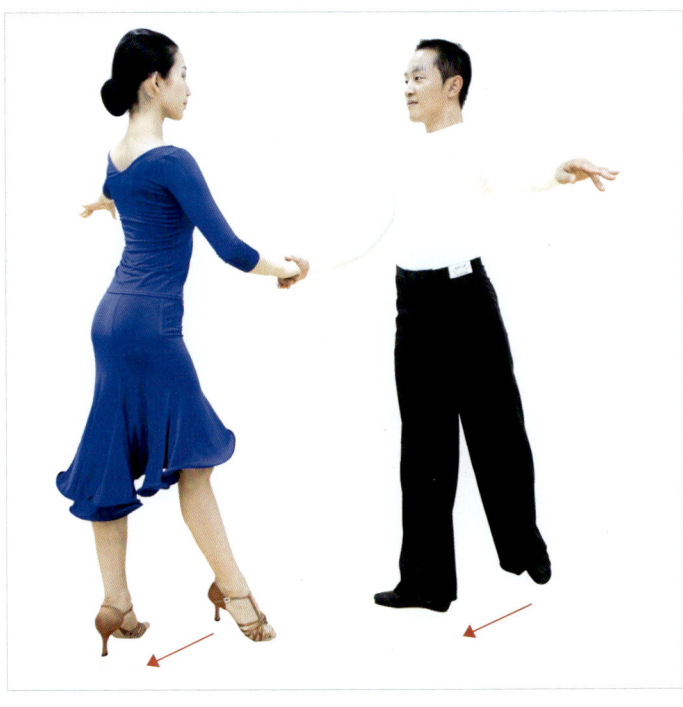

스텝10 카운트 4

남자 : 오른발을 앞으로 밟는다.
여자 : 왼발을 뒤로 밟는다.

▶Check Point
　남녀 모두 8, 9, 10보에 오른
　쪽으로 1/4(90°) 터닝한다.

7. 체인지 오브 플레이스 레프트 투 라이트
(Change of Place L to R)

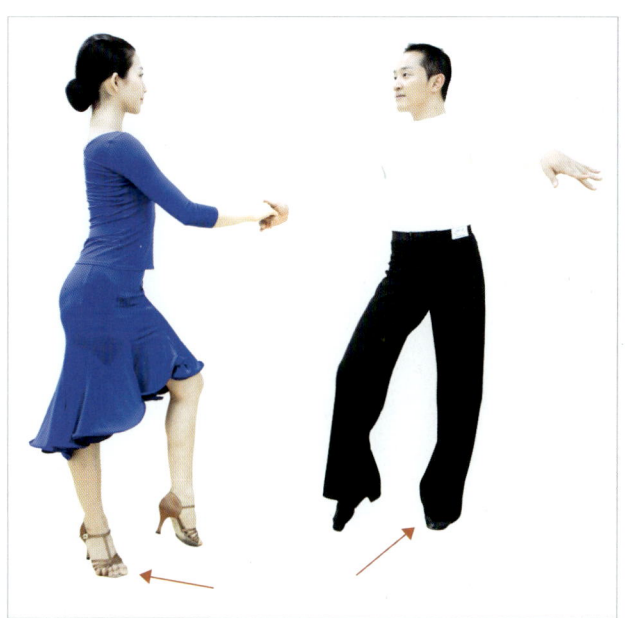

스텝1 카운트 1

남자: 왼발을 뒤로 뺀다.

여자: 오른발을 뒤로 뺀다.

▶Check Point

남자는 왼발을 뒤로, 여자는 오른발을 뒤로 놓을 때 보폭이 크지 않게 한다. 남자 오른손, 여자 왼손을 그대로 잡는다.

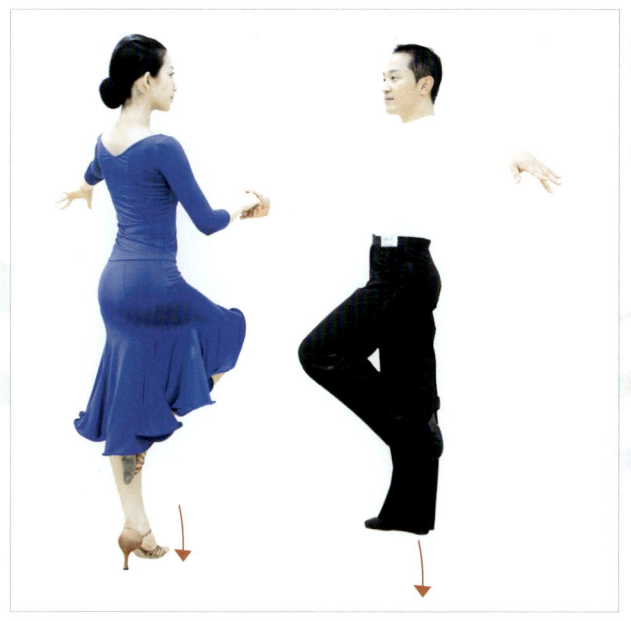

스텝2 카운트 2

남자: 오른발을 제자리에 놓는다.

여자: 왼발을 제자리에 놓는다.

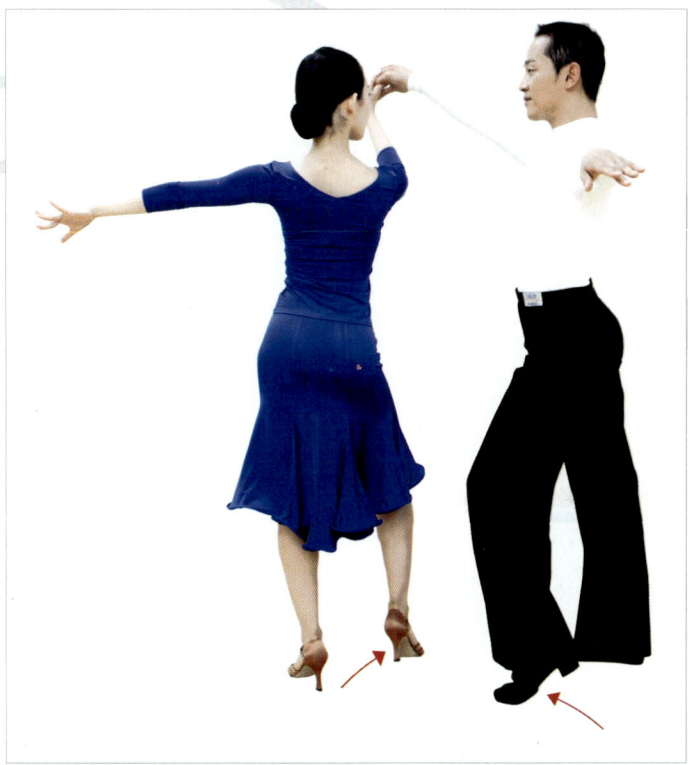

스텝3 카운트 3

남자: 왼발을 앞으로 딛는다.

여자: 오른발을 앞으로 딛는다.

▶Check Point

여자가 쉽게 회전할 수 있도
록 남자는 여자 머리 위로
손을 들어준다.

스텝4 카운트 a

남자: 왼발에 체중을 실어 오른발을 왼
발에 살짝 끌어서 모은다.

여자: 오른발에 체중을 실어 왼발을 오
른발에 살짝 끌어서 모은다.

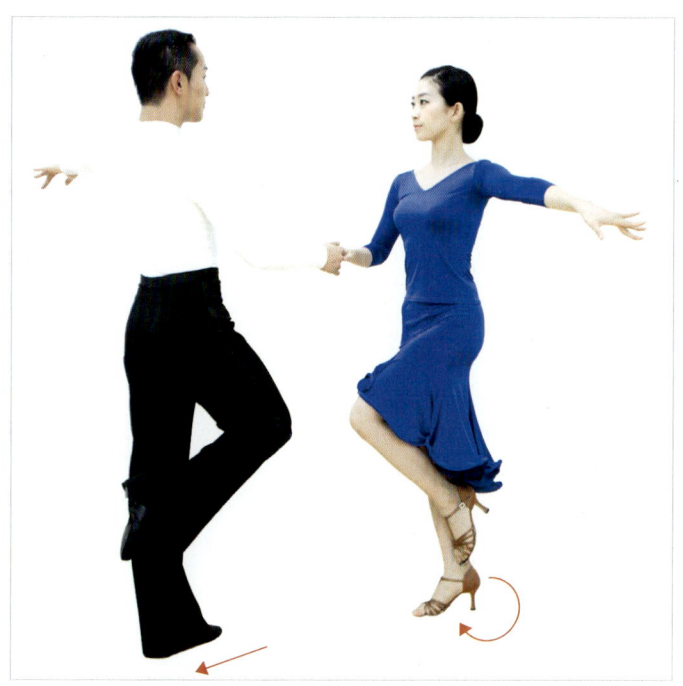

스텝 5 카운트 4

남자 : 왼발을 뒤, 약간 옆으로 밟는다.

여자 : 오른발을 뒤로 딛으며 터닝한다.

▶Check Point

마지막 스텝에 남자는 오른쪽으로 3/8(135°), 여자는 왼쪽으로 1/2(180°) 강하게 터닝한다.

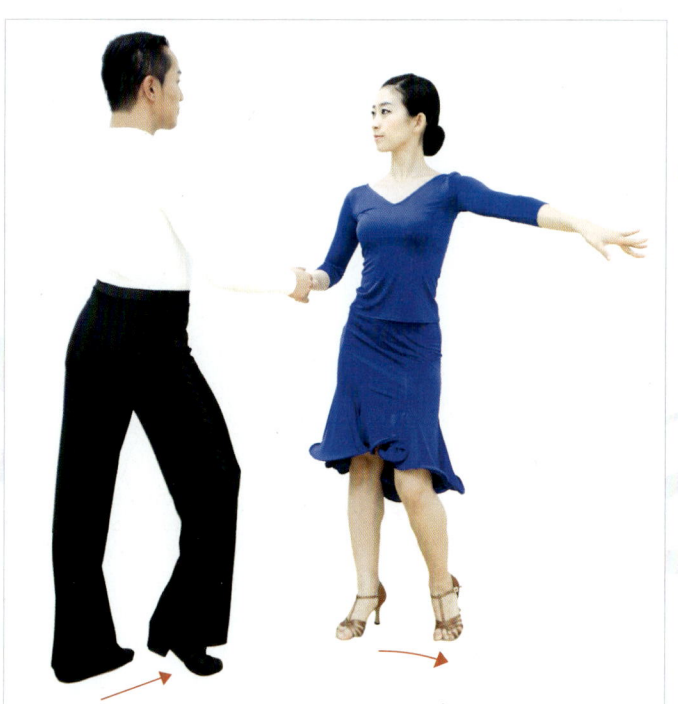

스텝 6 카운트 3

남자 : 오른발을 앞으로 내민다.

여자 : 왼발을 뒤로 딛는다.

▶Check Point

남자가 여자 보폭에 따라 거리를 맞추면서 전진한다.

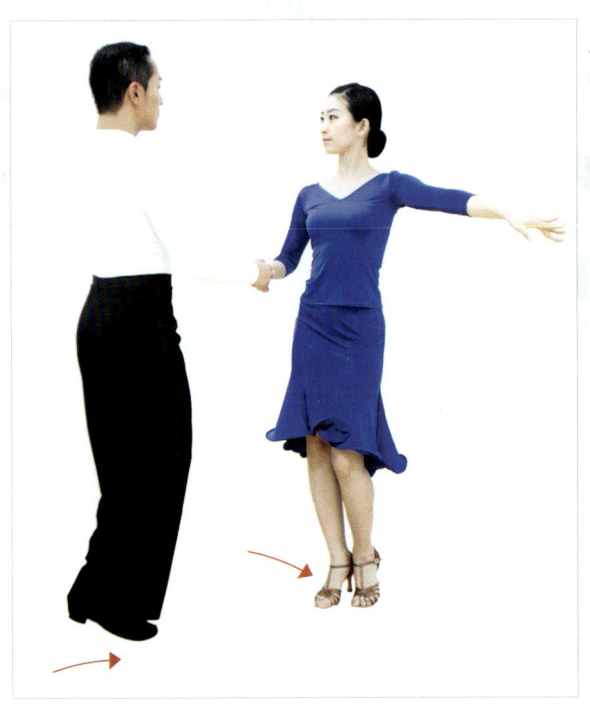

스텝7 카운트 a

남자:오른발에 체중을 실어 왼발을 오
  른발에 살짝 끌어서 모은다.

여자:왼발에 체중을 실어 오른발을 왼
  발에 살짝 끌어서 모은다.

▶Check Point

남자가 여자보다 앞서 나가지 않도록
주의한다.

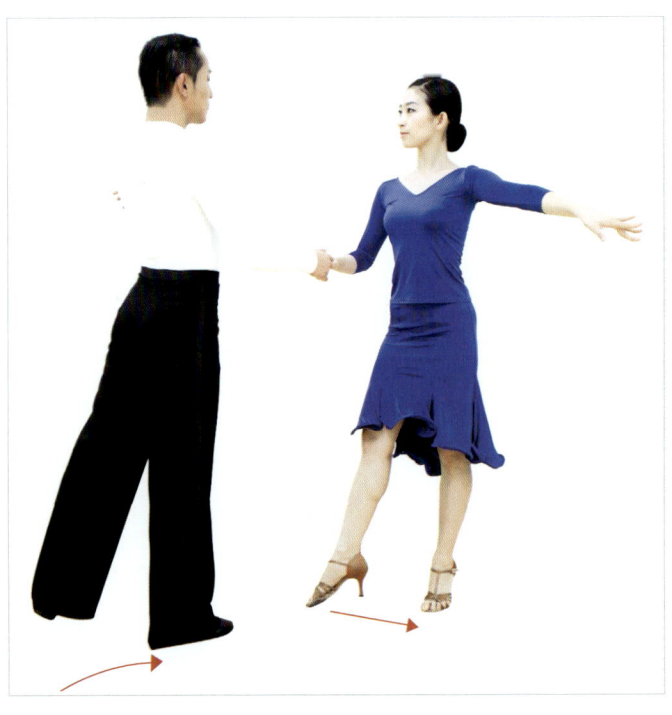

스텝8 카운트 4

남사:오른발을 앞으로 딛는다.

여자:왼발을 뒤로 딛는다.

▶Check Point

이 부분에서 남자가 앞으로
전진한다.

여자는 6, 7, 8보에 왼쪽으로
1/8(45°) 턴한다.

8. 심플 스핀(Simple Spin)

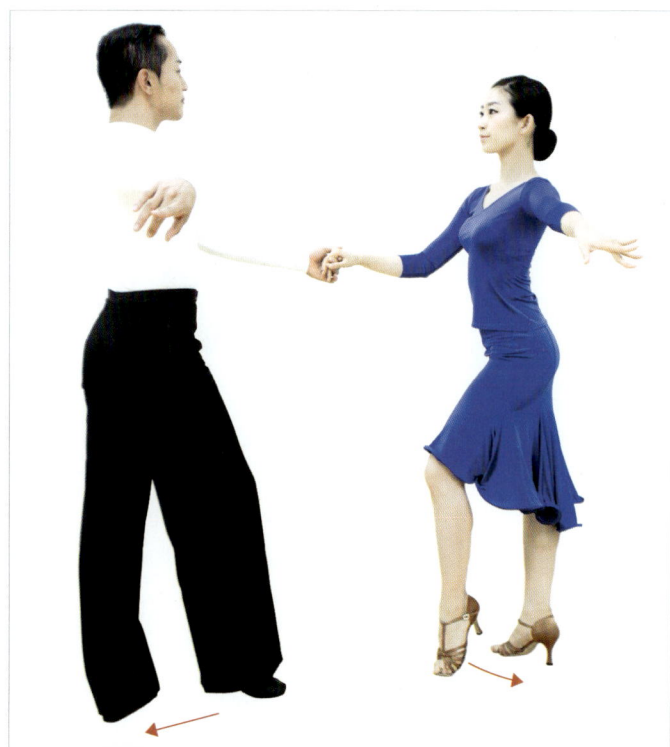

스텝1 카운트 1

남자 : 왼발을 뒤로 뺀다.

여자 : 오른발을 뒤로 뺀다.

▶Check Point

남자는 왼손, 여자는 오
른손으로 바꿔준다.

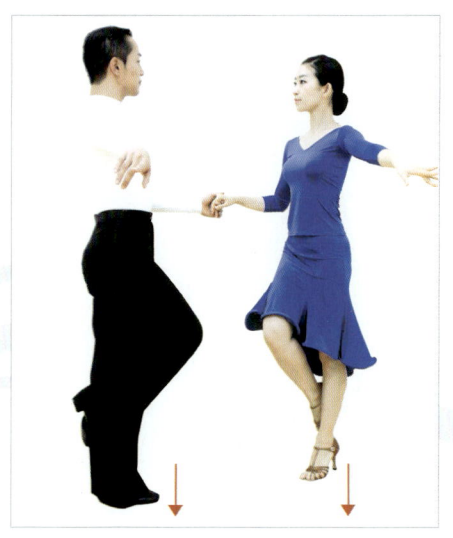

스텝2 카운트 2

남자 : 오른발을 제자리에 놓는다.

여자 : 왼발을 제자리에 놓는다.

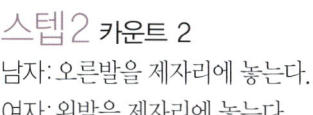

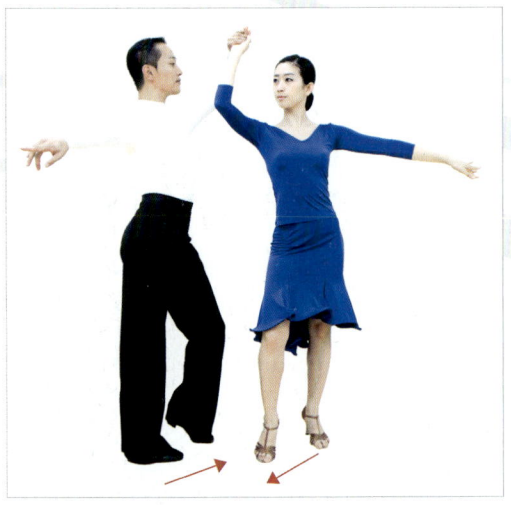

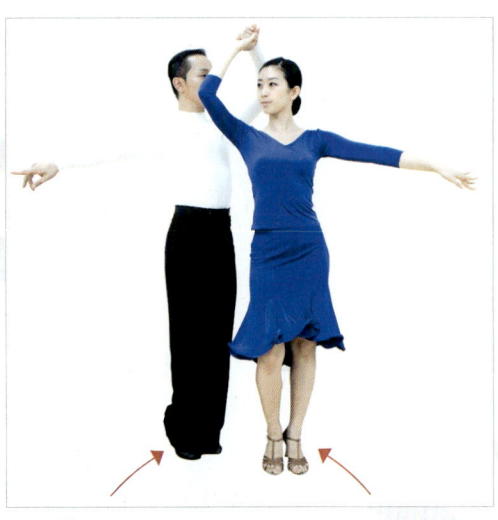

스텝3 카운트 3

남자: 왼발을 옆으로 딛는다.
여자: 오른발을 옆, 약간 앞으로 딛는다.

▶Check Point
    체인지 오브 플레이스 레프트 투 라이트와 같이
    왼손을 들어 여자를 리드한다.

스텝4 카운트 a

남자: 오른발을 왼발에 살짝 끌어 모은다.
여자: 왼발을 오른발에 살짝 끌어 모은다.

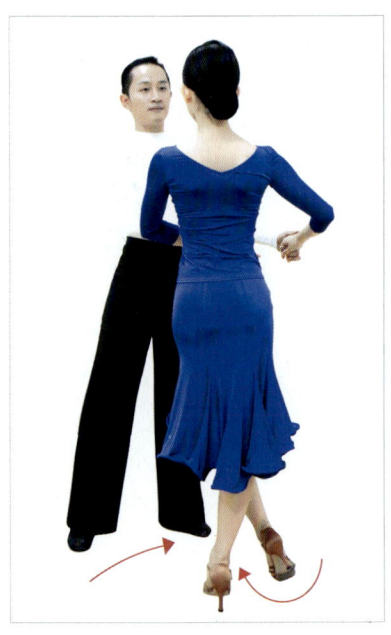

스텝5 카운트 4

남자: 왼발을 옆으로 내민다.
여자: 오른발을 옆으로 내밀며 왼쪽으로 1/2(180°)강하게 돈다.

▶Check Point
    여자는 회전 시 스파이럴 액션한다.

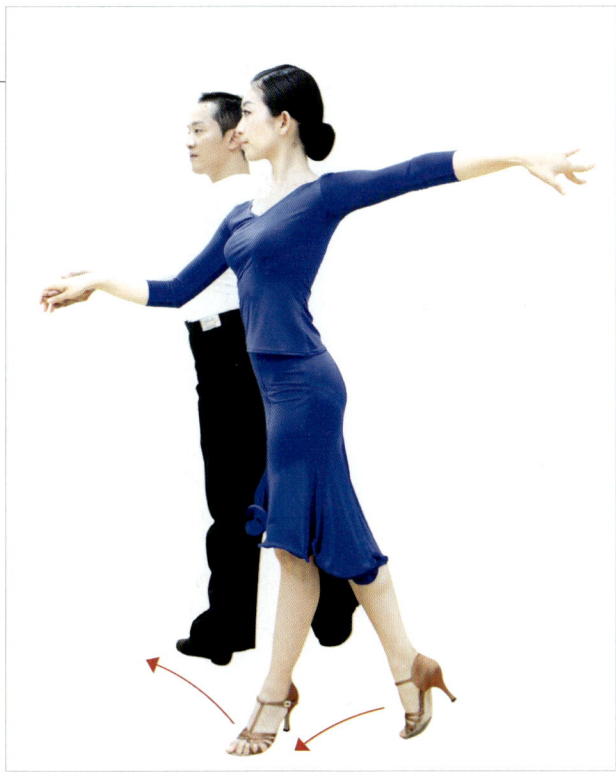

스텝6 카운트 3

남자 : 오른발을 앞으로 딛는다.
여자 : 왼발을 앞으로 딛는다.

▶Check Point

남자는 오른쪽, 여자는 왼쪽으로
1/4(90°) 턴한다. 잡지 않은 팔은
뒤로 뻗어준다.

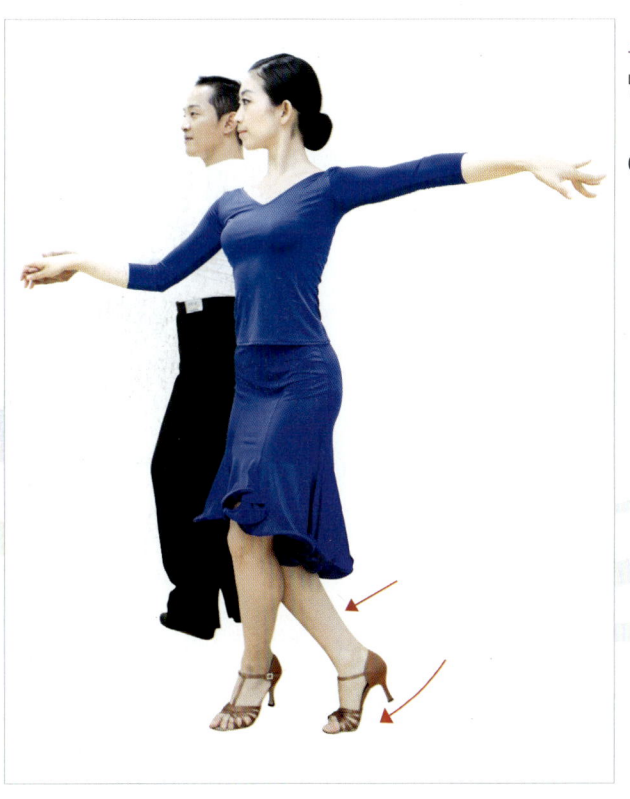

스텝7 카운트 a

남자 : 왼발을 오른발 뒤에 라틴 크로
스 한다.
여자 : 오른발을 왼발 뒤에 라틴 크로
스 한다.

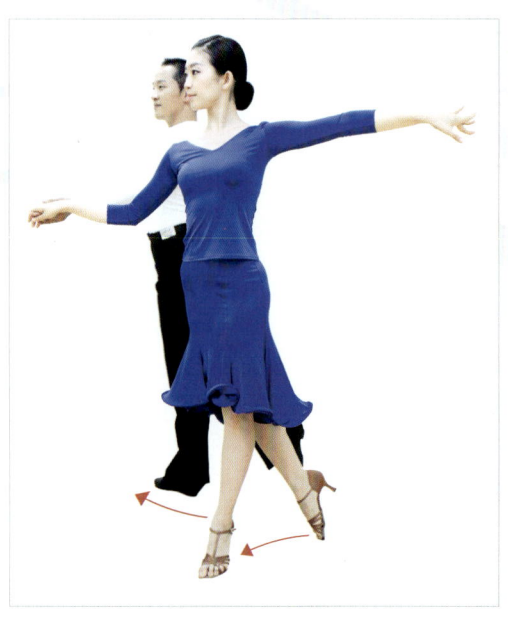

스텝8 카운트 4

남자 : 오른발을 앞으로 밟는다.
여자 : 왼발을 앞으로 밟는다.

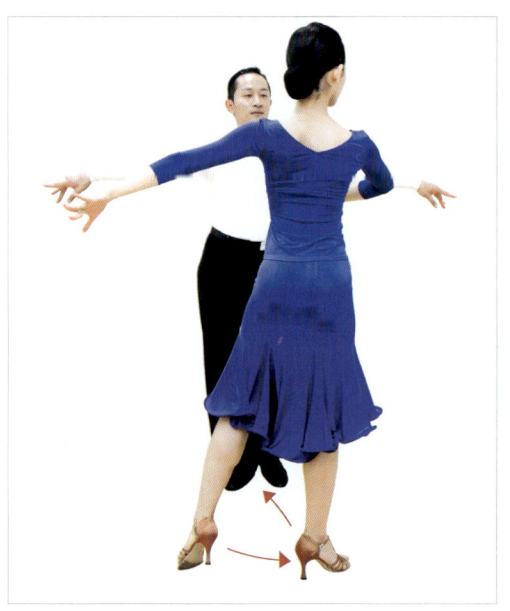

스텝9 카운트 1

남자 : 오른발을 왼발에 모은다.
여자 : 오른발을 옆으로 딛고 오른쪽으로 돌아가기
　　　시작한다.

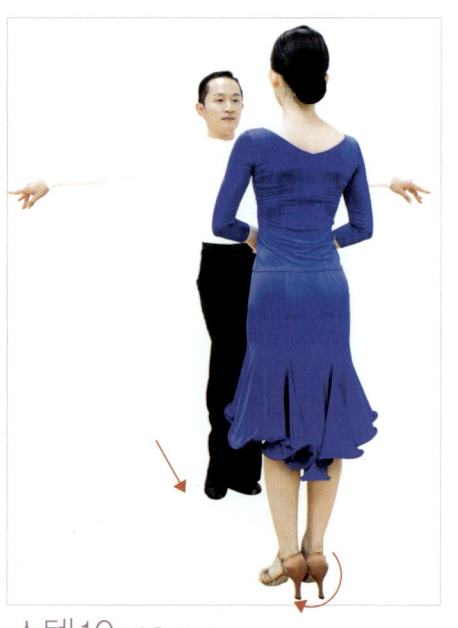

스텝10 카운트 2

남자 : 왼발을 제자리에 놓는다.
여자 : 오른쪽으로 돌며 왼발을 오른발에 모은다.

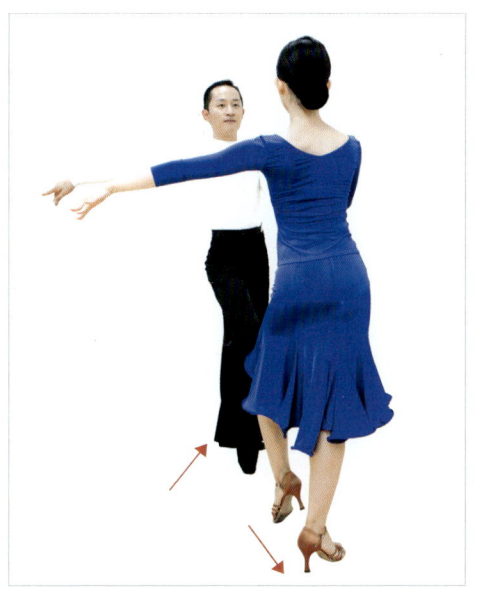

스텝11 카운트 1

남자: 왼발을 뒤로 뺀다.
여자: 오른발을 뒤로 뺀다.

▶Check Point

　발을 뒤로 빼면서 보폭은 크지 않게 주의한다.

스텝12 카운트 2

남자: 오른발을 제자리에 놓는다.
여자: 왼발을 제자리에 놓는다.

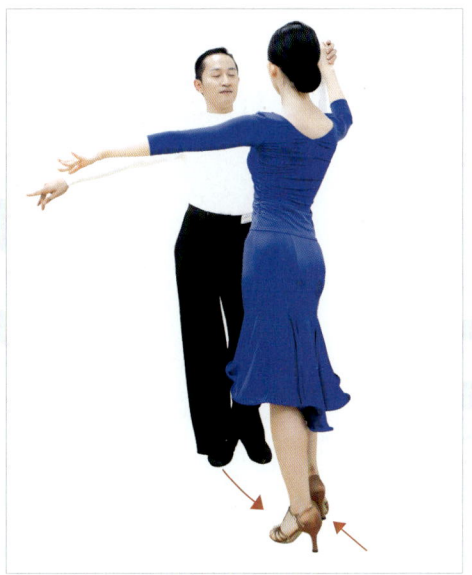

스텝13 카운트 3

남자: 왼발을 앞으로 딛는다.
여자: 오른발을 앞으로 딛는다.

▶Check Point

　남자는 거의 제자리에서 스텝을 하면 되고 여자는
앞으로 전진한다. 이때 남자는 손 끝에 살짝 텐션
(Tension)을 줘서 여자를 앞으로 리드한다.

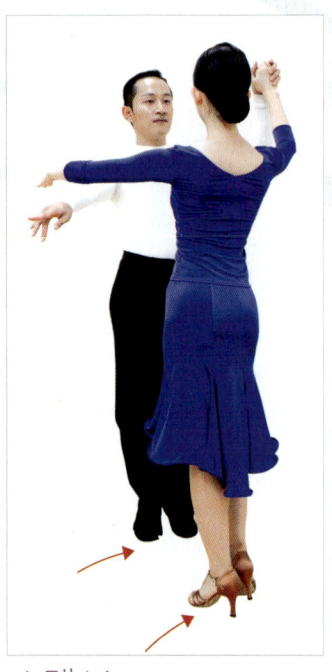

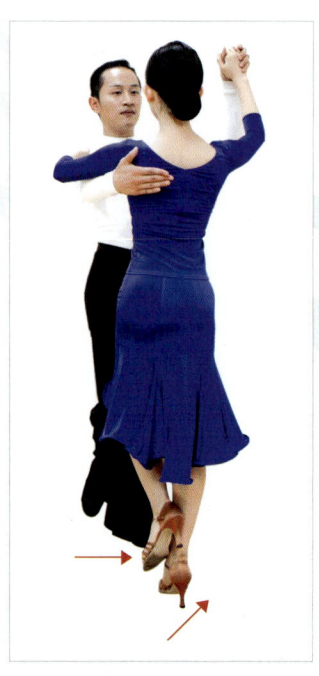

스텝15 카운트 4

남자: 왼발을 앞으로 밟는다.
여자: 오른발을 앞으로 밟는다.

▶ Check Point
남자는 거의 제자리 스텝을
하고 여자는 전진하며 스텝
을 한다. 팔은 클로즈드 포지
션을 한다.

스텝14 카운트 a

남자: 왼발에 체중을 실어 오른발
을 왼발에 살짝 끌어서 모
은다.
여자: 오른발에 체중을 실어 왼발
을 오른발에 살짝 끌어서
모은다.

▶ Check Point
남자는 거의 제자리 스텝을 한
다. 팔 동작은 여자가 앞으로
전진하면서 밑으로 내려져 있
던 팔을 위로 들어준다.

스텝16 카운트 3

남자: 오른발을 옆으로 딛는다.
여자: 왼발을 옆으로 딛는다.

▶ Check Point
클로즈드 포지션 상태로 이동한다.

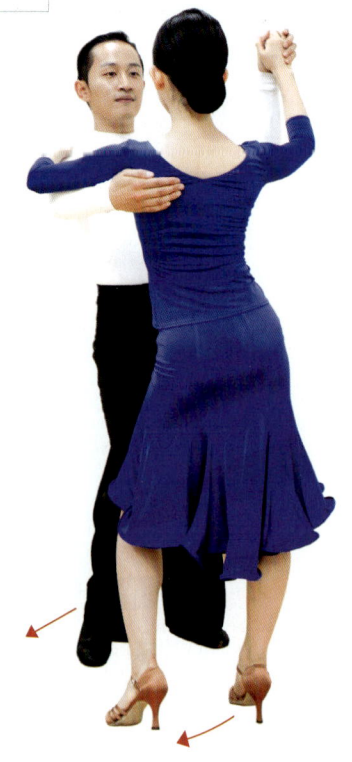

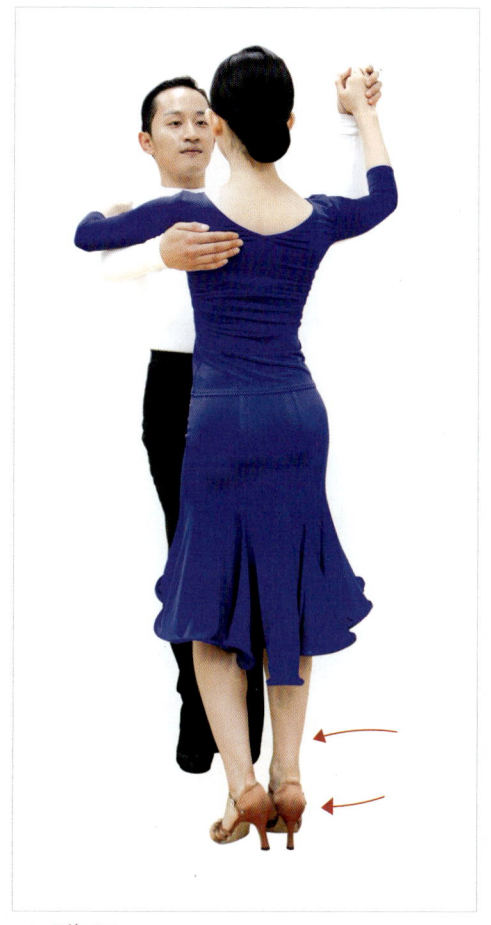

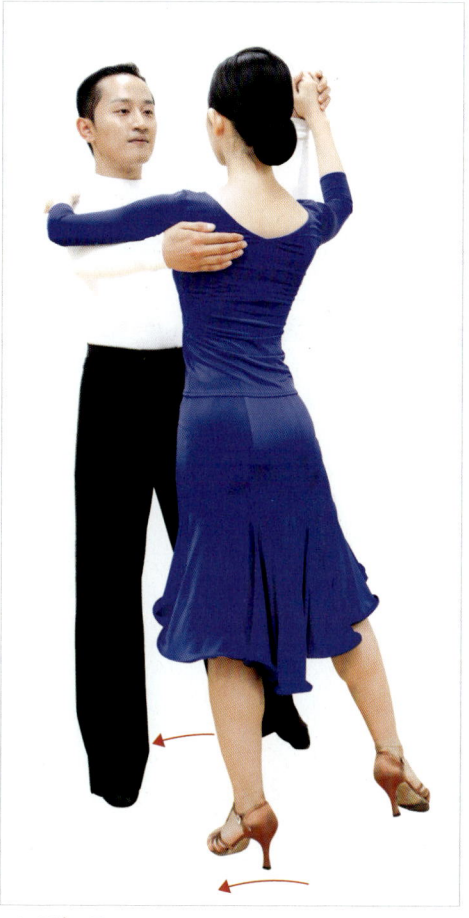

스텝17 카운트 a

남자: 오른발에 체중을 실어 왼발을 오른발에 살짝 끌어서 모은다.

여자: 왼발에 체중을 실어 오른발을 왼발에 살짝 끌어서 모은다.

스텝18 카운트 4

남자: 오른발을 옆으로 밟는다.

여자: 왼발을 옆으로 밟는다.

▶Check Point

남자는 여자를 너무 끌어당기지 않도록 한다. 여자는 남자와 엇갈린 후에도 포워드 워킹을 계속하는 것이 중요하다.

스텝 11~18보는 링크 록(Link Rock)을 한다.

9. 폴어웨이 쓰로어웨이(Fallaway Throwaway)

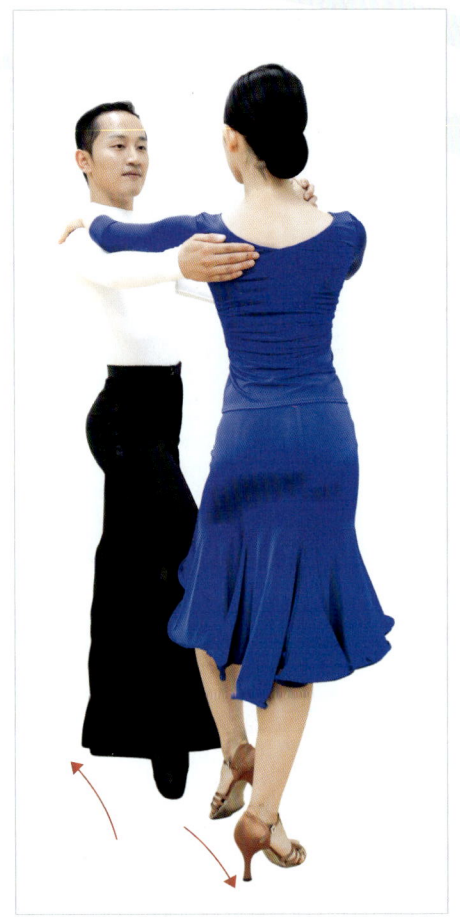 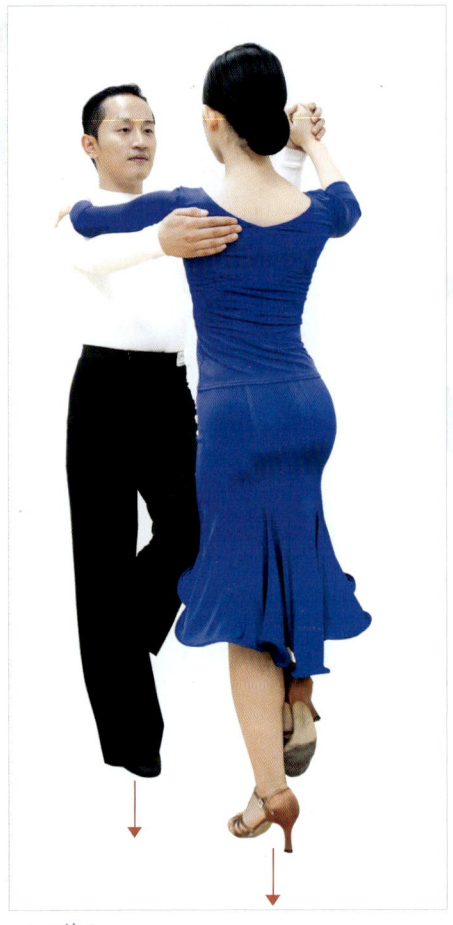

스텝1 카운트 1

남자: 폴어웨이 포지션에서 왼발을 뒤로 뺀
다. 이때 힙의 중심은 왼쪽에 둔다.

여자: 폴어웨이 포지션에서 오른발을 뒤로 뺀
다. 이때 힙의 중심은 오른쪽에 둔다.

▶Check Point

발을 뒤로 놓을 때 보폭이 크지 않도록 한
다.

스텝2 카운트 2

남자: 오른발을 제자리에 놓는다.

여자: 왼발을 제자리에 놓는다.

▶Check Point

남자 오른발과 여자 왼발의 복숭아뼈가 반
대편 다리 무릎 가까이에 가도록 한다.
이때, 발끝은 바닥을 향하게 내린다.

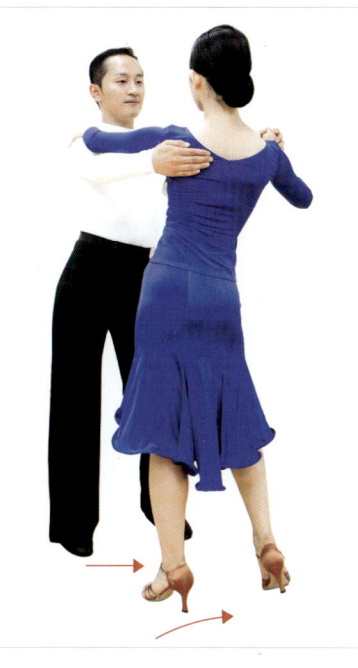

스텝3 카운트 3

남자 : PP에서 왼발을 앞으로 딛는다.
여자 : PP에서 오른발을 앞으로 딛는다.

▶Check Point

  3,4,5보에 남자가 여자의 손을 내려준다.

  PP(-Promenade Position) 3, 4, 5보에 남자는 왼쪽으로, 여자는 오른쪽으로 스웨이 한다. 이때 남자가 여자의 손을 내려준다.

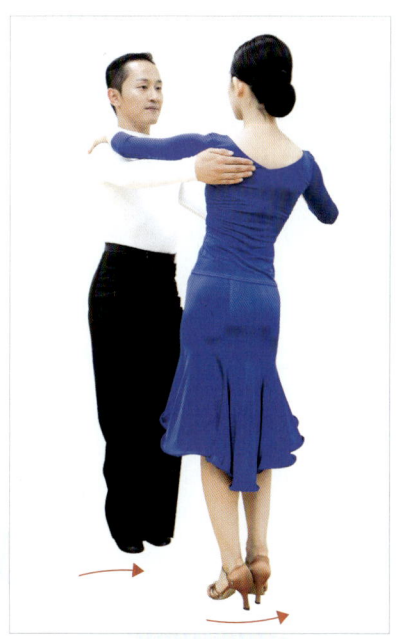

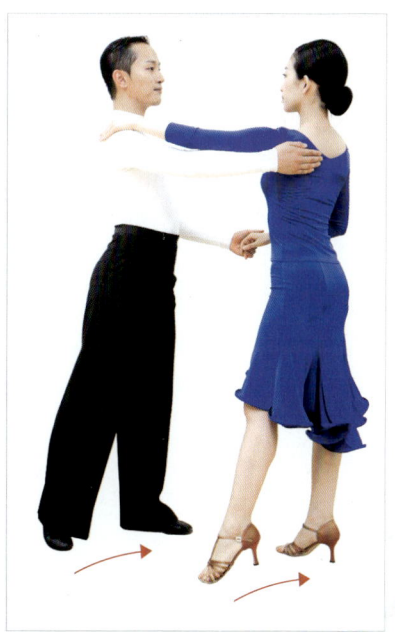

스텝4 카운트 a

남자 : 왼발에 체중을 실어 오른발을 왼발에 살짝 끌어서 모은다.
여자 : 오른발에 체중을 실어 왼발을 오른발에 살짝 끌어서 모은다.

스텝5 카운트 4

남자 : PP에서 왼발을 앞으로 밟는다.
여자 : 오른발을 뒤로 빼면서 약간 옆으로 밟는다.

▶Check Point

  남자 2, 3, 4, 5보에서 왼쪽으로 1/8(45°), 여자는 5보에서 왼쪽으로 3/8(135°) 터닝한다.

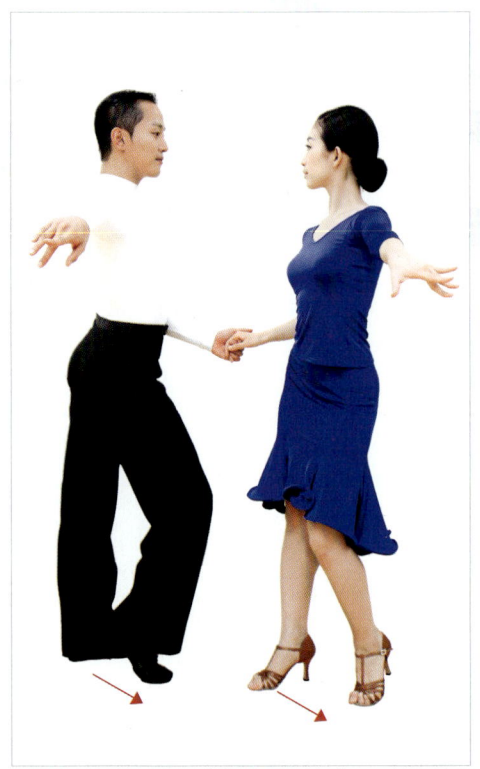

스텝6 **기운트** 3

남자 : 오른발을 앞으로 딛는다.

여자 : 왼발을 뒤로 딛는다.

▶Check Point

남자가 여자의 보폭에 따라 거리를 맞추면서
전진한다. 팔 동작은 남자는 오른팔, 여자는
왼팔을 그대로 유지하면서 자연스럽게 옆으
로 들어준다.

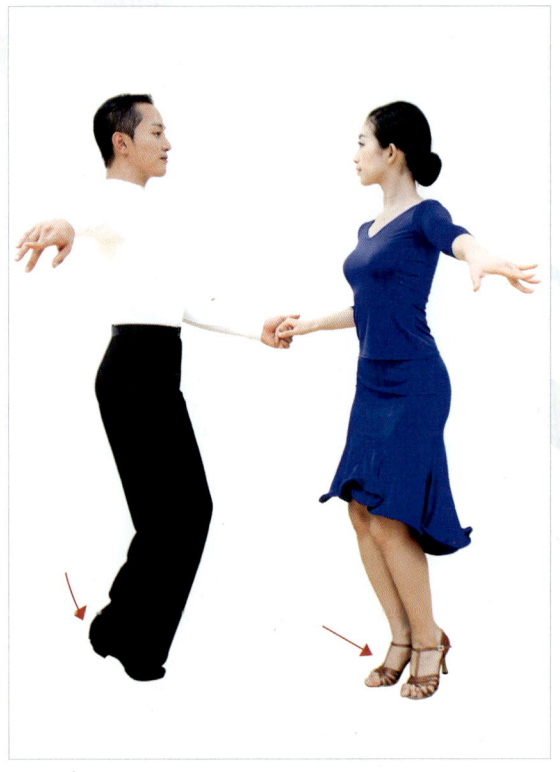

스텝7 **카운트** a

남자 : 오른발에 체중을 실어 왼발을 오른발에 살
　　　짝 끌어서 모은다.

여자 : 왼발에 체중을 실어 오른발을 왼발에 살짝
　　　끌어서 모은다.

▶Check Point

남자가 여자의 보폭을 맞추어 따라간다.

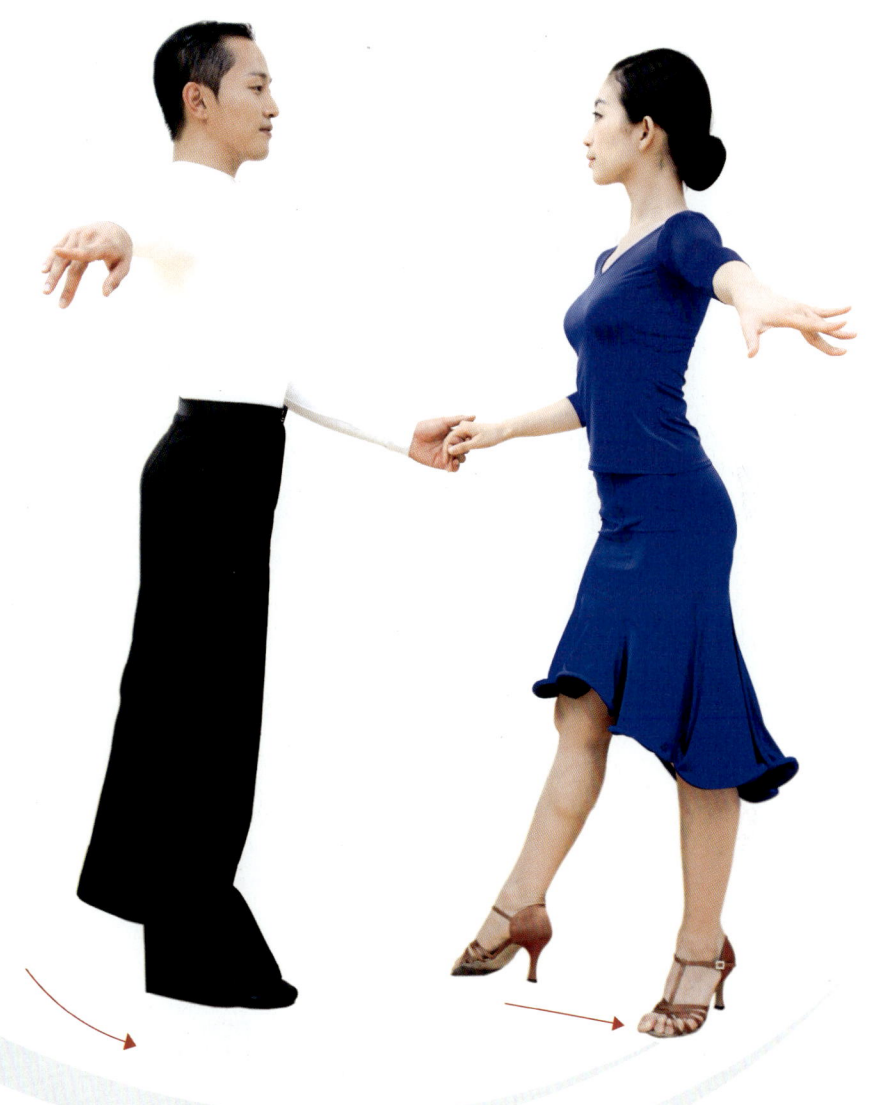

스텝8 카운트 4

남자:오른발을 앞으로 밟는다.
여자:오른발을 뒤로 뺀다.

▶Check Point

남녀 모두 6, 7, 8보에 왼쪽으로 1/8(45°) 터닝한다.

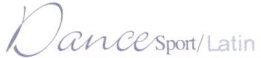

10. 컬리 윕(Curly Whip)

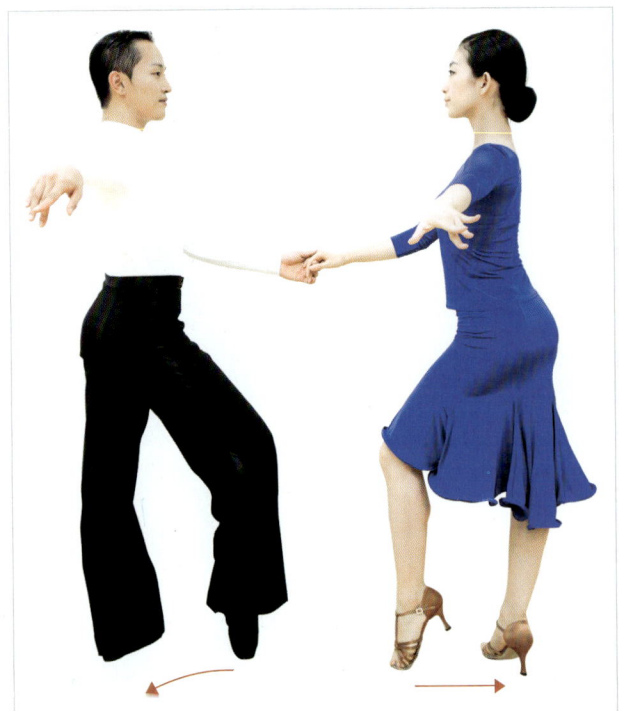

스텝1 카운트 1
남자: 왼발을 뒤로 뺀다.
여자: 오른발을 뒤로 뺀다.

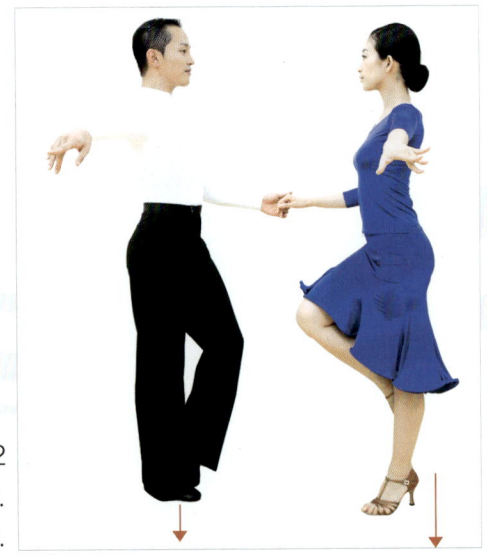

스텝2 카운트 2
남자: 오른발을 제자리에 놓는다.
여자: 왼발을 제자리에 놓는다.

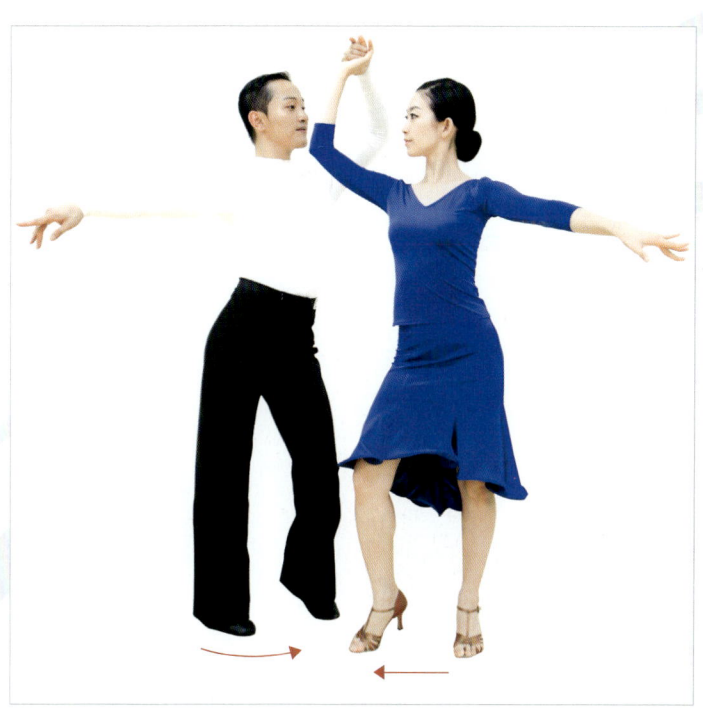

스텝3 카운트 3

남자: 왼발을 옆으로 딛는다.
여자: 오른발을 옆으로 딛는다.

▶Check Point
　다음 동작을 위해 남자는 왼
　팔을 들어 여자를 리드한다.

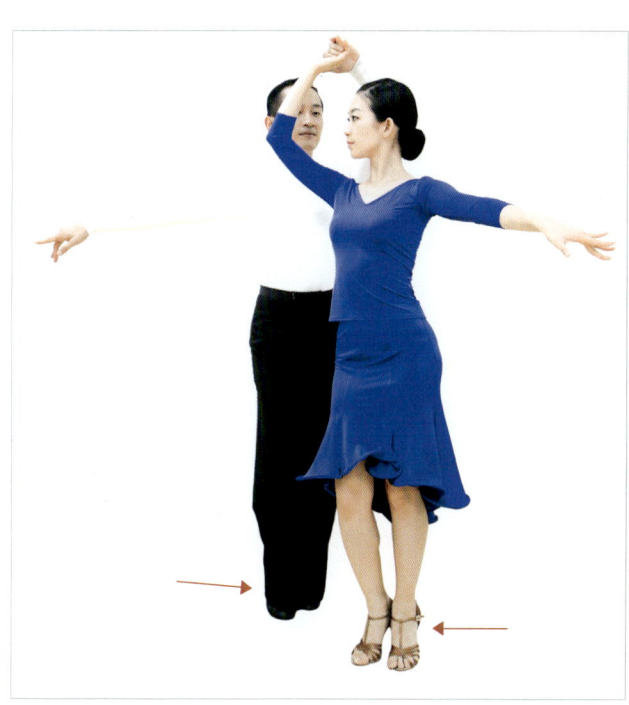

스텝4 카운트 a

남자: 오른발을 왼발에 살짝 끌어
　　　모은다.
여자: 왼발을 오른발에 살짝 끌어
　　　모은다.

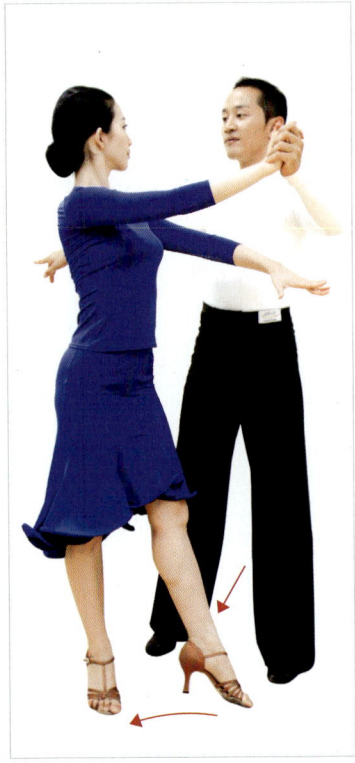

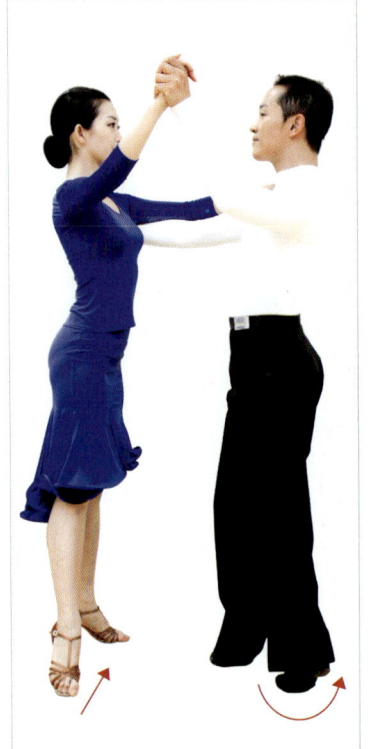

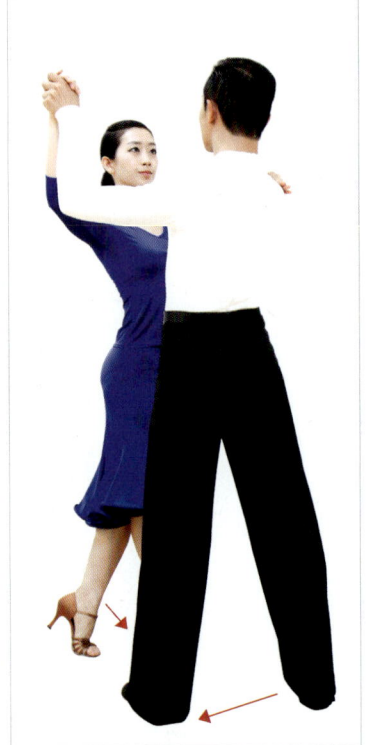

스텝5 카운트 4

남자 : 왼발을 옆으로 딛는다.

여자 : 오른발을 뒤로하며 왼쪽으로
돈다.

스텝6 카운트 1

남자 : 오른발을 왼발 뒤로 라틴 크로
스한다.

여자 : 왼발을 옆으로 밟는다.

▶Check Point
클로즈드 홀드를 한다.

스텝7 카운트 2

남자 : 오른발을 딛고
왼발을 옆으로
한다.

여자 : 오른발을 왼발
앞에 가로지른
다.

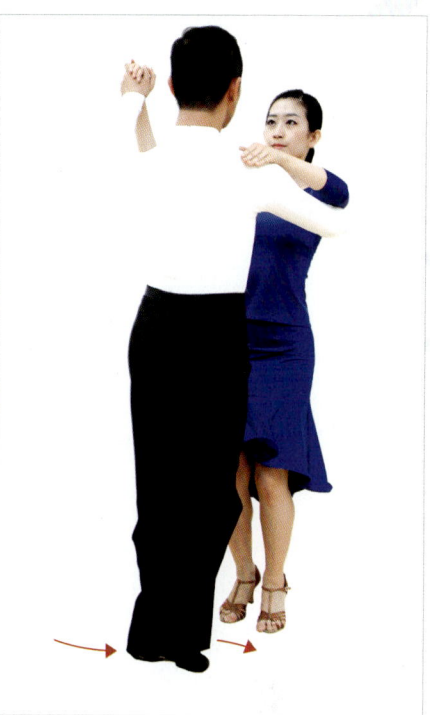

스텝9 **카운트 a**
남자: 왼발을 오른발에 살짝 끌어서 모은다.
여자: 오른발을 왼발에 살짝 끌어서 모은다.

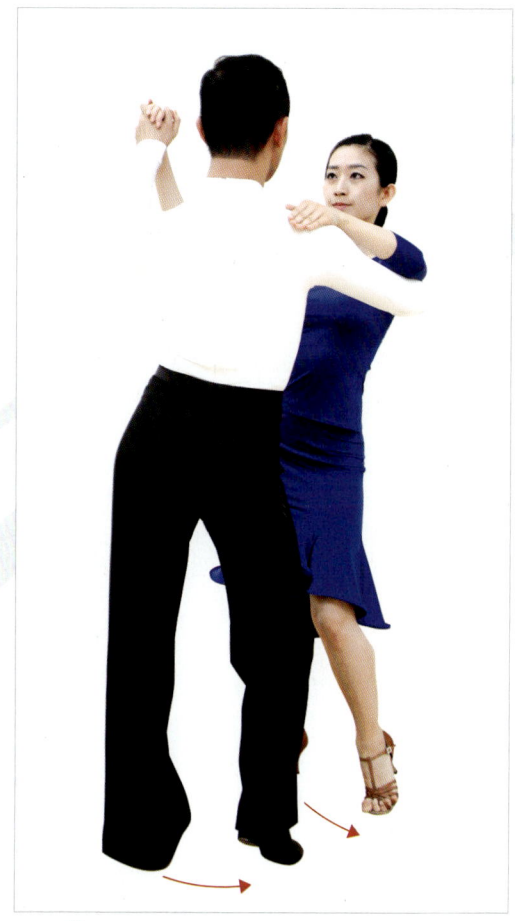

스텝8 **카운트 3**
남자: 오른발을 옆으로 딛는다.
여자: 왼발을 옆으로 딛는다.

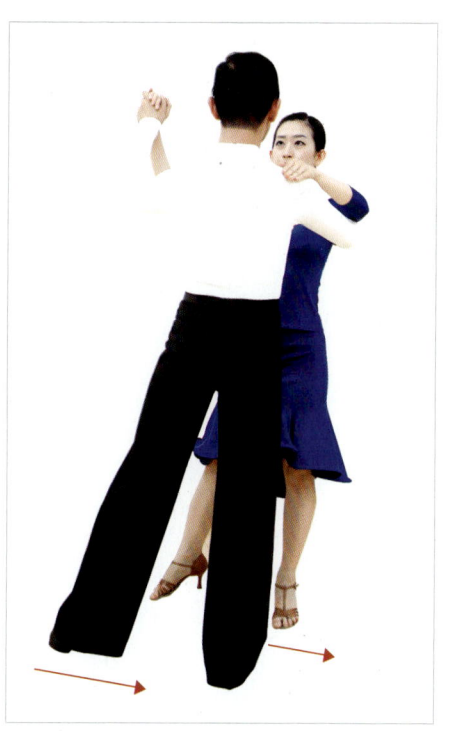

스텝10 **카운트 4**
남자: 오른발을 옆으로 밟는다.
여자: 왼발을 옆으로 밟는다.
▶Check Point
남자는 오른쪽으로 1/4(90°), 여자는 왼쪽으로
3/4(270°) 터닝한다.

참고문헌

Walter Laird(2003), *THE LAIRD Technique of LATIN DANCING*

Imperial Society of Teachers of Dancing(2000), *Latin American Rumba*, Latin American Dance Faculty Committee

Imperial Society of Teachers of Dancing(2000), *Latin American Cha Cha Cha*, Latin American Dance Faculty Committee

Imperial Society of Teachers of Dancing(2000), *Latin American Samba*, Latin American Dance Faculty Committee

Imperial Society of Teachers of Dancing(2000), *Latin American Paso Doble*, Latin American Dance Faculty Committee

Imperial Society of Teachers of Dancing(2000), *Latin American Jive*, Latin American Dance Faculty Committee

김종문·엄화순(1999), 댄스스포츠, 21세기교육사

양은심(2010), 초보자를 위한 댄스스포츠(라틴댄스)